U0307615

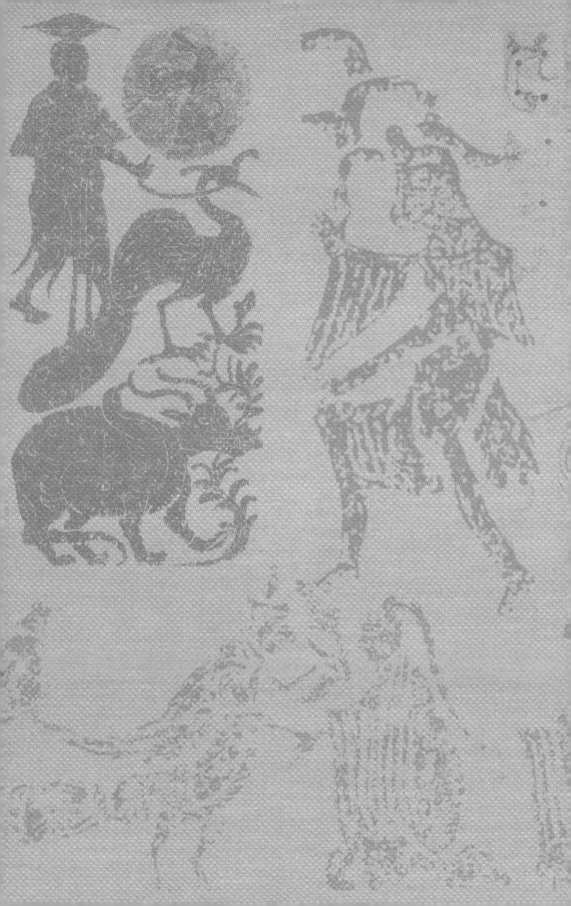

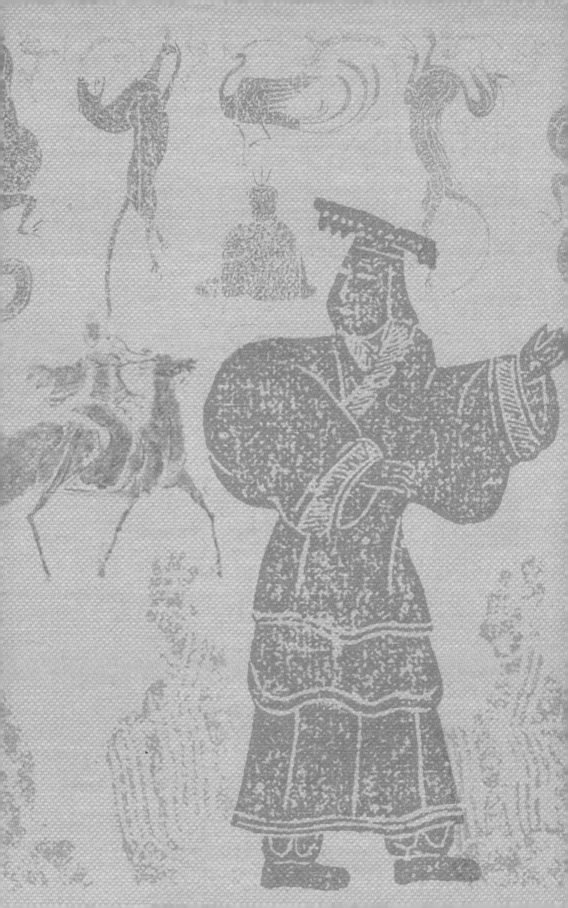

中国古医籍整理丛书

罗氏会约医镜

清·罗国纲 著

王树鹏　姜钧文　朱　辉　校注
刘书宇　李　然　张丽艳

中国中医药出版社
·北　京·

图书在版编目（CIP）数据

罗氏会约医镜／（清）罗国纲著；王树鹏等校注．—北京：中国中医药出版社，2015.1（2025.4重印）
（中国古医籍整理丛书）
ISBN 978 – 7 – 5132 – 2229 – 7

Ⅰ.①罗…　Ⅱ.①罗…②王…　Ⅲ.①常见病 – 中医疗法 – 中国 – 清　Ⅳ.①R242

中国版本图书馆 CIP 数据核字（2014）第 293400 号

中国中医药出版社出版
北京经济技术开发区科创十三街 31 号院二区 8 号楼
邮政编码　100176
传真　010 64405721
北京盛通印刷股份有限公司印刷
各地新华书店经销

＊

开本 710×1000　1/16　印张 49.25　字数 365 千字
2015 年 1 月第 1 版　2025 年 4 月第 3 次印刷
书　号　ISBN 978 – 7 – 5132 – 2229 – 7

＊

定价　126.00 元
网址　www.cptcm.com

国家中医药管理局
中医药古籍保护与利用能力建设项目
组织工作委员会

主 任 委 员 王国强

副 主 任 委 员 王志勇　李大宁

执 行 主 任 委 员 曹洪欣　苏钢强　王国辰　欧阳兵

执行副主任委员 李　昱　武　东　李秀明　张成博

委　　　　员

各省市项目组分管领导和主要专家

　　（山东省）武继彪　欧阳兵　张成博　贾青顺

　　（江苏省）吴勉华　周仲瑛　段金廒　胡　烈

　　（上海市）张怀琼　季　光　严世芸　段逸山

　　（福建省）阮诗玮　陈立典　李灿东　纪立金

　　（浙江省）徐伟伟　范永升　柴可群　盛增秀

　　（陕西省）黄立勋　呼　燕　魏少阳　苏荣彪

　　（河南省）夏祖昌　刘文第　韩新峰　许敬生

　　（辽宁省）杨关林　康廷国　石　岩　李德新

　　（四川省）杨殿兴　梁繁荣　余曙光　张　毅

各项目组负责人

　　王振国（山东省）　　王旭东（江苏省）　　张如青（上海市）

　　李灿东（福建省）　　陈勇毅（浙江省）　　焦振廉（陕西省）

　　蔡永敏（河南省）　　鞠宝兆（辽宁省）　　和中浚（四川省）

前　言

　　中医药古籍是传承中华优秀文化的重要载体，也是中医学传承数千年的知识宝库，凝聚着中华民族特有的精神价值、思维方法、生命理论和医疗经验，不仅对于传承中医学术具有重要的历史价值，更是现代中医药科技创新和学术进步的源头和根基。保护和利用好中医药古籍，是弘扬中国优秀传统文化、传承中医学术的必由之路，事关中医药事业发展全局。

　　1949 年以来，在政府的大力支持和推动下，开展了系统的中医药古籍整理研究。1958 年，国务院科学规划委员会古籍整理出版规划小组在北京成立，负责指导全国的古籍整理出版工作。1982 年，国务院古籍整理出版规划小组召开全国古籍整理出版规划会议，制定了《古籍整理出版规划（1982—1990）》，卫生部先后下达了两批 200 余种中医古籍整理任务，掀起了中医古籍整理研究的新高潮，对中医文化与学术的弘扬、传承和发展，发挥了极其重要的作用，产生了不可估量的深远影响。

　　2007 年《国务院办公厅关于进一步加强古籍保护工作的意见》明确提出进一步加强古籍整理、出版和研究利用，以及

"保护为主、抢救第一、合理利用、加强管理"的方针。2009年《国务院关于扶持和促进中医药事业发展的若干意见》指出，要"开展中医药古籍普查登记，建立综合信息数据库和珍贵古籍名录，加强整理、出版、研究和利用"。《中医药创新发展规划纲要（2006—2020）》强调继承与创新并重，推动中医药传承与创新发展。

2003～2010年，国家财政多次立项支持中国中医科学院开展针对性中医药古籍抢救保护工作，在中国中医科学院图书馆设立全国唯一的行业古籍保护中心，影印抢救濒危珍本、孤本中医古籍1640余种；整理发布《中国中医古籍总目》；遴选351种孤本收入《中医古籍孤本大全》影印出版；开展了海外中医古籍目录调研和孤本回归工作，收集了11个国家和2个地区137个图书馆的240余种书目，基本摸清流失海外的中医古籍现状，确定国内失传的中医药古籍共有220种，复制出版海外所藏中医药古籍133种。2010年，国家财政部、国家中医药管理局设立"中医药古籍保护与利用能力建设项目"，资助整理400余种中医药古籍，并着眼于加强中医药古籍保护和研究机构建设，培养中医古籍整理研究的后备人才，全面提高中医药古籍保护与利用能力。

在此，国家中医药管理局成立了中医药古籍保护和利用专家组和项目办公室，专家组负责项目指导、咨询、质量把关，项目办公室负责实施过程的统筹协调。专家组成员对古籍整理研究具有丰富的经验，有的专家从事古籍整理研究长达70余年，深知中医药古籍整理研究的重要性、艰巨性与复杂性，履行职责认真务实。专家组从书目确定、版本选择、点校、注释等各方面，为项目实施提供了强有力的专业指导。老一辈专家的学术水平和智慧，是项目成功的重要保证。项目承担单位山东中医药大学、南京中医药大学、上海中医药大学、福建中医药大学、浙江省中医药研究院、陕西省中医药研究院、河南省中医药研究院、辽宁中医药大学、成都中医药大学及所在省市中医药管理部门精心组织，充分发挥区域间互补协作的优势，并得到承担项目出版工作的中国中医药出版社大力配合，全面推进中医药古籍保护与利用网络体系的构建和人才队伍建设，使一批有志于中医学术传承与古籍整理工作的人才凝聚在一起，研究队伍日益壮大，研究水平不断提高。

本着"抢救、保护、发掘、利用"的理念，该项目重点选择近60年未曾出版的重要古医籍，综合考虑所选古籍的保护价值、学术价值和实用价值。400余种中医药古籍涵盖了医经、基础理论、诊法、伤寒金匮、温病、本草、方书、内科、外科、女科、儿科、伤科、眼科、咽喉口齿、针灸推拿、养生、医案医话医论、医史、临证综合等门类，跨越唐、宋、金元、明以迄清末。全部古籍均按照项目办公室组织完成的行业标准《中医古籍整理规范》及《中医药古籍整理细则》进行整理校注，绝大多数中医药古籍是第一次校注出版，一批孤本、稿本、抄本更是首次整理面世。对一些重要学术问题的研究成果，则集中收录于各书的"校注说明"或"校注后记"中。

"既出书又出人"是本项目追求的目标。近年来，中医药古籍整理工作形势严峻，老一辈逐渐退出，新一代普遍存在整理研究古籍的经验不足、专业思想不坚定等问题，使中医古籍整理面临人才流失严重、青黄不接的局面。通过本项目实施，搭建平台，完善机制，培养队伍，提升能力，经过近5年的建设，锻炼了一批优秀人才，老中青三代齐聚一堂，有效地稳定了研究队伍，为中医药古籍整理工作的开展和中医文化与学术的传承提供必备的知识和人才储备。

本项目的实施与《中国古医籍整理丛书》的出版，对于加强中医药古籍文献研究队伍建设、建立古籍研究平台，提高古籍整理水平均具有积极的推动作用，对弘扬我国优秀传统文化，推进中医药继承创新，进一步发挥中医药服务民众的养生保健与防病治病作用将产生深远影响。

第九届、第十届全国人大常委会副委员长许嘉璐先生，国家卫生计生委副主任、国家中医药管理局局长、中华中医药学会会长王国强先生，我国著名医史文献专家、中国中医科学院马继兴先生在百忙之中为丛书作序，我们深表敬意和感谢。

由于参与校注整理工作的人员较多，水平不一，诸多方面尚未臻完善，希望专家、读者不吝赐教。

国家中医药管理局中医药古籍保护与利用能力建设项目办公室

二〇一四年十二月

许 序

"中医"之名立，迄今不逾百年，所以冠以"中"字者，以别于"洋"与"西"也。慎思之，明辨之，斯名之出，无奈耳，或亦时人不甘泯没而特标其犹在之举也。

前此，祖传医术（今世方称为"学"）绵延数千载，救民无数；华夏屡遭时疫，皆仰之以度困厄。中华民族之未如印第安遭染殖民者所携疾病而族灭者，中医之功也。

医兴则国兴，国强则医强。百年运衰，岂但国土肢解，五千年文明亦不得全，非遭泯灭，即蒙冤扭曲。西方医学以其捷便速效，始则为传教之利器，继则以"科学"之冕畅行于中华。中医虽为内外所夹击，斥之为蒙昧，为伪医，然四亿同胞衣食不保，得获西医之益者甚寡，中医犹为人民之所赖。虽然，中国医学日益陵替，乃不可免，势使之然也。呜呼！覆巢之下安有完卵？

嗣后，国家新生，中医旋即得以重振，与西医并举，探寻结合之路。今也，中华诸多文化，自民俗、礼仪、工艺、戏曲、历史、文学，以至伦理、信仰，皆渐复起，中国医学之兴乃属必然。

迄今中医犹为国家医疗系统之辅，城市尤甚。何哉？盖一则西医赖声、光、电技术而于20世纪发展极速，中医则难见其进。二则国人惊羡西医之"立竿见影"，遂以为其事事胜于中医。然西医已自觉将入绝境：其若干医法正负效应相若，甚或负远逾于正；研究医理者，渐知人乃一整体，心、身非如中世纪所认定为二对立物，且人体亦非宇宙之中心，仅为其一小单位，与宇宙万象万物息息相关。认识至此，其已向中国医学之理念"靠拢"矣，虽彼未必知中国医学何如也。唯其不知中国医理何如，纯由其实践而有所悟，益以证中国之认识人体不为伪，亦不为玄虚。然国人知此趋向者，几人？

国医欲再现宋明清高峰，成国中主流医学，则一须继承，一须创新。继承则必深研原典，激清汰浊，复吸纳西医及我藏、蒙、维、回、苗、彝诸民族医术之精华；创新之道，在于今之科技，既用其器，亦参照其道，反思己之医理，审问之，笃行之，深化之，普及之，于普及中认知人体及环境古今之异，以建成当代国医理论。欲达于斯境，或需百年欤？予恐西医既已醒悟，若加力吸收中医精粹，促中医西医深度结合，形成21世纪之新医学，届时"制高点"将在何方？国人于此转折之机，能不忧虑而奋力乎？

予所谓深研之原典，非指一二习见之书、千古权威之作；就医界整体言之，所传所承自应为医籍之全部。盖后世名医所著，乃其秉诸前人所述，总结终生行医用药经验所得，自当已成今世、后世之要籍。

盛世修典，信然。盖典籍得修，方可言传言承。虽前此50余载已启医籍整理、出版之役，惜旋即中辍。阅20载再兴整理、出版之潮，世所罕见之要籍千余部陆续问世，洋洋大观。

今复有"中医药古籍保护与利用能力建设"之工程，集九省市专家，历经五载，董理出版自唐迄清医籍，都400余种，凡中医之基础医理、伤寒、温病及各科诊治、医案医话、推拿本草，俱涵盖之。

噫！璐既知此，能不胜其悦乎？汇集刻印医籍，自古有之，然孰与今世之盛且精也！自今而后，中国医家及患者，得览斯典，当于前人益敬而畏之矣。中华民族之屡经灾难而益蕃，乃至未来之永续，端赖之也，自今以往岂可不后出转精乎？典籍既蜂出矣，余则有望于来者。

谨序。

第九届、十届全国人大常委会副委员长

许嘉璐

二〇一四年冬

王 序

中医学是中华民族在长期生产生活实践中，在与疾病作斗争中逐步形成并不断丰富发展的医学科学，是中国古代科学的瑰宝，为中华民族的繁衍昌盛作出了巨大贡献，对世界文明进步产生了积极影响。时至今日，中医学作为我国医学的特色和重要医药卫生资源，与西医学相互补充、相互促进、协调发展，共同担负着维护和促进人民健康的任务，已成为我国医药卫生事业的重要特征和显著优势。

中医药古籍在存世的中华古籍中占有相当重要的比重，不仅是中医学术传承数千年最为重要的知识载体，也是中医为中华民族繁衍昌盛发挥重要作用的历史见证。中医药典籍不仅承载着中医的学术经验，而且蕴含着中华民族优秀的思想文化，凝聚着中华民族的聪明智慧，是祖先留给我们的宝贵物质财富和精神财富。加强对中医药古籍的保护与利用，既是中医学发展的需要，也是传承中华文化的迫切要求，更是历史赋予我们的责任。

2010 年，国家中医药管理局启动了中医药古籍保护与利用能力建设项目。这既是传承中医药的重要工程，也是弘扬优秀民族文化的重要举措，不仅能够全面推进中医药的有效继承和创新发展，为维护人民健康作出贡献，也能够彰显中华民族的璀璨文化，为实现中华民族伟大复兴的中国梦作出贡献。

相信这项工作一定能造福当今，嘉惠后世，福泽绵长。

国家卫生和计划生育委员会副主任

国家中医药管理局局长

中华中医药学会会长

王国强

二〇一四年十二月

马 序

　　新中国成立以来，党和国家高度重视中医药事业发展，重视古籍的保护、整理和研究工作。自 1958 年始，国务院先后成立了三届古籍整理出版规划小组，分别由齐燕铭、李一氓、匡亚明担任组长，主持制定了《整理和出版古籍十年规划（1962—1972）》《古籍整理出版规划（1982—1990）》《中国古籍整理出版十年规划和"八五"计划（1991—2000）》等，而第三次规划中医药古籍整理即纳入其中。1982 年 9 月，卫生部下发《1982—1990 年中医古籍整理出版规划》，1983 年 1 月，中医古籍整理出版办公室正式成立，保证了中医古籍整理出版规划的实施。2002 年 2 月，《国家古籍整理出版"十五"（2001—2005）重点规划》经新闻出版署和全国古籍整理出版规划领导小组批准，颁布实施。其后，又陆续制定了国家古籍整理出版"十一五"和"十二五"重点规划。国家财政多次立项支持中国中医科学院开展针对性中医药古籍抢救保护工作，文化部在中国中医科学院图书馆专门设立全国唯一的行业古籍保护中心，国家先后投入中医药古籍保护专项经费超过 3000 万元，影印抢救濒危珍、善、孤本中医古籍 1640 余种，开展了海外中医古籍目录调研和孤本回归工作。2010 年，国家财政部、国家中医药管理局安排国家公共卫生专项资金，设立了"中医药古籍保护与利用能力建设项目"，这是继 1982～1986 年第一批、第二批重要中医药古籍整理之后的又一次大规模古籍整理工程，重点整理新中国成立后未曾出版的重要古籍，目标是形成并普及规范的通行本、传世本。

为保证项目的顺利实施，项目组特别成立了专家组，承担咨询和技术指导，以及古籍出版之前的审定工作。专家组中的许多成员虽逾古稀之年，但老骥伏枥，孜孜不倦，不仅对项目进行宏观指导和质量把关，更重要的是通过古籍整理，以老带新，言传身教，培养一批中医药古籍整理研究的后备人才，促进了中医药古籍保护和研究机构建设，全面提升了我国中医药古籍保护与利用能力。

作为项目组顾问之一，我深感中医药古籍保护、抢救与整理工作的重要性和紧迫性，也深知传承中医药古籍整理经验任重而道远。令人欣慰的是，在项目实施过程中，我看到了老中青三代的紧密衔接，看到了大家的坚持和努力，看到了年轻一代的成长。相信中医药古籍整理工作的将来会越来越好，中医药学的发展会越来越好。

欣喜之余，以是为序。

中国中医科学院研究员

马继兴

二〇一四年十二月

校注说明

　　《罗氏会约医镜》系清代罗国纲所著，成书于乾隆五十四年（1789）。全书共二十卷，是一部综合性医书。其成书以来，经考证有清乾隆五十四年己酉大成堂刻本、翰林第藏板本，经过对照比较，两者实为一版。大成堂刻本现存于浙江中医药研究院图书馆，翰林第藏板现存于湖南省图书馆，现存完整。

　　罗国纲，清代医家，字振占，号整斋，湖南湘乡人，约生于康熙五十四年。罗氏少时治举子业，因居长而佐家政，督教弟兄，使均入庠，后因四弟国俊捷南宫，获敕封三代，罗氏得晋赠为承德郎。其自幼即好读医书，朝夕研求，奋志芸窗，辨证精细，论治灵活，治验颇丰，至七十余岁，勤竟于斯，以终其生。晚年将其平生所得会约成集辑成《罗氏会约医镜》。

　　本次校勘以清乾隆五十四年大成堂刻本为底本。《内经》内容参考1956年人民卫生出版社影印明代顾从德翻刻宋本《黄帝内经素问》、1956年人民卫生出版社影印明赵府居敬堂刊本《灵枢》。《伤寒论》《金匮要略》内容参考2004年中医古籍出版社影印明代赵开美翻刻宋版《仲景全书》本。

　　本次校注，处理原则如下：

　　1. 原书每卷前有"湖南整斋罗国纲振占氏著辑，俊宾初氏，胞弟罗国兴盛世校定，英冠群氏，男定鸿、（定）泰编次"字样，今一并删去。

　　2. 原书每卷之前有目录，为读者便于检阅，今一并置于正文之前，删除列于每卷卷首之目录。原本卷一、卷三、卷四、卷五、卷十四、卷十五无标题，现根据原本目录统一加注标题。

原本卷十九儿科、疮科，卷二十痘科目录过繁，且未尝以标题形式出现，多用于眉批，本次点校时择其主要者列为标题。

3. 采用现代标点方法，对原书进行重新标点。

4. 凡原书中的繁体字，均改为规范简化字。

5. 底本中的异体字、古字统一改为简化字，不再出注说明。通假字一律保留，出校说明，并出书证。

6. 底本中字形属一般笔画或形近之误，径改，不出校记，如"日"与"曰"，"百"与"白"，"炙"与"灸"，"巳"与"已"，"皿"与"血"，"枅"与"析"，"腕"与"脘"，"硬"与"哽"混淆等。躁通燥，班通斑，故二字与底本应用一致，未加改动。

7. 原本为竖排版，现改为横排版，故原文中表示前后文的"左""右"统一改为"下""上"。

8. 原本中关于中药名称的处理：将白芨改为白及，黄莲改为黄连，葳灵仙改为威灵仙，白薜皮改为白鲜皮，槁本改为藁本，蝉酥改为蟾酥，防杞改为防己，括蒌改为栝楼，牛旁子改为牛蒡子，荜拨改为荜茇，班猫改为斑蝥等。其余则保持原貌。

9. 原本中有间隔符"○"，统一删除，回行另起。原书凡例各条前原有标识符"一"，今一并删去。

10. 原书中双行小字注统一另体小字置于正文相应处。

11. 为保留古书原貌，本次校定均采用原本序号，且放在标题之后，有些标题下有小注，统一回行另体小字。底本中本草卷药物编号列入眉批，现统一放在药名之后。

12. 原本中的眉批，另体小字单行排列，前加［批］，置于正文相应处。

13. 原文中所言"经言""经谓""经曰"，如系来源于

《内经》则加书名号，来源于其他著作则不加。

14. 凡属难字、僻字、异读字均注音。其难解字、词酌情出注。

15. 书中引录文献，与原书核对，凡删节、缩写而不失原意者，不出校记；有损文义者，酌情出校记。

自 序

　　昔范文正公①有云：不为良相，愿为良医。诚以良相辅翼圣君，燮理②阴阳，俾群生咸安化宇。良医挽回造化，拯救困危，俾痌疾悉登寿域。其权异，其济世安民之心则一也。自轩岐而下，《灵枢》《素问》之书，传于奕世③，后医如仲景、河间、东垣、丹溪辈，皆能深究其理，出所心得，成一家言。凡外感内伤，业医者循而用之，每著功效。然其得力处固多，而各持己见偏误者，亦间有之。越人张景岳起而辨论，有以见此道中纯粹以精者之难其人也。纲何人斯，敢著书立说以误人哉？然有不容己于心者。忆自少治举子业，即好读医书，朝夕研求，意欲于世稍效一得于病患者。又思古人座右语：绵世泽莫如为善，振家声还是读书。余家世处湘邑④，不失敦笃⑤，而吾父孤立，昆季⑥多人，佐家政以司课读者，纲居长，厥任尤重。因督率群弟，奋志芸窗，不数年而皆入庠序⑦。己卯科，四弟国

----

　　① 范文正公：指范仲淹（989—1052），字希文，北宋著名的政治家、思想家、军事家、文学家、教育家，世称"范文正公"。
　　② 燮（xiè 泄）理：协和治理。
　　③ 奕（yì 亦）世：世代。
　　④ 邑（yì 意）：京城。
　　⑤ 敦笃：敦厚笃实。
　　⑥ 昆季：兄弟。长为昆，幼为季。
　　⑦ 庠（xiáng 详）序：古代的地方学校。后亦泛称学校。

俊得膺①乡荐。己丑科，幸捷南宫②，叨③馆选④。荷蒙皇上特恩，敕封三代。父母均享寿八旬余，生逢覃恩⑤，邀锡⑥封者十余年。乙巳岁，复晋赠为承德郎，而纲亦与焉。一门之内，恩荣四代，愧无以报，惟午夜抱惭而已。

纲今者七旬有余，优游杖履，披览医书，随境施方，其治痼疾以登寿域者，难以数记。恐后失传，将平日所考脉法、治法，得诸心而应之手者，会约为一集。质诸高明，佥⑦云明析简确。在深于医者，不得视为陈言，即初学者，开卷亦可朗然，其于医道，不无小补。纲是以付之梓，不数月而告成。

缙绅先生俯赐弁言⑧，褒荣华衮⑨。倘摘其瑕而明教之，是尤纲之所厚望也夫！

时乾隆五十四年己酉岁孟冬月
敕封承德郎翰林院检讨加三级楚南上湘罗国纲振占氏自序

---

① 膺：接受。

② 南宫：指礼部会试，即进士考试。

③ 叨（tāo 涛）：表示承受之意。

④ 馆选：二、三甲进士可参加翰林院庶吉士考试。

⑤ 覃（tán 谭）恩：厚恩。

⑥ 锡：通"赐"，赏赐。《素问·至真要大论》："经言盛者泻之，虚者补之，余锡以方士"。

⑦ 佥：都；皆。

⑧ 弁言：前言，序文。

⑨ 华衮（gǔn 滚）：古代帝王及上公穿的绘有卷龙的礼服。此指语言优美。

凡 例

是书之作，因古来医书最多，且有用诗词歌赋体者，在初学固难遍阅，而浅学亦难会悟。纲本《内经》，兼集名言，著为是书，名之曰《会约医镜》，盖会群籍之精蕴，约千百言为一二言云。

是书各证叙论之内，必明是病属风属寒，属表属里，属虚属实，属何经何脏之类，以后照前论备方治之，不敢贻①漏。

是书本生平之心得者以立言，不敢捃摭②以竞繁多，隐晦以彰深远。务令一见能解，以便取用。

是书所载某汤某丸，必详明其证之与脉若何，未敢孟浪③。汤散下有书一"新"字者，是纲照脉照证制之，屡试屡验者。

是书所载古方新方之后，详明加减，不得谓病必无兼证。诸方之上标题数字，以便披阅，令人见是方治是病，不致误用。

是书立论方略，必取其中正平稳，切于病证之治法者为要。诡僻之方，怪险之法，毫不敢登。

是书于浅易之证，必虑及深远，不得伤本以贻后患。即有难措处者，亦必多方设法以救之，不忍轻置之也。

是书于每证之后，备拣古来调治单方，详细广集。恐地分南北，有无各异，又恐荒村僻野，难以办药，势急事迫，即拣是证单方用之，取效最捷。

---

① 贻（yí 遗）：遗留。
② 捃摭（jùnzhē 郡遮）：采集。
③ 孟浪：鲁莽、轻率。

是书所载单方，细为揣摩，必于脉之虚实，病之表里，俱无妨焉，方敢采录，阅者详之。

是书于证之宜参者，或有未便，酌以他药代之，亦不得已而变化之耳。至于牛黄、天竺黄、珊瑚、琥珀之类，虽或有之而不甚真，用之无益，故方内不轻载焉。

是书词句篇章，不能工雅，纲学浅故也。然亦只求明达，不尚虚文，阅者期我谅焉。

是书于脉法、治法、伤寒、瘟疫、杂证、妇科、本草似为详尽。至于儿科、痘科、外科，备拣古来切要方论，无一不验者，先录之以备取用。全书日后继出。

目 录

卷之一

论脉法 ················ 一

  脉法论 ·············· 一

  四字脉诀 ············ 一

  二十七种脉象 ········ 四

  二十七种脉证 ········ 六

脉法精要论 ············ 一七

  胃脉论 ·············· 一七

  尺脉论 ·············· 一七

  论脉阴阳真假 ········ 一七

  论脉虚实 ············ 一八

  胃脉关病吉凶 ········ 一八

  脉须辨真 ············ 一八

  脉证真假辨 ·········· 一九

  从证从脉解 ·········· 一九

  脉有所忌 ············ 二〇

  论脉顺逆 ············ 二〇

  论一岁之中脉象不得

    再见 ············ 二〇

  脱阴脱阳 ············ 二〇

  脉有相似宜辨 ········ 二〇

  论脉阴阳生死寒热

  ················ 二一

  论气血衰微脉 ········ 二一

  痈疽脉 ·············· 二二

  论脉之有神无神 ······ 二二

  总论脉证四条 ········ 二二

  虚实凭脉辨 ·········· 二三

  沉脉宜沉候 ·········· 二三

  沉脉以沉取为根 ······ 二三

  老少脉异 ············ 二三

卷之二

治法精要 ·············· 二五

  论人元气宜早培补 ··· 二五

  论事属损伤宜自戒惧

  ················ 三〇

  虚实真假辨 ·········· 三五

  治宜精一 ············ 三六

  补泻有法 ············ 三六

  治法从逆 ············ 三六

  升阳散火滋阴降火辨

  ················ 三七

  君火相火论 ·········· 三八

  用药之法 ············ 三八

先天水火论 ………… 三九

相火论 ……………… 四〇

标本论 ……………… 四〇

论内伤外感不同 …… 四一

论寒热 ……………… 四二

论寒热脉证有虚实真

　　假内外之异 ……… 四三

卷之三

论伤寒 ……………… 四四

伤寒总论 …………… 四四

伤寒脉论 …………… 四五

伤寒六经循序传变 … 四六

论治伤寒勿拘古方 … 四六

论证分表里 ………… 四七

论表里之虚实 ……… 四七

论汗证 ……………… 四七

论忌汗 ……………… 四八

感冒伤寒新旧发表诸

　　方 ……………… 四八

论吐证 ……………… 五二

论下证 ……………… 五三

论证当下 …………… 五四

论证忌下 …………… 五四

伤寒攻里诸方 ……… 五四

论清理 ……………… 五六

论温 ………………… 五七

论补 ………………… 五九

论三阴 ……………… 六一

论伤寒中寒不同 …… 六三

论传经及合病并病 … 六四

论两感 ……………… 六五

卷之四

论伤寒 ……………… 六七

伤寒变证引言 ……… 六七

论伤寒目证 ………… 六七

论伤寒舌证 ………… 六八

论伤寒衄血 ………… 六八

论伤寒发渴 ………… 六九

论伤寒口疮喉肿 …… 七〇

论伤寒咳嗽 ………… 七一

论伤寒呃逆 ………… 七二

论伤寒呕吐 ………… 七三

论伤寒发黄 ………… 七五

论伤寒腹痛 ………… 七五

论伤寒蓄血 ………… 七六

论伤寒热入血室 …… 七七

论伤寒下利 ………… 七七

论伤寒协热下利 …… 七九

论伤寒二便不通 …… 七九

论伤寒发狂 ………… 八〇

论伤寒发斑发疹 …… 八二

论伤寒阳厥阴厥 …… 八三

论伤寒囊缩 …… 八五

论伤寒撮空证 …… 八五

论伤寒发喘 …… 八六

论伤寒腹满 …… 八七

论伤寒变温病、暑病

…… 八七

论伤寒劳复、食复 … 八七

论伤寒虚证 …… 八八

伤寒论治摘要 …… 八八

论伤寒误药伤人 …… 九一

论伤寒用药须得佐使

…… 九一

论伤寒用药须配合得

宜 …… 九二

论伤寒有宜从证不从

脉 …… 九二

论伤寒有宜从脉不从

证 …… 九三

伤寒脉证凶候 …… 九三

卷之五

论瘟疫 …… 九四

论瘟疫与伤寒不同治

法亦异 …… 九四

论瘟疫治法 …… 九四

论汗宜缓 …… 九五

论下宜急 …… 九六

论下法权变 …… 九七

论应下诸证 …… 九八

论下后脉证变幻 …… 九九

论瘟疫痞满 …… 一〇〇

论瘟疫呕吐 …… 一〇一

论瘟疫蓄血 …… 一〇一

论瘟疫发黄 …… 一〇二

论瘟疫自汗 …… 一〇二

论瘟疫盗汗 …… 一〇二

论瘟疫发斑 …… 一〇三

论瘟疫解后调理 … 一〇四

论瘟疫下格上呕 … 一〇五

论瘟疫大便泄泻、闭

结二证 …… 一〇五

论疫病小便杂证 … 一〇六

论瘟疫蛔厥 …… 一〇七

论瘟疫呃逆 …… 一〇七

论瘟疫饮水 …… 一〇八

论瘟疫阳证似阴 … 一〇八

论瘟疫投凉药之害

…… 一〇九

卷之六

论头痛 …… 一一一

脉候 …………………… 一一一

论面病 ………………… 一一八

论眼目 ………………… 一二一

论鼻证 ………………… 一二八

论耳病 ………………… 一三一

论口病 ………………… 一三五

论舌病 ………………… 一三六

卷之七

论齿牙 ………………… 一四〇

论咽喉 ………………… 一四四

论声喑 ………………… 一四七

论胁痛 ………………… 一五一

论腰痛 ………………… 一五四

脉息 …………………… 一五四

论眩运 ………………… 一五八

论不寐 ………………… 一五九

论腹痛 ………………… 一六二

腹痛脉理 ……………… 一六三

论霍乱 ………………… 一六七

脉证吉凶 ……………… 一七〇

卷之八

论反胃噎膈 …………… 一七二

论脉 …………………… 一七三

死证 …………………… 一七三

论痞满 ………………… 一七八

论恶心 ………………… 一八〇

论脾胃 ………………… 一八一

论痰饮 ………………… 一八七

脉候 …………………… 一八七

论积聚 ………………… 一九五

脉候 …………………… 一九六

论癥瘕痃癖等证

…………………… 二〇一

卷之九

论咳嗽 ………………… 二〇二

脉候 …………………… 二〇三

论喘促哮三证 ………… 二〇八

脉论 …………………… 二〇八

论肿胀 ………………… 二一四

脉候 …………………… 二一六

死证 …………………… 二一六

论失血 ………………… 二二二

论脉 …………………… 二二六

卷之十

论痢疾 ………………… 二三二

论脉 …………………… 二三三

死证 …………………… 二三三

论疟疾 ………………… 二三八

脉候 ……………… 二四〇

论真中风似中风 … 二四四

脉候 ……………… 二四六

论怔忡惊悸恐惧健忘

　……………… 二五三

脉候 ……………… 二五四

论泄泻 ……………… 二五七

论呕吐 ……………… 二六五

卷十一

论黄疸 ……………… 二七〇

论痞证 ……………… 二七四

论便血 ……………… 二七八

论小便不通 ……… 二八二

附：论小便不禁 … 二八六

论淋癃 ……………… 二八八

论阳痿 ……………… 二九二

论脱肛 ……………… 二九四

论瘰疬 ……………… 二九七

卷十二

论痔漏 ……………… 三〇三

论癫狂 ……………… 三〇八

论邪祟 ……………… 三一二

论三消 ……………… 三一三

论汗证 ……………… 三一八

治汗备要 ……………… 三二一

论汗出凶证 ……… 三二二

论痉证 ……………… 三二三

附：劳风、风搐、各

　经兼证 ……………… 三二六

论暑证 ……………… 三二七

论湿证 ……………… 三二九

论燥证 ……………… 三三一

论火证 ……………… 三三三

卷十三

论疝瘕 ……………… 三三八

脉候 ……………… 三三九

疝方分类 ……………… 三四〇

论遗精 ……………… 三四四

论痿证 ……………… 三四九

论诸虫 ……………… 三五二

诸毒 ……………… 三五八

论蛊毒 ……………… 三六一

论脚病 ……………… 三六三

脉理 ……………… 三六四

卷十四

论妇科 ……………… 三七〇

经脉门 ……………… 三七〇

月经 ……………… 三七〇

论经先期 ………… 三七一

论经后期 ………… 三七三

论经乱常 ………… 三七五

论经期腹痛 ……… 三七六

论经水多少 ……… 三七七

论血色 …………… 三七八

论经不行 ………… 三七九

脉候 ……………… 三八二

论崩 ……………… 三八四

论崩血心痛 ……… 三八七

论漏 ……………… 三八七

论热入血室 ……… 三八八

论赤带白带白浊白淫

……………… 三八九

治带单方 ………… 三九二

论五色带下 ……… 三九三

论癥痕 …………… 三九四

嗣育门 …………… 四〇〇

子嗣 ……………… 四〇〇

论男女用药 ……… 四〇一

以下治男人方 …… 四〇三

以下治妇人方 …… 四〇四

论药各有所宜 …… 四〇六

天时地利 ………… 四〇六

饮食 ……………… 四〇七

胎孕门 …………… 四〇七

胎脉 ……………… 四〇七

胎前调养免至堕胎

……………… 四〇九

女转男胎 ………… 四一〇

论堕胎 …………… 四一〇

安胎 ……………… 四一三

妊娠伤寒 ………… 四一六

胎漏 ……………… 四一九

妊妇中风 ………… 四二〇

子痫 ……………… 四二一

子烦 ……………… 四二一

子悬 ……………… 四二二

子肿 ……………… 四二二

子气 ……………… 四二三

子满 ……………… 四二三

子淋 ……………… 四二四

孕妇尿闭 ………… 四二四

子鸣 ……………… 四二五

子喑 ……………… 四二五

尿血 ……………… 四二六

妊妇恶阻 ………… 四二六

妊娠腹痛 ………… 四二七

妊妇霍乱 ………… 四二七

妊妇泄泻 ………… 四二八

妊妇痢疾 ………… 四二八

妊妇咳嗽 ………… 四二九

妊妇疟疾 ………… 四三〇

妊妇中暑 ………… 四三〇

妊妇腰痛 ………… 四三〇

妊妇失血 ………… 四三一

妊妇气喘 ………… 四三二

妊妇悲伤 ………… 四三二

鬼胎 ………… 四三三

治邪祟法 ………… 四三四

卷十五

胎产门 ………… 四三五

胎产神法 ………… 四三五

弄胎试胎 ………… 四三五

产听自然 ………… 四三五

难产源流 ………… 四三六

稳婆 ………… 四三八

产候 ………… 四三八

进饮食戒喧闹 …… 四三八

备拣生产良方 …… 四三九

论生产凶证 ……… 四四〇

凶证 ………… 四四一

子死腹中 ………… 四四二

胞衣不出 ………… 四四二

备拣能救生产凶证良

方 ………… 四四三

备拣古来治产难至简

至稳神方，以便取

用 ………… 四四五

备拣古来下胞衣至简

至稳神方于后，以

便取用 ………… 四四六

论产门不开不闭子宫

不收 ………… 四四六

产后门 ………… 四四七

产后脉论 ………… 四四七

论产后调治 ……… 四四八

论治产后仍宜因证

………… 四四九

产后当知 ………… 四四九

产后忌药 ………… 四四九

产后血晕 ………… 四五〇

恶露不绝 ………… 四五一

产后头痛 ………… 四五二

产后腹痛 ………… 四五二

产后胁痛 ………… 四五三

产后腰痛 ………… 四五三

产后身痛 ………… 四五四

产后气喘 ………… 四五五

产后咳嗽 ………… 四五五

产后心痛 ………… 四五六

产后发热 ………… 四五七

产后发狂 ………… 四五八
产后呕逆 ………… 四五八
产后寒热往来 …… 四五九
产后疟疾 ………… 四六〇
产后出汗 ………… 四六一
产后中风 ………… 四六二
产后伤寒 ………… 四六三
产后浮肿 ………… 四六四
产后不语 ………… 四六四
产后泄泻 ………… 四六五
产后痢疾 ………… 四六六
产后大便闭涩 …… 四六七
产后小便不通或短少
………… 四六八
产后淋证 ………… 四六九
产后尿血 ………… 四七〇
产后遗尿不禁兼损
脬漏尿 ………… 四七〇
产后大便血 ……… 四七二
产后二便不通 …… 四七二
产后崩血 ………… 四七三
产后霍乱吐泻 …… 四七四
产后积聚瘕块 …… 四七五
产后呃逆 ………… 四七五
产后惊悸 ………… 四七六
产后口渴 ………… 四七六

产后蓐劳 ………… 四七七
乳病门 …………… 四七九
乳少 ……………… 四七九
乳病 ……………… 四八〇
前阴门 …………… 四八三
阴挺 ……………… 四八三
阴肿 ……………… 四八三
阴疮 ……………… 四八四
阴痒 ……………… 四八五
阴冷 ……………… 四八五
阴吹 ……………… 四八六
下胎断产 ………… 四八六

本草凡例

卷十六

草部上卷 ………… 四九二
人参 ……………… 四九二
黄芪 ……………… 四九二
当归 ……………… 四九三
甘草 ……………… 四九三
白术 ……………… 四九四
苍术 ……………… 四九四
丹参 ……………… 四九四
沙参 ……………… 四九五
元参 ……………… 四九五

苦参 ……………… 四九五

川芎 ……………… 四九六

白芍药 ……………… 四九六

生地黄 ……………… 四九七

熟地黄 ……………… 四九七

五味子 ……………… 四九八

天门冬 ……………… 四九八

麦门冬 ……………… 四九八

款冬花 ……………… 四九九

远志 ……………… 四九九

羌活 ……………… 四九九

独活 ……………… 五〇〇

防风 ……………… 五〇〇

细辛 ……………… 五〇〇

白芷 ……………… 五〇一

麻黄 ……………… 五〇一

麻黄根 ……………… 五〇二

葛根 ……………… 五〇二

升麻 ……………… 五〇二

柴胡 ……………… 五〇三

前胡 ……………… 五〇三

紫苏 ……………… 五〇三

桔梗 ……………… 五〇四

大黄 ……………… 五〇四

黄芩 ……………… 五〇五

黄连 ……………… 五〇五

胡黄连 ……………… 五〇六

龙胆草 ……………… 五〇六

香附 ……………… 五〇六

砂仁 ……………… 五〇七

附子 ……………… 五〇七

半夏 ……………… 五〇八

南星 ……………… 五〇八

贝母 ……………… 五〇九

天麻 ……………… 五〇九

香薷 ……………… 五〇九

荆芥 ……………… 五一〇

藁本 ……………… 五一〇

怀牛膝 ……………… 五一〇

车前子 ……………… 五一一

泽泻 ……………… 五一一

木通 ……………… 五一二

石菖蒲 ……………… 五一二

山药 ……………… 五一二

延胡索 ……………… 五一三

白豆蔻 ……………… 五一三

草豆蔻 ……………… 五一三

草果 ……………… 五一四

肉豆蔻 ……………… 五一四

补骨脂 ……………… 五一四

益智仁 ……………… 五一五

使君子 ……………… 五一五

刺蒺藜 ………………… 五一五

沙苑蒺藜 ………………… 五一五

肉苁蓉 ………………… 五一六

锁阳 ………………… 五一六

巴戟天 ………………… 五一六

胡芦巴 ………………… 五一六

菟丝子 ………………… 五一七

覆盆子 ………………… 五一七

蛇床子 ………………… 五一七

仙茅 ………………… 五一八

知母 ………………… 五一八

紫菀 ………………… 五一八

菱蕤 ………………… 五一九

广木香 ………………… 五一九

藿香 ………………… 五一九

大茴香 ………………… 五二〇

黄精 ………………… 五二〇

蒲黄 ………………… 五二〇

何首乌 ………………… 五二一

牡丹皮 ………………… 五二一

艾叶 ………………… 五二二

红花 ………………… 五二二

菊花 ………………… 五二二

草薢 ………………… 五二三

土茯苓 ………………… 五二三

旱莲草 ………………… 五二四

秦艽 ………………… 五二四

青蒿 ………………… 五二四

金银花 ………………… 五二四

石斛 ………………… 五二五

薏苡仁 ………………… 五二五

百合 ………………… 五二五

天花粉 ………………… 五二六

瓜蒌仁 ………………… 五二六

续断 ………………… 五二六

扁蓄 ………………… 五二七

灯心 ………………… 五二七

白鲜皮 ………………… 五二七

益母草 ………………… 五二八

薄荷 ………………… 五二八

郁金 ………………… 五二九

姜黄 ………………… 五二九

三棱 ………………… 五二九

莪茂 ………………… 五三〇

白茅根 ………………… 五三〇

白前 ………………… 五三〇

白薇 ………………… 五三一

白及 ………………… 五三一

连翘 ………………… 五三一

夏枯草 ………………… 五三二

大蓟、小蓟 ……… 五三二

旋覆花 ………………… 五三二

三七 …………… 五三二

地榆 …………… 五三三

瞿麦 …………… 五三三

茵陈 …………… 五三三

海金沙 ………… 五三四

木贼草 ………… 五三四

谷精草 ………… 五三四

决明子 ………… 五三四

青葙子 ………… 五三五

牛蒡子 ………… 五三五

葶苈子 ………… 五三五

射干 …………… 五三五

山豆根 ………… 五三六

冬葵子 ………… 五三六

贯众 …………… 五三六

狗脊 …………… 五三六

荜拨 …………… 五三七

良姜 …………… 五三七

紫草 …………… 五三七

防己 …………… 五三八

骨碎补 ………… 五三八

钩藤 …………… 五三八

淫羊藿 ………… 五三九

大戟 …………… 五三九

甘遂 …………… 五三九

商陆 …………… 五四〇

芫花 …………… 五四〇

青黛 …………… 五四〇

王不留行 ……… 五四一

豨莶草 ………… 五四一

苍耳子 ………… 五四一

马兜铃 ………… 五四一

青木香 ………… 五四二

白蔹 …………… 五四二

白头翁 ………… 五四二

常山 …………… 五四三

牵牛子 ………… 五四三

威灵仙 ………… 五四三

百部 …………… 五四四

茜草 …………… 五四四

海藻 …………… 五四四

海带 …………… 五四四

昆布 …………… 五四五

蓖麻子 ………… 五四五

凤仙花 ………… 五四五

白附子 ………… 五四五

天名精 ………… 五四六

鹤虱 …………… 五四六

藜芦 …………… 五四六

续随子 ………… 五四六

泽兰 …………… 五四七

蒲公英 ………… 五四七

萱草 ……………… 五四七　　芦荟 ……………… 五五三

山茨菇 …………… 五四七　　芦茅根 ………… 五五四

漏芦 ……………… 五四八　　卷柏 …………… 五五四

刘寄奴草 ………… 五四八　　兰叶 …………… 五五四

马勃 ……………… 五四八　　王瓜 …………… 五五四

蕺 ………………… 五四八

孩儿茶 …………… 五四九　　　　卷十七

败草 ……………… 五四九

蚤休 ……………… 五四九　　淡竹叶 ………… 五五六

卫矛 ……………… 五四九　　竹茹 …………… 五五六

马鞭草 …………… 五五〇　　竹沥 …………… 五五六

水萍 ……………… 五五〇　　天竺黄 ………… 五五七

茵芋 ……………… 五五〇　　雷丸 …………… 五五七

大青 ……………… 五五〇　　荆沥 …………… 五五七

黄药根 …………… 五五一　　肉桂 …………… 五五七

荠苨 ……………… 五五一　　桂心 …………… 五五八

山柰 ……………… 五五一　　桂枝 …………… 五五八

紫花地丁 ………… 五五一　　茯苓 …………… 五五八

甘松香 …………… 五五二　　茯神 …………… 五五九

地肤子 …………… 五五二　　琥珀 …………… 五五九

石韦 ……………… 五五二　　松节 …………… 五六〇

天仙藤 …………… 五五二　　柏子仁 ………… 五六〇

烟草 ……………… 五五二　　侧柏叶 ………… 五六〇

苎麻根 …………… 五五三　　枸杞子 ………… 五六一

凌霄花 …………… 五五三　　地骨皮 ………… 五六一

景天 ……………… 五五三　　山栀子 ………… 五六一

　　　　　　　　　　　　黄柏 …………… 五六二

山茱萸 …………… 五六三

杜仲 …………… 五六三

女贞实 …………… 五六三

桑白皮 …………… 五六四

酸枣仁 …………… 五六四

猪苓 …………… 五六四

厚朴 …………… 五六四

槟榔 …………… 五六五

川椒 …………… 五六五

椒目 …………… 五六五

胡椒 …………… 五六六

吴茱萸 …………… 五六六

皂角 …………… 五六六

肥皂 …………… 五六七

棕榈 …………… 五六七

枳实 …………… 五六八

枳壳 …………… 五六八

槐角 …………… 五六八

苦楝子 …………… 五六九

蔓荆子 …………… 五六九

五加皮 …………… 五六九

干漆 …………… 五七〇

密蒙花 …………… 五七〇

丁香 …………… 五七〇

诃子 …………… 五七一

乌药 …………… 五七一

乳香 …………… 五七一

没药 …………… 五七二

枫脂香 …………… 五七二

大枫子 …………… 五七二

没石子 …………… 五七三

芜荑 …………… 五七三

木鳖子 …………… 五七三

巴豆 …………… 五七四

五倍子 …………… 五七四

百药煎 …………… 五七四

沉香 …………… 五七五

檀香 …………… 五七五

降真香 …………… 五七六

冰片 …………… 五七六

樟脑 …………… 五七六

苏合香油 …………… 五七七

大腹皮 …………… 五七七

楮实 …………… 五七七

茶茗 …………… 五七八

血竭 …………… 五七八

金樱子 …………… 五七八

郁李仁 …………… 五七九

苏木 …………… 五七九

辛夷 …………… 五七九

蕤仁 …………… 五八〇

桑寄生 …………… 五八〇

杉木 …………………… 五八一

芙蓉花 ………………… 五八一

海桐皮 ………………… 五八一

樗根白皮 ……………… 五八一

榆白皮 ………………… 五八二

秦皮 …………………… 五八二

阿魏 …………………… 五八二

山茶花 ………………… 五八二

木槿 …………………… 五八二

水杨柳 ………………… 五八三

柞木枝 ………………… 五八三

石南叶 ………………… 五八三

紫荆木皮 ……………… 五八三

谷部 …………………… 五八四

粳米 …………………… 五八四

糯米 …………………… 五八四

麦芽 …………………… 五八四

神曲 …………………… 五八五

红曲 …………………… 五八五

酒 ……………………… 五八五

醋 ……………………… 五八六

小麦 …………………… 五八六

荞麦 …………………… 五八七

粟 ……………………… 五八七

罂粟壳 ………………… 五八七

黑豆 …………………… 五八七

赤小豆 ………………… 五八八

绿豆 …………………… 五八八

白扁豆 ………………… 五八八

淡豆豉 ………………… 五八九

刀豆 …………………… 五八九

脂麻 …………………… 五八九

火麻仁 ………………… 五九〇

果部 …………………… 五九〇

陈皮 …………………… 五九〇

青皮 …………………… 五九一

桃仁 …………………… 五九一

杏仁 …………………… 五九二

木瓜 …………………… 五九二

山楂 …………………… 五九二

乌梅 …………………… 五九三

芡实 …………………… 五九三

大枣 …………………… 五九四

莲子 …………………… 五九四

石莲子 ………………… 五九四

莲花须 ………………… 五九五

藕 ……………………… 五九五

荷叶 …………………… 五九五

龙眼 …………………… 五九六

荔枝 …………………… 五九六

胡桃 …………………… 五九六

榧子 …………………… 五九七

石榴皮 …………… 五九七

柿 …………… 五九七

枇杷叶 …………… 五九八

橄榄 …………… 五九八

梨 …………… 五九九

甘蔗 …………… 五九九

白沙糖 …………… 五九九

白果 …………… 五九九

荸荠 …………… 六〇〇

海松子 …………… 六〇〇

菜部 …………… 六〇一

生姜 …………… 六〇一

干姜 …………… 六〇一

黑干姜 …………… 六〇一

葱 …………… 六〇二

大蒜 …………… 六〇二

韭菜 …………… 六〇三

韭子 …………… 六〇三

薤 …………… 六〇三

莱菔 …………… 六〇四

莱菔子 …………… 六〇四

白芥子 …………… 六〇四

甜瓜蒂 …………… 六〇五

芸苔 …………… 六〇五

马齿苋 …………… 六〇五

冬瓜 …………… 六〇五

西瓜 …………… 六〇六

丝瓜 …………… 六〇六

茄根 …………… 六〇六

胡荽 …………… 六〇六

苦菜 …………… 六〇七

卷十八

金箔 …………… 六〇八

铜绿 …………… 六〇八

自然铜 …………… 六〇八

铅 …………… 六〇九

黄丹 …………… 六〇九

铅粉 …………… 六〇九

雄黄 …………… 六〇九

朱砂 …………… 六一〇

水银 …………… 六一〇

轻粉 …………… 六一〇

银朱 …………… 六一〇

铁 …………… 六一一

古钱 …………… 六一一

生赤铜 …………… 六一一

蜜陀僧 …………… 六一二

硫黄 …………… 六一二

白矾 …………… 六一三

朴硝 …………… 六一三

元明粉 …………… 六一四

石膏 …………………… 六一四

滑石 …………………… 六一五

赤石脂 ………………… 六一五

紫石英 ………………… 六一五

炉甘石 ………………… 六一六

浮石 …………………… 六一六

蓬砂 …………………… 六一六

硇砂 …………………… 六一六

磁石 …………………… 六一七

青礞石 ………………… 六一七

花蕊石 ………………… 六一七

代赭石 ………………… 六一八

阳起石 ………………… 六一八

禹余粮 ………………… 六一八

皂矾 …………………… 六一九

胆矾 …………………… 六一九

砒霜 …………………… 六一九

石灰 …………………… 六一九

食盐 …………………… 六二〇

青盐 …………………… 六二〇

石蟹 …………………… 六二一

矾石 …………………… 六二一

诸水 …………………… 六二一

诸土 …………………… 六二二

伏龙肝 ………………… 六二三

百草霜 ………………… 六二四

墨 ……………………… 六二四

禽兽部 ………………… 六二五

鸡 ……………………… 六二五

鸭 ……………………… 六二六

雁肪 …………………… 六二六

鸽 ……………………… 六二六

燕屎 …………………… 六二六

雀卵 …………………… 六二七

苍鹅 …………………… 六二七

雉 ……………………… 六二七

猪 ……………………… 六二七

犬肉 …………………… 六二九

羊肉 …………………… 六二九

羖羊角 ………………… 六三〇

牛肉 …………………… 六三〇

黄明胶 ………………… 六三一

牛黄 …………………… 六三一

虎胫骨 ………………… 六三二

犀角 …………………… 六三三

羚羊角 ………………… 六三三

熊胆 …………………… 六三四

望月砂 ………………… 六三四

鹿茸 …………………… 六三五

鹿角胶 ………………… 六三五

麝香 …………………… 六三六

獭肝 …………………… 六三六

象皮 ……………… 六三六

白马溺 ……………… 六三七

驴溺 ……………… 六三七

鼠矢 ……………… 六三七

夜明砂 ……………… 六三七

鳞介鱼虫部 ……………… 六三八

龙骨 ……………… 六三八

龙齿 ……………… 六三八

龟板 ……………… 六三八

鳖甲 ……………… 六三九

穿山甲 ……………… 六三九

牡蛎 ……………… 六三九

石决明 ……………… 六四〇

蛤粉 ……………… 六四〇

田螺 ……………… 六四一

真珠 ……………… 六四一

海螵蛸 ……………… 六四一

蜂蜜 ……………… 六四二

露蜂房 ……………… 六四二

蝉蜕 ……………… 六四三

僵蚕 ……………… 六四三

晚蚕砂 ……………… 六四四

玳瑁 ……………… 六四四

斑蝥 ……………… 六四四

蝎 ……………… 六四五

蜈蚣 ……………… 六四五

白颈蚯蚓 ……………… 六四六

五谷虫 ……………… 六四六

白蜡 ……………… 六四六

五灵脂 ……………… 六四六

白花蛇 ……………… 六四七

蚺蛇胆 ……………… 六四八

蛇蜕 ……………… 六四八

螃蟹 ……………… 六四八

虾 ……………… 六四八

蜗牛 ……………… 六四九

水蛭 ……………… 六四九

虻虫 ……………… 六四九

蟾蜍 ……………… 六五〇

蜣螂 ……………… 六五〇

桑螵蛸 ……………… 六五〇

蜘蛛 ……………… 六五一

䗪虫 ……………… 六五一

蝼蛄 ……………… 六五一

瓦垄子 ……………… 六五二

鲤鱼 ……………… 六五二

鲫鱼 ……………… 六五二

鳗鲡 ……………… 六五二

鳝鱼 ……………… 六五三

鳐鱼 ……………… 六五三

青鱼胆 ……………… 六五三

石首鱼 ……………… 六五三

人部 ……………… 六五四

　发灰 ……………… 六五四

　人牙 ……………… 六五五

　人乳 ……………… 六五五

　紫河车 …………… 六五五

　脐带 ……………… 六五六

　童便 ……………… 六五六

　秋石 ……………… 六五七

　人中白 …………… 六五七

　人中黄 …………… 六五七

　裤裆灰 …………… 六五八

卷十九

儿科 ……………… 六五九

　调护小儿诸法 …… 六七二

疮科 ……………… 六七四

　虚实治法 ………… 六七五

　论灸法 …………… 六七五

　久病睡法 ………… 六九九

卷二十

痘科 ……………… 七〇〇

腹痛 ……………… 七〇二

吐泻 ……………… 七〇三

惊搐 ……………… 七〇四

以后治痘成脓数日内

　方论 …………… 七〇六

吐泻 ……………… 七〇八

以后治痘收靥数日内

　方论 …………… 七一一

以后统治痘证方论

　……………… 七一三

痘疮脉论 ………… 七一八

备拣古来治痘杂证至

　简至稳单方于后,

　以便取用 ……… 七一九

论麻与痘不同治法亦

　异 …………… 七二二

论麻证重轻 ……… 七二三

治麻疹杂证单方 … 七三〇

校注后记 ………… 七三三

卷之一

论 脉 法

脉法论一

凡古今之论脉者不一，有深远而不明者，有繁多而无用者，有简略而不该者，有臆撰而背谬者，令人阅之，不惟不能朗然，且有用之而贻害者。余于此道，已阅历五十年矣，稍有所会。故自生平诊脉以来，或势危断生，或身旺断死，或断三年死，或五月，或百日，或即日死，无一之不验者。此余之心得，初非可以言传也。余于后尺脉条勉强言之，亦不过明其概耳。但规矩准绳须当明析，庶不致有误。今余备拣《内经》及历代名贤最显最约、决不可少之脉诀，录之于后，以便人取用，是亦由浅入深之道也。人能细意会之，亦可以无遗蕴矣。

四字脉诀二

四字脉诀，从来久矣，兹于缺者补之，讹者正之，复加注释。文简义该，实学者之医镜也。

脉为血脉，百骸贯通。大会之地，寸口朝宗。

脉者，血脉也。血脉之中，气道行焉。而《经》曰：肺朝百脉，为脉之大会。盖肺如华盖，各经皆处其下也。

［批］论肺旺则气旺。

上部为寸，中关下尺，三部九分，因人下指。

上属阳，下属阴，三部九分。人长，下指稍疏。人短，下指稍密。

　　[批] 论下指宜因人。

　　心与胞络，左寸之中，膻中与肺，右寸所应膻即胸也。

　　二寸居上，所谓上以候上也。故凡头面、咽喉、口齿、颈项、肩背之病，皆候于此。

　　惟胆与肝，左关脉定，胃与脾脉，属在右关。

　　二关居中，所谓中以候中也。故凡胁肋、腹背之疾，皆候于此。

　　膀胱及肾，左尺所认，小肠相火，属在右肾。

　　二尺居下，所谓下以候下也。故凡腰膝、小腹、阴道、胫中之病，皆候于此。

　　[批] 此三部照《内经》分配。

　　按《本经》曰：脉之上者应上，下者应下。自叔和云心与小肠合于左寸，肺与大肠合于右寸，其谬甚矣。[批] 论水火宜察二肾。二肠皆下部之腑，小肠属火，火居火位，故当配于下之右，以右肾乃元阳之本也。大肠属金，金水相从，故当配于下之左，以左肾乃真阴之舍也。欲察下部之水火者，端在二尺。但二肠连胃气，故《内经》亦不言其定处，但曰大肠、小肠，皆属于胃，是又可于胃察二肠之气也。

　　[批] 论叔和《脉诀》之误。

　　关前一分，内外所重。左为人迎，以候外因。右为气口，可辨食证。

　　上中下，一部三分。今曰关前一分，仍在关上，但前一分耳。左谓人迎，仍在肝胆脉内，紧甚则伤风风中有寒，宜发表。右谓气口，仍在脾胃脉内，紧甚则伤食，宜消导伤食脉于此辨。

　　[批] 论伤风宿食。

　　神门属肾，而在关后。人无二脉，有死不二。

［批］论两尺为人根本。

经曰：上中无脉，下部有脉，虽困无害。以两尺属水火，为人之根本，所以称神门也。余生平断人之生死亦在于是。上二部不论，于两尺脉按之，至于将止未止之间，能滑而过指，复有和缓之意，此人虽势危，亦可以生。若两头虽动，全无神力，下不滑而过指者，两尺败矣。或即日死，或即刻死，所必然者。若两头动而无神，而指下犹有一线之滑而欲过者，或三年，或二年而止。若两头动而无神，而指下稍有一毫之滑而欲过又不能过者，或半年，或旬日而危。此古今脉诀，无有明言之者。余能会之，有欲言而不能言者，姑言其概，以俟①人之神而明之也两头即尺之两头也。

［批］自述诊脉诊断之由。

五脏不同，各有本脉。左寸之心，浮大而散。右寸之肺，浮涩而短。肝在左中，沉而弦长。肾在左尺，沉石而濡。右关属脾，脉象和缓。右尺相火，与心同断。

此言五脏平脉。必知平脉，而后知病脉也。

［批］五脏平脉，反此者病。

若夫四时，亦有平脉。春弦、夏钩即洪、秋毛、冬石。脾在四季，和缓不忒②。

春属肝木，木性弦。夏属心火，火性洪。秋属肺金，金性轻故曰毛。冬属肾水，水凝如石。土旺于四季之末，各十八日。脾土居中，其性和缓。

［批］四时平脉，反此者病。

凡诊病脉，平旦为准，虚静凝神，调息细审。

---

① 俟（sì 四）：等待。
② 忒（tè 特）：变更。

《经》曰：诊法常以平旦，饮食未进，气血未乱，乃可诊有过过即病也之脉。虚静其心，凝神于指，调匀自己气息，细审病者之源，言不可忽也。

[批] 论诊脉宜早晨。

一呼气出一吸气入，合为一息。脉来四至，平和无疑。闰以太息，五至亦宜。三至为迟，迟则为冷。六至为数，数则为热。

医者一呼脉再至，一吸脉再至，一息四至，而五至亦曰宜者，何也？盖以人之气息，三息中有一息之长，名为太息，如历家三岁一闰也。至于性急之人，脉亦急，常有五至，不足异也。若一息三至为迟，主冷病。一息六至为数，主热病。倘再迟再数，皆死脉也。

[批] 论脉至法。

迟数既明，浮沉须别。浮沉迟数，辨内外因。外因于天，内因于人。太过不及，脉中可分。

外因风、寒、暑、湿、燥、火六气之邪，脉多洪大、紧数、弦长、滑实而太过矣。内因喜伤心，怒伤肝，忧思伤脾，恐伤肾，惊伤心，七情之过，脉必虚微、细弱、短涩、濡弱而不及矣。

一脉一形，各有主病。脉有相兼，须当细论。

[批] 脉分外感内伤。

二十七种脉象三

浮脉：轻手即见，泛泛在上，如水之漂木，全在水面也。

洪脉：如洪水之洪，有波涛汹涌之象，即大脉也，即钩脉也。

虚脉：浮而无力，且大且迟也。

散脉：亦浮而无力，按之如无，比虚更甚。

芤脉：状如葱管，浮沉二候易见，中取正在空处，非绝无也，但比之浮沉，则无力耳。

濡脉：浮而小且软也。

微脉：似濡，则更甚矣。"欲绝非绝，似有若无"八字传神。

革脉：浮而且弦且芤，外急内虚，状如鼓革。

以上七脉，兼乎浮者，宜于浮脉中察而辨之。

沉脉：在下，重按乃得，与筋骨相应，如石之坠于水底也。

伏脉：沉之极也。沉脉在筋骨之间，伏脉则推筋著骨而后可见。

牢脉：沉而有力，且大且长也与革脉之浮取而得者不同。

实脉：浮中沉三候，皆有力，更甚于牢脉也。

弱脉：沉而极细软也。

细脉：沉细而直且软也弱细二脉与上虚脉、濡脉、微脉相似，但上三者见于浮部，此二者见于沉部。

以上五脉，兼乎沉者，宜于沉脉中察而辨之。

迟脉：一息三至，往来迟漫，为不及之象。

缓脉：即平脉之有胃气也，一息四至，往来和匀也。

涩脉：迟滞不利，如雨落沙上，来有形去无踪也。

结脉：迟来，而时有一止也。

代脉：迟而中止，且有定数，如四时禅代①，不愆②其期也。

以上四脉，兼乎迟者，宜于迟脉中察而辨之。

① 禅代：指帝位的禅让和接替。此指四时更替。

② 愆（qiān 迁）：超过。

数脉：一息六至，往来急数，为太过之象。

滑脉：滑而溜利，如珠走盘，如泥鳅在手。

紧脉：紧急有力，切绳极似。

促脉：数而时有一止，如疾行而蹶①也。

动脉：形如豆粒，厥厥动摇，两头俱俯，中间高起，故短如豆仲景云：阳动则汗出，阴动则发热。由是则尺寸皆有动脉，谓独见于关者，误矣。

以上四脉，兼乎数者，宜于数脉中察而辨之。

短脉：短缩之象，不及本位。

长脉：相引之象，过于本位。

弦脉：长而端直，状类弓弦。

戴同父曰：关不诊短，若短脉见于关上，是上不通于寸为阳绝，下不通于尺为阴绝，死亡之脉也。

以上三脉，非浮沉迟数可括，故别列于此。

二十七种脉证四

浮脉主表，腑病所居。有力为风，无力血虚。浮迟表冷，浮数风热。浮紧风寒，浮缓风湿。

六腑属阳，其应在表。浮而有力，风邪盛也，无力，阴血亏也。浮主表，迟主冷，浮而迟，为表冷也。浮主风，数主热，浮而数，为风热也。紧为寒，浮而紧，为风寒也。缓主湿，浮而缓，为风湿也。

［批］浮脉兼证。

浮虚伤暑，浮芤失血，浮洪虚火，浮微劳极，浮濡阴虚，浮散虚剧，浮弦痰饮，浮滑痰热。

---

① 蹶（jué 厥）：跌倒。

暑伤气，气虚则脉虚。芤属失血，如吐血、下血之类。洪主火，洪而浮，为虚火。微为气血俱虚，故主劳极。血属阴，浮而濡为阴虚。虚极，故如散亡。弦为风木之象，浮而弦，乃风痰也。滑主痰，滑而浮为热痰也。

［批］浮脉兼证。

虽曰浮为在表，然亦有风寒外感者，脉见紧数，而略兼乎浮，便是表邪。上文中亦有非是表证，若一概因浮而表之，则大害矣。其有浮大弦硬之极至四倍以上者，《内经》谓之关格，此非有神之谓，乃真阴虚极，而阳亢无根，大凶之兆也，不可不知。

［批］统论浮脉治法。

沉脉主里，为寒为积。有力痰食，无力气郁。沉迟虚寒，沉数伏热，沉紧冷痛，沉缓水蓄。

五脏属阴，其应在里。沉者阴象也，积者脏病也，故为寒积。沉而有力，有形之物凝滞于内。沉而无力，无形之气郁结于中。沉迟皆属阴，所以虚寒，凡身冷、厥逆、洞泄、精寒等证见焉。沉而数，自热伏也。紧主诸痛，亦主冷，得之沉分，非冷痛乎，湿脉缓，今沉而缓，当水蓄矣。

［批］沉脉兼证。

沉牢痼冷，沉实极热，沉弱阴亏，沉细虚湿，沉弦饮痛，沉滑食滞，沉伏吐利，阴毒积聚。

寒脉牢固。实脉三部皆强，故为极热。沉弱无力，阴亏也。细为不足，亦主湿浸。弦主饮，亦主诸痛。滑虽主痰，若在脾部沉分，为食滞也。寸伏则吐，尺伏则利，在阴证伤寒则为阴毒积聚。

［批］沉脉兼证。

沉脉属里，然必察其有力无力，以辨虚实。沉而实者，多气停积滞，宜消宜攻。沉而虚者，因阳不达，因气不舒，阳虚气陷者，宜温宜补。其有寒邪外感，阳为阴蔽，脉见沉紧而数，及有头痛身热等证者，正属外邪，亦不可表，以沉为里，或用温散可也。

［批］统论沉脉治法。

迟脉主脏，阴盛阳亏。沉迟里虚，浮迟表寒。气寒不行，血寒凝滞。迟兼滑大，风痰顽痹。迟而细小，泄痛拘挛。

迟脉主脏，有阴而少阳也。迟见于表里，可见内外虚寒。阳分迟，则气滞则痛。阴分迟，则血凝而闭。滑大而迟，风痰流于身体。迟而细小，虚寒见于泄泻。

［批］迟脉兼证。以下新补。

脉来迟慢者，总由元气不充，只可补养，不可妄施攻击。

［批］统论迟脉治法。

数脉属腑，或吐或狂。紧数外感，细数内伤，弦数疟疾，空数虚疮，滑数多热，涩数多寒，动数胎孕，浮数胃亡。

六腑属阳，数亦属阳。数而有力，阳气亢逆，主吐，热邪传里主狂。紧属寒，数属热，外感者憎寒壮热。阴虚内热，火不归元，脉自细数。疟脉多弦，弦数多热，脉数无热而反恶寒，必发痈也。脉数而滑，属实热。脉数而涩，属虚寒。胎孕脉，数而活动，多在两寸。胃脉和缓，若数而浮，胃气绝矣。

［批］数脉兼证。

数脉有阴有阳，何人皆以数为热？及详考《内经》则曰：诸急者多寒，缓者多热，滑者阳气盛，微有热。曰：粗大者阴不足，阳有余，为热中也。曰：缓而滑者曰热。并未有以数言热者。而迟冷、数热之说，始自《难经》，若遵此说，不分虚实，而概用寒凉，其害多矣。盖人之内热实火，脉反不数，而惟洪滑有力，如经文所言者是也。凡于数脉，止在有力无力分寒热也。数而洪滑有力者，当以热治。数而空虚细微者，或补阴、或兼补阳。此际顾本之不暇，何得复用苦寒以伤脾胃！

［批］统论数脉原有虚实。

滑司痰饮，右关主食。尺为蓄血，寸必吐逆。滑数滑大，上下皆热。妇人滑数，经断有孕。平人滑缓，气血充足。若滑而弦，虚损泻痢。

滑为痰饮。右关沉滑，知有停食。两尺见之，必有蓄血。两寸见之，吐逆难免。若滑而大，滑而数，上热见于心肺、头目、咽喉之间，下热见于膀胱、小肠、大肠之间。妇人脉滑数而经断者为有孕。若平人脉滑而和缓，为气血充实之佳兆。至于滑而浮弦，属阴血亏损，而泻痢亦多弦滑之脉，此脾肾受伤也，不得通以火论。

［批］滑脉兼证。

涩为阴脉，气血两亏。左寸脉涩，心虚而痛。右寸复然，自汗可商。关涩脾败，反胃结肠。两尺见之，精血大伤。

气血两虚，故脉来艰涩。左寸见涩，心虚而痛，必对胸口。右寸复涩，则为自汗。盖汗乃心之液，而肺主皮毛也。右关见涩，脾虚湿胜，而血液枯竭，所以上为反胃，下为结肠。两尺脉涩，精血伤矣。

［批］涩脉兼证。

凡脉见涩滞，多是七情所伤，血无以养，气无以充，上下内外，皆随所在而见不足之证。男子为伤精，女子为失血，为不孕，为经脉不调。诸家言气多血少，岂以脉之不利，犹有气多者乎？

弦为木旺，脾伤泄泻。肺弦而浮，支饮外溢。弦而沉下，悬饮内痛。弦数多热，弦迟虚寒，弦大主弱，弦细拘急。寸弦头病，尺弦腹疼。肝弦癥瘕。疟脉定弦。

木旺者，脉必弦。木旺伤土，土虚不能制湿，或痰饮，或泄泻之证生焉。此际宜平肝以补土，惟肉桂为妙。支饮者咳逆外肿，以土虚不能保肺也。悬饮者水留胁下，咳唾引痛，以土虚不能燥湿也。数热迟寒，内外皆然。弦大者脾亏少食，所以主虚，弦细者阳亏无气，所以拘急。寸主上焦，故头痛，尺主下焦，故腹痛。肝气郁结，而血癥、食癥、气瘕难免。至于疟疾之脉，本自弦也。

[批] 弦脉兼证。

弦从木化，气通乎肝。人有和缓之胃脉，则五脏俱安，肝邪所侵，则五脏俱病，何也？盖木之滋生在水，培养在土，若木气过强，则水因食耗，土为克伤。水耗则肾亏，土伤则胃损。肾为精血之本，胃为水谷之本，根本受伤，生气败矣，所以木不宜强也。矧①人无胃气曰死，若肝邪与胃气不和，宜缓者与弦强相反，此脉总非佳兆。

[批] 统论脉不宜弦强。

洪脉似实，重按则无。阳盛阴虚，相火燔灼。浮洪表热，沉洪里热。烦渴狂躁，咽干便结。关洪胃虚，尺洪肾竭。心洪火炎，肺洪燥咳。升阳散火，滋阴亦合。若作实治，病源未得。

洪脉，来盛去衰，主阳旺阴虚之病。浮洪，身热自汗。沉

---

① 矧（shěn 审）：况且；而况。

洪，自有烦渴诸热证。右关洪，脾胃虚躁①。左尺洪，肾亏水竭。心属火，洪则上炎。肺属金，洪则燥咳。治宜升阳散火，兼之滋阴乃妙，若作实火，以硝黄下之，则大谬矣。

［批］总论洪脉治法。

洪而有力为实，大而无力为洪，此气实血虚之候，治以滋阴清火为主。若洪大至极，至四倍以上者，是即阴阳离绝，关格之脉也，不可治。

［批］洪脉兼证。

实属邪实，举按皆强。表邪实者，浮大有力，风寒暑湿，外感于经。里邪实者，沉按有力，饮食七情，内伤于脏。洪滑有力，火邪实热。沉弦有力，寒邪诸痛。

凡实者，邪气实也。如外因伤经，内因伤脏之类。表热里热，亦在于是。火邪盛，脉洪滑，寒邪盛，脉沉弦。此处不明，害在反掌。

［批］实脉兼证。

此三焦壅滞之候。表里寒热，皆有实邪。但实脉有真假，真实者易知，假实者易误。故必问其所因，而兼察形证，必得其神，方可司命。

［批］论实脉分真假。

芤脉中空，大虚之候，失血血脱，孤阳无根。寸芤积血，脾芤肠痈，尺芤下血，淋痫崩中。

芤脉属阳。浮大中空，脱血之象，而阳实无根也。六脉中有一如是，定是此经之血。寸芤火犯阳经，胸有积血，或血上溢。脾芤有肠痈，或不能统血。尺芤则热侵阴络，故赤淋、血

---

① 躁：通"燥"。干燥。《老子》曰："躁胜寒，静胜热，清静以为天下正。"

痢、崩中之病生焉。

[批] 芤脉兼证。

荣行脉中，脉以血为形，今中空无血，则气无所归，阳无所附，而一切阴虚、发热、惊悸、怔忡、喘急、盗汗等证形焉。长病得之，或可以生，急病得之，似为难治。

[批] 统论芤脉之病。

紧属寒邪，诸痛之根。紧数在表，外感风寒。沉紧在里，逆冷吐泄。关紧腹病，尺紧疝疼。妇人得之，气逆经滞。小儿得之，抽搐惊风。

紧脉来往有力，热为寒束，寒主诸痛。浮紧表寒，宜于发散。沉紧里寒，宜以温散。关紧心腹冷痛。尺紧阴冷，定有奔豚、疝疼之证。妇人小儿得之，皆有阴寒病证，不得误用苦凉之剂。

[批] 紧脉兼证。

紧脉有阴无阳，为阴邪抟激之候，主为寒为痛。在表散之，在里温之。凡喘咳、风痫、吐逆、痃癖、泻痢、胁痛、胸胀等证皆是。至于人迎气口紧甚之病，详见上文。

[批] 总论紧脉之病。

革属血虚，浮紧中空，如按鼓皮，其象为真。男子得之，亡血遗精，妇人得之，半产崩中。

仲景曰：弦则为寒，芤则为虚。虚寒相抟，其名曰革。此即芤弦二脉相合，故为失血之候。有谓革即牢也，不知革浮牢沉，革虚牢实，形证皆异，不得混看。

[批] 革脉兼证。

牢脉坚固，因寒凝形，肝实乘脾，心腹冷痛。尺牢阴冷，疝癫多证。失血阴虚，见之必凶。

牢为寒痼之病。木实则为痛，肾冷则为疝。失血者脉宜沉细，反浮大而牢者死，以虚病见实脉也。沈氏曰：似沉似伏，牢之位也，实大弦长，牢之体也。软为虚，牢为实。实者，寒邪实也。

[批] 牢脉兼证。

虚脉所属，正气不足，无力无神，阴阳各别。浮而无力，是为血虚。沉而无力，是为气怯。洪大无神，阴虚之证。细小无神，阳虚之象。阴虚救阴，壮水为主。阳虚救阳，益火之源。渐长则生，渐消则亡。

虚者阴亏阳衰之候。《经》曰：按之不鼓，即此之谓也。

[批] 虚脉兼证。

凡微、濡、迟之脉，皆为虚类。然而脉亦不一，不论浮沉大小，但见指下无力，总是虚证，此医之一大关键也。血虚、气虚，分于浮沉之无力。洪大无神属阴虚，金水伤残，则龙雷之火自炽，或咳喘、劳热，或遗精、失血等证生焉。细小无神属阳虚，火土受伤则元阳之气日损，或头目昏眩，或膈寒胀满，或呕恶亡阳，或泄痢疼痛等证生焉。壮水益火，救虚之道，此生死之大关也。医不识此，尚何望其他焉！

[批] 总论虚脉虚证。

缓脉四至，疾徐调匀，为有胃气，谓之平人。缓滑有力，多属实热，迟缓脉小，定是虚寒。浮缓为风，沉缓为湿。缓大风虚，缓细湿痹，缓弱气衰，缓滑湿痰。

平人之脉，从容和缓，不浮不沉，不疾不徐，一息四至，为有胃气，此无患也。若缓而滑大者，多实热，宜下宜清，因其微甚而治之。迟缓而小为虚寒，多有不足之证，内外昭然。至于为风为湿，为痹为虚，脉与证自必相应。细心详察，不可孟浪。大凡病者脉得和缓，皆为易愈，不必虞也。

结脉忽止，止而复来。精力不继，气血失培，久病虚劳，不足之害。缓结阳虚，数结阴衰，元气消长，于此可剖。若有滞郁，形强气倍，举按有力，可以外揣。

结脉多由气血渐衰，精力不继，所以断而复续，续而复断。常见久病者、虚劳者多有之。缓结为阳虚，数结为阴虚，阴虚甚于阳虚，于此察元气之消长，最显最切者也。至于留滞、郁结等病，本亦此脉之证，然必形强气实，而举按有力，方是此病。若首尾不继，速宜培本，不得妄认为留滞。

［批］结脉兼证。

伏脉本有，一时蔽塞，寒闭气闭，不得发越，推筋著骨，其脉乃得。寸伏食滞，关伏老痰，尺伏疝病，大便或结。

伏脉为阴阳潜伏，阻塞闭隔之候。有火闭、寒闭、气闭而伏者。或为霍乱、疝瘕，或为气逆、食滞，或为疝气、痰蓄。因脉合证，细揣自得。此必暴病暴逆者或有之，随证调治，而脉自复矣。［批］论伏有虚证。若有积困延绵，脉本细微，而渐至隐伏者，此是残烬将绝之兆。而人谓之脉伏，犹复破气导痰，其欲生也得乎？

［批］伏脉兼证。

微脉浮见，按之欲绝。气血两虚，淋汗寒热。寸微心惊，关微胀满，尺微精弱，消瘅常疼。男为劳极，女为带崩濡脉似微，病证相同，不必过分。

微脉似濡，其小而软则更甚焉。轻诊可见，重按若无。气血微，故脉亦微，主久虚、血弱之病。淋为肾虚，汗为气虚。阳微恶寒，阴微发热。寸关尺脉微，各部自有各部之病。男女脉微，亦各有分。

散脉涣漫，有表无里，至数不齐，去来不一。气血两虚，根本脱离。心散怔忡，肺散汗洗，肝散溢饮，脾散胻①肿。散见两尺，生息无几。

散脉浮大而散，气血俱虚，根本脱离之脉。心、肺、肝、脾虽各有病，犹可调治。至于两尺见之，恐难补益。产妇得之，当生之兆。孕妇见之，堕胎无疑。至于久病脉散，不必医也。

〔批〕散脉兼证。

弱脉沉细，按之乃得。气虚之病，阴血亦衰。寸弱阳虚，尺弱阴竭，关弱脾亏，少年莫得。

弱乃濡之沉者。阴虚阳衰，故恶寒发热。仲景曰：弱主筋，沉主骨。阳浮阴弱，血虚筋急。寸关尺弱，自有各部病证。

〔批〕弱脉兼证。

细脉沉小，应指如线。湿侵腰肾，气衰血亏。寸细呕吐，胃细胀逆，尺细阴脱，遗精泻痢。

细为血少气衰之脉，有此证则顺，否则逆。故吐衄脉，得沉细者生。忧劳过度者，脉亦细。春夏少年俱不利，秋冬老弱却相宜。

〔批〕细脉兼证。

浮细如绵曰濡，沉细如绵曰弱，浮而极细欲绝曰微，沉而极细不断曰细。

〔批〕分别四种。

促属郁火，数来一止，止而复来，不无留滞。源有五因，

---

① 胻（héng 横）：脚胫。

宜详察之。病为阳极，阴将亡矣。

促为疾走一蹶之状。经言数而一止为促，三焦郁火也，缓而一止为结，气血衰弱也。此为阳极，阴将消亡之候。或因气、血、饮、食与痰五者，一有留滞，脉必见止。其病或喘咳，或发狂、发斑，或毒疽，宜作火医。火退则生，进则死。

［批］促脉兼证。

动乃数脉，见关上下，无头无尾，形如豆摇。阳动则汗，阴动则热，司痛司惊，拘挛痢泄。男子亡精，女人崩血。两寸滑动，妇人胎结。

关前三分为阳，关后三分为阴，关位半阳半阴，故动随虚见。阳虚则汗，阴虚则热。凡痛惊、拘挛、痢泄，皆属虚证。至于亡精，尺虚也，崩血，阴虚阳抟也。妇人两寸脉，独活而滑动，为有孕矣。此言的确。

［批］动脉兼证。

长如本位，气治最良。见于心脉，身壮神强。见于尺部，蒂固根藏。若兼滑实，反常多恙。阳明深热，火毒癫狂。

长脉，不大不小，迢迢自若。《经》曰：长为气治，原属平脉。有一部之长，有三部之长，俱为有余之脉。若兼滑、实、弦、紧，反为有病，所以有胃热、火毒等证。

［批］长脉兼证。

短歉本位，两头不长。浮为血涩，沉患痞伤。寸见头痛，尺主腹疼。左关忌见，秋季不妨。

短脉，不满本位，只见尺寸。若关中见之，上不通寸，为阳绝，下不通尺，为阴绝，为死脉也，故关不诊短。长脉属肝，宜于春。短脉属肺，宜于秋。短则气病，属不及也。

［批］短脉兼证。

代脉中止，不能复来，良久方还，元气大衰。中代吐泻，下代痢泄。病者可疗，平人难回。孕妇见之，胎怀三月。

数脉一止为促，缓脉一止为结。止无定数，或二动，三动，一止即来。代脉之止有常数，依数而止，良久方来，死脉也。两动一止三四日，三四动止应六七，五六一止七八朝，次弟推之自无失。此有可信，再参之，以余之前论两尺脉，更无疑矣。

［批］论代脉之凶。

脉法精要论

胃脉论五

《玉机真藏论》曰：脉弱以滑，是有胃气，命曰易治。

《终始篇》曰：邪气来也，紧而急。谷气来也，徐而和。

尺脉论六

叔和曰：寸关虽无，尺犹不绝，如此之流，何忧殒灭。盖以人之有尺，犹树之有根也。水为天元之一，先天命之根也于尺脉按之，至于将止之间，指下犹有一线之滑而欲过者，虽危无伤。此余之心得也，有论在脉法神门条下。若尺脉两头虽动，按之即伏，指下又不见滑而欲过者，必死之兆。但日之远近，在人心会，不可以言传也。

论脉阴阳真假七

《至真要大论》：帝曰：脉从而病反者，其诊若何？岐伯曰：脉至而从，按之不鼓，诸阳皆然。帝曰：诸阴之反，其脉若何？曰脉至而从，按之鼓甚而盛也。曰脉至而从者，如阳证见阳脉，阴证见阴脉，是皆谓之从也。若阳证见阳脉，但按之不鼓，而指下无力，则脉虽浮大，便非真阳之候，不可误认为阳证。

[批] 论阴证阳证之分脉之有力无力。凡诸脉之似阳非阳者皆然也。或阴证虽见阴脉，但按之鼓甚而盛者，亦不得认为阴证。

论脉虚实八

景岳曰：脉者血气之神，邪正之鉴也。故血气盛者脉必盛，血气衰者脉必衰。无病者脉必正，有病者脉必乖。矧人之疾病，无过表里寒热，然四者又以虚实为最要。盖以四证，无不皆有虚实，能以二字决之，则千病可以一贯矣。且治病之法，无逾攻补。用攻用补，无逾虚实。欲察虚实，惟凭脉息。虽脉有二十七种，皆有虚实。能辨虚实，则阴阳、标本，万无一失。[批] 治法以虚实为主。其或脉有疑似，又必兼证兼理，以察其孰客孰主，孰缓孰急。能知本末先后，是即神之至也矣。[批] 证与理须宜兼察。

胃脉关病吉凶九

欲察病之进退吉凶者，当以胃气为主。察之之法，如今日尚和缓，明日更弦急，知邪气之愈进，则病愈甚矣。如今日甚弦急，明日稍和缓，知胃气之渐至，则病渐轻矣。即如顷刻之间，初急后缓者，胃气之来也。初缓后急者，胃气之去也。胃气来或不药而愈，胃气去大非佳兆。

脉须辨真十

据脉法所言，凡浮为在表，沉为在里，数为热，迟为寒，弦强为实，微细为虚，是固然矣。然多疑似，必须辨真。如浮虽属表，而凡阴虚气亏者，必浮而无力，是浮不可以概言表。沉虽属里，而凡感邪之深者，寒束皮毛，脉不能达，其必沉紧，是沉不可以概言里。数为热，而真热者，脉只滑大而实，凡阴阳亏损，虚甚者数必甚，是数不可以概言热。迟为寒，凡伤寒初退，余热未清，脉多迟滑，是迟不可以概言寒。弦强类实，而真阴胃气大亏及阴阳关格等证，脉必豁大而弦健，是强不可以概言实。微细类虚，而凡痛极气闭，荣卫壅滞不通者，脉必伏而微，是细不可以概言虚。由此推之，则不止是也。凡诸脉中皆有疑似，诊能辨真及此，则为司命良工。

脉证真假辨十一

脉有真假，证亦有真假。病而遇此，最难明析。证实脉虚者，必其证为假实也。脉实证虚者，必其脉为假实也。何以见之？如外虽烦热，而脉见微弱者，必火虚也火即阳也。腹虽胀满，而脉见微弱者，必胃虚也。虚火虚胀，其堪攻乎！宜从脉之虚，不从证之实也。［批］论宜从脉之虚。其有本无烦热，而脉见洪数者，非火邪也。本无胀满，而脉见弦强者，非内实也。无热无胀，其堪泻乎！此宜从证之虚，不从脉之实也。［批］论宜从证之虚。凡此之类，但言假实，不言假虚，果何意也？盖实有假实，虚无假虚。假实者，病多变幻，此其所以有假也。假虚者，亏损即露，此其所以无假也。［批］论假实真虚。大凡脉证不合者，中必有奸。必先察其虚以求根本，庶乎无误。此不易之要法也。

从证从脉解十二

古有从证从脉之说，为病之轻重言也。如病本轻浅，别无危候者，但因见在以治其标，自无不可，此从证也。若病关脏气，稍有疑难，则必详辨虚实，凭脉下药，方为切当。所以轻者从证，十惟一二，重者从脉，十当八九，此脉之关系非浅也。虽曰脉有真假，而实由人见之不真耳，脉亦何从有假哉！

［批］论从证从脉因病重轻。

脉有所忌十三

凡内出不足之证，脉宜和缓柔软，忌见阳脉，如洪大浮数之类是也。外入有余之病，脉宜有力有神，忌见阴脉，如微涩细弱之类是也。

［批］论脉有所忌。

论脉顺逆十四

凡暴病，脉以浮、洪、数、实者为顺。久病，脉以微、缓、虚、弱者为顺。反此者为逆。盖脉证贵乎相合，若证有余而脉不足，脉有余而证不足，轻者亦必延绵，重者即至危亡。

论一岁之中脉象不得再见十五

如春弦、夏洪、秋涩、冬石，脉随时令，此为平也。如春宜弦，而得洪脉者，至夏必死，得涩脉者，至秋必死，得石脉者，至冬必死，为真脏之气先泄也。其象先见于非时，当其时不能再见也。

［批］论真脏脉先见者死。

脱阴脱阳十六

六脉有表无里，如濡脉之类，此名脱阴。六脉有里无表，调之陷下，如弱脉之类，此名脱阳。六脉暴绝，此阴阳俱脱也。经曰：脱阴者目盲，脱阳者见鬼，阴阳俱脱者危。

［批］脉脱阴阳。

脉有相似宜辨十七

洪与虚，皆浮也。浮而有力为洪，浮而无力为虚。

沉与伏，皆沉也。沉脉行于筋间，重按即见。伏脉行于骨间，必推筋至骨，乃可见也。

数与紧，皆急也。数脉以六至得名，而紧则不必六至，惟弦紧而左右弹然，如切紧绳也。

迟与缓，皆慢也。迟则三至，极其迟慢，缓则四至，徐而不迫。

实与牢，皆兼弦、大、实、长之四脉也。实则浮中沉，三按皆有力。牢则但于沉候取也。

洪与实，皆有力也。洪则重按小衰。实则按之亦强也。

革与牢，皆大而弦也。革则浮取而得。牢则沉取而见也。

濡与弱，皆细小也。濡在浮分，重按即不见也。弱主沉分，轻取不可见也。

细与微，皆无力也。细则指下分明。微则似有若无，模糊难见也。

促、结、涩、代，皆有止者也。数时一止为促。缓时一止为结。往来迟滞，似止非止为涩。动而中止，不能自还，止有定数为代。

［批］脉之相似宜辨。

论脉阴阳生死寒热十八

凡脉浮、大、数、动、滑为阳，沉、涩、弱、弦、微为阴。阴病见阳脉者生，阳病见阴脉者死。

［批］论生死。

寸口脉微，为阳不足，阴气上入阳中，则恶寒也。尺脉弱，为阴不足，阳气下陷阴中，则发热也。

［批］论寒热。

论气血衰微脉十九

其脉沉者，荣血之微也。其脉浮，而汗出如流珠者，卫气之衰也。

阳脉浮，阴脉弱，为血虚，为病筋急。

［批］论气血衰微。

痈疽脉二十

诸脉浮数，当发热，而反恶寒，若有痛处，饮食如常者，当发其痈。

脉数不时，则生恶疮。

［批］痈疽脉。

论脉之有神无神二一

有病之脉，则当求其神之有无。如六数、七极，热也，脉中有力，即有神矣，当泄其热。三迟、二败，寒也，脉中有力，即有神矣，当去其寒。若数、极、迟、败中，不复有力，为无神也。苟不知此而泄之去之，神将何依为主？故《经》曰：脉者，血气之充。血气者，人之神也。善夫！

总论脉证四条二二

脾胃属土，脉本和缓。土惟畏木，脉则弦强。凡脉见弦急者，此为土败木贼。六脉皆然，俱无胃气不仅论脾脉也，大非佳兆。若弦急之微者，尚可救疗，弦急之甚者，胃气其穷矣。

［批］论脉和缓为有胃气。

脉微弱而恶寒者，此阴阳俱虚，不可发汗更吐下也。

［批］论脉不可汗下。

阴症无脉，温之用附子理中、四逆、回阳之类，而脉微续者生，暴出者死。

［批］论脉出之生死。

寸关尺三部，浮沉、大小、迟数同等，虽有寒热不解者，然阴阳和平，虽剧必解又宜参诊尺脉过指与否。故《经》言：独小、独大、独疾、独迟、独热、独寒、独陷下者病。诊在何经，便知是此经之病。

［批］脉贵同等，独见者病。

虚实凭脉辨二三

治病须以虚实为主。虚实者，有余不足也。有表里之虚实，有气血之虚实，有脏腑之虚实，有阴阳先天水火之虚实。凡外入之病多有余，内出之病多不足。实，言邪气实，则当泻。虚，言正气虚，则当补。夫疾病之实，固为可虑，而元气之虚，虑尤甚焉。故凡诊疾者，必先察其元气，而后察疾病。若实而误补，随可解救，虚而误攻，不可生矣。欲辨虚实，莫逃乎脉。如脉之真有力有神者，方是真实证。脉之似有力有神者，便是假实证，矧脉之无力无神者哉！［批］须看真似二字。临证者万毋忽此。

沉脉宜沉候二四

凡证既难凭，当参之脉理。脉若难凭，沉当取之沉候。彼假证之发见，皆在表也。故浮取脉，而脉亦假焉。真证之隐伏，皆在里也。沉故沉候脉，而脉可辨耳。脉辨已真，犹未敢恃，更察禀之厚薄，证之新久，医之误否，夫然后济以汤丸，可以十全。

沉脉以沉取为根二五

经曰：脉浮无根者，死。是谓有表无里，阴即绝矣，孤阳岂能独存乎！又须参诊两尺绝否尺脉论见第六条。生死昭然。

老少脉异二六

老者，脉宜衰弱，若过旺者，病也。倘旺而不躁，此禀之厚，寿之征也。如其躁疾，有表无里，此名孤阳，死期近矣。

少者，脉宜充实，若衰弱者，病也，倘细而和缓，三部同等，此禀之静，福之征也。若细而弦数，木强乘土，死期至矣。

卷之二

治法精要

论人元气宜早培补一

上古之时，气运浑厚，人心醇朴，故人之享寿，或耄耋、或期颐，且有百余岁者。而其后则不然，气运不同，浑噩之风日远，而人之生也，或数月而嬉笑，或童稚而灵慧，迨十余岁后，知识日开，六淫七情，无往而非斫丧之事，所以壮者日衰，少者易老，牙落发秃，腰膝疼痛，内伤咳嗽，喉烂身热，饮食不思，由是形容枯槁①，坐以待毙，虽有良医，不可救援，而欲以寿终也难矣。人皆归之于数，而不知所以自致者不少也。譬之烛然，将一枝燃于静室无风之所，一枝燃于门外多风之地，而外者之易烬，不及内者之可以久延也。余年二十以前，体弱多病，二十以后，知看药书，至生病陨身之处，至再至三，谆谆恳恳，读之痛心，不觉毛骨悚然。凡一切损身耗神之事，毫不敢犯。并调养药饵，年常服之，所以目今七旬，未有老迈光景，大约得于保养之力者居多。夫人得于气运之薄，及先天之不足者，固无可如何，若能惜身重命，凡一切损身者戒之，益身者遵之，早为培补后天，人功可以挽回造化，体旺而寿长也。尚其知之。

培补保元丸新　治一切体弱，脉虚肾亏，神倦，及失血，

---

① 稿：通"槁"。枯槁。汉代刘向《说苑·建本》曰："父以子为本，子以父为本，弃其本者，荣华槁矣。"

咳嗽，梦遗火炎，小便短赤，喉舌干燥等证。人于少年时，每年制服一料，可免内伤阴虚之病。若有是证，更宜多服，不可忽视延挨。至嘱！

本支地①八两。拣六七钱重一支者，有小直纹而无横纹，其色不纯黑，内有菊花黄心为佳，略洗，用元砂仁四钱微炒研末，同米酒入砂锅内，以纸湿封数层，久蒸，取出晒干，加酒再蒸。如是者九次。切勿用砂锅煮熟，以真汁耗也。最忌铁气。有谓用姜汁蒸者，姜入脾经，切不可依　枣皮四两，下部滑遗者加一两，酒蒸　淮山药炒，四两　白云苓四两，去皮　粉丹皮一两六钱，酒浸。如血虚热燥者加五六钱　建泽泻一两二钱，淡盐水浸。如小便短涩加五六钱　当归三两，酒蒸　白芍二两半，煨，酒炒　杜仲三两，盐水炒　甘枸杞三两，酒蒸　菟丝子淘净泥沙，四两，酒蒸，晒干研末　北五味两半，微炒

先将地黄、枣皮、枸杞、当归共捣成膏，然后将余药研末，加炼蜜斤多，共杵为丸，梧桐子大。每早用淡盐水送百丸。立夏便服，交秋忌用。如血虚发热者，加上阿胶三两蛤粉炒成珠，即失血者亦用，或多用。如咳嗽有痰者，加川贝母四两糯米拌炒，麦冬三两去心酒蒸。如下部虚滑，加莲须三两，牡蛎煅净粉，醋炒四两。如肾中之阳虚，加补骨脂盐炒三两。如乏嗣者，加胡桃肉四两。此方或少加熟附子一两以助各药之力。少年体弱者宜服。如中年右尺脉虚，属命门火衰，及肾中之阳不足而乏嗣者，俱宜加肉桂三两，制附子制法载本草三四两，补骨脂、胡桃肉各四两，更效。

［批］治一切体弱。

温脾汤新　此平补脾胃之药。早服上方丸者，中时服此方

---

① 本支地：即地黄。

一剂，庶脾肾两补，则先天后天俱培，自精神健旺无虞也方见
失血症。

[批] 治脾胃不足。

平补虚弱汤新　治气血两虚，脾肾悉亏，身倦神晕，一切
不足等证。

人参少者，以时下生条参三五钱代之　白术　茯苓　炙草各钱半
当归二钱　白芍酒炒，钱半　杜仲　黄芪蜜炒，各二钱　甘枸杞　山
药各二三钱　五味十五粒　附子一钱或多用

姜枣引。如不思饮食，加藿香、元砂仁各一钱。如气滞作
胀，加陈皮八分，广木香三分。如脾虚下泄者，加炮干姜八分，
肉豆蔻一钱。如血虚发热，加熟地三五钱，或兼用生地亦可。
男妇俱效。

备拣古来治虚损百病至稳神方于后，以便取用。

[批] 治诸经虚弱。

还少丹　治脾肾虚寒，饮食少思，发热遗精，气亏体瘦
等证。

熟地六两　山药　枣皮　杜仲姜水炒　甘枸杞各三两　五味
牛膝酒浸　远志肉姜汁浸炒　肉苁蓉酒浸　菟丝子制　川续断　楮
实子　船茴香　巴戟肉各两半

为末，蜜丸，盐汤下。

[批] 治脾肾虚寒。

无比山药丸　治诸虚损伤。常服壮筋骨，益肾水，令人
不老。

山药四两　菟丝子酒蒸，六两　五味二两半　肉苁蓉酒浸焙，五
两　杜仲酒炒，三两　牛膝酒蒸，二两　熟地三四两　泽泻七八钱
巴戟肉　枣皮　茯苓　赤石脂各二两

为末，蜜丸，温酒米汤任下。

［批］治诸虚损伤。

十全大补汤　治气血两虚，体倦头眩，神昏自汗，一切不足。

人参少者，或山药、或沙参、条参多用代之　白术　茯苓各二钱　炙甘草一钱　熟地　当归各二钱　白芍酒炒，钱半　川芎一钱　黄芪蜜炒，二钱　肉桂钱半

温服。或虚寒者，加附子一二钱。

［批］治气血两虚。

人参养荣汤　治脾肺俱虚，寒热自汗，心悸食少，身倦神昏等证。

人参　黄芪　当归　白术　炙草　桂心　熟地　白芍　茯苓各钱半　五味　远志各七分　陈皮一钱

姜枣引。

［批］治脾肺两虚。

仙传班①龙丸　壮精神，除百病，养气血，补百损。常服延年轻身。

鹿角胶　鹿角霜　菟丝子制　熟地各八两　茯苓　柏子仁微炒去油　补骨脂盐水炒，各四两

将胶溶化，加酒为丸，盐水酒任下。

［批］治精神亏弱。

打老儿丸　治诸虚百损，补精生血，益气力，健筋骨。多服延寿。

熟地　山药炒　肉苁蓉酒洗，各五两　牛膝酒蒸　巴戟枸杞汤炒

---

① 班：通"斑"。宋·司马光《古松》诗："不久应为石，莓苔旧已班。"

楮实子去浮者　枸杞　茯苓　杜仲盐水炒　枣皮各四两　北五味
蜜水蒸　远志肉甘草汤制　小茴香盐水炒,各二两　石菖蒲两半　川
续断酒浸,三两

先将熟地、苁蓉、枣皮捣化，后入药末，蜜丸，早夜或酒
或盐水服百丸。

［批］治诸虚损。

源泉汤新　治血虚，劳热，骨蒸，五心热，大便干燥，小
便黄涩等证。

当归钱半　生地二钱,用大本支摘碎,酒浸一时　熟地三钱　白芍
钱半,酒炒　阿胶蛤粉炒成珠,钱半　枸杞钱二分　青蒿七分　丹参二
钱半　干姜炒黑过心,五七分　淮药钱半　元参一钱　陈皮七分　地
骨皮一钱

水煎。日服一剂，或多服。如尺脉弱，血虚有寒者，加肉
桂一钱。如妇人产后，加益母草三钱。此方更宜妇人。若五心
不热，减元参。如骨不蒸热，去地骨皮。如胃寒作呕者，去
生地。

［批］治血虚发热。

济阴浚泉①丸新　治阴虚劳热，骨蒸喉痛，尿赤夜燥等证。

熟地八两,制法详载本草　枣皮四两,去核酒蒸　淮药四两,微炒
丹皮二两五钱　茯苓四两　泽泻两半　枸杞三两酒蒸　上肉桂二三两
真龟板胶三四两,水酒蒸化,合炼蜜为丸

如精滑自遗者，加杜仲盐炒三两，补骨脂酒炒二两，胡桃肉
三两。如火炎肺咳，加麦冬三两，款冬花三两。如火烁肺而痰
臭者，再加白及三两。多服自效，但须远房室，调饮食。一切

---

① 浚（jùn 俊）泉：深泉。

损神耗力之事，务宜切戒。

［批］治虚劳热证。

随补羊肉羹新　治一切体弱神昏，不爱饮食，倦怠无力。大小男女同治，须当随体加药引导。至简至易神方，不可忽视。但有毒者忌之，以羊食百草，能发百毒也。

羊肉不拘多少，或半斤，或四两，照常加盐加酱烹调。如命门火衰，或脚膝冷，或身体冷，或腹冷腹痛，大便溏泄，不思饮食，或食而不化等证，每两羊肉用熟附子一钱同煮，或食，或拣去不食。若以附子研末同煮更妙。虚弱之证须多用数会，其效如神。

如气虚者，四肢无力，神气短少，用蜜制黄芪煎水煮羊肉。

如血虚者，唇白肤枯，或失血之后，或妇人生产之后，或月水差后，而色淡血少，用当归煎水煮羊肉。

如脾土亏弱，不能多食，或泄泻，或瘦削，此等证候，小儿最多，大人亦不少，用淮山药炒黄，或少加熟附子，共研细末，敷羊肉服。

以上所载方法，宜因体活用，不得拘泥。至于羊肉，与人参同为大补之物，但人参犹属草根，不及羊肉为气血之俱盛也。且易办于参，味高于参，天下人所乐食。不得引导之药，虽日食之，而于不足之处，终无有益。养生者宜知之。

金髓煎　用枸杞，不拘多少，以酒浸之，固封两月，取出擂烂，同浸酒入砂锅内熬成膏，净瓶密收。每早温酒调服几匙，夜亦再服。百日，身轻气壮。积年不辍，可以羽化也。

［批］治一切虚弱。

论事属损伤宜自戒惧二

夫人之受气于天以成形，其生死本有全局，奈人自有知识以来，恃其少壮，凡伤身损神之事，无所不为，而得全其生之常度者无几。此非天命，皆由自作，不得不详言之，以为保身者戒。一曰酒：盖酒之味甘，其引人嗜也，日夜无度，而不知害人也，有甚于砒霜者矣。酣醉日久，病变百出，或湿邪伤脾，痰膈呕吐，或肌肉鼓胀，肠风泻痢。或耽湎不知，水淹跌伤，斗殴伤生者，不知其几何人矣。一曰色：因娇媚可爱，不知伐命之说为何！倘贪之恋之，其伤败也，或致劳瘵，或染秽恶，或惊吓丧胆，争夺致殃。及至亡身败家，而悔之无及者，又不知其几何人矣。一曰财：人知财能养命，岂知财能杀人。贪得者不顾义理，争夺者不惜性命。而究之悖入者亦悖出，积一生之图谋，一旦化为乌有，近在己身，远在儿孙，其天理之报复不爽，而明知明昧者，又不知其几何人矣。一曰气：恃血气之勇，逞好胜之私，事无大小，每不自平。岂虞忿怒最损肝脾，膈食、气蛊、胁痛、厥逆等证，胥①由是生也。甚至恃强争竞，不伤他人，必伤自己，身受刑罚，骨肉分离，荡尽莫救。而自愚自毙者，又不知其几何人矣。夫人，生之自天，成之自己，乃人不知自成，而扰扰于酒色财气之中，终身昏迷，不能出其藩篱，而祸患无极者，此皆聪明之误，而愚拙者或不至此也。广成子曰：毋劳尔形，毋摇尔精，乃可以长生。盖形言其外，精言其内，内外俱全，斯得我生之常度，而可以寿终矣。此古圣人垂念苍生，至真至极之良方也，可不佩之，以为终身之戒乎。

以下治酒病：

葛花解醒②汤　治酒过痰逆，呕吐痞塞，心烦食少，昏沉

---

① 胥（xū需）：皆。
② 醒：疑为醒之误，醒指酒后不适。

尿涩等证。

　　人参少者山药三钱，炒黄，或时下条参三钱代之　白术　茯苓　砂仁　葛花　白豆蔻肉各一钱　青皮　陈皮　猪苓　泽泻各七分神曲　木香各五分

　　姜引，热服，取微汗，酒病去矣。

　　［批］治一切酒病。

　　节斋化痰汤　治酒痰结于肺胃，或吐咯难出，因火邪炎上凝滞也。

　　天冬去心　黄芩酒炒　海石另研　瓜蒌仁去油　橘红各一两连翘　香附淡盐水炒　桔梗各五钱　青黛另研　芒硝另研，各三钱

　　共研末，炼蜜，加姜汁少许，捣丸，绿豆大，淡姜汤下五六十丸。

　　［批］治酒痰。

　　酒过肿胀　用香附二两，艾叶醋煮，焙为末一两，醋糊丸。久服，败水从小便出。嗣后宜戒酒。

　　［批］治酒肿。

　　止嗜酒方　用苍耳子七枚，烧灰存性，投酒中饮之，即不嗜酒。又方：以酒二碗，渍毡袜底一宿，平旦饮之，勿令彼知，得吐即止。

　　［批］治嗜酒。

　　救火酒醉伤　用水豆腐重敷遍身，可苏。轻者用冷水涂湿脑后、项后。醉醒后，心中无主，用鸡蛋三四个煮汤，加醋少许食之，可以补体定神。

　　［批］治酒伤。

　　戒酒良方：凡酒之伤人，不能自知。宜以醒眼观醉人，小则失仪，大则伤身，令人胆战心寒，何酷好乃尔！嗣后贪之者，

须及早回头。后来者，适可而止。由是身安行端，其乐何如。

[批] 论酒宜戒。

以下治色病：

拯肾汤新　治肾经损伤，神昏身倦，或遗精白浊，玉茎隐痛等证。

熟地四钱　枣皮　山药　枸杞　杜仲盐水炒　巴戟去心，各钱半　茯苓一钱　五味三分　补骨脂盐水炒，一钱

空心服。服之而效，可照分量加二十倍，再加菟丝子酒蒸四两，青盐五钱，炼蜜为丸。每用淡盐汤、空心下七八钱。

[批] 治肾阴虚。

济阴丸新　治肾经阴阳两亏，两尺脉空虚无神，将成劳瘵等证。

熟地八两　枣皮四五两　山药四两　茯苓三两　龟板胶三两，酒蒸　肉桂三两　附子三四两　杜仲淡盐水炒，三两　菟丝子淘净泥沙，酒蒸，四两　五味二两

先将地黄、枣皮捣成膏，余药研末，加龟胶炼蜜为丸。空心服七八钱，淡盐汤送下。至于修制加减，与上保元丸可以参用。

[批] 治肾阴阳两虚。

青娥丸　治肾虚、腰痛、膝软，补精益髓，诸损悉效。

补骨脂炒，四两　杜仲八两，姜水炒　胡桃肉去黑皮，十两

加巴戟肉四两，胡芦巴炒四两，肉苁蓉酒洗三两，或加大茴香盐水炒二两，青盐五钱，共研末，炼蜜为丸。空心温酒或盐汤送下五十丸。

[批] 治肾虚弱。

戒色良方　凡病多由自致，而色伤则不然。盖妇人阴柔之

性甚，千娇百媚，总以取快为念，当之者能勿动心，所以未病者致病，已病者加病。一身之精液尽枯，虽有妙药，不偿所出也。人宜各室以卧，勿使近前，至于路妓，尤非所屑论也。

[批] 论色宜远。

治财病：

戒财善例　凡人贪财之心无尽，有一百想一千，不知人尚有无一余钱者。子有画一幅：前一人骑马，中一人骑驴，后一人推车。因题之曰：人骑骏马我骑驴，仔细思量我不如。后来更有推车汉，比上不能下有余。人若进一步想多有不足，退一步想，不惟知足且有多少快境。

以下治气病：

[批] 论财宜淡。

逍遥散　治忿怒损伤肝脾，胁痛、发热等证。

当归　白芍　白术　茯苓各二钱　甘草一钱　柴胡八分

姜引，或加薄荷叶三分。

[批] 治胁痛。

排气饮　治内伤肝胆，气逆胀满。

陈皮去白，钱半　木香七分　藿香钱半　香附二钱　枳壳　泽泻　乌药各钱半　厚朴一钱

热服。如气逆之甚者加白芥子、沉香、青皮、槟榔之属。

[批] 治气胀。

解肝煎　治暴怒伤肝，阴滞气胀。

陈皮　半夏　厚朴　茯苓各钱半　苏叶　白芍各一钱　砂仁七分

姜引。如气胀痛，加枳壳、香附、藿香之属。

[批] 治怒后气痛。

化肝煎　治怒气伤肝，因而气逆动火，致为烦热胁痛，胀满动血等证。

青皮　陈皮　白芍各钱半　丹皮　栀子各一钱　泽泻一钱，如血见下部者以甘草代之　土贝母二三钱

温服。如大便下血者，加地榆。小便下血者，加木通各钱半。如兼寒热，加柴胡一钱。如火盛，加黄芩一二钱。如胁腹胀痛，加白芥子一钱，如胀滞多者，勿用白芍。

［批］治怒气动火。

戒气妙法　凡人理义之勇不可无，血气之性不可有。试看世上温厚和平之人，享无穷受用，躁暴狭隘之夫，受多少害累。与其悔之于后，曷若忍之于前。人或笑吾之弱，未必能如吾之安也。

［批］论气宜息。

虚实真假辨三

虚者宜补，实者宜泻，此易知也。而不知实中复有虚，虚中复有实。故每有至虚之病，反见盛势，大实之病，反见羸状，此不可不辨也。如病起七情，或饥饱劳倦，或酒色所伤，或先天不足，及其既病，则每多身热便闭，戴阳胀满，虚狂假斑等证，似为有余之病，而其因实由不足。［批］虚实不清误在一似字。医不察而泻之，必枉死矣。又如外感之邪未除，而留伏于经络，饮食之滞不消，而积聚于脏腑，或郁结逆气，有不可散，或顽痰瘀血，有所留藏。病久致羸，似乎不足，不知病根未除，还当治本。若误用补，必益其病。此所谓无实实，无虚虚，损不足，而益有余，如此死者，医杀之耳。余有虚实凭脉辨一条，在后十五，参阅自明。

治宜精一四

精一者，圣道之本。而医道，亦须精一以为之本，故《内经》曰：治病必求其本。盖以病之变态虽多，其本则一。或寒或热，或虚或实，既得其要，但得一味二味，便可拔除。即或多味，亦不过于此而辅佐之，而其意则一。此余之数数然也。若医之不精者，必不能一。凡遇一证，毫无定见，欲用热而复制之以寒，恐热之为害，欲用补而复制之以消，恐补之为害。若此者其何以拨乱而反正乎！即使偶愈，亦不知其热之之功，寒之之功也，若其不愈，亦不知其热之为害，寒之为害也。彼病浅者，或无大害。若安危所系，即用药虽善，而不敢猛用，则药不及病，尚恐弗济，矧执两端而妄投者，其害更将何如！[批] 庸医真情如绘。为医者先求其精，乃知其本，而能一之，不可以人而试药也。

补泻有法五

凡新病而少壮者，乃可攻之泻之，此但可用于暂。若久病而虚弱者，理宜温之补之，此乃可用于常。然犹有要：凡临证治病，但无实证可据而为病者，便当兼补，以调荣卫、精血之气，亦无热证可据而为病者，便当兼温，以培命门脾胃之气。[批] 温补宜重。此治法要领，有不可稍忽以贻害者。

治法从逆六

凡治法有从逆，以寒热有真假，此《内经》之旨也。《经》曰：逆者正治，从者反治。夫以热治寒，以寒治热，此正治也，正即逆也。以热治热，以寒治寒，此反治也，反即从也。如以热药治寒病，而寒不退者，是无火也，当补命门，如参地桂附之类。此王太朴所谓益火之源，以消阴翳，是亦正治之法也。

又有假寒真热者，脉必不紧，反用寒凉而愈，以寒从治之法也。又如以寒药治热病，而热不除者，是无水也，治当在肾，用六味丸之类。此王太朴所谓壮水之主，以镇阳光，是亦正治之法也。［批］病必有源。又有假热真寒者，脉必无力，反用桂附参姜而愈，以热从治之法，亦所谓甘温能除大热也。［批］分寒热只在脉之有力无力。此外治假寒假热，复有权宜之妙。如以热药治寒，而假热相拒，则以热药冷服。如以寒药治热，而假寒相拒，则以寒药热服。掣过上焦，则本性乃发。情既相协，而获效自奇。［批］权宜最妙。

升阳散火滋阴降火辨七

凡治火之法，有曰升阳散火者，有曰滋阴降火者。而或升或降，不可混用。夫火之为用，有发于阴者，火自内生，为五内之火，宜清宜降也。有发于阳者，火自外致，为风热之火，宜散宜升也。［批］火分阴阳。何人一见火证，无分表里，辄称风热，多用升阳散火之法，是不知风热之义。其说有二：有因风而生热者，有因热而生风者。因风生热者，以风寒外闭，而火郁于中，此外感阳分之火，风为本而火为标也。因热生风者，以热极伤阴，而火达于外，此内伤阴分之火，火为本而风为标也。《经》曰：治病必求其本。可见外感之火，当先治风，风散而火自息，宜升散，不宜清降，以外感之邪得清降而闭固愈甚。内生之火，当先治火，火灭而风自清，宜清降，不宜升散，以内生之火得升散而燔燎难当。［批］升降宜清。此其内因外因，自有脉证可辨，须为分别。经曰：病生于内者，先治其阴，后治其阳，反者益甚。病生于阳者，先治其外，后治其内，反者益甚。观此，愈知散火、降火毫不可混用也。

君火相火论八

《经》曰：君火以明，相火以位。此但表其大义，原无分属之条。惟《刺禁论》曰：七节之旁，中有小心，此固隐然有相火所居之意。故后世诸家，咸为相火寄在命门，是固然矣。而其为明、为位之义，未之详也。盖君道惟神，其用在虚，相道惟力，其用在实。故君之能神者，以其明也。相之能力者，以其位也。是明，即位之神，无明，则神用无由以著。位，即明之本，无位，则光焰何从而生。所以君火之变化于无穷，总赖此相火之栽根于有地。有此君不可无此相也明矣。君相之义，岂泛言哉！何东垣云：相火者，下焦包络之火，元气之贼也，丹溪亦述而证之。此俱误认火之面目者也。或曰，彼之指为贼者，不为无意。盖谓人之情欲，多有妄动，动则起火。火盛，致伤元气，即谓元气之贼，亦何不可。不知情欲之火为邪气，君相之火为正气。是命门为元气之根，水火之宅，精血之海。五脏之阴气非此不能滋，五脏之阳气非此不能发。而脾胃之土，非火不能生。盖以春气始于下，则三阳从地起，而后万物得以化生。岂非命门之阳气在下，正为脾土之母，而诸脏之源乎！夫既以相称之，而竟以贼名之，其失圣人之意也远矣！［批］人以命门水火为本。且凡火之贼伤人者，非君相之真火，无论在外在内，皆邪火耳。邪火可言贼，相火不可言贼也。二子有知，其以余言为何如？［批］真火相火不得混淆。

用药之法九

《经》曰：塞因塞用，通因通用，寒因热用，热因寒用，用热远热，用寒远寒。不无义理，宜明析之。脾虚作胀，治以参术。脾得补而能运化，则胀自消，所谓塞因塞用也。伤寒挟热下利，中有燥屎，用承气汤下之乃安，所谓通因通用也。寒因热用者，药本寒也，而反佐之以热药一二味，或寒药热服。热因寒用者，药本热也，而反佐之以寒药一二味，或热药冷服，俾无拒格之患。所谓必先其所主，而伏其所因也。用热远热，用寒远寒者，如寒病宜投热药，热病宜投寒药，仅使中病即止，勿过用焉，过用则反为药伤矣。如前诸法，前贤既已指示，后人宜为会悟。

先天水火论十

人之两肾，左阴右阳。左肾属水，先天之元精也。右肾属火，先天之元阳也。一水一火，同禀生初，原无胜负之分。奈人自有知觉以来，恃其少壮，日加斫丧。不知精气之生息有限，而人之耗损无穷。由是水亏不能配火，而虚火上炎。其咳嗽喘急，骨蒸劳热，咽痛烦渴等证见焉。此际宜用甘凉滋阴，补水以配火也。丸药，水药，如六味之类，久服多服，或可挽回。若徒用知柏苦寒以泻火，此水中之火固不能泻，而脾胃大伤，减食发泄之证又生矣。[批]此段言少年宜补水以配火。斯时脾肾两亏，纵有良医，恐难为力。经又曰：滋阴之药多湿脾，补脾之药又燥肾。古未有脾肾同补妙方，余因经言而悟之，早夜补肾，中时补脾，二方同进，或肾亏之甚，以补肾为主，而补脾之药，亦不可少。或脾亏之甚，以补脾为主，而补肾之药，亦不可间。余于失血门，有滋阴汤、温脾汤，可参阅而酌用之。[批]此段言补水须兼补脾。及至中年老年，有无病而体弱者，宜补阳以生阴。《经》言无阳则阴无以生，犹釜底加薪，而饮食易化，游溢精气，灌注脏腑，则精神自旺，而年寿自益，如八味丸之类是也。但古方只用桂、附各一两，今当各用三四两不等，乃为有益。若徒知滋阴，而抑知春夏阳和，草木易荣，秋冬肃杀，花卉善萎也乎！［批］此段言中年宜补阳以生阴。

相火论十一

命门相火，乃先天真一之气藏于坎中，自下而上，与后天胃气相接而化，此实生生之本也。是以花萼之荣在根柢，灶釜之用在柴薪，使真阳不发于渊源，则总属无根之火矣。火而无根，即病气也。故易以雷在地下为复。可见火之标在上，而火之本则在下。且火之就燥，性极畏寒，若使命门阴胜，则元阳畏避，而龙火无藏身之地，故致游散不归，而为烦热格阳等病。凡善治此者，惟从其性，但使阳和之气直入坎中，据其窟宅，而招之诱之，则相求同气，而虚阳无不归原矣。若太阳一照，则雷电潜藏。所谓甘温能除大热，如参、地、桂、附之类，正此之谓也。若夫昧者，以虚阳而作实热，不思温养此火，而但知寒凉可以灭火，安望其尚留生意，而不使之速毙耶！［批］相火喜阳畏阴。倘系客热邪火，皆凡火耳，固不得不除，而除火何难，是本非正气火候之谓也。人能明邪正二字，则得治生之旨矣。［批］邪火可以凉除。

标本论十二

《经》曰：治病必求其本。又曰：先病而后热者治其本，先病而后泄者治其本之类，约十余条。由此观之，诸病皆当治本。而惟中满与大小便不利两证，当治标耳。盖中满则上焦不通，小大便不利则下焦不通，此不得不治标以开通道路，而为升降之所由。是则虽曰治标，而亦所以治本也。盖以急则治标，缓则治本。缓急二字，诚所当辨。不知标本，则但见其形，不见其情。不知缓急，则所急在病，而不知所急在命。故每致认标作本，认缓作急，而颠倒错乱，全失四者之大义。重命君子，尚其慎察于此。

论内伤外感不同十三

外感、内伤，证候相似，治法悬绝，不可不辨。伤于饮食、劳役、情欲为内伤；伤于风、寒、暑、湿为外感。内伤发热，时热时止；外感发热，热甚不休。内伤恶寒，得暖便解；外感恶寒，虽厚衣烈火不除。内伤恶风，不畏甚风，反恶隙风；外感恶风，见风便恶。内伤头痛，乍痛乍止；外感头痛，连痛不止，直待表邪传里方休凡外感至十日半月，有头痛，表犹未解，仍当走表。内伤有湿，或不作渴，或心火乘肺，亦作燥渴，但饮茶汤不多；外感须三四日外，表热传里，口方作渴，饮茶汤由少而多。内伤则热伤气，四肢沉困无力，倦怠嗜卧；外感则风伤筋，寒伤骨，一身疼痛。内伤则短气不足以息；外感则喘壅气盛有余。内伤则手心热；外感则手背热。天气通于肺，鼻者肺之外候，外感寒则鼻塞，伤风则流涕，然能饮食，口知味，腹中和，二便如常，此表邪未入里也。地气通于脾，口者脾之外候，内伤则懒言恶食，口不知味能食者，病虽重，胃气未绝，犹为可治，小便短黄，大便或秘或溏，此里虚，当知温补也。左人迎脉在左关之上，寸之下主表，外感则人迎脉或大或紧，甚于气口。右气口脉在右关之上，寸之下主里，内伤则气口脉或大或数，甚于人迎。内伤证属不足，或温或补或和，不得误作外感，妄发其表。外感证属有余，或汗或吐或下，不得误作内伤，妄用清凉。又有内伤兼外感者，若内伤重，补养为先，外感重，发散为急，但不得偏废也。伤寒门有补中益气汤，随证加入于后，可以参阅。至于脉息，亦须辨别。内伤脉，或大或数，久按重按即软而无力。数大为虚火，无力为气虚血虚。若误作有余之火，一用寒凉，则虚者愈虚，不但火之转甚，而脾气亦绝矣。又有以气口紧盛，作食滞者，然脉之有力无力，已相迥别，况食滞者必恶心饱闷，神壮不倦，内伤者必不痞不饱，倦怠无力，更可验也。

论寒热十四

寒热之病，有外感风寒暑湿之客邪，有内伤饮食劳苦情欲之元气。证候不一，治各不同。外感者，自表入里，当用发散。其论其治，已详伤寒门，兹不复赘。至于内伤发为寒热，须逐证分析，庶不误治。但内伤外感，二证相似，恐人误认，余有内伤外感辨，所当参阅。《经》曰：有所劳倦，形气衰少，谷气不胜言胃虚谷少，不能胜任其劳倦也，上焦不行清气不升，下脘不通浊阴不降，胃气热浊阴不降，故胃气热。热气熏胸中，故内热少火皆成壮火而上炎。此则真阳下陷，内生虚热，宜用补中益气，甘温之药而提其下陷也。房劳太过，内伤真阴，不能配火，则火旺而发为劳热，有夜热骨蒸，五心热，咽喉痛等证，宜用六味、八味之类详明失血门，滋阴以降火也。倘气血两虚，但用甘温如参芪之类之剂，以补气为先，兼补其血，盖气旺则能生血也。若血虚而气不虚，忌甘温补气，盖气旺则血愈消矣。虚热固禁发汗，退热不可过用寒凉，以伤脾胃，斯为善治。《经》曰：阴气不足则内热，乃真不足也。阳气有余则外热，乃假有余也。凡元气伤，而一切热症，皆是无根虚火，但服十全大补之类，或气虚补气，血虚补血，根本固而诸证自息。若往来潮热，在外感，属少阳，宜小柴胡汤和解之。时寒时热，在内伤，属阴阳俱虚。阳虚则寒，宜补脾以生肺，如四君归脾之属，中时服之。阴虚则热，宜补肾以壮水，如熟地、龟胶之类，早夜服之。庶阴阳交补而寒热自退矣。

论寒热脉证有虚实真假内外之异 十五

凡真寒之脉，必迟弱无神；假寒之脉，必浮洪有力。真热之脉，必滑实有力；假热之脉，必紧数无神。其证其治，详伤寒门阴证似阳、阳证似阴条内，所当参阅。身大热，反欲得近衣者，热在皮肤，寒在骨髓也；身大寒，反不欲近衣者，寒在皮肤，热在骨髓也。人迎脉大于气口为外感；气口脉大于人迎为内伤。浮紧为表寒，沉紧为里寒，浮数为外热，沉数为内热。浮大无力为虚，沉细有力为实。脉紧恶寒，谓之伤寒，脉缓恶风，谓之伤风。脉盛壮热，谓之伤热。脉虚身热，谓之伤暑。热而精力不倦者为实，倦者为虚。初按则热，久按不热者，是里阳浮表也，为虚；初按则热，久按愈热者，是里热彻表也，为实。壮热不减，遍体如火者为实；乍热乍减，头热足冷者，此无根之火，浮越在表在上也，为虚。口干饮冷而多者为实；口渴饮汤，喜热而少者为虚。身壮热，而脉沉细及大极数极，按之乍大乍小者为虚；身微热，而脉洪数不改者为实。身热无汗，二便闭涩者为实；身热有汗，二便通调者为虚。发热恶寒者，寒伤表也，阳也；无热恶寒者，寒中里也，阴也。总之，病之热也，或外邪感伤，扰动清阳；或内滞郁蒸，酿成壮火。舍此二实之候，非气虚不能收摄元阳，即阴虚不能镇约雷火。气虚者，自寅至申，热在阳分，肺气主之，惟参芪熟附，所谓甘温能除大热也。阴虚者，自申至寅，热在阴分，肾气主之，惟归芍熟地，所谓养阴退阳也。能因此而详求其理，则可尽悉其源，而治之自无难也。

卷之三

论 伤 寒

伤寒总论一

冬气严寒，保身不密，杀厉之气乘于肌体，若伏而不发，至春变温，至夏变热温热病另有调治。即时发者，名正伤寒。以寒伤表，发热憎寒，邪闭皮毛，病在卫也卫者气也。由浅而深，遍身疼痛，邪入经络，病在荣也荣者血也。夫人之卫行脉外，荣行脉中，今以寒邪居之，则气血混乱，经络壅滞，故外证若此。自此而渐至呕吐不食、胀满等证，则由经入腑，病益深矣。自仲景以来，名贤代起，有言其病而不言其阴阳者，有立其方而未详其增减者，支离繁碎，令人难用。[批] 论伤寒始末。惟约以汗、吐、下、温、清、补六法六法详后，更以虚实二字为提纲，凭证察脉，变化治之，易于拾芥。虽伤寒变证不一，有循序传经者，有不循序传经者，有始终止在一经者。有不由表入，直中阴经者。有三阳同病，三阴俱病，阴阳齐病者。有二经并病，前后合病者，及杂证互见，阴证似阳，阳证似阴者。[批]治法纲领。能明虚实，则宜表宜里，宜攻宜补，而立方用药，无不曲中，又何虑乎！若执方书，以某方治某病，因某病用某药，恐病合而人之虚实不合，以及孰宜急、宜缓、宜重、宜轻，不能神明变通，亦非上工。余虽详言调治，逐条分注于后，亦要在人之善用耳。惟观其某条治法，即不恰中，亦不甚远，不致误枉，或寿世之一端也。[批] 治宜因证。

伤寒脉论二

观此可知证之表里虚实。

经脉十二，六阳属腑为表，六阴属脏为里。经脉分手足者，以足经之脉，长而且远，自上及下，遍络四体，按之可知周身之病。手经之脉，短而且近，皆出入足经之间，故凡诊伤寒外感者，但言足经，而不言手经也。然足之六经，又以三阳为表。而太阳一经，为阳中之表，以脉行于背，背为阳也，且包覆周身，故凡风寒伤人，自太阳经始。阳明经，为阳中之里，以脉行于腹，腹为阴也。少阳经，为半表半里，以脉行于侧也。至于足之三阴主里，其脉自足上腹，虽亦在肌表之间，而其风寒未有不由阳经而入阴分也。若不由阳经入者，即为直中阴经，必连脏矣，故阴经无表证。凡浮脉，固属表也，然有感寒邪之甚者，拘束卫气，脉不能达，亦沉而兼紧，但以发热头痛等表证，参合自可辨也，切不可概以浮为表论。如血虚动血者，阴虚水亏者，内火炽盛者，关阴格阳者，脉俱浮大，宜知之也。至于脉浮而紧者，邪气有余也，按之无力者，元气不足也。元气不足，何以逐邪，必使元气渐充，自虚而实，自数而缓，则阳气渐达，胃气渐至，即为将解之兆。若日见紧数无力，则凶矣。[批] 论凭脉宜参看证。

杂病以弦为阳，以缓为弱。伤寒以弦为阴，以缓为和。寸为阳，或沉细而无力者，为阳中伏阴。尺为阴，或见沉数者，为阴中伏阳。寸口数大有力，为重阳。尺部沉细无力，为重阴。寸脉浮而有力，主寒邪，表实宜汗。浮而无力，主风邪，表虚宜实。尺脉沉而有力，主阳邪在里，为实，宜下。无力，主阴邪在里，为虚，宜温。寸弱无力，忌吐。尺弱无力，忌汗、忌下。汗下后脉静者生，正气复也，躁热者死，邪气胜也。温之后，脉来歇至者，正气脱也。纯弦者名曰负，按之如解索者名曰阴阳离，皆死。阴病见阳脉者生，正气在也。阳病见阴脉者死，正气绝也其余杂证脉理俱载杂证条下。［批］详析脉法。

伤寒六经循序传变三

心为手少阴，与手太阳小肠经相表里。

肝为足厥阴，与足少阳胆经相表里。

肾为足少阴，与足太阳膀胱经相表里。

脾为足太阴，与足阳明胃经相表里。

肺为手太阴，与手阳明大肠经相表里。

心包络为手厥阴，与三焦手少阳相表里。

凡感冒伤寒，初入在足太阳膀胱经，次传足阳明胃经，三传足少阳胆经，四传足太阴脾经，五传足少阴肾经，六传足厥阴肝经。以上所言六经传变，是其理之常也。亦有越经传者，有不拘日数传者，有二经三经同病者，宜见病治病，不可拘泥。其脉其证，俱于调治各经方下明之。

论治伤寒勿拘古方四

凡治伤寒，历祖仲景。但仲景所制之麻桂、硝黄等剂，峻猛已极。原因当时人，气禀强壮，且为冬月感冒重邪而设，自然适中。第流传既久，天气人气，日薄一日，不必尽同。凡寒热感冒，及伤食房劳等候，皆有头病、发热、口渴等证，若即谓太阳、阳明之证，泥执古方，通治今人弱质，必被夭枉者多矣。故存古人传经之论者，俾人知《伤寒》《局方》之原，立法之所以自始也。遵列古方次第汗下者，俾人知立方用药之体，而易于仿也。集诸贤之说者，俾人知古今变化之理，而慎于用也。后之治此证者，当因时因人而权衡之，勿以生死大关轻徇旧方。庶几人登寿域，乃为司命上工。幸勿以余言为妄也。

［批］论治伤寒古今不同。

论证分表里五

凡阳邪在表则表热，阴邪在表则表寒。阳邪在里则里热，阴邪在里则里寒。邪在半表半里，无有定处，则往来寒热。邪在表则腹不满，邪在里则腹胀满。邪在表则呻吟不安，不烦不呕，邪在里则烦躁闷乱，并作呕逆。邪在表则能食，邪在里则不能食。若在表里之间，纵不欲食，未至于不能食也。有胸痞闷，而初见心烦喜呕者，表邪方入里，不可攻下。［批］分表里异证。凡表证悉具，而脉沉微者，以元气不足，不能外达也，但当救里，以助阳散寒为主。若不知温中以固根本，而再用发散之剂，则危亡立至。［批］论脉虚勿再用表。

论表里之虚实六

凡表实者，无汗恶寒，或发热恶热。走注红肿，知荣卫有热。身痛拘急，知经络有寒。

凡表虚者，有汗恶寒，或多麻木，难举动，或毛槁肉削，颜色憔悴。凡里实者，或胀痛痞坚，或闭结喘满，或懊憹不宁，烦躁不眠，或气血积聚腹中不散，或寒邪热毒，深留脏腑之间。

凡里虚者，为心神怯跳，津液不足，或饥不能食，渴不喜冷。上虚则食不化，呕恶中满。下虚则二便不禁，肛门脱出，泄泻遗精。

［批］辨虚实异证。

论汗证七

凡太阳、阳明、少阳，或三阳合①病，或并病，但头痛、

---

① 合：原作“各”，据《仲景全书·伤寒论卷第四》改。

身痛、发热、恶寒及喘而胸满等候，虽为日已久，内有一证，即表邪犹在。脉浮紧而数，无汗者，用麻黄汤或羌活汤汗之，若脉浮缓而弱，自汗者，用桂枝汤微汗之。总之，表邪散，便不传经入里，否则为变不一矣。

[批] 此论当汗。

凡各经邪证，汗之不彻，犹未汗也。其人仍身热烦躁，坐卧不安，脉紧无汗，干燥错语者，是表邪未散也。其故有三：邪在经络筋骨，而汗仅出皮毛，此邪深汗浅，卫解而荣不解，一也。或以十分之邪，而出五分之汗，此邪重汗轻，二也。或汗后遽起露风，而因腠疏复感者，三也。凡遇此者，当辨微甚以再汗之。[批] 此论汗之不足。如汗透而身热愈甚，此阴阳交而魂魄离，大凶之兆也。又有邪本不甚，而年衰体弱，发散太重，或屡散被害者，或邪去而胃伤，不能饮食而羸惫者，此过汗之患也。倘汗过亡阳，气脱昏沉等候，以四味回阳饮救之。若得煎参三五钱，饮之更妙。[批] 此论汗之太过。

论忌汗八

凡脉微、弱、弦、沉，及尺迟、无力者，以上六脉，俱忌汗。再有下利清谷者，小便失禁者，咽喉干躁，身重心悸者，及阳虚、衄血、吐血、淋家、疮家、腹中上下左右动气者，悉不可发汗。

[批] 忌汗诸证。

感冒伤寒新旧发表诸方九

古方分量最重，今酌而减之。

麻黄汤　治太阳经病，头项痛、腰脊强、发热恶寒、身痛无汗，脉浮紧者，以太阳经脉由脊背连风府故也。亦治太阳阳明合病。

麻黄去节，一钱，或多用　桂枝钱半　甘草八分　杏仁去皮尖，十五粒

水煎，热服，覆取微汗，汗出勿再服，总要有汗方止。若汗已出，渐次解所覆者，勿得顿减贪凉，以防表疏复感也。

［批］治伤寒无汗。

桂枝汤　治太阳中风，发热恶寒、头痛干呕、自汗、脉浮缓者。

桂枝　白芍　生姜各二三钱　甘草一钱　大枣五枚，去核

水煎，热服，覆取微汗，不得太过。以汗者血之液也，汗多则卫气疏，不能内以护荣，故用桂枝和荣散邪，用白芍护荣固里。姜能散寒止呕，枣以甘温能和，此不专于发散，而兼和荣卫者也。邪出而卫自密，汗亦止矣，岂桂枝能塞汗乎！

以上二方，皆治寒邪初感，温散之妙法也。至于桂枝汤，则凡四时阴胜之邪皆所宜用，但浮脉而紧，发热无汗者忌之。以脉紧为伤寒，服之则表益实，而汗愈难出故也。

［批］治伤风有汗。

升麻葛根汤　太阳病，次传阳明胃经，身热、目痛、鼻干、不寐、脉洪而长，以阳明主肌肉，其脉挟鼻，络于目故也。

升麻　葛根　白芍各二钱　甘草炙，一钱

加姜煎服。如头痛，加白芷、川芎。如身痛，加羌活、防风。如热不退，加黄芩，或加石膏。胃虚不食，加白术。腹痛，倍白芍。若伤寒未入阳明者勿服，恐引表邪入阳明也此经多气多血，寒邪入，则血气壅滞。辛能达表，轻可去实，故用升葛辛轻之品，发散阳明表邪。邪盛则阴虚，故用白芍也。

［批］治阳明病。

小柴胡汤　阳明病，又传少阳胆经，胸胁痛、耳聋、寒热往来、呕而口苦、咽干目眩、脉弦而数，以少阳之脉，循胁络耳故也。

柴胡二钱　半夏钱半　人参　甘草　黄芩　生姜各一钱　枣三枚

水煎服。如呕逆，加陈皮，倍生姜。烦者，去半夏，加括蒌。渴者，去半夏，加花粉。若不渴，外有热，去人参，加桂枝，覆取微汗。咳嗽，去参枣，加干姜、五味咳为肺寒，干姜散寒，少加五味以敛肺。肺脉不虚者不用。少阳证，有嗽无喘。阳明证，有喘无嗽。虚烦，加竹叶、粳米。腹痛，去黄芩，加白芍。胁下痞硬，去大枣，加牡蛎。胁痛，加青皮、白芍。心下悸，小便不利，去黄芩、加茯苓太阳病，或饮水多，停心下，故悸。水蓄不行，故小便不利。茯苓能利水。本经头痛，加川芎。发黄，加茵陈。

［批］治少阳病。

加减羌活五积散新　治四时感冒，发热、恶寒、头痛、身疼、咳嗽、声重，脉浮紧无汗者，以代发表古方，不论大小皆治。

当归钱半　白芍一钱　陈皮八分　半夏钱半　茯苓一钱三分甘草一钱　桔梗　枳壳　川芎　白芷　防风各一钱　羌活八分桂枝一钱　紫苏叶五分　北细辛三分

姜三片，葱白五寸，水煎，热服，取微汗。如冬春寒甚，加麻黄五六分。夏秋，加苍术钱半。

［批］治一切感冒伤寒。

加减羌活汤新　治伤风寒，头痛、身痛、憎寒、壮热、脉浮紧无汗，及四时不正之气。凡男女大小同治。以代麻、桂、青龙等汤也。

羌活一钱　防风一钱二分　苍术　川芎　白芷　甘草各一钱
陈皮八分　北细辛二三分　生姜一钱　葱白五寸

热服，取微汗。如自汗者，去苍术，加白术，或加黄芪。胸满，加枳壳、桔梗。呕逆，加半夏。喘促，加杏仁。可随证加入。此方不犯三阳禁忌，为解表稳方，可以便用。

［批］治一切感冒伤寒。

补中益气汤　治虚弱不足。年衰脉微之人，外受风寒，难用表剂，补中即以除寇，亦可随证照后加入。善用者最效。

人参无者用淮山药三四钱炒黄代之　黄芪蜜炒　白术各钱半　陈皮五分　当归　甘草炙，各一钱　升麻用蜜水炒，或用淡盐水炒　柴胡酒炒，各三分　生姜五分　红枣三枚

水煎服。病属太阳，无汗寒热者，加羌活、防风。头痛，加白芷、川芎，或加北细辛二三分。汗不出者，再加苍术。自汗者，加桂枝、白芍。寒甚者，加苏叶。热甚者，加黄芩。

此方惟上焦痰呕、中焦湿热、伤食、膈满者忌服。

［批］治阳虚感冒。

益元散邪汤新　治元气太虚，脉大无力，外感寒邪，憎寒壮热，身痛头痛，或呕恶泄泻等证。邪气不能外达，惟温中自可散寒。即素禀薄弱之辈，或连进二三服，自必阳回而解。

当归二三钱　白芍煨，钱半　陈皮一钱　白术　熟地各三四钱　山药二钱　甘草炙，一钱　黄芪蜜炒，钱半　麻黄去节，八分　桂枝一钱　生姜煨，钱半

水煎，热服，略盖以取微汗。如头痛，加川芎、白芷各一钱，北细辛二分。如泄泻者，去当归，加草薢四钱，茯苓一钱，木香煨三分。若三阳并病者，加柴胡二钱。

仲景治伤寒，如麻、桂等汤以温散，固为千古妙方。至于阳根于阴，从补血而散者，惟此乃得云腾致雨之妙，为今时之所宜。勿得疑为骤补无用，而徒以散邪为主，致有夭枉之失。

［批］治阴虚感冒。

上方补气以散邪，此方补血以散邪。

论吐证十

《经》曰：其高者，因而越之。又曰：在上者涌之，谓吐之也。邪结中焦，胸满而痞硬，气上冲咽喉，不得息者，或饥不能食，或食入即吐，并有欲吐不能吐者，手足厥冷，脉弦迟，或寸脉微浮而紧，此为胸中有寒，当吐之。丹溪曰吐中有发散之义，此治伤寒一大关键也。何今人惟知汗、下二法，而吐法不用，使邪气结而不散，轻病致重，其害无穷。但胸中之寒，亦有虚实之分，仲景曰：膈上有寒饮，干呕者，不可吐也，急温之，宜四逆汤方载三十内。前言寒者，言寒邪之实，后言寒者，言胃气之虚。当吐当温，此等要处，最宜详察。

［批］此论宜吐。

凡胸上郁郁而痛不能食，欲人按之，而反有涎唾，下利甚，其脉迟，而寸脉微滑，吐之则利自止。

凡宿食在上脘者宜吐。虚烦在胸中者，宜吐下分治之。

凡寸脉弱而无力者忌吐。寒邪在表，宜汗，在中下宜下，不宜吐。

［批］此论忌吐。

瓜蒂散　治胸中痞硬，寒邪滞中，寸脉微浮。吐之以散中寒。

甜瓜蒂炒黄　赤小豆等分

为末。即瓜蒂一味亦可。熟水调服二三钱，以指按喉必吐。

吐时须令闭目，紧束肚皮，若吐不止者，葱白汤解之。凡亡血及老人产妇血虚脉弱者勿服。

［批］此吐上焦有形之实邪。

栀子豆豉汤　治伤寒烦躁。亦用作吐药，以肺肾之邪在上焦，吐以散之也。

栀子十四枚　淡豆豉四合

先煎栀子，后入豆豉，分二服。温进一服，得吐，止后服。

烦者气也，出于肺，栀子治肺烦。躁者血也，出于肾，豆豉治肾躁。以心火旺，则金躁而水亏，肺肾合而为烦躁。

上方吐有形之实邪，此方吐无形之虚烦。若大便溏泄者，虚寒在下，不可服。至于宿食而烦躁者，用栀子大黄汤下之。

［批］此吐上焦无形之虚烦。

外附治结胸法　凡伤寒结胸，有气虚不堪攻吐者，以葱白、生姜各四两，生萝卜半斤此味若无，以子三两代之。共捣，炒热，以布包安胀处。须分两包，冷则易之，即时汗出而愈。

又法，以大蒜十余枚，捣摊绢上，贴一切胀痛处，神妙。

论下证十一

邪在表，宜汗。邪入里，宜下此里者，非三阴之里，乃阳明胃腑也。三阴亦有转入阳明者，须因证因脉，酌宜下之。然下证不一，有痞、满、燥、实、坚五者之异。痞者，胸闷不食。满者，胸腹膨胀。燥者，大便枯少。实者，腹满而痛，日久不大便。坚者，按之便硬。如五证悉具，三焦俱伤，宜大承气汤急下之。但见痞、燥、实三证，邪在中焦，宜调胃承气汤，不用枳朴，恐伤上焦之气也。但见痞实二证，邪在上焦，宜小承气汤，不用芒硝，恐伤下焦之血也。夫以人之一身，元气周流，一有邪滞，则壅塞经络而为病矣。轻则导而去之，重则攻而下之，使垢瘀去，而后正气可复。然攻下之剂，须适证为宜。若邪盛而药轻，则根株仍留。邪轻而药重，则正气必伤。能以证合脉，庶得万全。

［批］下法权宜。

论证当下十二

脉沉实，尺脉更旺者，邪热入腑也，宜下之。其证：腹中便硬，大便闭，谵语，腹痛，不恶寒，反恶热，口渴，咽燥，腹满，潮热_{日晡热}，属实证，及五六日不大便，绕脐痛，烦躁发作有时者，此有燥屎也，俱宜下之。

［批］此论当下。

论证忌下十三

脉虚弱，寸脉浮大，右关细涩及迟缓微弦者，皆不宜下。又有脉久数者，非外邪也，细数者，非实邪也，下之则危。其证：腹鸣自利，无热恶寒，唇青舌卷，口不渴，身痛，大便先硬后溏，喘而胸满，止心下硬满，不食，恶寒，小便清利，咽中闭塞，汗多亡阳而谵语，阴虚水亏，虚烦虚躁，四逆恶水等证，俱忌下之。

［批］此论忌下。

伤寒攻里诸方十四

大承气汤　治伤寒阳邪入腑，五六日不大便，痞、满、燥、实、坚五证全具，发热谵语，口干舌涩，三焦大热，脉沉实者。

大黄五钱　芒硝四钱　厚朴二钱，炒　枳实一钱，炒　或加甘草一钱水两钟①，先煎厚朴、枳实至钟半，投大黄，煎至一钟，去渣，纳芒硝一沸，热服大黄泻热，芒硝润燥，枳朴破痞满，攻内邪之峻剂也。然非大实大满，不可轻投，恐有寒中之变。

［批］治实邪入里。

小承气汤　治邪在上焦，痞满谵语，便难而硬，或六七日不大便，潮热，气喘脉实者。

大黄四钱　厚朴二钱　枳实一钱，炒

水煎，热服除芒硝者，恐伤下焦真阴也。

［批］治上焦邪热。

谓胃承气汤　治邪在中焦，燥实腹胀，恶热口渴，便秘谵语及吐后腹胀，与未吐未下而心烦脉实者。

大黄六钱，酒浸　芒硝四钱　甘草钱半

水煎去渣，入芒硝一沸服除朴、实者，恐伤上焦之气也。加甘草者，不致伤胃也。吐后为内烦，下后为虚烦，不吐不下而心烦者，胃有郁热也。

［批］治中焦邪热。

六一顺气汤　治伤寒邪热传里，便实口燥，潮热班黄，狂走阳厥，胸胁满硬，脐腹胀痛，及老人、产妇血气两虚者，有下证，或下后未解诸病，用此以代大小承气、大陷胸等汤之神剂也。

大黄四五钱　枳实钱半　黄芩二钱　甘草一钱　厚朴姜炒，一钱半　白芍二钱

水煎服。欲峻者，大黄后入。如表证未除者，加柴胡钱半。古方原有芒硝，去之，以性峻急，伤人故也。若概用之，枉死

---

① 钟：古容量单位。春秋时齐国公室的公量，合六斛四斗。之后亦有合八斛及十斛之制。

者多矣。

仲景云：荡涤热积，宜用汤液，切禁丸药。

［批］治一切热积。

大柴胡汤　治表证未除，里证又急，汗下兼行。

柴胡三钱　半夏二钱　黄芩　白芍各钱半　生姜二钱半　大黄
二三钱　枳实一钱　大枣三枚

水煎服。

［批］治表里兼病。

论清理十五

凡伤寒吐下后，多有余热未除，脉犹洪数，以致口渴咽燥，
身热便赤，日夜不宁等证，此际宜清理之，则热退而诸证瘳矣。
但清热必须滋阴，或补先天之水，或养后天之血，庶阴长而阳
自消。若徒用苦寒之剂，不惟热不能退，而且热从火化，损脾
伤胃，是治病而适以益病，可不畏乎！业医者宜知也。

益阴清热汤新　治伤寒余热，口渴便赤，烦躁便实，脉洪
等证。

当归一钱　白芍　生地　麦冬各钱半　黄芩二钱　甘草一钱
元参一钱　泽泻八分　木通八分　栀仁炒黑，八分　陈皮八分　石膏
生用，二钱　黄柏炒焦，一钱　扁豆炒研，二钱

水煎服。如舌黄，加黄连一钱。目赤，加胆草八分。大便
燥，加酒炒大黄钱半。如妇人血热，加青蒿二钱。如胁痛，加
青皮八分。如口渴，加花粉一钱。

［批］治一切余热。

黄连解毒汤　治伤寒吐下后，火盛烦躁，喘急，口渴，脉
洪者。

黄连　黄芩　黄柏　栀子各一钱

水煎服。

［批］治内火盛。

白虎汤　治伤寒脉浮滑，表里俱热，及便结班黄，狂躁大渴等证。

石膏五钱　知母二钱　甘草一钱　糯米一撮

水煎服。如汗渴者，加人参。

［批］治表里俱热。

竹叶石膏汤　治阳明汗多而渴，鼻衄，喜水而吐，及烦躁等证。

石膏生研，三钱　淡竹叶十三片　半夏　甘草各钱二分　麦冬钱半　人参无者，或以芪蜜代之　米一撮

生姜三片，煎服。

［批］治胃热。

以上所录诸方，是折火之标，而非退热之本，惟直探其真阴而补之，如亢旱而得甘霖，土木皆濡，顷刻为清凉矣，岂不妙哉！如左尺脉无力，以六味地黄大剂投之，自水旺而火退。如右尺脉弱，上部渴甚燥热，饮冷反吐，下部足冷者，是火不归源，即以六味汤中加肉桂二钱，五味五分，甚则加附子二三钱，冷饮即愈。若先用苦寒之药，而热不退，再用芩连之类，安得生乎！

［批］论滋阴即以退热。

论温十六

温者，温其中也。气为阳，气虚则寒。脏有寒邪，不温即死。《经》曰：阳气者，若天与日，失其所则折寿而不彰。以寒者阴惨肃杀之气也，阴盛则阳衰，所以昔贤皆重救里，宜及时而用温也。但温有大温、次温之殊。大温者，以真阳将脱，须

回阳以固中元。次温者，正气犹在，宜扶阳以顾将来，庶转凶为吉，而生机勃然矣。又有一种阴虚火盛，内热不宜用温者，凡姜、桂、附子之类勿用，当用温和之味，不犯一毫寒凉，则脾肾无伤，斯为高明。

和阴益阳汤新　治伤寒吐下后，元气不足，以致饮食不思，腹满而呕，口吐冷涎，大便溏泄，小便不禁，六脉虚弱，四肢无力等证。

当归二三钱　白芍酒炒，钱半　白术二钱　茯苓钱半　人参少者，以淮山药炒用，三钱　甘草炙，一钱　陈皮一钱　半夏钱半　砂仁炒研，八分　藿香一钱　生姜煨，一钱　大枣三枚

水煎，温服。如四肢寒冷，加附子一钱。小腹痛喜按者，加吴茱萸六分开水泡一次用。泄甚者，加肉豆蔻五七分，但当归减半，须用土炒。汗出，加蜜炒黄芪钱半。甚者，加蜜炒麻黄根钱半。若气下陷，亦加黄芪钱半，升麻三分。如小便不禁，加盐炒补骨脂一钱，益智仁一钱。如心虚不宁，加枣仁炒研钱半。

［批］此次温之剂治一切里寒。

理中汤　治病后中气虚寒，自利不渴，腹痛，呕吐，脉弱等证。

人参若无人参，属气虚者，以蜜炒黄芪二钱代之，脾虚者以淮山药三钱代之　白术二三钱　甘草炙，一钱　干姜炒，钱半

水煎服。如病重者，日进二服。如四肢厥逆，加附子一二钱。其有寒甚势急者，附子生用或煨熟用。如腹痛而小便不利者，加茯苓二钱，白芍钱半。呕者，加生姜二钱，去附子。

［批］此大温之剂治一切寒甚。

八味回阳饮　治脉虚将绝，阴阳将脱。

人参无者，以蜜炒黄芪一两代之　附子二三钱　干姜炒，二三钱
当归身三钱，如泄泻者，或血热而动者去之　熟地数钱或一二两　甘草
炙，一钱　白术三四钱　黄芪蜜炒，三钱

水煎，温服。如泄泻者，加乌梅二个。虚火上浮者，加茯
苓二钱，麦冬一钱。如肝滞而胁胀痛者，加肉桂钱半。

［批］治阴阳将脱。

理阴煎　此治真阴不足，左尺无神，阳浮假热者。

熟地五七钱或加倍　当归身三五钱　甘草炙，一二钱　干姜炒，
一二钱　或加肉桂一二钱

水煎服。如阴中无阳，加附子。若脾肾两虚，水泛为痰，
或呕或胀者，加茯苓钱半，或加白芥子五分。若泄者，去当归，
加山药、扁豆、吴茱萸、肉豆蔻、补骨脂之属。如腰痛，加杜
仲、枸杞。如腹胀痛，加木香、砂仁、陈皮之属。

［批］治阴虚假热。

论补十七

补者，济其虚也，古人言之已详，今人畏而不用，且曰伤
寒无补法，谬亦甚矣！使患虚者，坐以待毙，不大可憾乎！观
仲景立三百九十七法，而治虚寒者一百有奇，垂一百一十三方，
而用人参桂附者八十有奇。即东垣、丹溪、节庵亦有补中益气、
回阳返本、温经益元等汤，未尝不补也。夫实者不药可愈，虚
者非治弗痊，能察其虚而补济之，即握伤寒之要矣。

二补汤新　治阴阳两虚，六脉俱弱，夜热肢冷，失血便泄
等证。

熟地三五钱　当归土炒，二钱，泄者或不用亦可　黄芪蜜炒，二钱
枸杞二钱　甘草炙，钱半　杜仲盐炒，二钱　枣皮一钱　白术钱半
淮山药二钱　肉桂一钱　五味子十三粒，微炒

水煎服。如寒甚者，加附子钱半。腹痛喜按者，加补骨脂炒一钱。泄者，加乌梅二个、肉豆蔻八分。呕恶，加生姜一二钱。

［批］治阴阳两虚。

小营煎　治血少阴虚，咽干舌燥，上下失血，脉细数者。

当归二三钱　熟地二三钱　白芍酒炒，二钱　山药炒，二钱　川续断钱半　枸杞二钱

水煎服。如火盛烦躁，加真龟胶二钱化服，或加麦冬、生地。骨蒸，加地骨皮钱半。如身热，加青蒿一钱。

［批］治血虚火燥。

八味回阳饮　治阴阳大虚，元气将脱者，非此不治方载十六内。

［批］治阴阳大虚。

十全大补汤　治气血两虚，恶寒发热，眩运①自汗，诸虚等证。

人参无者，以山药三五钱代之　白术二钱　茯苓钱半　甘草炙，一钱　白芍酒炒，二钱　熟地　当归各三钱　川芎一钱　黄芪蜜炒，二钱　肉桂钱半

水煎服。

［批］治气血两虚。

八味大建中汤　治中气不足，厥冷，呕吐，阴缩，多汗，腹中寒痛，胀满不食，唇干，精出，寒热烦冤等证。

人参　甘草炙，各一钱　黄芪蜜炒　当归　白芍酒炒，各二钱　肉桂二钱　半夏钱半　附子一钱或二钱　红枣二枚　生姜六分

---

①　运：通"晕"。眩晕。《灵枢经·经脉》："五阴气俱绝则目系转，转则目运。"

水煎服。

［批］治中气不足。

论三阴十八

三阳传入阳明胃腑者为里，非三阴之里也。三阴亦有转于阳明者。寒郁为热，亦有虚实之异。实热者，脉必沉实有力，恶热谵语，大渴便秘，是肠胃燥实，宜下之。若不转入胃府，而无证实脉实者，宜因经因脉调理之，不得一概论下也。

加味平胃散新　治太阴脾经病，腹满而吐，食不下，嗌①干，手足自温，或自利，腹痛，不渴，脉沉而细。以太阴之脉，布胃络嗌故也。

苍术钱半　厚朴姜炒，一钱　陈皮八分　甘草炙，八分　扁豆炒研，二钱　白芍钱半　半夏钱半　大腹皮去黑皮及粗，洗净，一钱　砂仁一钱，炒研　生姜一钱三分　大枣三枚，去核

水煎服。如泄，加肉豆蔻八分，白术钱半，或再加煨木香三分。如腹痛拒按者，去生姜，加葛根钱半。如嗌干，加元参、桔梗。

［批］治脾经病。

八味地黄丸　治少阴肾经病，舌干口燥，或自利而渴，或欲吐心烦，引衣倦卧，其脉沉。以少阴之脉，贯肾络肺，系舌本故也。

熟地八两　山药　枣皮　茯苓各四两　丹皮二两　泽泻两半肉桂三两　附子三两

共研末，炼蜜为丸。病急即减两为钱，水煎，早服。

［批］治肾经病。

———————————

① 嗌（yì益）：指咽喉。

养肝抑邪汤新　治厥阴肝经病，或气上撞心，心中疼，烦热消渴，饥不欲食，食即呕蛔，下利不止，脉沉而弦。以厥阴之脉循阴器而络于肝故也。

当归二钱　白芍酒炒，钱半　柴胡酒炒，钱半　熟地二钱　川椒炒，七分　麦冬一钱　乌梅二三钱　木香煨，三五分　白术钱半　茯苓二钱

水煎服。如消渴甚者，加黄柏、知母各钱半，肉桂五分。

［批］治肝经病。

阳邪自太阳传至太阴，则嗌干未成渴也。传至少阴，则口渴未成消也。传至厥阴而成消渴者，热甚能消水也。若脉证皆实，宜用承气等汤下之。然又有说：以肝居下部，而邪乱之，则邪上撞心，木邪乘土，则脾气受伤，所以饥不欲食。脾土既伤，而复下之，则脾愈伤，而利不止，此所以宜养肝补土也。

麻黄附子细辛汤　治少阴伤寒，以无头痛也，始得之，脉沉而反发热者，此阴分表邪也，用熟附配麻黄者，发中亦有补焉。

麻黄去节，钱半　附子钱半　细辛七分

水煎服。或去细辛，加甘草。

［批］治少阴伤寒。

真武汤　治少阴伤寒，腹痛，或呕，或利，或咳，小便不利，四肢重痛。

茯苓　白芍　生姜各三钱　白术二钱　附子钱半

水煎服。若咳者，加五味子三分，细辛六分，干姜一钱。小便利者，去茯苓。下利，去白芍，加干姜钱半。呕者，去附子，加生姜二钱。

［批］治少阴兼证。

论伤寒中寒不同十九

凡六腑属阳，一受寒邪，先发太阳，发热恶寒，治宜疏散。五脏属阴，一受寒邪，必发太阴，恶寒不热，治宜温托，以腠理素虚，而阳微最忌发表。其外寒所受虽同，而里则以有火为伤，无火为中之异，此犹人所共知。至于阳极而证似阴，阴极而证似阳，治若稍混，杀人反掌。详明于下，以便取用。

凡阳证似阴者，手足冷，大便闭，小便赤，烦闷昏迷，身寒却不欲衣，口渴，指甲红，脉必沉滑，或四肢厥冷。此阳极于内，真阴失守也。轻则调胃承气汤，重则大承气汤下之，以救一线之阴，不至为阳所劫。此时不知诊脉，疑以为寒，用一毫温热之药，则立毙矣。

［批］论阳证。

凡阴证似阳者，烦躁面赤，咽干，大便泄，小便清，指甲黑，或身热反欲得衣，口渴，不喜冷水，脉必浮微。若认为阳证，投以寒药，死者多矣。［批］论阴阳异证。总之，阴证不分热与不热，不论脉之浮沉大小，但指下无力，重按全无，便是伏阴，急与五积散，通解表里之寒。若内有沉寒，必须姜附温之。如附子理中汤方载上十六内之属，乃为妙剂。

［批］论阴证。

五积散　治内外阴寒，并治感冒食积，呕吐，背项拘急等证。

当归一钱　白芍　陈皮各八分　川芎　白芷　桔梗各一钱　苍术钱半　枳壳　肉桂各一钱　半夏　厚朴　茯苓各一钱三　干姜一钱　麻黄去节，五八分　人参少者亦服　甘草七分　生姜一钱　葱白三茎

水煎，热服。

［批］治内外阴寒。

太阳汤新　治寒中三阴，战栗厥逆，呕吐昏迷，唇青囊缩等证。

白术三钱　干姜炒，一二钱　当归钱半，泄者不用　山药炒，二钱　附子二三钱，势危者用生附子，湿纸包煨熟用　甘草炙，一钱　白芍煨，钱半　生姜一钱　红枣三枚

水煎服。或假热拒格不纳，冰冷服。

此方用白芍，恐阳药之僭越①也，可代理中、四逆、回阳等汤。如冬月，寒伤太阳经，有表证者，加麻黄八分。头痛，加北细辛二三分。如肉振汗多者，加制黄芪二三钱。如泄泻者，加乌梅二个，去当归。如肝脉紧而郁滞者，加肉桂二钱。如小腹痛而喜按者，加吴茱萸七分，汤泡一次用，又须兼下方外治，乃妙。

［批］治中阴寒厥。

华佗救脱阳法　治寒中三阴，阳脱无脉，昏倒强直等证。

用葱白一二斤捣碎，炒热，绢绸包熨脐下，以二包更替熨之。脉渐出，手足温者生。内服上方，但药小及少缓者，俱不能济。

［批］外治中寒。

论传经及合病并病二十

凡风寒中人，入阴入阳，原无定体，及已中之后，或传或不传，或初入太阳，即入少阴，而成真阴证者有之，不必尽如《经》言日传一经者之说也。所以凡治伤寒，宜见证治证，如在表者疏之，在中者和之，在里者攻之，不必拘泥，此活法也。

---

①　僭（jiàn 贱）越：指超越本分行事。此指发越。

［批］论治宜因证。

合病者，或两经同病，或三经齐病是也。治之者，必以一经病重为主，各经病亦须兼之。因证察脉，自必适中。如方书所载白虎汤治三阳同病之类，似难恰合，宜变通因心。

［批］论治合病。

并病者，一经先病未尽，又过一经者是也。但过经不尽循序，或越一经越二经者有之。治之者，宜以后过之经为主治，勿使未尽而又过经也。能因机察变，原始要终，乃为高明。

［批］论治并病。

仲景曰：伤寒先在太阳，脉静者不传，若烦躁脉数者为传也。

伤寒二三日，阳明少阳证不见者，为不传。

伤寒数日，无热而烦躁者，为阳去入阴也。若能食，不呕，阴不受邪也。

［批］论证传不传。

论两感二一

凡病两感者，内外皆感于寒者有之。亦有纵欲、劳力、七情先伤于内，而后寒邪复伤于外者，是表里俱病，本危证也。然细察之，亦有缓急可辨。彼三阳之头痛、身热、耳聋、胁痛、恶寒而呕者，外邪也。其三阴之腹满、口渴、囊缩、谵语者，此内邪也。若外甚于内，当以外为主治，而兼调其内。内甚于外，当以内为主治，而兼理其外。外甚者疏之解之，内甚者，和之攻之，此言内外伤寒者也。［批］论治内外两感寒邪。若元气素虚，脉息无神，而内伤复兼外感者，此宜单顾根本，不可攻邪，一得元气不败，则强寇自退，或可望其生矣。此证变态非常，不可凿言方治。姑举古方，以治两感伤寒，为临此证者之法。［批］论内伤复兼外感。

大羌活汤　治内外两感伤寒。若内伤，不系外寒传里者，忌用。

羌活　独活　防风　防己　黄芩　黄连　白术各二钱　苍术二钱　甘草　北细辛各一钱　知母　生地各七钱　川芎七分

水煎，热服。此阴阳两解也。盖表里俱病，欲汗之则有里证，欲下之则有表证。洁古制此方者，意以传经为阳邪，故以羌、独、苍、防、芎、细，祛风发表，升散传经之阳邪。芩、连、知、地黄、己，清热利湿，滋培受伤之阴血。又用术、草以回中州而和表里，或可救治。

［批］治内外两感。

冲和灵宝饮　治证同前。

羌活　防风各钱半　细辛五分　川芎　白芷　生地　黄芩各一钱二分　甘草　柴胡　干葛　石膏各一钱二分　黑豆一撮

加生姜、葱白煎服。如自汗，加白术、黄芪。如胸满，加枳壳、桔梗，去生地。喘，加杏仁。若要汗下兼行，加大黄。当随证加减，不可执滞。

［批］治证同前。

卷之四

论 伤 寒

伤寒变证引言二二

凡伤寒变证不一，然内有是病，外方有是证。非病自病，证自证也。治者能于表里寒热虚实六者，精以辨之，而因证制方，不但证愈，而病亦愈矣。若浅近者，不能会此六者，而第拘方书，恐其人其脉，未必尽合。是治病而反以加病，乌乎可！且方书虽多，未尽周全，有言其病而不垂其方者，有录其方而未明其理者，俾人不能应用。余故将各证条析于前，各方分列于后。高明者可由此而妙心裁，迟钝者亦用是而不失其准绳也。

论伤寒目证二三

凡治伤寒，须观两目，或赤或黄，是为阳证。若六脉洪大有力，或兼躁渴，其热必甚。轻则三黄石膏汤，重则大承气汤。目白者，非热证，不用寒凉。眵者即眼粪也，火也，液干而结，当用清凉。至于目睛上视，谓之戴眼。此由肾亏血少，其筋脉燥急，牵引而上，治以培阴养血为主。若误以为风而用风药，则阴益虚而血益燥，其危也必矣。

三黄石膏汤　治目赤、目黄属热者，并治瘟疫躁渴等证。

黄芩三钱　黄柏三钱　黄连二钱　生石膏三四钱，研　栀子五枚
麻黄无表症者不用

水煎，热服。

〔批〕治实热目赤。

清凉汤新　治目热多眵，羞光而涩。

赤芍一钱　生地钱半　白芷　川芎各八分　荆芥　薄荷各六分
羌活五分　黄芩一钱　栀仁炒，六分　甘草七分　蔓荆子八分，捣碎

水煎服。如血虚，加当归、白芍。

[批] 治目热多眵。

归芍地黄汤新　治戴眼。

当归三钱　白芍酒炒，二钱　熟地四五钱　枣皮钱半　丹皮一钱
茯苓钱半　泽泻七分　山药钱半　秦艽一钱　肉桂一钱

水煎，速速多服。

[批] 治阴虚戴眼。

论伤寒舌证二四

舌为心之苗，本红而泽。若邪热传里，则津液干燥，而舌苔生矣。苔白者，邪未入腑，半表半里，宜和解之，如小柴胡汤之属方载第八内。黄苔者，热入渐深，则燥而涩，胃腑有邪热也，宜下之，但不得遽用峻剂。至于黑苔，所属有二：黑燥有芒刺，脉数有力者，此火极似水，为热已极，宜大承气汤之类方载十四内下之。若黑而滑润，脉迟无力者，此水极似火，为虚寒已盛，宜附子理中汤及八味地黄汤，重加桂附可也方载十六内。倘误认为火，稍用寒凉，无生理矣。

[批] 治舌诸法。

论伤寒衄血二五

杂病衄血，责热在里。伤寒衄血，责热在表。以寒入于皮毛，皮毛通于肺，肺气受伤不能卫血，故衄血也。脉浮紧无汗者，宜汗之自解。古用麻桂，似属太刚，宜易以柴葛之类。若衄后而热退，是邪从衄解矣。至于阴虚火动者，不宜汗以亡阴

也。又有伤寒至三四日间者，邪热乘肝，肝不藏血也。太阴脉布胃中，胃气攻冲，脾不能统血也。然则鼻衄岂尽由于肺乎！

[批] 论衄血亦有各经。治者当因内外详察治之。

柴葛解肌汤　治太阳阳明合病，衄血，脉浮洪而紧者，宜外发表，内清热。

柴胡钱半　干葛二钱　甘草一钱　黄芩　生石膏各二钱　白芍　栀子炒黑，各二钱　羌活八分　白芷　桔梗各一钱

水煎服。

[批] 治伤寒衄血。

加减小柴胡汤新　治邪热乘肝鼻衄。

柴胡钱半　半夏　人参弱者用之　甘草　白芍各一钱　当归　黄芩各钱半

水煎。百草霜松柴烧者不用、血余即头发，烧灰存性、蒲黄炒黑各三分，上三味，再研细末，药调服。以红见黑即止。或加阿胶。

[批] 治肝热衄血。

平胃敛阴汤新　治胃气上冲，脾不统血，致鼻衄而血多者。

扁豆炒研，三钱　甘草一钱　麦冬一钱　牛膝一钱　白术八分　山药钱半　葛根一钱　三七七分　白芍一钱　五味子微炒搗碎，三四分　当归一钱

加百草霜、发余、蒲黄炒黑各三分，药调服。如胃热，加石膏三五钱。

[批] 治脾虚衄血。

论伤寒发渴二六

渴者，邪热入脏。在五六日之间，舌黄便结，酌宜清之，或下之，如竹叶石膏汤，或加酒炒大黄一二钱。舌黑芒刺，面

赤，便秘，用调胃承气汤，以热甚也。阴虚口渴，得水而不咽，或咽而不多，是精竭而滋水润之，宜滋阴，如六味之类。细察命门火衰，用八味冷服，以干者非渴，不得误认为热。伤寒思水为欲愈，不可不与，不可过与，过则水停，为变不一。若阴盛格阳之证，非所宜也。至若素不渴者，药后变渴，是阳复里温，阴阳均平，病将愈矣。

［批］治渴诸法。

以上诸方，俱载在上。

论伤寒口疮喉肿二七

口疮者，心脾郁热，治宜清凉。更有脾气不足，不能按纳下焦阴火，治宜附子理中汤方载十六内之属，冷服。至于喉肿，有阴毒、阳毒。阳毒者，是火上冲，面赤脉洪，或有脓血，治宜清肺化毒。阴毒者，四肢冷而脉沉细，以寒积于肺，极而生热，宜引火归源。

清心理脾汤新　治实火上炎，口舌糜烂，便燥尿赤，脉洪有力。

黄连一钱　黄芩钱半　黄柏　甘草　甘葛各一钱　栀子八分　连翘一钱　生地钱半　大黄酒炒二钱

水煎服。或加升麻八分。

［批］治实火口疮。

清肺化毒汤新　治阳毒喉肿，或疮痛脓血，便结脉实。

甘草钱半　桔梗　苦参　大黄各二钱　黄连钱半　黄柏一钱　连翘去心　知母各钱半　麦冬钱二分　牛蒡子一钱　荆芥八分　白芷一钱　山豆根一钱

水煎服。如大便实者，加芒硝一二钱，或加升麻八分。

［批］治阳毒喉肿。

附子理中汤　治阴毒喉肿，四肢冷，六脉细，寒极生热。但便溏尿清，知非热也，速宜救阳，用此方冷服方载十六内，即八味亦可。

［批］治阴毒喉肿。

论伤寒咳嗽二八

咳嗽有三：初受寒而即咳嗽者，治宜发散。至表症除而咳嗽者，是寒变热，治宜清凉。若口干舌燥，火气上升，六脉洪大而咳嗽者，是火乘肺也，始以清凉，不效，继以苦寒降火，则肺宁而咳嗽止矣。

散寒清金汤新　治伤寒发热畏寒，脉浮紧而咳嗽者。

麻黄去节，七分　桂枝一钱　甘草八分　白芍一钱　杏仁去皮，八分　陈皮一钱　茯苓一钱　半夏一钱二分　生姜五分　葱白三茎

水煎，热服，覆取微汗。即夏月亦可用，以内有白芍敛阴，但麻黄留节止用四五分。若此际用一味清热凉药，则肺邪愈蔽，咳久莫止。

［批］治初受寒咳嗽。

清热宁肺汤新　治寒郁变热，肺燥喉痒，咳嗽不宁。

桔梗钱半　麦冬　黄芩　甘草　半夏　陈皮去白，各一钱　麻黄留节，四分　连翘去心，八分　瓜蒌仁去油八分　桑白皮蜜炙，一钱　枳壳一钱

水煎服。

肺为清静之腑，不容外邪，用清凉者须加麻黄，庶不致阴药寒肺也。即夏月可用，可加马兜铃三分。

［批］治热咳嗽。

降火安金汤新　治实火上炎，肺受火烁，咳嗽烦甚，脉洪大者。

知母二钱　麦冬　生地各钱半　桔梗　牛膝　甘草各一钱　桑皮　陈皮各一钱

水煎服。有痰易来，加半夏二钱。如咳甚而痰难来者，加贝母钱半。如大便秘结，加酒炒大黄钱半。

［批］治火炎咳嗽。

逍遥散　治干咳连声而痰不来，或全无痰者，此火郁于中也。

茯苓　柴胡　当归酒拌　白芍酒炒　白术各一钱　甘草五分　薄荷叶三分　煨姜六分

水煎服。愈后，宜用六味加归、芍以养肝，则不发。

［批］治火郁干咳。

论伤寒呃逆二九

即哕证也。

呕为火气上冲，呃为寒气阻塞而然。亦有伏阴在内。或误用寒凉，遂至冷极于下，迫火上冲，自脐下直冲于胸嗌间者，此阴证也。故外虽烦躁，自觉发热，他人以手按之则冷，属阴证似阳，无根之火散乱于外。若误用凉药，下咽则死，不得仅用柿蒂汤也。

丁香柿蒂汤　治呃逆因于寒者。

丁香　柿蒂各钱半　生姜一钱

水煎服。加甘草、良姜更妙。

［批］治上寒呃逆。

羌活附子汤　治阴证呃逆，回真阳以降阴火，而呃自止。

羌活八分　附子钱半　陈皮　半夏各一分　砂仁炒研，一钱　木香三分　肉桂二钱

加参更妙。水煎服。

［批］治下寒呃逆。

加味理中汤新　治胃寒呃逆。

人参少者，用山药三钱炒黄代之　白术钱半　干姜炒，一钱　甘草炙，一钱　附子五分　丁香三分　木香三分　半夏一钱　草豆蔻煨，八分　生姜一钱

水煎服。

呃在中焦，谷气不运，其声短小，得食乃发。呃在下焦，真气不足，其声长大，不食亦然。临证者不可不辨也。

［批］治中寒呃逆。

安胃饮　治胃火上冲，呃逆，脉实，胸滞，便结，口渴等证。

陈皮　山楂　麦芽　木通　泽泻各一钱　黄芩钱半　石斛二钱

水煎服。如胃火热甚，脉滑实者，加生石膏三五钱。

［批］治胃火呃逆。

论伤寒呕吐三十

呕者有声有物，吐者无声有物。若有声无物，谓之干呕。邪在表不呕，邪将传入则欲呕，属半表半里，宜和，以小柴胡汤方载第八内加陈皮，倍生姜。过此入里而呕者，有热有寒。热者清之，寒者温之。吐则因胃寒也。至于饮水即呕者，水停心下也。吐蛔者，胃中虚冷也。总之，诊脉察证，自得适中。

加味黄芩汤新　治胃热作呕，烦躁不宁，脉洪实者。

黄芩二钱半　白芍钱半　甘草一钱　半夏钱半　生姜二钱

水煎服。如热甚，加石膏或加黄连。大便燥结，加酒炒大黄。

［批］治胃热烦呕。

半夏生姜汤　治一切呕逆。

半夏四钱　生姜一两

水煎服。

［批］治一切呕逆。

理中加半夏汤　治脾胃虚寒，吞酸，冷咽涎沫，呕吐。

人参少者，以山药三钱炒黄代之　白术二钱　干姜炒，一钱　甘草炙，一钱　生姜　半夏各钱半

水煎服。如虚热拒格，冷服。如寒气内格，食入即吐，加黄芩七分以引之。

凡呕吐，惟生姜为圣药。若寒甚者，加附子。如呕而胸满，及食谷欲呕者，加吴茱萸一钱，汤泡一次用。

［批］治胃寒呕吐。

茯苓甘草汤　治水停心下，眩悸呕吐。

半夏二钱　生姜三钱　茯苓三钱　甘草一钱　陈皮一钱　白术钱半

水煎服。如渴而小水不利，加泽泻八分，肉桂五分。

［批］治水停呕吐。

椒梅理中汤　治吐蛔。

人参　白术二钱　干姜一钱　乌梅二个　川椒一钱，微炒

水煎服。一二剂后，蛔安即服补脾药，加使君子肉七个，或每早单服使君子肉五六个，但须每月初旬，虫头向上，服之即蛔下。

［批］治吐蛔。

通脉四逆汤　治里寒外热，脉虚呕吐，一切阴证。

甘草炙，二钱　干姜炮，三钱　附子二钱

呕吐者，加生姜二钱，水煎服。若假热拒阻者，冰冷与服。

［批］治阴寒呕吐。

论伤寒发黄三一

热邪传里，胃气熏蒸，则成湿热。透于肌腠，遂成黄病。由小便不利，邪无输泄也。

茵陈汤　治邪热郁滞，变为黄病，身目如金，口渴尿赤。

茵陈钱半　山栀二钱　大黄三四钱

姜水煎服。

热移于下焦，故用大黄为君。热无以泄，臣以山栀，利小便而瘀热自除。至于茵陈，为治疸退黄之专药也。若用茵陈五苓散，不惟不能退黄，小便间亦难利。

［批］治湿热黄病。

论伤寒腹痛三二

腹痛，有阴阳虚实之异。阳邪痛者，其痛不常，阴邪痛者，痛无休歇阳即热，阴即寒。按而痛甚为实，按而痛减为虚。如烦渴、气粗、便结，其痛暴甚，右关脉实，是属热而实也，若肠鸣泄利，时痛不已，口唾冷涎，重按则减，脉紧而弱，是属寒而虚也。又有里寒表热而腹痛者，内喜热汤，肚喜热熨，不得误以为热，宜细辨治之。

［批］详明虚实。

清热止痛汤新　治阳邪肚痛，烦渴喜冷，便结拒按证候。

黄连一钱　黄芩二钱　栀仁一钱　扁豆二三钱，炒　白芍钱半

甘草一钱　大黄酒炒，钱半　陈皮一钱　牛膝一钱

水煎，热服。如绕脐硬痛，便结烦渴者，有燥屎也，加芒硝三钱，化服下之。因食积者治亦同。其证虽昏迷肢冷，脉若沉实，按腹痛甚者是也。

［批］治实热腹痛。

温中汤新　治里寒便溏，腹痛喜按，口唾冷涎，脉虚弱者。

白术一钱　山药炒，钱半　扁豆炒研，二钱　陈皮八分　厚朴姜炒，一钱　砂仁八分　藿香一钱　干姜炒，八分　甘草炙，一钱　白芍一钱

水煎服。如宿食，加神曲炒、麦芽炒各一钱。如呕逆，加生姜钱半。如气滞者，加木香四五分。

［批］治里寒腹痛。

暖胃和中汤新　治腹痛胀满，喜热恶食，脉沉紧者。

山药炒，钱半　茯苓钱三分　扁豆炒研，二钱　乌药一钱二分　吴茱萸开水泡一次用，七分　陈皮八分　草豆蔻煨研，八分　木香三分　甘草炙，八分

水煎服。

［批］治虚寒腹痛。

加味理中汤新　治阴寒腹痛，脉紧而微者。

白术二钱　干姜炒，钱半　甘草炙，一钱　丁香五分　白豆蔻去壳炒研，一钱

水煎服。如寒甚，而手足厥逆，上吐冷涎，下泄清水，加附子二三钱。如假热在上不纳者，冰冷与服。如表热里寒者亦治，经谓甘温能退大热是也。

［批］治真阴腹痛。

论伤寒蓄血三三

蓄血者，热蓄血分，留结下焦，小腹硬满而痛，大便或泻或黑，其人如狂，喜忘，小便自利。盖水由气化，病在血而不在气，故小水利也。血瘀于下，去血自愈。下后宜补脾和肝，调和气血为主。海藏曰：凡气证则饮水，若蓄血发躁而内不渴，

虽漱水而不咽也。

[批] 小便利便知蓄血。

加味玉烛散新　治血分有滞，小腹胀痛，热蓄下焦。

当归钱三分　川芎一钱　白芍一钱　生地黄钱半　大黄一二钱
桃仁去皮，一钱　红花一钱　甘草一钱　牛膝一钱

水煎服。血不下，加芒硝三钱，化溶服，并重加大黄。老
弱妇人血虚者皆可服，以代仲景抵当汤。

[批] 治下焦蓄血。

论伤寒热入血室三四

血室者，即冲任血海也，亦血分也，兼男女而言之。凡血
分之病，有蓄血者，以血因热结，而留蓄不行，故小腹硬痛，
去之则愈。若热入血室者，以邪入血分，而血乱不调，故下血
谵语，调之则安。调之之法，析下治法。

调阴汤　治热入血室，下血谵语，烦躁不宁。

当归钱半　川芎一钱　白芍酒炒，一钱　生地二三钱　阿胶炒，
一钱　丹参三钱　陈皮八分　续断钱半　青蒿钱半

水煎服。如血热而下，加赤芍钱半，青蒿加重。如血虚躁
热，加熟地三五钱。如瘀血作梗，血带紫色，加酒炒元胡二钱，
红花六七分。如邪未散，而寒热时有者，加柴胡钱半。当知病
在下焦，无犯胃气及上中二焦，斯为善治。

[批] 治蓄血发狂。

论伤寒下利三五

《要略》曰：六腑气绝于外者，手足寒。五脏气绝于内者，
利下不禁。治之稍误，其害不小。夫下利有寒有热，寒者多而
热者少。因证诊脉，庶无遗憾。

温胃汤新　治腹冷痛下泄，手足厥逆，脉微欲绝，及下利清谷。

山药炒，三钱　扁豆炒研，三钱　甘草炙，钱半　茯苓钱半　白术二钱　干姜炒，一二钱　吴茱萸八分，开水泡用　补骨脂炒，钱半　肉豆蔻去油，一钱三分

水煎服。如阳虚寒甚者，加附子一二钱。如腹痛者，加木香三四分。如滑脱不禁者，加乌梅二个，木香煨用三分。如肝邪侮脾者，加肉桂一二钱。如外有表证，温中可以散寒。下利中虚者，亦宜用此。

〔批〕治里寒下利。

加味四逆汤新　治阴寒自利，外热而不恶热，口渴而不喜冷，四肢厥冷，脉虽数而无力。此阳脱凶候，不得误认为热。

附子二三钱　甘草炙，钱半　干姜炒，钱半　木香三四分，煨用　白术二三钱　乌梅二个　肉豆蔻面煨，钱半

水煎服。如上焦热格者，冰冷服之。

〔批〕治真寒下利。

柴芩煎　治伤寒表邪未解，内外俱热，烦渴喜冷，下利脉实者。

柴胡　栀子　黄芩　泽泻　木通各二钱　甘草一钱　白芍钱半　枳壳钱半

水煎服。如小便短，而大便多水，加萆薢四钱。

〔批〕治表里俱热下利。

凡治有通因通用，如伤寒下利谵语者，内有燥屎也。如少阴下利，心下有痛有硬者，必有所积也，当下之。如小承气汤，及六一顺气汤去芒硝、柴胡，可以酌用二方载十四内。

〔批〕治热邪下利。

论伤寒协热下利三六

凡伤寒表证未除而误下之，因热未退，内复作利，故云协热下利。此"热"字言表热，非内热也，属表里俱病。故仲景止有桂枝人参汤，其义显然。若不明此义，认为内热，复误下之，枉人命矣！且有不必误下，而妄用芩、连治表热者，表证得寒愈热，乃致下利。或脾胃素弱，逢寒即泄。既见下利，益云协热，谬孰甚焉！〔批〕"热"字宜辨。

桂枝人参汤　治伤寒表里不解，协热下利者。

桂枝二钱　甘草炙，二钱　白术钱半　干姜炒，钱半　人参无者，以山药炒三钱代之

水煎服。

〔批〕治表里俱病下利。

论伤寒二便不通三七

二便属二肠，系肾之窍也。其不通者，有因过汗亡阴，有因热结二肠，由此而谵妄发狂、发黄等证随焉。然二证最急，先开小便，用盐炒红，淬水服之，以指探喉取吐。上窍开，下窍自通。大便秘，用猪胆一枚取汁，入醋少许，用竹管灌入肛中，顷当大便。待二便通，方可用药。血燥者润之，热结者清之。

润燥汤新　治血虚而燥，二便艰涩。

当归二三钱　熟地三五钱　生地二钱　威参八钱　肉苁蓉三钱　枸杞钱半　牛膝钱半　小茴盐炒，三分　麦冬一钱

水煎，空心服。

〔批〕治血燥便闭。

清热汤新　治二便热结。

扁豆炒研，三钱　麦冬钱半　石膏生用，三钱　生地二钱　车前

子钱半　知母一钱　黄柏一钱　咸参八钱　牛膝二钱

水煎，空心服。或加酒蒸大黄。

［批］治热结便闭。

阅卷内有治小便不通者，当参阅用之。

论伤寒发狂三八

狂有实狂、如狂二证，当分析之，不得概视。实狂者，因伤寒热邪传于胃腑，当下失下，以致热结而发狂，不卧，不饥，妄言，弃衣，潮热，咽痛，便结，腹满，或遍体发黄，其脉洪实，此阳证之顺者也，下之乃安。轻则黄连解毒汤，重则六一顺气汤。若汗吐下后虚者，人参白虎汤可也。至于下利太过，致亡津液，精夺志失，变而为狂，小便自遗，瞳人不转，脉息虚脱者，此难治也。［批］此论实狂。如狂者，由本体虚弱，及七情内伤，而寒邪复感于外，病随邪起，此虚狂也。其证外无黄赤之色，内无胸腹之结，脉不滑实，虽或躁扰妄言，而禁之则止，口不焦渴，便不硬结，是皆精气受伤，神魂失守之证。不能察此，便谓阳狂，妄行攻泻，必至杀人。治者须分阴阳乃得。如阳虚者，宜补中益气汤之类。阴虚者，宜四物六味之类。又有阴虚挟火，阳虚挟寒者，须分治之。［批］此论如狂。此外又有蓄血发狂者，详上伤寒蓄血条。以上治法，是其大略，而变证不一，宜自酌量。

黄连解毒汤　治大热，妄言，乱走，脉实发狂。

黄连二钱　黄芩　黄柏　栀子各一钱

水煎，热服。

［批］治实狂之轻者。

六一顺气汤方载上十四内　治证同前，但较甚者，实热作狂也。

［批］治实狂之甚者。

白虎加参汤　治汗吐下后，微虚发狂者。

人参无者，以山药三钱代之，或以今时北条参三钱代之　知母三钱
生石膏五钱，捣碎　甘草一钱　粳米一撮　加神砂五分，细研同煎

水煎，温服。

［批］治实狂挟虚者。

补中益气汤　治右手脉弱，举动无力，声息短微，气虚躁
扰如狂者。

人参或以山药三钱代之　白术　归身各一钱　黄芪蜜炙，钱半
陈皮七分　甘草炙，五分　升麻盐炒　柴胡酒炒，各三分

水煎服。

［批］治气虚如狂。

四物汤　治左手脉弱，面白唇淡，口干舌燥，血虚躁扰如
狂者。

归身二钱　白芍酒炒，钱半　川芎一钱　熟地三钱

水煎服。

［批］治血虚如狂。

六味地黄汤　治左尺脉弱，肾水枯竭，津液干涸，水亏躁
扰如狂者。

熟地三五钱　茯苓钱半　枣皮　丹皮各一钱　淮山药二钱　泽
泻八分

水煎服。

［批］治水亏如狂。

滋阴退火汤新　治水亏挟火，脉浮大无力，躁扰如狂者。

熟地三五钱　生地　白芍　麦冬各二钱　女贞子钱半　甘草七
分　知母　地骨皮各一钱　黄芩　生石膏各二钱

水煎服。

［批］治阴虚挟火如狂者。

八味地黄汤　治阳虚挟寒，右尺脉弱，假热躁扰如狂者。

即前六味地黄汤加肉桂、附子各钱半。此即阴证似阳，即用附子理中汤冰冷与服，亦妙。

［批］治阳虚挟寒如狂者。

凡发狂难制，以炭烧红，淬入醋中，使气入鼻即定，方可察证诊脉。

［批］外治发狂。

凡发狂者，或下利，或反目直视，或汗后复热，不食者皆死。

［批］论发狂死证。

论伤寒发斑发疹三九

斑隐于皮肤之间，视之则得。疹累于肌肉之上，手摹亦知。二者实无大别，总由寒毒不解而然。

凡伤寒之邪，自外而入，深入不解，又自内而出，所以发斑。原有虚实之异。实者，以寒邪传于胃腑，变而为热，阳毒外见，由误治使然。或阳证误用温药，或当汗当下而未致者，或下早下迟，以及汗下未透者，治宜清热解毒。［批］论实热发斑。虚者，或汗吐下后，中气虚乏，或过服凉药，遂成阴证。寒伏于下，逼其无根失守之火，熏蒸脾胃而发斑点，其色淡红，隐隐见于肌表，与阳证发斑色紫赤者不同。此胃极虚，治宜温补。［批］论虚寒发斑。又有内伤发斑者，因气血两虚，脉虽浮大，按之无力，或手足逆冷者，先用理中汤以复其阳，次随证治，不应加附子。［批］论内伤发斑。

以上三证，总以脉之有力无力及大便之燥润为辨。

［批］的辨在脉。

犀角地黄汤　治伤寒阳毒发斑。

犀角用锉磨水入药，无者以升麻钱半代之　生地四钱　白芍　丹皮各钱半

水煎，入犀角汁服。

［批］治赤斑。

加味升葛汤新　治证同前。

升麻钱半　葛根　白芍　甘草　黄芩　栀子各一钱

水煎，加犀角汁更妙。如咽痛，加元参钱半。

［批］治赤斑。

大建中汤　治中气不足，脉息虚大，一切虚斑，并治积劳虚损。

人参　白术　茯苓　甘草　川芎　当归　肉苁蓉酒浸　白芍熟地　麦冬　半夏　肉桂　附子炮　黄芪蜜炒，各等分

生姜三片，枣二枚，水煎服。无参者，以淮山药代之。或用补中益气汤方载上条加葛根、白芍亦妙。

［批］治内伤虚斑。

理中汤方载十六内　治阴寒厥冷，脉紧发斑。

［批］治阴寒发斑。

王瓜即土瓜根捣汁和伏龙肝即灶心土末服，其效。

［批］通治伤寒发斑。

论伤寒阳厥阴厥四十

此证即前所论阳证似阴，阴证似阳也。

凡伤寒逆者，四肢不温，邪传少阴也。厥者，手足冰冷，邪传厥阴也。然亦有阴厥、阳厥之异。阳厥者，热厥也。寒邪自三阳传入阴分，郁而为热，便结，烦躁，谵语，发渴，脉沉

有力，或失汗失下所致。轻则四逆散，重则六一顺气汤之类。

[批] 论阳厥。阴厥者，寒厥也。初无三阳传经实热等证，而真寒直入三阴，则畏寒厥冷，腹痛吐泻，脉沉无力，此独阴无阳也。轻则理中汤，重则四逆、回阳等汤主之。[批] 论阴厥。

四逆散　治阳气亢极，四肢厥逆在臂、胫之下。若是阴证，则上过于肘，下过于膝，以此为辨，乃不当用此也。

柴胡　白芍　甘草　枳壳各等分

共研细末，米饮调下，每服二钱。

[批] 治阳厥轻剂。

六一顺气汤　即用调胃承气汤亦可二方见十二内。

治阳厥便结，烦躁谵语，恶热口渴，四肢虽冷而脉沉实有力。

[批] 治阳厥重剂。

理中汤　治阴厥腹痛，吐泻不渴，畏寒肢冷，脉弱等证方见十六内。

[批] 治阴厥。

回阳返本汤　治证同前。此阴盛格阳，故阴极发躁而厥。

人参一钱　附子二三钱　炮姜一二钱　甘草炙，一钱　麦冬钱半五味子二十一粒　陈皮一钱　陈茶一钱

水煎，冷服。如面赤者，下虚也，加葱五茎，黄连四五分，用澄清泥浆水煎，临服入蜜五匙。如脉全欲绝，服后脉微出者生，顿出者死。即四逆汤亦可。

[批] 亦治阴厥。

救脱阳方　用葱白一大握，微捣碎，炒热，用布包熨脐下，以二包更替熨之。内服上阴厥方。如假热拒格，冰冷服之。

[批] 外治阴厥。

论伤寒囊缩四一

此证有阳有阴：阳证囊缩者，因热极筋枯而燥缩也，用大承气汤下之。［批］论阳证囊缩。阴证囊缩者，因寒极筋劲而收缩也，用四逆汤温之。若妇人，观其乳头缩者是也。至于阴缩者，肝筋寒也。阴挺者，阴筋热也。［批］论阴证囊缩。

大承气汤方载十二内　治阳证脉实，躁狂囊缩。

［批］治阳证囊缩。

四逆茱萸汤新　治阴证厥逆，脉弱囊缩。

甘草炙，二钱　干姜炮，三钱　附子三钱，或生用　吴茱萸二钱，开水泡一次用　生姜钱半　大枣四枚

水煎，冷服。加人参更妙。如腹痛，加白芍二钱。

［批］治阴证囊缩。

温肝汤　治肝肾阴寒阴缩。

当归　枸杞各二钱　茯苓　肉桂　乌药各钱半　木香五分　小茴五七分，炒　吴茱萸钱半，开水泡一次用　生姜七分

水煎，温服。或加附子。

［批］治肝寒阴缩。

龙胆泻肝汤　治肝经湿热阴挺。

龙胆草酒炒　天冬　麦冬　甘草　黄连各一钱　黄芩钱半　柴胡钱半　山栀　知母各一钱　五味三分

水煎，热服。或加人参。

［批］治肝热阴挺。

论伤寒撮空证四二

即循衣摸床也。

此证直视谵语，脉弦者生，涩者死。小便利者可治，以其膀胱化气，肾水犹未涸也。原由肝热乘肺，元气衰微，极虚之

证。不论何病，但以参、芪大剂或八珍之属补之，间有活者。若大便秘结，谵语脉实者，此为实热，宜承气等汤下之方见十四内。

论伤寒发喘四三

喘之为证，因肺气上逆而然。如未汗而喘，是邪在表，宜疗以解肌。痰壅腹满而喘，疗以荡涤。停饮而喘，疗以散水。至若直视、烦满、气粗、身汗如油，此坏证也。

麻桂各半汤　治寒邪在表，发热恶寒气喘，以及一切感冒。

麻黄七八分　桂枝一钱　白芍　甘草各一钱　杏仁十一粒，去皮尖

姜引。或加苏子、陈皮各八分。

［批］治表邪气喘。

枳桔二陈汤　治痰壅气喘。

枳壳钱半　桔梗二钱　半夏二钱　茯苓钱半　甘草一钱　陈皮去白，钱半　杏仁十五粒　苏子炒研，八分　生姜六分

如咳，加麻黄五六分。

［批］治痰壅气喘。

半夏茯苓汤　治伤寒饮水过多，停滞胸隔，心下痞满气喘。

半夏三钱　茯苓四钱　生姜二钱

水煎服。即用下方亦可。

［批］治水停气喘。

五苓散　治证同前，或小水不利。

白术一钱　猪苓钱半　茯苓二钱　泽泻一钱　肉桂五分　车前子一钱

水煎服。或加苏子八分。不效，加甘遂五分，勿加甘草，以相反也。

［批］亦治水停气喘。

论伤寒腹满四四

客邪入胃，即生胀满。但有虚、实、寒、热之辨。若是阳证，必咽干烦热，脉实有力，宜清宜攻。若是阴邪，必吐食畏寒，自利肢冷，脉虚无力，宜温宜补。

清泉汤新　治阳证实热，脉洪腹满。

生石膏三五钱，研　知母钱半　陈皮去白　厚朴姜炒　枳壳各钱半　大腹皮二钱，洗净　黄芩钱半

水煎服。如便结，加大黄二钱以攻之。

［批］治阳证腹满。

暖胃汤新　治阴寒虚满，脉弱便泻。

白芍钱二分　干姜炮，二三钱　丹参三钱　厚朴姜炒，一钱　木香三分　香附醋炒，六分　吴茱萸制，钱半　生姜一钱

水煎服。如寒甚者，加附子一二钱。如食因寒滞，加神曲一钱，麦芽一钱，俱炒用。如大便不流动，加当归二三钱。

［批］治阴寒腹满。

论伤寒变温病、暑病四五

冬时寒毒内藏，至春发为温病，至夏发为暑病。仲景曰：发热不恶寒而渴者，温病也。暑病则尤甚矣，即热病也。此与夏月中暑者不同，义详暑证门。二病宜从清凉，固其然也，然必表里俱有热证，方可治用清凉。若值四时寒邪感冒未解，虽外热如火，而内无热证可据者，不得执以为热，而概用凉药。须察证察脉，则见理精矣。［批］须兼内外察之。

论伤寒劳复、食复四六

劳力感寒一证，外则辛苦劳力，内则七情劳神。外劳则轻，

若内外俱劳，则形神悉困，斯为甚矣。今人伤寒，率多类此。轻者和解，重者培本，治法详前。倘但知攻邪，未有不误人者矣。

食复者，由新瘥胃虚，食稍多则复。腹满脉实，烦热便结。轻则二陈汤加山楂、麦芽、砂仁、神曲，重则大柴胡汤方见十四内。

论伤寒虚证四七

阳微则恶寒，阴弱则发热，是寒热之有虚也。其人本虚，故发汗而战。耳聋者，阳气虚也。面赤戴阳者，阴不足也。无阳不能作汗，必身冷而脉迟也。脉数为热，当消食。如食而吐者，胃中虚冷也。虚则郑声，言语乱而气息微也。身倦恶寒而利，冷极而为厥逆也。头痛呕吐宜温，以头痛之有属阴也。自利发热汗出者，有阴无阳也。便溏者，以里虚而寒在下也。阳明病，不能食，攻其热必哕，以胃中虚冷也。自利不渴者，以脏之无火也。邪中于阴者，必生内栗也。汗多而心下悸者，亡其阳也。发汗病不解，而反恶寒者，虚也。脉阴阳俱紧，反汗出者，亡其阳也。

伤寒论治摘要四八

凡伤寒汗、吐、下之后，宜用小柴胡汤加减和之，不得便用补药。以余邪得补，而热复盛。惟挟虚伤寒、脉弱无力及劳伤者，不在禁补之例。

［批］论汗下后勿即补。

凡汗药宜早，下药宜迟，此紧要法也。宜早者，谓风寒自表而入，即当速为解表。邪从表解，免使入里而变生别证。宜迟者，谓邪传入阳明之腑，俟邪热壅盛于里，下之去其邪热而愈。若未盛而早下之，则正气受伤，阴寒之气乘虚而入，恐成痞气、结胸等证。

［批］论汗宜早下宜迟。

凡寒证脉伏，或吐泻脱阳无脉，以姜汁、好酒各半盏与病者服。脉出者生，不出者死。

［批］治脉伏脉脱。

凡吐血不止，韭汁磨墨呷①之，如无韭汁，鸡子清亦可。

［批］治吐血。

凡阴毒昏不知人，肢冷唇青，药不得入，将葱切去根叶，留白捣饼，先将麝香半分填于脐内，后加葱饼于上，以火熨之，烂即易，约三饼稍醒，先灌姜汁，后服姜附汤。用炮干姜五钱，附子一两，或用生附子煎服。

［批］治阴毒将死。

凡服药即吐者，将生姜汁半盏，热饮，吐即止。

［批］治吐。

凡头痛，病属太阳，其脉当浮而反沉者，因正气衰弱，里虚而然，宜用四逆汤生附子，干姜炮，甘草炙。此里虚，不得不救也。

［批］论太阳有里证。

头不痛，病在少阴，证当无热而反热者，因寒邪在表，犹未传里，宜用麻黄附子细辛汤方见十八内。此表邪，不得不散也。

［批］论少阴有表证。

凡脉数为热，浮数为表热，沉数为里热，数而有力为实热，

---

① 呷（xiā 虾）：吸饮。

无力为虚热。况细数乎！

［批］论脉数为热不一。

雀啄连来四五啄，屋漏半日一点落。弹石硬来寻即散，搭指散乱如解索。鱼翔似有亦似无，虾游静中跳一跃。寄语医家仔细看，六脉一见休下药。

［批］伤寒绝脉歌。

凡伤寒神昏，而小便仍通者，阴气未绝，尚可治之。

［批］论有小便可治。

凡伤寒不思饮食，不可用温脾健胃之药，以致反增热毒，为害不浅。但因邪去，病证一和，自能思食。

［批］论病去自思食。

凡伤寒虚热内炽，胃中津液干枯，必仗甘寒之药，方可和之。但须频频浸灌，则邪热得以渐解，元气得以渐复。若小其剂，复旷①其日，亦无及矣。

［批］论药须频服。

凡伤寒自利，当分阴阳二证，切不可概投补药、暖药、止泻药，以致杀人。惟自利而身不热，手足温者，属太阴。身冷四肢厥者，属少阴厥阴，可用热药。其余身热下利者，皆阳证也。

［批］论自利有阴阳。

凡冒露冒雨，湿气内攻，而胸前凝滞者，此但可燥湿和中。若误下之，则湿气下行，损伤脾胃，变利变泻，肢冷昏沉。男子谓之亡阳，小儿谓之慢脾。

［批］论受湿误下。

———

① 旷（kuàng 框）：空缺。

论伤寒误药伤人四九

阴盛阳虚，则邪客于腠理而未入，汗之则愈，下之则内虚，邪气乘虚而入，引贼破家而死。阳盛阴虚，邪已入里，下之则愈，汗之则竭其津液而死。[批] 论不得误下误汗。邪在半表半里，不知用小柴胡汤和解，误用承气汤，致身热发黄而死。[批] 论宜和解不得误下。春温夏暑，不寒而热，是伏气温热之证，宜用辛凉，而误用麻桂辛温，则内热愈甚，而班黄、狂乱之证生矣。[批] 论温病忌温药。阳证似阴，而误用热药，阴证似阳，而误用凉药，皆死。其治载上阴厥阳厥条内。[批] 论阴阳误治。伤寒汗多，复利小便，内外悉竭者死。阳明病，汗多，日晡潮热，小便短少，若利之，加喘、渴者死。[批] 二条论忌小便。

论伤寒用药须得佐使五十

表汗用麻黄，无葱白不发。吐痰用瓜蒂，无豆豉不涌。去实热用大黄，无枳壳不通。温经用附子，无干姜不热。竹沥得姜汁则行经络。蜜导得皂角能通秘结。半夏、姜汁，可止呕吐。人参、竹叶，能止虚烦。非柴胡不能和解表里。非五苓散不能利小便。花粉、干葛，消渴解肌。人参、麦冬、五味，生脉补元。犀角、地黄，止上焦吐衄。桃仁承气，破下焦瘀血。黄芪、桂枝，实表虚出汗。茯苓、白术，去湿助脾。茵陈去疸。承气制狂。枳实能除痞满。羌活可治感冒。人参败毒，能治春温。四逆疗阴厥。人参白虎，能化赤班。理中、乌梅，能治蛔厥。桂枝、麻黄，治冬月之恶寒。姜附汤止阴寒之泄泻。大柴胡去实热之妄言。太阴脾土恶寒湿，惟干姜、白术以燥湿。少阴肾水恶寒燥，得附子以温润。厥阴肝木藏血荣筋，须白芍、甘草以滋养。此经常用药之大法，惟机变者乃用之无穷也。

论伤寒用药须配合得宜五一

麻黄得桂枝则能发汗。白芍得桂枝则能止汗。黄芪得白术则止虚汗。防风得羌活则治诸风。苍术得羌活则止身痛。柴胡得黄芩治热。附子得干姜治寒。羌活得川芎则止头痛。川芎得天麻则止头眩。干葛得天花粉则止消渴。石膏得知母则止渴。香茹得扁豆则消暑。黄芩得连翘则解毒。桑皮得苏子则止喘。杏仁得五味则止嗽。丁香得柿蒂、干姜则止呃。干姜得半夏则止呕。半夏得姜汁则回痰。贝母得瓜蒌则开结痰。桔梗得升麻则开提血气。枳实得黄连则消心下痞。枳壳得桔梗能使胸中宽。知母、黄柏得山栀则降火。豆豉得山栀治懊憹。辰砂得枣仁则安神。白术得黄芩则安胎。陈皮得白术则补脾。人参得五味、麦冬则生肾水。苍术得香附开郁结。厚朴得腹皮开膨胀。草蔻得山楂消肉积。乌梅得干葛则消酒。砂仁得枳壳则宽中。木香得姜汁则散气。乌药得香附则顺气。白芍得甘草治腹痛因虚。吴茱萸得良姜止腹痛因寒。乳香得没药大止诸痛。芥子得青皮治胁痛。黄芪得附子则补阳。知母、黄柏得当归则补阴。当归得生地则生血。藕汁磨京墨则止血。红花得当归则活血。归尾得桃仁则破血。大黄得芒硝下实结。皂角得麝香通诸窍。诃子得肉果则止泻。木香得槟榔治后重。泽泻得猪苓能利水。泽泻白术能收湿。以上所言配合，不过荃蹄①耳，亦贵在人之神其用也。

论伤寒有宜从证不从脉五二

脉浮为表，治宜汗之，此其常也，而亦有宜下者焉。仲景

---

① 荃蹄：鱼筌和兔网。此指部分。

云：若脉浮大，心下硬，有热属脏者攻之，不令发汗是也。脉沉为里，治宜下之，此其常也，而亦有宜汗者焉。少阴病，始得之，反发热而脉沉者，麻黄附子细辛汤微汗之是也。脉促为阳，常用葛根、芩连清之矣。若脉促厥冷为虚脱，非灸非温不可，此又非促为阳盛之脉也。脉迟为寒，常用干姜附子温之矣。若阳明脉迟，不恶寒，身体濈濈汗出，则用大承气，此又非迟为阴寒之脉矣。四者从证不从脉也。世有切脉而不问证，其误可胜言哉！

论伤寒有宜从脉不从证 五三

表证汗之，此其常也。仲景曰：病发热，头痛，脉反沉，身体疼痛，当救其里，用四逆汤，此从脉之沉也。里证下之，此其常也。目胀发热者属阳明，脉浮大者用桂枝汤，此从脉之浮也。结胸证具，常以大小陷胸汤下之矣，脉浮大者不可下，下之则死，是宜从脉而治其表也。身疼痛者，常以麻黄桂枝汤解之矣，然尺中迟者不可汗，以荣血不足故也，是宜从脉而调其荣矣。此皆从脉不从证也。若问证而忽脉者，仲景之罪人也。

伤寒脉证凶候 五四

病热有火者生，心脉洪是也。无火者死，沉细是也，沉细或数者死。浮而涩，涩而身热者死。热而脉静者难治。脉盛汗出，热不退者凶。脉虚，热不止者凶。三消、失血、蓐劳、久痢、诸虚复发热者皆逆。

卷之五

论 瘟 疫

论瘟疫与伤寒不同治法亦异一

伤寒者,感冒寒气。初起发热恶寒,头痛身疼,其脉浮紧无汗者为伤寒,浮缓有汗者为伤风。瘟疫初起,原无感冒之因,忽觉凛凛,以后但热而不恶寒。伤寒投剂,一汗而解。瘟疫发散,汗不易出,即强逼出汗,亦不能解。伤寒之邪,自毫窍而入,不传染于人。瘟疫之邪,自口鼻而入,能传染于人旁人用明雄黄时嚼口中,少搽鼻孔,可以辟之。伤寒汗解在前,瘟疫汗解在后。伤寒解以发汗,瘟疫俟邪内溃,汗自然出,不可以期,且汗出多战,方得解也。伤寒发班则病笃,瘟疫发班则病衰。伤寒感邪在经,以经传经。瘟邪感邪在内,内溢于经,经不自传。伤寒感发甚暴,瘟疫多有淹缠一二日,或渐加重,或淹缠五六日忽然加重医人问此可知消息。伤寒初起,以发表为先。瘟疫初起,以疏利为主。其所同者,邪皆传胃,悉用承气汤类导邪而出也。伤寒下后,脱然而愈,以其传法,始终有进而无退也。瘟疫下后,多有未能顿解者,何也?盖疫邪有表里分传者,一半向外传,则邪留肌肉,一半向内传,则邪留胃家。邪留于胃,故里气结滞,里气结滞,表气因而不通,于是肌肉之邪不能即达于肌表。下后,里气一通,表气亦解,则肌肉之邪发于肌表,或汗或班,然后脱然而愈。伤寒下后,无有此证,所谓病不同,而治法亦异者,此也。

论瘟疫治法二

瘟疫之病,不与伤寒同也。伤寒,感天地之常气。疫者,感天地之厉气，无论老少强弱，触者即病。邪自口鼻而入，内不在脏腑，外不在经络，舍于伏脊之间，去表不远，附近于胃，乃表里之分界，是为半表半里，即《针经》所谓横连膜原是也。其病初起，先寒后热，日后但热而无寒，脉则不浮不沉而数。此邪不在经，若用麻、桂强发其汗，徒伤表气，热亦不减。此邪又不在里，若用硝黄早为之下，徒伤胃气，其渴愈甚，宜用：

达原饮　治疫病初起，先寒后热，及头痛身疼，此邪热之浮越也。

槟榔二钱　厚朴钱半　草果仁一钱　知母一钱　白芍一钱　黄芩一钱　甘草五分

温服。宜速投二三剂。以槟榔能消能磨，除伏邪，为疏利之药，又除岭南瘴气。厚朴破戾气所结。草果辛烈气雄，除伏邪盘踞。三味协力，直达巢穴，使邪气溃败，速离膜原，是以为达原也。热伤津液加知母。热伤荣血加白芍。黄芩清燥，甘草和中，俱有妙用。

［批］治疫病初起。

凡疫邪游溢诸经，当随经引用，以助升泄。如胁痛、耳聋、寒热、呕而口苦，此邪热溢于少阳经也，加柴胡。如腰背项痛，此邪热溢于太阳经也，加羌活。如目痛、眉棱骨痛、鼻干不眠，此邪热溢于阳明经也，加干葛。其分量重轻，在临证时权之。

［批］论三阳兼病加药。

论汗宜缓三

凡疫病传变，或出表，或入里，或表里分传，不得执《伤寒论》先解其表，后攻其里。此大谬也。盖里气结滞，阳气不得敷布于外，务宜承气，先通其里，不待发散，多有自能汗解，以伏邪中溃也。如未得汗，以柴胡汤和之。复不得汗者，从渐解也，不可苛求其汗。疫病多有作战汗解者，或有战而无汗，次日当期复战。战者必厥，战而厥回无汗者，真阳尚在，表气枯涸，可以渐愈。若厥不回，汗不出者，危矣。但战不可动扰，动扰则止，汗不出矣，但可温覆而已。［批］汗出而战疫病乃解。

柴胡汤　治下后，内无邪热，宜出战汗而解。如犹未汗，服此方和解。

柴胡二三钱　黄芩钱半　陈皮　甘草　生姜各一钱　大枣二枚

古方用人参、半夏，今表里实，故不用人参，无呕吐，不加半夏。

论下宜急四

伤寒下宜迟，要待邪传里方可议下。疫病下宜早，以邪伏中，下之而邪乃溃。但见舌黄，心腹痞满，便于达原饮加大黄下之。设邪在膜原者，已有行动之机，得大黄促之而下，实为开门祛贼之法。即使未愈，邪亦不能久留，二三日后，余邪入胃，用小承气汤彻其余毒。大凡客邪，贵乎早治，乘人血气未乱，不至危殆，投剂不至掣肘，愈后亦易平复，以病根之早拔也。倘谓下无结粪，似乎太早，殊不知因邪热而致燥结，非燥结而致邪热也，下其邪热，又何燥结之有。

［批］论下宜早。

小承气汤　治邪在上焦，胸胁痞满，自得消散。

大黄三五钱　厚朴钱半　枳实一钱

姜三片，温服。

［批］治上焦痞满。

大承气汤　治中焦坚结，自得润化而下。

大黄三五钱　厚朴钱半　枳实一钱　芒硝二三钱

水姜煎服。

［批］治中焦坚结。

调胃承气汤 治中焦宿结，兼有瘀热。

大黄三五钱　芒硝二三钱　甘草一钱

水姜煎服。

［批］治中下宿结。

邪热传里，在上焦痞满者，宜小承气汤。中有坚结者，加芒硝，软坚而润燥。设无痞满，惟存宿结，而有瘀热者，宜谓胃承气汤。虽无结粪，但下粘腻极臭恶物，其邪热散矣。若待燥结，热极变证，不可揣摩，为害不小。

凡瘟疫舌有白苔者，邪在膜原也。舌色黄至中央，乃热邪入胃，用达原饮，加大黄。若兼三阳证现，照前加药，名三消饮。消内消外，消不内不外也。此治内外有邪，为疫证全剂。

三消饮 治毒邪表里分传，膜原尚有余结，用此兼解。

槟榔二钱　厚朴钱半　甘草八分　大黄二三钱　草果仁一钱

白芍　知母　黄芩　葛根　羌活　柴胡各一钱

姜枣水煎服。

［批］治表里俱病。

论下法权变五

凡瘟疫初起身热，或一日二日舌上白苔如粉，早服达原饮一剂。午前舌变黄色，随见胸膈满痛，大渴烦躁，此伏邪溃而传胃也，前方加大黄下之，烦减热退。午后复加烦热，舌黑生刺，鼻如烟煤，此邪毒最重，复瘀到胃，急投大承气汤，傍晚大下，至夜半热退，次早鼻黑苔刺如失。因其毒甚，传变亦速，用药不得不紧。设不及时重剂，二三日必死。［批］论热证屡变屡下。但其中有应一日下二三次者，有连下三四日者，有下一日间一日者。其中宽缓之间，有应用柴胡清燥汤者，有应用犀角地黄汤者。至承气有三方，固宜酌用，又宜某日应多与，某时应少与，稍不得法，便至误事，此贵临时斟酌。［批］论下宜因证。

柴胡清燥汤　治疫病下后，余热未除，以此清之。

柴胡二钱　黄芩三钱　陈皮钱半　知母二钱　天花粉钱半　甘草一钱

姜枣煎服。

［批］治下后余热。

犀角地黄汤　治证同前，而此方滋阴退火。

地黄一两　白芍三钱　丹皮二钱　犀角三钱，研碎

先将地黄温水润湿，摘碎，入石臼内捣烂，再加水如糊，绞汁听用。其滓入药同煎，煎成去滓，入地黄汁合服。

［批］治下后阴虚余热。

济阴承气汤新　治疫热宜攻而下之。或体弱血虚，须泻补并用。

大黄或煨，或生，二三钱　枳实面炒，一钱　当归钱半　厚朴一钱生地　白芍各一钱　丹参二钱　陈皮　甘草各五七分

水煎服。此方平和，凡老年与产后及体弱、内伤人，遇此瘟疫，用之无虞，而且有效。

［批］治虚弱人实证。

论应下诸证六

舌苔黄白苔，邪在膜原也，未可下、苔黑有一种舌俱黑滑而无苔者，此阴证也，宜四逆理中八味之类、舌芒刺、舌裂、舌短、舌硬、舌卷、唇裂焦燥、口臭、唇口起泡起皮、鼻孔如烟煤、口燥渴若大汗，脉长洪而渴，未可下，宜白虎汤。汗更出，身凉渴止、目赤、咽干、气喷如火、脉沉而数、小便赤黑淋滴作痛、小便

极臭、扬手踯足、潮热在日晡时者为胃实、心下痞满、心下高起如块、心下痛、腹胀满、腹痛按之愈痛、心下胀痛、头胀痛初起头痛，别无下证，不可下、小便闭属气结，若大便行，小便立解矣、大便闭有血液枯竭者，无表里证，为虚燥，宜蜜煎导及猪胆导、屎极臭、大便粘胶、协即挟热下利、热结旁流、四厥、脉厥体厥厥者阳气内郁，不能外泄，胃家实也，宜下之。若下后复厥，为虚脱，宜补、发狂外有虚烦作狂，有因欲汗作狂，忌下。

以上三十六证，诸属实热，下之乃解。但有实热，必见实证。虽证不一，必有数端宜下之证显然于外，须及时攻治，庶不致遗害。

论下后脉证变幻七

凡里证脉沉而数，宜下。下后脉浮者，当得汗解。若无汗而微热，神昏口渴，此邪热浮于外，而里无壅滞也，宜白虎汤。设数下后，脉浮数而空，当加人参。白虎辛凉①，除肌表之邪热，加人参助一身之血液，于是经络润泽，元气充周，自得汗而解。[批] 治下后无汗。倘不得汗，二三日后，脉复沉而大热，因膜原余邪，复瘀到胃，宜再下之。下后脉再浮者，仍当汗解，宜白虎汤。[批] 论下后余邪复发。下后脉浮，大汗而热者，此内邪散，正气通，佳兆也，不得再下以上二证，俱言下后之热，一以脉沉为邪复，一以脉浮为邪散，惟以凭脉为断。[批] 论热而有汗病愈也。又有当下失下，口舌燥渴，身反热减，四肢厥逆，此阳气伏也。既下厥回，身上不寒，脉大而反数，津生不渴，此里邪去，郁阳暴伸也，宜用柴胡清燥汤方见上去花粉、知母，加干葛，随其性而升泄之。此证似宜用白虎汤，但热渴既除，

---

① 凉：原作"温"，据下文"论白虎当用"条改。

又非白虎所宜也。［批］论下后脉数。

白虎汤　治瘟疫下后，脉长洪而数，大渴复大汗，通身发热。

石膏一两　知母四钱　甘草三钱　炒米一撮

加姜煎服。

服达原饮后，毒邪分离膜原，内外之气已通，故脉长洪而数。白虎辛凉解散，服之或战汗，或自汗而解。［批］论白虎当用。若邪已入胃，不用承气，而用白虎，反抑邪毒，致脉不行。人见阳证而得阴脉，愈不敢下，投以寒凉，愈投愈危。惟用承气缓缓下之，六脉自出。［批］论白虎误用。

以下论疫病杂证，与伤寒治法不同，不得混用。

论瘟疫痞满八

凡下后痞满，有实有虚。脉实者，余邪犹留胸胁，按之而痛，食后更甚，宜再下之。若脉不数，不潮热，不口渴，下后痞更甚者为虚，宜补养之。

化滞汤新　治下后余邪作痞，心胸饱胀，脉实而数，宜导滞除邪。

陈皮去白，一钱　青皮六分　茯苓钱半　厚朴一钱　白芥子炒研，六分　大黄煨，二钱

水煎服。不效，加枳实一钱。

［批］论下后实痞。

参附养荣汤　治下后虚痞，不热不渴，脉平而弱。

当归二钱　白芍酒炒，钱半　生地酒浸，钱半　干姜炒，一钱附子制，七分　人参一钱，无人参，即以条参或沙参三五钱代之亦可

水煎服。

［批］治下后虚痞。

论瘟疫呕吐九

凡呕吐，有寒有热。邪留胃口，热甚作呕，下之减半，宜再下之。犹有余热，体弱而不可下者，清之。至于下后邪尽，毫无热证热脉而复呕者，以胃口续得寒也，宜温之。

竹叶石膏汤　治瘟疫下后，胃口犹有余热，时作呕吐，用此清之。

石膏生研，三钱　半夏钱半　甘草一钱　麦冬钱半　淡竹叶十三片　米一撮　人参随其有无

生姜三片引。若口微渴，大便微燥，加酒炒大黄一钱。

［批］治下后余热作呕。

半夏藿香汤　治下后脉静身凉，不渴不燥，胃寒呕逆。

半夏钱半　真藿香　干姜炒　茯苓　陈皮　白术各一钱　甘草五分　生姜八分

热服。

［批］治下后寒呕。

论瘟疫蓄血十

蓄血之病，原因失下或下之未尽，热移下焦血分，小腹硬痛，小便清长。小便属气，清则气分无病，知其在血分也。其有喜忘如狂者，此胃热波及于血分，血乃心之属，血中留火，延蔓心家，宜有是证，仍从胃治。

桃仁承气汤　治热移下焦血分，小腹或硬或痛，其人如狂。

大黄三钱　芒硝二钱　当归　白芍各一钱　桃仁去皮尖，一钱半　丹皮一钱

煎服。热除为愈，或热少减，宜再服。［批］治小便蓄血。但有余焰者，宜犀角地黄汤调之方见第五，不得再用前方，恐亡

血过多也。［批］治蓄血未净。

论瘟疫发黄十一

疫邪传里，胃气熏蒸，则成湿热。透于肌腠，遂成黄病。由小便不利，邪无输泄也。

茵陈汤　治邪热郁滞，变为黄疸，身目如金，口渴尿赤。

茵陈钱半　山栀二钱　大黄三四钱

姜水煎服。胃热移于下焦，故用大黄为君。热无以泄，臣以山栀，利小便而瘀热自除。至于茵陈，为治疸退黄之专药也。若用茵陈而兼五苓，不惟不能退黄，小便间亦难利。

［批］治湿热黄疸。

论瘟疫自汗十二

自汗者，伏邪中溃，气通故也。若脉长洪而数，身热大渴，宜白虎汤得战汗而解。有里证下后，三五日间汗出不止，热甚则汗甚，热微汗亦微，此属实证，乃表有留邪也，宜柴胡汤以佐之，表解则汗自止。设有三阳经证，当用前三阳随经加法加法见达原饮后，不得误认为表虚，用黄芪及止汗之剂。又有里证，不拘天时，多作自汗，宜下之。至于表里无实证，喜热畏冷，面青唇白，脉微欲绝，忽得自汗，为虚脱，急当峻补。有大病愈后数日，每饮食及惊动即汗出，此表里虚怯，宜养荣汤倍黄芪。

论瘟疫盗汗十三

里证下后，续得盗汗者，表有微邪也，亦用柴胡汤以佐之。瘟疫愈后数日，脉静身凉，及得盗汗与自汗者，俱属表虚，宜黄芪汤。

柴胡汤　治表有微邪，自汗、盗汗二证。

柴胡钱半　黄芩　陈皮　甘草　生姜各一钱　大枣二枚

［批］治表邪汗证。

黄芪汤　治瘟疫愈后数日，自汗盗汗属表虚者。

黄芪蜜炙，三钱　五味子一钱　当归钱半　白术钱半　甘草炙，五分

照常煎服。如汗未止，加麻黄净根一钱五分，无不止者。但属实者多，邪气盛也，属虚者少，正气夺也。虚实之分，在乎有热无热，有热为实，无热为虚。再参脉息，庶几无误。

［批］治表虚汗证。

论瘟疫发斑十四

凡疫邪留于气分，解以战汗，留于血分，解以发斑，以毒气之疏通也。若未下而先发斑者，下后而斑渐出者，再见下证，少与承气缓缓下之。

内外两解汤新　治瘟疫发斑，犹有微邪。内解外托，毒自消散。

当归钱半　白芍一钱　陈皮八分　大黄酒炒，一钱　白芷一钱
升麻五分　甘草七分

姜水煎服。如大便不润，重加生大黄。如下后气虚，斑白而不大见，加生黄芪二三钱。

［批］治微邪发斑。

托里举班汤　治因斑误为大下，中气不振，斑毒内陷。

白芍　当归各钱半　升麻　柴胡各五分　白芷一钱　穿山甲炙黄，一钱

姜水煎服。或毒重气虚，脉渐微者，加人参一钱可救。

［批］治斑毒内陷。

论瘟疫解后调理十五

夫疫，热病也。下后暴解，余焰未尽，大忌参、芪、白术，恐余邪壅滞。若下后阴虚，咽干舌燥，津液枯涸，宜以养荣为主。

清燥养荣汤　治邪解后，阴枯血燥，口苦舌干，目涩咽燥等证。

知母　白芍　天花粉各一钱　当归　生地各钱半　陈皮　甘草各八分

加灯心水煎服。

［批］治血虚枯燥。

柴胡养荣汤　治邪热下后，表有余焰，尚未清凉。

柴胡一二钱　黄芩　当归各钱半　白芍　生地　知母　花粉各一钱　陈皮　甘草各八分

姜枣煎服。

［批］治表邪未尽。

承气养荣汤　治血虚体弱，里证未尽，须下中带补。

当归　白芍　生地各钱半　知母一钱　枳实八分　厚朴一钱　大黄钱半、二钱

姜引。

［批］治里证未尽。

清痰养荣汤　治疫邪解后，痰涎涌甚，胸膈不清。

知母　花粉　贝母炒研　瓜蒌仁去油　橘红　白芍各一钱　当归二钱　紫苏子炒研，七分

姜引。

［批］治下后痰涌。

论瘟疫下格上呕十六

瘟疫愈后，脉证俱平，大便二三旬不行，饮食少进即呕，此为下格，宜调胃承气汤热服，顿下宿结，不返于上，呕吐立止。若误作胃寒，用丁香、二陈之类，病必加进。呕止，慎勿骤补。若少与参、芪，则下焦复闭而呕仍作矣。

论瘟疫大便泄泻、闭结二证十七

邪气乘胃，不能羁留，至午后潮热，便作泄泻，子后热退，泄泻亦减，次日依然，为协热下利，宜小承气汤。邪尽，利自止。二三日后，忽潮热下泄，此伏邪未尽，治法同前。

〔批〕论协热下利。

有热结旁流者，胃家实先时闭结，续得下利纯臭水，全然无粪，日数度，宜大承气汤，得结粪而利自止。又有进汤药而即下者，因大肠邪胜，失其传送之职，知邪犹在也，病必不减，宜再下之。〔批〕论热结旁流。有大肠胶闭者，疫邪传里，蒸作极臭粘胶，及至愈蒸愈结，疫毒无路而出，下之即愈。〔批〕论大肠胶闭。

有大便闭结者，邪热壅滞，渐至便硬，下之诸证悉去。〔批〕论大便闭结。又有愈后不行，别无他证，此大肠虚燥，不可攻也。饮食调和，自能润下。若觉谷道紧塞夯闷，宜作蜜煎导，甚则宜六成汤。〔批〕论大肠虚燥。

疫病愈后数日，忽腹痛里急者，此下焦别有伏邪，欲作滞下也。

芍药汤　治疫病愈后，忽腹痛里急，无论已见积未见积，俱效。

白芍钱半　当归　厚朴各一钱　槟榔二钱　甘草七分

姜引。里急后重，加大黄二三钱。红积，倍白芍。白积，倍槟榔。白属气病，红属血病。红白相兼，气血俱病。邪尽利止，未止者宜此方。

［批］治腹痛里急。

病愈后，脉迟细而弱，或黎明，或夜半，便作泄泻，此命门火亏，宜七成汤。或有杂证属实者，宜大黄丸，下之立愈。

［批］治火亏泄泻。

六成汤　治疫病愈后，血枯津干，大便燥结，宜滋阴养血。

当归钱半　白芍　天冬　麦冬各一钱　威参七钱　熟地或用生地，三钱　肉苁蓉三钱

煎服。二三剂仍燥，宜六味，少减泽泻。

［批］治血枯大便燥结。

七成汤　治疫病愈后，右尺脉弱，夜半或黎明泄泻，真阳虚也。

破固脂炒，锤碎，三钱　熟附子　茯苓　人参无者，山药三钱代之　五味八分　甘草炙，一钱　肉豆蔻煨去油，八分

煎服。不效，宜八味倍附子。

［批］治火亏泄泻。

蜜导煎法　治疫病愈后，无有别证，但谷道干涸难下，以此导之。

蜂蜜三两入铁器内，用火熬干，捻成挺子，寸半长，从谷道插入。

论疫病小便杂证十八

热移膀胱，小便赤色。邪到膀胱，干于气分，小便胶浊，干于血分，溺血蓄血。留邪欲出，小便急数。膀胱不约，小便自遗。膀胱热结，小便闭塞。详明病源，以便调治。

［批］论小便诸证。

热移膀胱，或仅热，或有邪，小便赤涩，或胶浊，或闭塞，其治在胃。轻则小承气汤，重则大承气汤。一下之，病自愈矣方见第四内。

［批］治膀胱邪热。

祛邪导滞汤新　治邪到膀胱，从胃来治胃，兼治膀胱。若纯治膀胱，胃热乘势拥入膀胱，非其治也。

枳实　猪苓　木通　泽泻　陈皮　车前各一钱　大黄二三钱

灯心煎。如涩痛，加滑石三钱。如短赤，加山栀一钱。如溺血、蓄血，加桃仁二钱，红花七分，或加漆滓炒令烟尽一二钱。

［批］治胃热与膀胱。

猪苓汤　治膀胱湿滞，小便急数，或白膏如马溲者，此不关于胃也。

猪苓二钱　泽泻　木通　滑石各一钱　车前钱半

灯心引。

［批］治小便急数。

论瘟疫蛔厥十九

杂病吐蛔，多因胃寒，用姜、附、椒、梅辛热之品是也。至于疫证，始终皆热，但下胃邪，蛔厥自愈。

［批］蛔厥属热。

论瘟疫呃逆二十

杂病及伤寒，呃逆多为胃寒，用丁香柿蒂散，不若四逆汤，功效更捷。而疫病呃逆，寒热皆有。治法宜从本证而消息之。如见白虎证，则投白虎。见承气证，则投承气。膈间邪闭，则宜导痰。如果胃寒，则用四逆。但治本证，而呃自止。其他可以类推。

> ［批］治呃当因本证。

四逆汤　治胃寒呃逆。

甘草炙，二钱　干姜炮，三钱　附子三钱

温服，或凉服。

> ［批］治呃属寒。

论瘟疫饮水二一

烦渴思饮凉水，正宜与之，但须陆续与饮，不得太过。太过，自水停心下，宜四苓散。如不欲饮冷，易以百滚汤与之。

四苓汤　治水停心下，饱闷痞胀，胸胁滞塞。

茯苓二钱　泽泻钱半　猪苓钱半　陈皮一钱

顺取流水煎服。

> ［批］治饮多停胸。

论瘟疫阳证似阴二二①

疫病无阴证似阳者，故不附载。

凡阳极而厥，手足厥冷，或冷过肘膝，甚至手足甲皆青黑，剧则遍身冰冷，血凝青紫，或六脉无力，或脉微欲绝。以上脉证，悉见纯阴，犹以为阳，何也？及审内证，气喷如火，烦渴谵语，口燥咽干，舌苔黄黑，或生芒刺，心腹痞满，小便赤涩而痛，大便燥结，协热下利。以上悉阳证，所谓阳厥也，皆属下证，或投温剂，误矣！

要之，阳证似阴者，外寒而内热，必舌黄而小便赤涩。阴证似阳者，格阳之证也，外热而内寒，必舌淡白亦有黑而滑，无芒刺者，属阴寒，而小便清白。但以舌色、小便为据，以此推

---

① 二二：原脱，据上下文补。

之，万无一失。

［批］辨阴阳更明更易。

论瘟疫投凉药之害二三①

疫邪结于膜原，与卫气并固，而日夜发热，日晡益甚，五更稍减。此时胃本无病，以舌不黄，小便清白故也，不得误用承气，使里气先虚，邪气乘虚而入，为害不小。及邪传胃，烦渴口燥，舌黄芒刺，午后潮热等证，此宜下也。而人不知热由于邪，去其邪而热自止，乃用芩连知柏，或解毒，或泻心，盖本《素问》"热淫所胜，治以寒凉"，谓热病用寒药，可以无疑。故每遇热甚，反指大黄能泄而损元气，黄连清热且不伤元气，更无下泄之患。医家病家俱以为然，由是大剂与之，其热转甚，耽误至死，犹言重用黄连而热不清，非药之不力，病者之数也。殊不知黄连苦而性滞，寒而气燥，虽与大黄均为寒药，而大黄走而不守，黄连守而不走，一燥一润，一通一塞，相去甚远。［批］治热之源。且疫病首尾以通行为治，若用黄连，反招闭塞之害，邪毒何由以泄？病根何由以拔？既不知病原，焉能以治疾耶！［批］治疫大旨。

备拣古来治疫辟疫至简至稳神方于后，以便取用共一十四方②。

疫病狂躁，用苦参研末，薄荷汤下二钱，半日宜三服。

天行热病，结胸胀痛，用苦参一两煎服，醋引。

疫病垂死者，用竹去皮，浸于大粪缸中，以内水服之，可救。

---

① 二三：原作"二二"，据目录及上下文改。
② 方：此后原衍"二三"，疑为"论瘟疫投凉药之害"的序号。

不染疫病，用黑豆一杯，天将亮时，勿令人见，置于井中，虽共井用水不染。或入水缸内，共屋居住不染。

又方：于五月五日午时，采苍耳叶阴干，临时研末，冷水调服二钱，或水煎，合家皆服，能辟疫邪。

又方：用松毛细切，七日，酒调服三次，能辟五年瘟疫。

又方：用马骨以绛袋盛之，男佩左，女佩右，能辟瘟疫。

又方：用上品朱砂，研细末，炼蜜为丸，绿豆大，常以太岁日平旦，向东方，各吞七粒，少用温水送下，勿令近齿，永绝瘟疫。若急则不拘何日。

天行疫病，取初病人里衣小衣，于甑①上蒸过，勿开甑，移于远处，一家不染。

又方：凡人欲近前者，或用明雄黄，或用苍术，口中细嚼，涂擦鼻内，常有药气，自然不染。

又方：用明雄黄一两，丹参、卫茅别名鬼箭羽，其兜上有毛似箭，即天麻之苗也、赤小豆各二两为末，炼蜜为丸，空心温水下五钱。即与病人共被睡，不能传染，名辟邪丸。

又方：用皂角、苍术焚烟，可辟疫邪。

又方：用赤小豆以新布囊盛，放井中浸二日取出，举家各吞二十一粒，不染。

又方：人入疫家，以雄黄末调烧酒饮一二盏，既出，以纸捻探鼻，令喷嚏，不染。

---

① 甑（zèng 赠）：蒸食炊器。其底有孔，古用陶制，殷周时代有以青铜制，后多用木制。俗叫甑子。

卷之六

论头痛一

有外感风寒、气虚、血虚、风热、湿热、寒湿、痰厥、肾厥、真痛、偏痛十种。附：发落及小儿秃疮。

凡头痛有久暂表里之异。以脉验证，以证合脉，得其源而治之，定奏速效而不难矣。暂病者，必因外感，此风寒外袭于经也，治宜发表，最忌清凉。久病者，必看元气，此三阳之火，炽于内也，治宜清降，最忌升散。此治邪之法也。夫病何以久也？或表虚者，微感则发。或阳旺者，微热则发。或水亏者，虚火乘之则发。或阳虚于上，而阴寒胜之则发。此等病证，当重元气。而治本之药，十之六七，治标之品，亦带一二，自必手到病除，不得少误。然亦有暂病而虚，久病而实者。虚者，痛处必冷而喜热，实者，痛处必热而不寒，其证显然。并验平日之体，以及平日所服之药而细辨之，自可得其源矣。

脉候

寸口紧急，或短或弦或浮，皆头痛。浮滑为风痰，易治。短涩为血虚，难治。浮弦为风，浮洪为火，细与缓为湿。

凡头痛自必多因，必佐用风药。高颠之上，惟风可到。在风、寒、湿固为正用，即虚与热，亦借以引经，一定之法也。

［批］治头病宜佐风药。

凡真头痛，脑为髓海，受邪则死，手足青至节也，用艾灸百会穴穴在头之正中二三壮。猛进大剂，间有生者，须用参、附之类方可。

［批］治真头痛。

祛邪立效汤新　治外感风寒，头痛暴甚，畏风恶寒，脉紧而数。

陈皮　半夏　茯苓　甘草　白芷　川芎　荆子各一钱　羌活防风　桂枝各八分　北细辛三分　苏叶四分　生姜五分

热服，取汗。如寒甚者，冬季加麻黄去节五分，夏天加麻黄留节三四分，须佐以当归一钱、白芍七分，不致大发。先有汗者，不用麻黄，并去羌活。此治太阳一切感冒，发表之方也。然各经皆有引经之药，条列于下：

［批］治外感头痛。

如阳明头痛，脉浮缓而洪长，自汗寒热，以升麻、葛根、白芷、石膏为主。

少阳头痛，脉弦细，往来寒热，以柴胡、川芎为主。

太阴头痛，脉沉缓，身体沉重，或腹痛，必有痰也，以苍术、半夏、南星为主。

少阴头痛，脉沉细，必寒厥，以麻黄、附子、细辛为主。

厥阴头痛，脉浮缓，项痛，吐痰，以吴茱萸、川芎为主。

血虚头痛，当归、川芎为主。

气虚头痛，人参、黄芪为主。

气血俱虚，调中益气汤或八珍汤，少加蔓荆子、细辛。

痰厥头痛，半夏白术天麻汤。

风湿兼热头痛，清空膏。

痛属风热，如黄芩、荆芥、薄荷、菊花之类，可拣而用之。

痛属热厥者，大黄酒炒可加，或独为末，用茶调服。

阳明头痛如裂，壮热如火，属风热，用石膏、竹叶，属风寒，用石膏、葱白，茶煎，属风痰，用石膏、甘草、川芎。

水亏火动者，脉细数，必有内热，治宜壮水，如六味地黄汤加麦冬、五味之类。如水亏甚者，相火必旺，是无阳而阴无以生，须用八味地黄之类。

［批］附各经引经药。

补中益气汤　治气虚头痛，或畏寒，倦怠，遇阴寒更甚，治宜扶阳。

人参无者，以淮山药炒黄五钱代之　黄芪蜜炙，二钱　白术一钱八分　炙甘草一钱　当归钱半　陈皮八分　升麻蜜炒，三分　柴胡酒炒，三分

姜五分，枣二枚，加川芎八分、蔓荆子一钱、北细辛三分温服。

［批］治气虚头痛。

加味二陈汤新　治痰厥头痛，非必痛因痰也，而兼痰者有之，或呕恶咳嗽，寸关脉滑者。

陈皮去白，钱半　半夏二钱　茯苓二钱　甘草一钱　川芎八分　蔓荆子一钱　北细辛三分

姜汁引。如兼虚者，加白术钱半，山药炒黄三钱。如兼火者，加黄芩、花粉各一钱半，石膏二钱。

［批］治痰厥头痛。

凡偏头风，左属血虚，右属气虚此大概言，不可拘执，有痛无定所，此属气也。头风多害目者，《经》谓：东风生于春，病在肝。目者，肝之窍，肝风动，则邪害肝窍也，治以养血、平肝、去风。

［批］论偏头风。

加味四物汤新　治偏头风，血虚暴痛，将来害目。

当归二钱，血虚有寒者可多用，血虚有热者宜少用　川芎一钱三分

熟地二钱，有热证者加生地三钱　白芍钱半　白芷一钱　羌活八分　川独活一钱　蔓荆子一钱　川乌制，八分　荆芥穗　菊花各七分　北细辛三分　甘草八分

速进一二三服，外用生萝卜捣汁，仰卧注鼻，不用枕头睡一刻，三次即愈。又用蓖麻子仁、乳香各二三钱，捣为饼，左右贴太阳穴。妇人解发出气，否则害目。无萝卜之时，用旱莲草汁即俗名墨斗菜代之亦可。

［批］治血虚头风。

天香散　治年久头风不得愈者，属风痰，大效。

南星　半夏　川乌去皮　白芷各钱半

姜汁半盏，同煎服。

［批］治风痰头痛。

葛根葱白汤　治伤寒已汗未汗头痛。

葛根　白芍　川芎　知母　生姜各二钱　葱白连根五茎

温服。即单用葱白二两，生姜二钱半，治头痛如破。

［批］治感寒头痛。

清空膏　治偏正头痛属风、湿、热及脑痛不愈者。若血虚头痛忌服。

川芎一钱　柴胡一钱二分　黄连酒炒　防风各二钱　羌活二钱　甘草钱半　子黄芩二钱，一半炒，一半生

共为细末，茶调下二钱。加北细辛五分更效。

如系火邪，其脉必洪，口渴舌黄，大便燥，小便赤，加白芍、天花粉、芩连、知柏、龙胆、栀子之类，可酌用之。［批］论内火不宜升散。但治火之法，不宜升散，盖外邪之火，可散而去，内郁之火，得升而愈炽矣。

［批］治风湿热头痛。

加味十全大补汤新　治头上冷而畏风，或痛或不痛，属后天气血之不足也。经曰：头上诸病，求之于真阴、真阳而不得者，其病在脾、肺、肝三经。寒者如是，诸证可以类推。

人参无者，山药三钱代之　白术钱半　茯苓　炙草　当归　白芍　川芎各一钱二分　熟地　黄芪蜜炙，各二钱　肉桂一钱　升麻盐炒　柴胡酒炒，各三分　天麻钱半　白附子如竹节者真，八分

温服。余病头顶冷者多年，得经言而制此方，一服而愈。

［批］治头冷。

锦囊秘方　治偏头痛有神。

荆子　土茯苓　金银花　菊花　元参　川芎　天麻　芽茶　荆芥　乌梅各等分　黑豆加倍

［批］通治头风。

清震膏　治雷头风，突起核块，及头中如雷鸣。

升麻二钱　苍术三钱　青荷叶一大个全用，干者用二个

水煎，食后服。有因痰火者，耳如雷鸣，脉洪而实，用半夏五钱，大黄煨一两，天麻三钱，黄芩三钱，薄荷叶一钱五分，甘草二钱。共研末，水和为丸，临卧茶吞二钱，以痰利为度。

［批］治雷头风。

普济消毒饮　治天行时疫，邪客上焦，头痛莫当，肿大如斗。

黄连　黄芩各一钱二分　人参有一方不用　橘红　元参　鼠粘子　甘草　连翘　桔梗各钱半　板蓝根　马屁勃各九分　白僵蚕八分　升麻五分　柴胡一钱　薄荷叶八分

食后服。如大便秘，加酒煨大黄一二钱。轻者名发颐，肿在两耳前后，用甘草、桔梗各钱半，薄荷、荆芥、连翘、鼠粘子、黄芩各一钱，水煎服。又方用贯众三钱，葛根二钱，甘草

钱五分，僵蚕一钱，黑豆二钱。煎服，其效如神。

［批］治时疫头痛。

黄芩羌活汤　治眉棱骨痛，外挟风寒，内成郁热，有兼痰湿者。

防风　羌活各钱半　黄芩　甘草各一钱二分

煎服。又方用黄芩酒炒，同白芷等分为末，茶下。

［批］治眉棱骨痛。

生熟地黄汤　治眼眶痛，由肝虚，见火更痛甚者。

生地　熟地各钱半　甘菊　枳壳各一钱　杏仁去皮，八分　淮牛膝二钱　石斛二钱　黑豆炒，二十粒

煎服。或加分量蜜丸，用黑豆炒，淬酒送丸三钱。

［批］治眼框痛。

调中益气汤　治气血两虚头痛。

黄芪蜜炙，钱半　人参　甘草　苍术各八分　橘红六分　木香柴胡酒炒　升麻蜜炒，各三分　加川芎　蔓荆各八分　北细辛三分

空心服。

［批］治气血俱虚头痛。

备拣古来治头上诸病至简至稳神方于后，以便取用。

偏正头风：天麻二两半，川芎一两，研末，蜜丸，食后或茶或酒送下。

又方：白附子、白芷、牙皂去皮等分为末，食后淡茶调下。

又方：白芷炒，二两半，川芎炒，甘草炒，川乌半生、半熟，各一两共为末，每服钱半，淡茶调下，或薄荷汤下。

又方：用萝卜捣汁，仰卧滴于鼻内，睡一刻。余屡用神效若无萝卜时以旱莲草汁代之。

又方：虎头骨酒炙黄研末，酒调服。

又方：白芷、川芎各三钱研末，以黄牛脑子擦药末于上，瓷器内加酒顿熟，乘热食之，尽量一醉，醒则其病如失。

又方：雄黄、北细辛等分为末，左痛吹右鼻，右痛吹左鼻。

又方：口含温水，以荜茇研末，右痛吹右鼻，左痛吹左鼻。

凡头痛俱用川芎，属风寒者宜用之。若三阳火壅于上而痛者，得升反甚，不得概用。

凡头发不长，用脂麻①叶、桑叶煮米泔沐之，七次可长数尺。

又：桑椹浸水洗头，长发。

桑白皮、柏叶煎水沐之，发不脱。

女人发易落而不润者，用榧子三个，胡桃二个去壳，侧柏叶一两捣烂，浸冬雪水梳头，发不落而润。

［批］治发法。

凡眉毛屡落，用生半夏捣涂即生。

［批］治眉毛落。

凡发白，用旱莲草煎膏，内服。烧，研末，外揩牙，坚齿益肾乌髭。

［批］治发白。

凡脑崩，鼻流臭黄水而痛，名控脑砂，内有虫也，用丝瓜藤近根三五尺焙干，烧存性，每温酒下一钱。

［批］治脑崩。

凡秃疮，用麻油之蜡烛油频涂，忌日晒，久则发生。

头疮，用菖蒲研末，麻油调敷。

疮内生蛆，以刀切破，挤出蛆，用丝瓜叶捣汁涂之，绝根。

---

① 脂麻：即芝麻。

又方：以青矾末掺之，蛆化为水。

［批］治头上诸疮。

凡无病人，忽然脱发，头皆见肉，是心虚有火也，用何首乌一两，当归三钱，天冬、麦冬各二钱，服之神效。

［批］治无病脱发。

凡小儿头疮，胡桃去壳和皮，灯上烧熟，入轻粉一分，捣为末，麻油调涂，二三次愈。

头面痒疮，流血水，用蛇床子一钱，轻粉三分为末，麻油调敷。

秃疮，用蜈蚣一条，盐一分，麻油浸七日，取油涂之。

秃疮，用冷泔洗浸，以葱和蜜捣涂。

白秃燥痛，用香薷二两，水煎，取汁半盏，入胡粉一两，猪脂五钱和匀涂之。

［批］治小儿头疮。

论面病二

赤是血热，肿是风热，酒皶①是血热，皰②是风热，䵟黯③是风邪客于皮肤，雀斑是痰饮溃于腑脏，女人名粉滓斑。

《灵枢》曰：十二经脉，三百六十五络，其血气皆上于面。是面为手足六阳之汇，皮厚肉坚，故天热甚寒，不能胜也。然其部属之阳明，其或饮食不节则胃病，气弱神少，火郁而生热。又或外挟风热而火上燎，面热乃胃火也。亦有因饮食之热，毒聚于中，发于外，则为痛。更有过劳与饥则痛者，此中气不足也。总之，暴痛多由火实，久痛多因血虚，且有胃寒则面寒，

---

① 皶（zhā 楂）：痤疮。
② 皰（pào 泡）：皮肤上长的像水泡的小疙瘩。
③ 䵟黯（gǎnzèng 敢赠）：面黑气。

一一八

若面白而鼻冷者，乃阳气大弱也。医者切脉察证，病源昭然，自手到而病除矣。

升麻加黄连汤　治火郁面热。

升麻　葛根各一钱　白芷七分　白芍　犀角　甘草炙，各五分　川芎　荆芥穗　薄荷各五分　黄连酒炒，四分

水煎，温服。

［批］治面热。

升麻加附子汤　治胃虚面冷。

升麻　葛根　白芷　黄芪蜜炙　附子制，各七分　益智仁五分　人参　甘草炙　草豆蔻各五分

连根葱头二茎，水煎，温服。

［批］治面寒。

柏连散　治面上恶毒热疮。

胡粉　黄连　黄柏等分，为末

猪脂调敷。

［批］治面疮。

参芪附子汤　治面白鼻冷，阳气大虚。

人参　黄芪蜜炙，二钱　附子制，钱半　甘草炙，一钱　白术一钱五分

水煎服。

凡人面肿，有虚有实。实者，或热或痛，乃因风火上炎，及感冒风寒、瘴疫之邪，脉必紧数，证必寒热。风则散之，火则清之，壅滞秘结者，通之利之，邪去而肿自消也。

［批］治阳虚面冷。

防风通圣散　治内外邪热俱甚，便结脉实，头面肿痛。

防风　川芎　当归　白芍　连翘　薄荷　石膏各一钱　麻黄

七分　黄芩一钱　桔梗八分　滑石四钱　大黄一钱，秘若甚者二钱

甘草　白术　栀子各一钱　荆芥七分

生姜三片，煎服。再不下，加芒硝二三钱。

［批］治内外俱热面痛。

凡虚浮者，无痛无热，面目浮肿，或脾肺阳虚，输化失常，此气虚也，宜补中益气汤。［批］治气虚面肿。或肝肾阴虚，泛溢上行，此水亏也，宜六味、八味地黄汤。并于肿胀门参而阅之，更得调治之道。［批］治水亏面肿。若酒过湿热上肿，宜：

葛花解酲①汤　人参无则改用威参四钱　白术一钱　茯苓　砂仁　白豆蔻肉微炒，研　葛花各一钱　神曲五分　青皮　陈皮　猪苓　泽泻各七分　广木香三分

水煎服。

［批］治酒过面肿。

白虎汤　治阳明实热，胃火上炎，烦热干渴，脉实面肿。

石膏一两　知母二钱　甘草一钱　糯米一撮

水煎服。

［批］治胃火面肿。

备采古来治面诸病至简至稳神方于后，以便取用。

面皮爪破，用轻粉、生姜汁调敷，无痕。

洗面去黑，用天门冬，蜜捣为丸，日日洗用。

面黑黚黯，如蒺藜、白及、苦参、零陵香各研末，俱可洗之。

面上诸风百病，用白附子煎服。如有疵奸②，酒和贴之，自落。

风刺粉滓，用白牵牛，酒浸为末，涂之。

---

① 酲（chéng 成）：病酒。酒醉后神志不清。

② 疵奸(cīgǎn 差敢)：疵指黑斑，奸指面色枯焦黝黑。

黚黯不白，用冬瓜子仁捣丸服，面白如玉。

雀斑，用桃花、冬瓜子仁研蜜涂。

头面诸风皱疱，用杏仁末、鸡子白调涂。

面有瘢痕，用马齿苋洗之。

酒皶赤鼻，用黄丹、雄黄末，桐油调涂。

面黑，用白僵蚕、白牵牛，蜜和掺之。

面疮，用牙皂、丝瓜烧灰擦之。

又方：柳叶煎汤洗之。

面生黚黯皱疱，黧黑状丑，以鸡蛋酒浸七日，每夜用白涂之，病去面白如玉。

又方：用羖羊胫骨为末，鸡子白和敷，旦以白米泔洗之，面白，神效。

又方：用鸡子白和朱砂末，仍入鸡子壳内封固，令白雌鸡同抱，至雏出，取涂面，不四五度，其白如雪。

面上斑点，用陀僧末，人乳调，夜涂旦洗。

论眼目三

有赤目传变，内障昏盲，外障翳膜，物伤眹目。

眼目者，五脏六腑之精华，如日月之不可掩者也。大眦属心，白睛属肺，乌珠属肝，上下睑胞属脾，瞳人属肾。然所重则在乎瞳人，而其窍则出于肝也。肾属水，肝属木，水能生木，子母岂能相离乎！故肝肾之气充，则精彩光明。肝肾之气衰，则昏蒙眩晕，是固然矣。然心者神之舍，又所以为肝肾之副焉。何则心主血，肝藏血，凡血热冲发于目者，皆当清心凉肝，又不可执水生木之说也。至于目之有时而失明者，四气七情之所害也。凡在腑为表，当除风散热。在脏为里，当养血安神。如暴赤肿痛，昏涩翳膜，眵泪斑疮，皆表也，风热也，宜表散以去之。如昏弱不欲视物，内障见黑花，瞳人散大，皆里也，由血少神劳，肾虚也，宜养血、补水、安肾以调之。久则有瘀，当以破血生新之味兼用。以上所论表里，即虚实之大概也。然而实中亦有兼虚者，此于肿痛中亦当察其不足。虚中亦有兼实者，又于衰弱内辨其有余。虽虚实殊途，自有形气脉色可诊可辨。知斯二者，目证无余义矣。

凡治目当辨色：黄赤者，多热气，宜清肝泻火。青白者，少热气，宜壮水扶阳。然目黄亦有虚实之异：实热之黄，以湿热内蓄，郁蒸而成，清其热而黄自退。若虚寒之黄，以元阳日剥，津液消索而然，既无烦热脉证，惟有干涸枯黄，此则其衰已甚，须大加温补，始可救治。若再清利，鲜不误矣。

凡眼赤肿，是火邪上炎，内用苦寒之药，以治其本。然火邪既客于目，从内出外，若外用寒凉以阻之，则火内郁，不得散矣。故点药用辛热，洗眼用热水，是火郁则发之，从治法也。世人不知冰片为辛热，借以引出火邪，而误认为凉，常用点目，遂致积热莫散，且香窜泄精，则昏暗障翳，故云"眼不点不瞎者"此也。

目者，肝之外候。胆者，目之精华也。胆汁减，则目暗，故诸胆皆治目疾。病有内外，治各不同：内病须汤药，外病须点药，必内外夹攻方尽其妙。但白珠属阳，故昼痛点凉药则效，黑珠属阴，故夜痛点凉药则反甚，是点药亦宜分阴阳也。

倒睫拳毛者，由伏热内攻，阴气外行，目紧皮缩之故也。治者用参、芪补气为君，则眼皮自上，又须佐以辛味疏散之品，切忌芍药、五味之酸收也。

《灵枢》曰：精脱者耳聋，气脱者目不明。何则眼居诸阳交会之所，而阴反闭之，阳亡已极，阴邪内满，所以不明。故目病而有火者，则为浮翳外障，虽肿痛难忍，无害于目也。若目病而无火者，便为冰翳内障，虽无所苦，必至于丧明矣。治目者岂可专以去火为事耶。

目病有本有标：标者，邪火为患，清之利之，火息而病自愈。本则在于阴阳，阴阳合德，而为精明，非气血独能充其力也。盖气血为阴阳之标，而阴阳实为气血之本。阴亏则热，邪火乘之，赤肿暴痛，而视物则见，是阴病而阳未病也。治者补其真阴以济火，六味汤主之。阳虚则寒，白翳遮睛，珠不甚痛，仍能开目，但视而不见，乃阳气自病，是为无火。治者补其真阳以配阴，八味汤主之。如是，则阴阳合德，而为精明之用矣。

凡翳起于肺经受热而如碎米者易散，如梅花片者难消。然翳自热生，治法宜先退翳而后退热，去之乃易。若先去赤热，则血为之寒，而翳不能去。此先后之道，所宜知也。

清热泻火汤新　治目暴痛，赤肿羞明等证。

生地钱半　赤芍一钱二分　白芷一钱　川芎八分　荆芥七分大黄酒炒，钱半　薄荷七分　羌活七分　防风　连翘各八分　甘草八分　黄芩一钱　山栀炒黑，一钱　独活八分

水煎，食后服。如夜痛甚，加细辛三分，夏枯草一钱。

［批］治一切目痛。

加减五积散　治外感风寒湿热，目痛赤肿，太阳疼痛等证。

当归　白芍　苍术各一钱　麻黄　桔梗　羌活　荆芥　甘草各六分　陈皮　防风各七分　厚朴　枳壳　半夏　川芎　白芷各八分

葱三茎，水煎服。

［批］治外感目痛。

加减一阴煎　治阴虚火盛，目赤涩痛。

　　　　熟地三五钱　生地　白芍　麦冬各二钱　甘草七分　知母　地骨皮　黄芩各一钱　栀子炒黑，八分

　　水煎服。

　　［批］治阴虚火盛目痛。

　　济阴地黄丸　治水亏血少，本无火证，目昏倦怠，不能视物。

　　　　熟地四两　山药二两　山茱萸　当归各二两　枸杞　巴戟肉各二两　麦冬两半，去心　肉苁蓉二两半，酒洗去甲　五味子一两　甘菊花一两五钱

　　炼蜜为丸，空心白汤下。

　　［批］治水亏无光。

　　人参养荣汤　治阴中阳虚，目皆莫视，身倦口渴，心悸自汗等证。

　　　　人参　黄芪蜜炒　当归　白术　甘草炙　桂心　茯苓　白芍酒炒，各一钱　陈皮八分　熟地钱半　志肉五分　五味子四分

　　姜枣水煎服。

　　［批］治阳虚目昏。

　　蝉花散　治肝经风热，毒气上攻，目赤痛涩，及一切内外翳障。

　　　　蝉脱　菊花　羌活　甘草炙　谷精草　木贼　川芎　白蒺藜　草决明　栀子炒　防风　蜜蒙花　荆芥穗　蔓荆子　黄芩各等分

　　上为末，每服二钱，食后茶清调下。

　　［批］治风热翳障。

　　还睛散　治翳膜遮闭，昏涩泪出，瘀血努肉攀睛。

　　　　川芎　胆草　草决明　石决明　荆芥穗各一两　川椒皮炒出

汗，一钱　甘菊花　茺蔚子　楮实子　茯苓各一两　白蒺藜炒，七钱　木贼　甘草各七钱

上为细末，每服二钱，茶清调下，日三服。鸡、鱼、荞麦面，一切热物，悉忌。

［批］治努肉攀睛。

丹砂散　点治一切目病，系李时珍之方。

炉甘石上好者，煅，童便淬七次　海螵蛸　硼砂各一两　朱砂二钱　冰片四分

上研极细末，磁瓶①收贮，日用点之。

又方：用炉甘石二两，黄连一两，入瓦器内，水煮二伏时，去黄连，以炉甘石为末，入冰片三分，收贮，频点取效。

［批］点治目疾。

光明丹　点治风热，目赤肿痛，烂弦风眼及内外翳障。

炉甘石制，一两　朱砂一钱　硼砂二钱　轻粉五分　乳香制，五分　没药制，五分　胆矾三分　铜绿五分　冰片三分　麝香一分　黄丹五分

上研极细末，磁瓶收用。

［批］点目翳障。

除障复明汤　治内障失明者。一料复元，屡试屡验。

羯羊肝一具，瓦上焙干　熟地二两　菟丝子　蕤仁　麦冬各一两　车前子　地肤子　五味子　防风　黄芩　茯苓各一两　杏仁炒　枸杞子　茺蔚子　苦葶苈　青葙子各一两　细辛四钱

上为末，炼蜜丸，日三服。加肉桂四钱更妙。

［批］治内障失明。

---

① 磁瓶：指瓷瓶。

万金膏　治烂弦风眼赤眼如神。作以施人，价廉功大。

五倍子　黄连　防风　荆芥穗各五钱　苦参四钱　铜绿五分

上为极细末，以薄荷煎汤和丸，弹子大，临用时以熟水化开，乘热洗眼，日三次，立愈。神效。

［批］治烂弦风眼。

梦治目障神方　治男女内外障翳，或用药三五月不效者，用好焰硝一两，铜器内烧溶，入飞过黄丹一分拌匀取起，加冰片二分细研，入坛收之，每点少许，其效如神。此梦神救目之方也。

［批］神救目方。

备拣古来治目诸病至简至稳神方于后，以便取用。

翳障遮睛，用盐研细末，以灯草点患上。

目赤痒痛，用黄连，少加明矾，人乳浸蒸点角。

目痛夜甚，用凉药不效者，以夏枯草五钱煎服夏枯草夏至阴生，禀纯阳之气，以胜浊阴，补养厥阴血脉。故治厥阴郁火目痛如神。或用夏枯草二两，香附两半，甘草四钱为末，每用茶清调下钱半，下咽即愈。

病后青盲，用淫羊藿一两，淡豆豉一百粒，煎服。

睛出泡起，名曰肝胀，用羌活五钱，煎服。

风眼烂弦，用五味子、蔓荆子煎洗。

目生赤翳，用枸杞子捣汁，日点三五次。

风眼烂弦，用麻油浸晚蚕砂三夜，细研涂之。

石菖蒲洗净根上泥土，安盆中，以石压其根，渍以水，可数年不枯。夜置几上，则收灯烟，不害目。后置星露下，至旦，取叶尖露水点目，其明可日见星斗。

头风射目必瞎，用荞麦末水调，作饼如钱大，安眼四角，各以豆大一炷之艾，灸之即效。

飞丝入目，用茶叶捣汁点之，即墨点之亦出。

赤翳攀睛，用海螵蛸为末，蜜和点之。凡牛①目障翳，亦用海螵蛸末点之。

内障不明，用夜明砂净淘一两二钱，蝉脱、当归、木贼去节各一两，黑羊肝四两，水煮熟，捣和为丸，食后服，其明如初。

目翳重者，用猪胆皮烧灰点。

目病十年青盲者，取白犬生子，目未开时之乳频点之，狗子目开，即瘥。

凡目疾，用羯羊胆入蜂蜜于内，蒸熟候干，研膏点之，即愈，名二百花膏。

失明多年，用蔓荆子醋蒸三遍，为末服，十得九愈。

努肉瘀突，硼砂少入冰片点之。

眼生偷针，用布针一个，对井睨视②，已而折断投井中，勿令人见。

风眼赤烂，皮硝以水煎化，露一夜，澄清，日洗三次，虽年久亦愈。

凡物入目，用食盐泡水洗之。

目不如先之明，用夜合树根皮，煮猪肝食之。

眉毛脱落，用雄黄末，醋和涂之。

眼目打伤青肿，以生半夏为末，水调涂之。

恐暴赤目疾传染，于洗面时，开目于水照二三转，饮茶汤时亦照之，自不染。又于筷筒，以红线缚之，病者易愈又不

---

① 牛：疑为"生"为误。
② 睨（nì 溺）视：斜视。

传人。

凡目疾，用羊肝一具，蒸熟捣化，加黄连末一两，丸服自愈。

每年九月二十三日，桑叶煎汤，洗目一次，永绝昏暗，老能细书。

暴赤眼痛，用黄连一分研细末，入鸡子白，碗中久搅，自白沫上浮，连点之而愈。

羊肝丸，治内障多年，夜明砂淘净，当归、蝉脱、木贼去节各一两，为末，黑羊肝四两，水煮捣和丸，食后水下五十丸。梦神授方，最效。

论鼻证四

流浊涕为鼻渊，是脑受风热。流清涕为鼻鼽，是脑受风寒，包热在内。脑崩臭水为脑漏，是下虚上热，亦脑内有虫。鼻塞无闻，是阳明风热。鼻生瘜肉，是阳明湿热。鼻痛，是阳明风热。

肺开窍于鼻，阳明胃脉亦挟鼻上行。以窍言之，肺也，以用言之，心也。然总之鼻证不一，非风寒外感，即阴虚火炎。治外感者，宜辛散。治内热者，宜滋阴以降火。治法大纲，尽乎是矣。

川芎散　治外冒风寒，经络壅塞，或头痛，或鼻塞，宜解表也。

川芎　藁本　白芷　羌活　甘草炙，各一钱　细辛四分　苍术钱半

姜三片，葱白三寸，热服。如麻黄、紫苏、荆芥之类，皆可。

［批］治外感风寒鼻塞。

神愈散　治风热在肺，鼻流浊涕，窒塞不通。

细辛四五分　白芷　防风　羌活　半夏　川芎　桔梗　陈皮
茯苓各一钱　当归钱半　薄荷四分

姜引。

［批］治肺热鼻塞流涕。

黄芩知母汤　治心肺火邪上炎，鼻塞流涕而热者。

黄芩　知母　桑白皮　杏仁　山栀　花粉　川贝母　桔梗
甘草各一钱

食远服。如大便燥，加大黄、竹叶。

［批］治心肺火邪鼻塞。

苍耳散　治鼻渊，常流浊涕，由太阳督脉之火甚也。

苍耳炒，二钱半　白芷一两　辛夷仁　薄荷叶各五钱

上研细末，每服二钱，或葱汤或茶清，食后调下。

［批］治鼻渊。

清化饮　治湿热上蒸，津汁溶溢而下，离经腐散，致涕
臭者。

白芍　麦冬各二钱　丹皮　茯苓　黄芩　生地各二三钱　白
蒺藜三五钱　石斛一钱　苍耳二三钱，炒

如热甚而渴，加石膏。

［批］治鼻流臭涕。

脑漏秘方　治鼻中时流臭水，俗名控脑砂，有虫食脑中。

用丝瓜藤近根三尺晒干，烧存性，为细末，酒调服之，
即愈。

［批］治脑漏臭水。

黄白散　治鼻生息肉，阻塞气道，谓之鼻齆①。

---

①　齆（wèng 瓮）：鼻病。鼻腔阻塞，发音不清。

雄黄　白矾　细辛　瓜蒂炒，等分

共为末，以雄犬胆汁和为丸，如枣核大，塞鼻。即细辛为末，吹鼻亦效。

［批］治鼻中瘜肉。

轻黄散　治鼻中瘜肉。

轻粉二分　雄黄一钱　麝香一厘　杏仁去皮，二分

先研杏仁，次将余药合研，于卧时用筋头蘸米粒许，点瘜肉上，半月见效。

［批］治证同上。

白矾散　治肺经风热，鼻生酒皶。

白矾　硫黄　乳香等分

用茄汁调敷。

［批］治鼻生酒皶。

又方：用硫黄、轻粉各一钱，杏仁五分共为末，以津唾调搽。

又方：以铜绿为末，晚时，切生姜蘸擦之。

备拣古来治鼻诸病至简至稳神方于后，以便取用。

鼻中生肉赘，极臭极痛，以白矾加硇砂少许吹上，化水而消。内服清湿热之药。

鼻塞，久不闻香臭者，用生葱分作三段，早用葱白，午用中段，晚用末段，捣塞鼻中，气透自效。

鼻赤，用大黄、朴硝等分为末，津调涂之。

疳虫食鼻，用五倍子烧存性，研末掺之。

风刺赤鼻，用大风子仁、木鳖子仁、轻粉、硫黄为末，夜唾津涂之。

鼻中生疮，用黄柏、槟榔研末，猪脂调敷。

鼻中瘜肉，用冰片点之，或细辛末时时吹之。

鼻中生疮，以桃叶捣烂塞之，无叶用枝。

鼻瘜、鼻痔，用狗头骨烧灰，加硇砂日吹之，化为水。又方：用雄黄一块塞鼻，十日自落。

鼻中生毛，挺出数寸，痛不可忍，用硇砂、乳香为丸，服十粒自脱。

鼻疮，用杏仁、大黄研末吹之。又方：用陀僧、白芷研末点之。

鼻衄_{即鼻血也}不止，用白及研末，水调服二钱，外涂山根_{即鼻上起处上}。又方：血三五日不止者，人中白新瓦焙干，入麝香少许，温酒调服。又方：服生葛根汁三次。又方：用山栀四钱，炒黑煎服。又方：用葱捣汁，入酒少许，滴鼻中，即觉血从脑上散下。又方：捣蒜贴足心。又方：以发烧灰塞鼻中。又方：以墨磨茶服。又方：以冷水湿后颈窝。

鼻窍闭，不闻香臭，用白薇、贝母、款冬花、百部等分研末，米汤调下。

鼻渊，用细辛四分，辛夷、白芷各钱半，水煎服。

鼻塞不闻香臭，每日用桑白皮七八钱煎服，一七自通。

鼻皱赤疱，用陀僧为末，人乳调敷，日夜常洗。

鼻准赤色，用雄黄、硫黄各五钱，水粉二钱，以初生乳汁调敷，二三次愈。

衄血不止，以硼砂一钱，水服立止。

鼻生红点，痒则搔烂出风水，用穿山甲炒一钱，全斑蝥二个，糯米十八粒，拌炒黄，去米，同甲研末，麻油调涂，神妙。

论耳病_五

耳聋、耳鸣，有肾虚、气虚、火郁、风热四种。耳痛属风热，停耳①属湿热。

凡耳痛、耳鸣、耳闭、耳聋，当辨虚实，而后证可治也。暴病者多实，久病者多虚。少壮热盛者多实，中衰无火者多虚。饮酒味厚，素有痰火者多实。质清脉细，素行劳苦者多虚。且耳为肾窍，肾气充足，则耳目聪明。《经》曰：人年四十，而阴气自半。半即衰之谓也。阴衰肾亏，每多耳鸣，聋之渐也。聋者，气闭也。此外又有火闭者，因诸经之火，壅塞清道，其证或烦热，或头面赤肿者皆是，宜清之。气闭者，因肝胆气逆，必忧郁恚怒而然，宜顺气舒心。邪闭者，因风寒外感，邪传少阳而然，宜和解之。窍闭者，必因损伤，或取耳，或雷炮震之，或停耳溃脓而坏，宜用法以通之。以外止有肾亏虚聋，非大培根本不可。故谓暴聋者易治，久聋者难愈也。

清热汤新　治一切实火上炎，耳痛目疼，口渴咽燥等证。

黄芩　黄柏　麦冬　白芍　栀子　甘草各等分

热甚者冷服。如痰热者，加胆星。渴甚者，加花粉。热在上焦，头面红赤者，加生石膏。热在肝经胁痛者，加胆草。胃热而大便燥结者，加大黄，不应，加芒硝。血虚者，加生地、青蒿。五心热者，加元参。热在心经而舌黄者，加黄连。热结膀胱，小便不利者，加车前、泽泻。

［批］治实热耳痛耳闭。

舒气释郁汤新　治肝胆恚怒，气逆耳闭。

香附　枳壳　川芎　陈皮各一钱　木香三四分　当归钱半　苏梗五分　柴胡酒炒，八分　薄荷四分

姜五分引。

---

①　停耳：亦作聤耳，病证名。以耳道流脓、听力障碍为主症。

［批］治气逆耳闭。

小柴胡汤 治寒邪传至少阳耳聋者。此属半表半里之证，以此和解之。

柴胡二钱 半夏钱半 人参 甘草各八分 黄芩钱半

姜枣引。

［批］治冒邪耳闭。

加味益气汤新 治劳苦太过，气虚耳聋，或耳鸣眩运，倦怠等证。

人参 当归 甘草炙，各一钱 白术钱半 陈皮八分 川芎六分 黄芪蜜炙，二钱 升麻蜜炒 柴胡酒炒，各三分 石菖蒲六分

姜枣引。无参者，以淮药三钱代之，或以时下生条参三钱代之。

［批］治气虚耳闭。

十全大补汤 治气血两虚，耳鸣耳闭。

人参或以淮药炒黄三钱代之 白术钱半 茯苓 炙甘草各一钱 当归一二钱 抚芎一钱 白芍酒炒，一钱 熟地二钱 黄芪蜜炒，二钱 肉桂钱半 石菖蒲炒，六分

姜枣引。

［批］治气血两虚耳闭。

肉苁蓉丸 治肾虚耳聋。

肉苁蓉拣大鲜红者，酒洗去甲，四两 菟丝子淘净泥砂，酒蒸，四两 枣皮酒蒸，四两 茯苓三两 熟地八两 肉桂 附子各二三两 人参随便 白芍酒炒，二三两 黄芪蜜炒，四两 羌活 防风各两半 泽泻一两二钱

羊肾一对去筋膜，同肉苁蓉、枣皮、地黄捣成膏，合各药末，加炼蜜为丸，每早或用酒或盐水下七八钱，即改用八味地

黄丸亦可。

〔批〕治肾虚耳聋。

备拣古来治耳至简至效诸方于后，以便取用。

〔批〕以下治损伤窍闭。

耳聋，用芥菜子捣碎，以人乳调和，绵裹塞耳，数易之，即闻。

又方：用巴豆一粒，去皮膜，慢火炮极熟，次以蒜一瓣剜孔，入巴豆，绵包塞耳，三次效。

又方：用骨碎补，削作条，火炮，乘热塞耳中。

又方：用巴豆一粒，去心，斑蝥一枚，去翅足，合捣膏，绵裹塞耳，再易，甚验。

又方：以酒浸针砂一日，去砂，将酒含口中，用活磁石一块，绵裹塞耳。此导气通闭法也。

肾虚耳聋：真磁石一豆大，穿山甲二片烧存性，研末，棉包塞耳，口含生铁一块，觉耳中有风水声，即通。

又方：以活磁石五分，入聋耳，生铁捣碎，绵包入不病耳，自然通透。

耳猝闭，用甘遂半寸，绵裹塞耳中，口嚼甘草少许。

耳忽聋，用蚯蚓安葱内，入盐少许，化为水点之，立效。

耳鸣属肾虚者，以椒目、巴豆、菖蒲研末，用松脂、黄蜡溶和为挺，插耳中，一日一易，神效。

肾虚耳鸣，用猪肾切片，以骨碎补研末掺上，煨熟食之。

又方：用胡桃煨熟，乘热入耳，并早晚煨熟食之，即通以上治耳聋、耳闭、耳鸣方。

耳外脓疮，用五倍子研末掺之。

耳疳出汁，用青黛、黄柏研末吹之。

停耳有脓，先以纸条缴净，用菖蒲汁滴之，或为末吹之，即病后耳聋亦效。

又方：用柑树嫩尖七个，入水数点，捣汁滴之，极妙。

又方：用海螵蛸，入麝少许，研末吹之。

又方：用炉甘石煅，研末，白矾同黄丹末、轻粉末皆可吹之<small>以上治耳脓汁。</small>

耳内痛，用铁磨水滴之。

耳内大痛，如虫在内走，或流血水，或干痛，用蛇蜕烧灰吹之，立止。

凡虫入耳，以川椒研，醋调灌之，立出。

又方：以纸塞耳鼻，虫入之耳勿塞勿言，立出。

又方：如葱汁、韭汁、桃叶汁、姜汁皆可滴之。

耳内结核，痛不可动，用好火酒滴之，侧卧半时，即润起可取。

论口病<small>六</small>

<small>口苦是肝胆热，干是脾热，酸是湿热，涩是风热，辛是燥热，淡是胃热，麻是血热，生苔是脾热闭，咸是脾湿热兼肾虚，口糜烂是膀胱移热于小肠。</small>

口者，五脏六腑所贯通也。脏腑有偏胜之疾，则口有偏胜之证。《病原》以口苦属心火，然亦有思虑、劳急、色欲过度者，多有苦燥无味之证。此心脾虚则肝胆邪溢而为苦，肝肾虚则真阴不足而为燥。又以口淡属胃火，不知大病、大劳、大泻、大汗之后，皆口淡无味，岂胃火耶！总之，无火证、火脉，则不宜以劳伤作内热，而妄用寒凉也。

凡口渴喜冷水，脉实便结者，是火盛于上，宜清肺胃也。若有口虽渴，喜热汤，而便溏，且有不欲饮茶汤者，是干而非渴，系阴虚，宜补脾肾。并有阳虚而阴无以生者，又当水火并济，如八味地黄汤之类是也。

凡口臭，有胃火。亦有脾弱不能化食，而作馊腐之气者，宜调补心脾。若专用凉药，反生他病。

口唇属胃，足阳明之脉，挟口环唇，故脾胃受邪则唇病。风则动，寒则紧，燥则干，热则裂，气郁则生疮，血少则无色。上唇生疮，虫食其脏，下唇生疮，虫食其肛。若人中平满者，为唇反，肉先死也。

论舌病

肿胀，是心脾火毒。疮裂，是上焦热。木强，是风痰湿热。短缩，是风热。舌出数寸，有伤寒、产后、中毒、大惊数种。

《经》曰：舌乃心之苗。又曰：心脉系舌本，脾脉络舌旁，系舌下。故发为病者，皆二经之所致也。然肝脉亦络舌本，故风寒所中，则卷缩而不言。七情所郁及心经壅热，则舌肿，心热则裂而疮，肝热则木而硬，脾热则涩而苔，肺热则强，热甚则干燥如锯。无故白痹者，由心血不足，虚火烁耳，用四物合理中治之。若舌卷、囊缩者不治，厥阴绝也。

［批］兼上口证。

元参散　治三焦火甚，口舌生疮。

元参　黄芩　黄柏　大黄　前胡　独活　犀角屑　炙甘草麦冬　升麻　栀子等分

水煎服。

［批］治火甚口舌生疮。

甘露饮　治胃热口疮，火之微者，大有神效。

熟地　生地　天冬　麦冬　黄芩　石斛　枇杷叶去毛　枳壳甘草　犀角屑等分

水煎，食后服。

［批］治火微口舌生疮。

竹叶石膏汤　治胃火，口舌生疮，口渴便结。

石膏煅，三钱　淡竹叶　薄荷叶　桔梗　木通　甘草各钱三分

水煎服。

［批］治胃火口疮。

龙胆泻肝汤　治心肝火邪上攻，口舌疮痛，及舌木而硬。

胆草酒炒　天冬　麦冬　甘草　黄连炒　山栀子　知母各七
分　黄芩　柴胡各一钱　五味三分

内有人参五分，少之亦可。

［批］治心肝火口舌诸病。

二阴煎　治劳伤心脾，火发上炎，口舌生疮。

生地三钱　麦冬　枣仁各二钱　甘草一钱　元参钱半　木通
茯苓各钱半　黄连一钱　淡竹叶二钱

水煎服。

［批］治劳心生火口痛。

理中汤　治口疮脉虚，用凉药不效者，必系无根虚火。

人参一钱，无者用淮山药四钱炒黄代之　白术二钱　干姜炒，一钱
甘草炙，一钱

煎出，冰冷服。或加熟地四钱、当归二钱，以治阴阳两虚。
再用凉剂则危。外用蜜炙附子，含而咽之，或用肉桂亦可。

［批］治虚火口舌痛。

细辛黄柏散　治一切口舌疮痛。

黄柏　细辛等分

为末敷之，涎吐再敷。加黄连亦妙。

［批］治口疮末药。

阴阳散　治一切口疮。

黄连一两　干姜炒黑，三钱

为末敷之，涎出即愈。

［批］又方。

金光煎　治舌上出血，名为舌衄，此心火上溢也，先用黄连三五钱浓煎，徐徐服之，不效，速用此方。

黄柏二两　黄连二钱五分　栀子十五枚

水煎，顿服。

［批］治舌出血。

应手散　治舌出不收。

用上冰片五分或一钱为末，擦舌即愈。

［批］治舌出不收。

绿云散　治口疮烂臭。

黄柏蜜炙　青黛等分

卧时掺舌上，咽津妙。

［批］治口疮烂臭。

黄连朴硝散　治口疮。

黄连　朴硝　白矾各五钱　薄荷叶一两

共研细末，腊月将末入黄牛胆内，风前挂两月，取下。遇口疮，再研敷之，去其热涎，即愈。

［批］通治口疮末药。

口臭，用香薷浓煎，含漱咽之。又方：用北细辛煎汁，热漱，冷即吐之。

备采古来治口舌诸病至简至稳神方于后，以便取用。

口疮，用五倍子为末掺之。又方：用黄柏蜜炒为末敷之。又方：用蚯蚓、吴茱萸研末，加面醋调，涂足心。

口角㖞斜，用蓖麻子仁七粒，捣膏，左斜贴右，右斜贴左。又方：用鳝鱼血，加麝香少许，左斜涂右，右斜涂左。

口腥，肺热也，用桔梗、知母、黄芩、桑白皮煎服。

口臭，用大黄略烧研末，揩牙。又方：用北细辛、白豆蔻煎水含之。

舌肿及重舌，用蒲黄末频掺之，以能凉血活血，立效。加干姜亦妙。

舌出血，海螵蛸、蒲黄为末敷之。

伤寒舌出，用纸包巴豆一粒，纳鼻中。

重舌，用皂角刺煎汁漱之。又方：用五灵脂醋煎含之。

小儿重舌，用鹿角磨水涂之凡重舌，用针于舌下红络青络开叉处刺出血，即愈。

中风舌强，用雄黄、荆芥为末，酒服。

口咸，用知母、乌贼骨煎服。

凡口疮用细辛，或生附子，或吴茱萸为末，并以醋调，敷足心。

妇人产后舌出，用朱砂末敷之。仍于耳后，乘其不觉而大喊惊之，则收。再用五倍末掺之。

舌忽肿满，或硬于木石，但看舌下，或如卧蚕者，急于肿处重刺出血，用釜底煤细研，以水调，厚敷，脱去再敷。若迟，则闭闷而死。须内服清胃降火之剂。

口疮，用蔷薇花根浓煎，先漱后服，神效。

［批］治口臭。

卷之七

论齿牙七

病属手足阳明二经，风热、虚火、实火、肾虚、虫蛀等证。出血者曰齿衄。

齿者，骨之余，肾之标，寄养于龈。上龈属足阳明胃，下龈属手阳明大肠。而其为病，则有三焉：一曰火，病在龈，即牙床肉也，或肿痛糜烂，或牙缝出血，是湿热蓄于肠胃，而上壅于经，治宜清凉。二曰虫，病止在牙，亦由湿热生虫，蚀损蛀空，治宜杀虫，兼清胃火。三曰肾虚，病在脏，或齿脆不坚，或疏豁动摇，或中年而即脱者，必肾气之不足，治宜补养。凡此三者，其中各有不同，辨真而治自易。

清胃散　治胃有湿热，上下牙痛，或溃肿出血等证。

生地　丹皮　黄连　当归各一钱　升麻六分

或加石膏。

［批］治胃热齿痛。

甘露饮　治肾虚火炎，胃虚郁热。此方泻而兼补，齿病悉除。

生地　熟地　天冬　麦冬　石斛　茵陈　枇杷叶　黄芩　枳壳　甘草等分

煎服。加犀角磨水合服更妙。

［批］治肾胃虚热齿病。

玉女煎　治肾阴本亏，胃火复盛，烦渴牙痛，糜烂齿衄等证。

熟地三五钱　麦冬二钱　知母　牛膝各一钱半　生石膏研，三

五钱

如火之极盛者，加栀子、地骨皮。如小便不利，加茯苓或泽泻。

　[批] 治水亏火盛齿病。

细辛煎　治牙齿肿痛，及口气臭。

北细辛一味，煎浓汁，乘热噙漱，良久吐之，极妙。或加石膏。

　[批] 治齿痛噙漱。

丁香散　治齿痛。

丁香　荜茇　蝎稍　大椒等分

为末擦之。

　[批] 擦牙末药。

赴筵散　治虫牙。

用良姜、草乌、细辛、荆芥穗等分，为末擦牙，涎则吐之。又方：用韭子煎汁漱之。又方：用川椒炒、蜂房炙等分为末，每用二钱，水煎热漱。

　[批] 治虫牙。

加味地黄丸　治真阴不足，以致齿疏动摇，壮年脱落者。

熟地八两　山药四两　枣皮酒蒸　茯苓各四两　泽泻一两　丹皮两半　枸杞三两，酒蒸　菟丝子淘去泥沙，酒蒸，四两　补骨脂盐炒，二两　骨碎补三两

炼蜜为丸，空心盐汤下七八钱。如命门火衰，真阳不足者，加肉桂三两，附子四两。或安肾丸方见咳嗽亦妙。

　[批] 治肾虚齿痛。

镇阴煎　治阴虚于下，格阳于上，脉微厥冷，而牙缝之血大出。此非实火，不得误用寒凉。

熟地一二两　牛膝二钱　甘草炙，一钱　泽泻八分　肉桂一二三钱　附子一二三钱

速服。如治格阳假热者冷服。凡血大吐大下者，俱宜用此。

［批］治虚火齿衄。

凡走马牙疳，牙床溃败，齿牙脱落，大为凶候。此盖热毒蕴蓄而然，速泻阳明之火，宜清胃散，连速进之，如玉女煎方见上亦可。或体实口渴，二便闭结，加大黄下之，不应，加芒硝。外用铜绿、滑石、杏仁等分为末，频擦立愈。

［批］论走马牙疳。

三仙散　治走马牙疳，一时腐烂即死。

用铜绿三分，麝香半分，溺垢用妇人溺桶中白者，火煅存性一钱，共为极细末，敷齿上，不可太过。又方：用干北枣烧存性同枯白矾为末，敷之神效。又方：用麝香半分，胆矾一钱，铜绿三钱，生白矾五分为末，敷牙患处。

［批］治走马疳。

青白散　治一切牙痛，固齿。

青盐二三两，研　食盐二两　川椒皮去目，五六钱

浓煎汁，去椒用汁，煮盐至干，为末，早夜擦牙床肉内外，良久方吐，稍留药味以睡，即咽之更妙。予用至七旬，最验。

［批］保齿神方。

取牙方　草乌　荜茇各分半　川椒　细辛各三分

上为细末，用少许点在患牙内外，一时其牙自落。

［批］取患牙方。

备拣古来治齿诸病至简至稳神方于后，以便取用。

牙缝出血：苦参一两，枯白矾一钱，为末，日三揩之。

又方：醋浸竹茹含之。

走马牙疳：先以淡盐汤漱净，次用五倍子、青黛、枯矾、黄柏为末掺之。

牙痛口臭，用大黄烧存性为末，早晚揩齿，良久漱之。

牙龈疳臭：五倍子炒焦一钱，枯白矾、铜青各一分，共为末，先以米泔漱净，掺之。

牙痛，用荔枝连壳烧存性，为末掺之。

又方：用丝瓜藤一握，川椒一撮，灯心一把，煎浓汁，漱吐。

虫牙痛，用松脂滚水泡溶，漱之。

又方：用韭菜子烧烟熏之，牙虫即出。其法，以笔管用纸糊喇叭样可以收烟。

又方：茄根捣汁涂之，或烧灰存性点之。

又方：烧酒浸花椒，漱之。

齿不生，用雄鼠脊骨研末揩之。

取牙，用茄树根，以马尿浸三日，晒干，炒焦为末，点牙内外，即脱。

保齿坚固，用羊胫骨火煅存性，为末，加青盐研匀，早夜揩牙。

又方：用香附炒黑二两，青盐两半，为末，如常揩牙。

凡牙齿痛，属寒者，宜干姜、荜茇、细辛。属热者，宜石膏、牙硝。属风者，宜皂角、僵蚕、蜂房。属虫者，宜石灰、雄黄。

保齿，用旱莲草根一斤，酒洗净，青盐四两，腌三宿，同汁炒干，研末，日用擦牙，连汁咽之，能乌须固齿。

取牙，用凤仙花子研末，入砒少许，点牙根即落。

论咽喉八

咽痛是君火，有寒包热。喉痹是相火，有嗌疽，俗名走马喉痹，杀人最急，惟针破之，最为速效，次则用火。

《经》曰：一阴一阳相结，谓之喉痹。少阴，君火也。少阳，相火也。夫火何以动？以有内外之因，故火引痰上，而痰热燔灼，壅塞咽喉之间。其证不一，肿于两旁者为双蛾，肿于一边者为单蛾。圆突如珠，乃痈疖之类，宜刺出其血而愈。若缠喉风，则满片红肿，多不成脓，亦不必出血，但使火降，其肿自消。然火有虚实之分，其因情志郁怒而起者，多属少阳、厥阴，为风木之脏，固易生火。以口腹辛热而起者，多属阳明，以胃气直透咽喉，故又惟阳明之火为最盛。脉实证实，宜以火治。至于少阴，其脉络于横骨，终于会厌会厌者，掩其气喉，令水谷能进食喉而不错，系于舌本。凡阴火冲上，多为喉痹痹，即缠喉风也。然亦有虚实之异：若是实火，证与脉皆实，亦易知也。设色欲过度，以致真阴亏损者，此肾中之虚火也，非壮水不可，六味地黄汤主之。又有火虚于下，而格阳于上，此无根之火，即肾中之真寒证也，非温补命门不可，八味地黄汤主之。必须遵《内经》从治之法，切不可用寒凉以促其危耳。

通天达地散　治诸喉痹肿痛。

连翘　防风　贝母　荆芥　元参　白芥子　天花粉　枳壳甘草　赤芍　桔梗　黄芩　牛蒡子　射干等分

加灯心水煎服，外用木鳖子磨醋，噙喉中，引去其痰，不可咽下。太酸，少掺清水亦可。随服煎药，后用吹药。

［批］治诸喉痛。

七宝散　吹一切喉痹。

僵蚕直者，十个　硼砂　雄黄　明矾各一钱　全蝎十个，头角全

者，去毒　牙皂一挺，去皮弦　胆矾五分

为细末，用竹管吹之。

［批］治喉痛吹药。

金钥匙　治风热喉痹。

月石五钱　牙硝两半　僵蚕一钱五分　冰片三分　雄黄二钱

共研细末，吹之立愈。

［批］治风热喉病。

雄黄解毒丸　治急喉风，双蛾肿痛，汤药难下，垂危时
方用。

雄黄　郁金各一两　巴霜十四粒

研末，醋糊丸绿豆大，凡口噤者用三粒，淡醋磨化，以物
开其口灌之，下咽即活。

［批］治急喉肿闭。

普济消毒饮　治疫喉传染，并治大头瘟。

黄芩酒炒　黄连酒炒，各五钱　人参三钱　橘红　元参　甘草
桔梗　柴胡各二钱　薄荷叶　鼠粘子　板蓝根　连翘　马庇勃各
一钱　白僵蚕炒　升麻各七分

共研细末，半用姜汤调，时时服之，半用蜜丸嚼化，服尽
良愈。此东坦之天方也。

［批］治瘟喉传染。

加味甘桔汤新　治喉肿痛。寒热虚实，照后加减，平稳
有效。

甘草钱半　桔梗钱半　元参一钱　赤芍　生地　防风各一钱
荆芥七分　薄荷七分　山豆根　连翘　黄芩各一钱　北细辛三分
羌活六分　独活七分　白芷八分

水煎服。肝胆火，加白芍、栀子、胆草。胃火，加石膏三

钱。若大便秘结者，加大黄、芒硝。毒甚而烂者，加牛蒡子、金银花。

［批］治一切喉病。

六味地黄汤　加麦冬二钱，五味子四分。

［批］治虚火。

冰片破毒散　治急慢喉痹，肿塞切痛。

朴硝四钱　僵蚕微炒，去嘴，八钱　甘草八钱　青黛六钱　马庇勃三钱　蒲黄五钱　麝香一钱　冰片二钱

共研细末，磁坛密收，每用一钱，清水调咽。于是喉痹即破，出血便愈。若非喉痹，自然消散。

［批］治急慢喉痹。

备采古来治喉诸病至简至稳神方于后，以便取用。

急喉痹风：元参、牛蒡子半炒半生，各八钱，煎服。

喉中悬痛，舌肿塞痛：五倍子、僵蚕、甘草等分，白梅肉捣和丸，噙咽，其痛自破。

急喉痹风：僵蚕、南星为末，姜汁调灌，涎出即愈。

急喉风塞肿：皂角挼①水灌之，外以皂角末，醋调厚封项下。又可用皂角去皮，醋浸，炙七次，浸七次，勿太焦，研末吹之。

喉痹将死，不可针药，干漆烧烟，以筒吸之。

肿喉疮：吴茱萸末，醋调涂足心。

喉痹欲死，紫菀捣汁浸喉，涎出即瘥，更以马牙硝津咽之，断根。

喉肿莫言：山豆根磨醋噙之，涎出能言。

---

① 挼（ruó 若）：揉搓。

罗氏会约医镜

一四六

喉中肿痛：硼砂含化，咽津。初起便治，即免喉痹。

喉痛乳蛾：明矾三钱，巴豆劈开三粒，同入铫①内煎干，去豆，研矾点之。甚者，以醋调灌。

喉痹将死者，以乌鱼胆，点入即瘥。病深者，水调灌之。

以下治骨哽方：

鸡鱼骨哽：苎麻根捣汁服之。

又方：白凤仙子研末水调，以筒灌入，即软而下。或研末吹之。即根叶醋煎服亦可。

鸡骨哽喉：五倍子研末吹之。

发入喉：旧梳烧灰，酒调服。

铜铁哽：凤仙子及根擂汁服。即木贼烧灰，水调服亦下。

竹木哽：服半夏取吐。又秤锤烧红，淬酒服。

治哽：用苎麻根捣如龙眼大，鸡骨用鸡汤下，鱼骨用鱼汤下。

论声喑九

声喑之证，虽兼五脏，而于心、肝②、肾三经为重。又须知其虚实治之，乃为上工。盖舌为心之苗，心病则舌不能转，此心为声音之主也。声由气而发，肺病则气夺，此气为声音之户也。肾藏精，精化气，阴虚则无气，此肾为声音之根也。然三者之中，又以肾为主。肾阴一足，则水能制火，而肺以安，庶金清而声亮矣。譬之钟焉，实则不鸣，破亦不鸣。肺被火烁，是邪实于中，即形破于外，声何由而出乎！是知宜补水以降火也。至于实邪之闭其窍者，或肺冒风寒，或肺被客热，散之清

---

① 铫（diào 掉）：一种带柄有嘴的小锅。

② 肝：据下文，疑为"肺"之误。

之，而病自愈，此暂而近者也。彼虚邪之为害者，内夺而暗也。有房劳之夺，伤其肾也。忧思之夺，伤其心也。惊恐之夺，伤其胆也。饥馁疲劳之夺，伤其脾也。暴怒气逆之夺，伤其肝也。此非各求其属，而大补元气，安望伤残者之复完乎！此外复有叫号歌哭，饮冷吸风而致暗者，能知养息，自不药而愈，不足虞也。

加味枳桔二陈汤新　治感冒风寒，头痛声暗，无汗恶寒，痰凝气滞，脉息浮紧等证。

陈皮去白，一钱　半夏钱半　茯苓一钱三分　麻黄去节，五分　桂枝八分　北细辛八分　杏仁去皮尖，十五粒　甘草一钱　桔梗一钱　枳壳一钱

姜葱引。

［批］治感风寒声暗。

镇阴煎　治阴虚于下，阳燥于上，是命门火不归源，右尺脉虚弱，渐渐喉肿而痛，色淡便清，久而不愈，或头项肿，烦燥口渴。

熟地一二两　牛膝二钱　炙甘草一钱　泽泻八分　肉桂一二钱　附子制，一钱或二三钱

水煎，冰冷服。

又方：用大附子切作五片，加蜜搽之，火上炙黄含咽，味尽易之。八味地黄汤亦妙，宜冷服。

［批］治火衰喉痛声暗。

滋阴八味汤　治阴虚火盛，喉颈肿痛，左尺脉弱，并治喉痹。

山药　枣皮各二钱　黄柏盐水炒　知母盐水炒，各钱半　熟地四钱　茯苓　丹皮　泽泻各钱半　麦冬去心，钱半

水煎服。即喉生疮而烂，久不愈者，亦属阴虚，可服而愈。

[批] 治阴虚火炎喉痹声喑。

萆薢汤　治喉腭溃蚀，与鼻相通，面蚀痈溃，久不愈者。此方本治淫疮，味甘而利，去湿热，和血脉，疮毒皆宜，效难尽述。

土萆薢即土茯苓二三两，浓煎，徐徐服之。若患久，或服攻击之剂，致伤脾胃气血等证，以此味为主，外加对证之药。

又方用：土茯苓五钱或一二两　当归　白芷　皂刺　薏仁各钱半　白鲜皮一钱　甘草五分　木通　银花　木瓜忌铁，各一钱

水煎服。甚者，萆薢加三四两。治证同上。

[批] 治喉毒溃烂声喑。

仙遗粮汤　治梅疮结毒，喉烂不愈。

萆薢二两，即土茯苓也。忌铁器，浓煎，去渣滓，入后药　当归　生地　防风各一钱　木通　薏仁　金银花　黄连　连翘各一钱　白鲜皮七分　白术　皂刺各七分　甘草四分

加灯心二十根，用萆薢汤煎服。

[批] 治梅毒喉烂声喑。

麦门冬汤　治火邪侵肺，或咳嗽喘急，上焦热甚而声喑者。

天冬　麦冬　桑白皮各一钱　紫菀茸　川贝母各八分　桔梗一钱　甘草五分　淡竹叶　生地各一钱三分

或加五味九粒，煎服。如胃火口渴，加生石膏二钱，或竹叶石膏汤方见于伤寒清里条内。

[批] 治肺经实火声喑。

小降气汤　治肝邪暴逆，浊气在上，痰涎壅盛而声喑者。

家紫苏　台乌药　白芍　陈皮各二钱　甘草炙，五分

姜枣引，煎服。

［批］治肝逆声喑。

竹衣麦门冬汤　治一切劳瘵，痰嗽声哑难治者，服之神效。

竹衣取竹内衣膜鲜者，一钱　竹茹即竹青皮，括取弹子大，一丸
淡竹叶十四片　麦冬一钱　甘草　橘红各五分　茯苓　桔梗各一钱
杏仁七粒，去皮尖

煎出，加竹沥一杯，和匀服。如阴虚火旺者，间服左归饮。如命门火衰，不归原者，服右归饮二方见咳嗽条内或六味丸、八味丸亦妙，不得徒治其末也。

［批］治劳瘵声哑。

凡病久咳声哑者，必由肺肾俱败，但宜补肺滋肾，养金润燥，或略加诃子、百药煎，收敛以治其标。务宜先本后末，或可保全。若见其假热而用寒凉，或见其痰盛而用消散，则未有一治者矣。

［批］治劳咳声哑治法。

备拣古来治喑至简至稳诸方于后，以便取用。

失声不出，用萝卜自然汁，稍加姜汁，时时细饮。

又方：用皂角一条，去皮子，同萝卜三个，煎服数次。

又方：用橘皮三两，水煮，顿服。

又方：用杏仁去皮三钱，煎熬，别研肉桂末一钱，和捣为丸，杏核大，每用一丸，绵裹含口中，细细咽之，日三夜五。

又方：用蜜陀僧为细末，每用一钱，点茶饮之。

又方：诃子四个，半生半煨，桔梗一两五钱，半生半炒，甘草三钱，半生半炙，上分二服，半水半童便煎服。

喉风失音，用靛花、苏薄荷叶等分，为细末，蜜丸弹子大，每用一丸，临睡嚼化。

以上皆治标之法。凡猝喑轻浅者，亦可取效。若系根本之

病，不得概用。

论胁痛十

有肝胆火、肺气郁结、死血食积。左为肝气，右为痰癖。

胁痛之病，本属少阳胆经、厥阴肝经，以二经之脉，皆循胁肋故也。然经言，心、肺、胃、肾与膀胱，皆有胁痛之病，以邪在诸经，气逆不解，必以此相传，延及本经，则无非肝胆之病矣。至于忿怒伤血、伤气、伤筋，或寒邪在半表半里之间，此是本经之病，当直取本经。传自他经者，拔其所病之本，自无不愈。然胁痛即膈痛，其与心痛别者，心痛在岐骨陷处，胸痛则横满于胸中两胁间也。其与胃脘痛别者，胃脘痛在心之下，胸痛在心之上也。其痛有内伤外感之辨：凡寒邪在少阳经，乃病为胁痛，耳聋而呕，必有往来寒热，方是外感。如无表证，悉属内伤，但内伤多而外感亦间有之耳。诸家有谓肝左而藏血，肺右而藏气，考之诸经，却无明证，实后世之谬谈也。欲辨气血，惟察其有形无形而可知矣。血积有形而不移，或坚硬而拒按。气痛流行而无迹，或倏聚而倏散。若食积痰饮，皆属有形之证。第详察所因，自可辨识。且凡属有形之证，亦无非由气之滞而然。凡治此者，无论是血是痰，须兼行气之药，而后随证佐使，自中肯綮。

三柴胡饮　治外感风寒，邪在少阳，身发寒热，胁痛，耳聋。

柴胡二钱　白芍钱半　甘草炙　陈皮各一钱　当归二钱　生姜五分

温服。如气不流通，加青皮、香附、广木香、白芥子之类。即小柴胡汤亦可方见伤寒表证，加川芎、青皮、白芍。

［批］治外感胁痛。

温中散寒汤新　治寒邪外闭，畏寒胁痛，脉虚体弱，表里兼顾者。

当归三四钱　山药二三钱　茯苓钱半　甘草一钱　青皮六七分柴胡钱半　陈皮一钱　香附七分　肉桂一二钱或改桂枝钱半　生姜一钱，煨用。或改干姜，炒用

温服。如外寒甚而无汗者，加麻黄一钱。如内寒甚而喜按者，加附子一二钱。如呕逆者，加半夏二钱。

［批］治真寒胁痛。

木香顺气散　治气滞胁痛腹痛。

木香五分　香附七分　槟榔　青皮　陈皮　枳壳　砂仁　厚朴姜炒　苍术各八分

姜引。如气寒滞痛，加丁香五分，或加白豆蔻、藿香之属。

［批］治气滞胁痛。

化肝煎　治怒气伤肝，因而气逆动火动血，胁痛，胀满，烦热。

青皮　陈皮　白芍　丹皮　栀子各钱半　土贝母二三钱　泽泻钱半，如血见下部者，甘草代之

温服。如火盛，加黄芩、胆草。如胀滞胁痛，加白芥子一钱，勿用白芍。如兼寒热，加柴胡一钱。

［批］治怒后胁痛。

推气散　治右胁胀痛。

片姜黄　枳壳面炒　桂心各五钱　甘草炙，五钱

共研末，姜汤调服。又谓宜消食行痰。

［批］治右胁胀痛。

木通散　治男妇肝肾气滞，自下而上，痛连两胁。

木通　青皮　萝卜子炒　茴香各五钱　滑石二钱半　莪术二钱

五分　木香二钱半　川楝子取肉，用巴豆三钱同炒黄，去巴豆，五钱

共研末，葱白汤调服三钱。

［批］治肝肾气逆胁痛。

消导汤新　治饮食留滞，胸膈上有一条杠起痛者是也。

厚朴姜炒　茯苓　砂仁　山楂　麦芽　神曲各钱半　陈皮一钱五分　枳实八分　白芥子七分

生姜引。如胃寒呕逆，加炮干姜一钱。如气滞而痛，加木香、香附。如食积坚硬难化，加槟榔、莪术。

［批］治食滞胁痛。

补肝散　治肝肾精虚，不能化气，气虚不能生血，气血少，不能流畅，以致胸胁作痛。但宜培补，不得再用香燥以自伐也。

熟地　白术各一两　枣仁炒　独活各二两　当归　川芎　山药　黄芪蜜炒　枣皮各七钱　五味炒　木瓜各四钱

上咀片，每服七八钱，枣二枚，水煎服。

［批］治气血两虚胁痛。

逍遥散　治肝脾血虚，或郁怒伤肝而胁痛者。

当归　白芍　白术　茯苓各一钱半　甘草一钱　柴胡酒炒，一钱　生姜七分，煨

煎服。或加薄荷叶三分更效。

［批］治郁怒伤肝胁痛。

柴胡疏肝散　治外邪未解而兼气逆胁痛，或寒热往来。

陈皮醋炒　柴胡各二钱　川芎　枳壳　白芍各一钱五分　甘草五分　香附一钱

食前服。

［批］治肝邪胁痛。

备采古来治胁痛至简至稳神方于后，以便取用。

惊伤胁痛，用枳壳一两，桂枝五钱，为末，姜枣汤调下。

胁痛，用白芥子研末，水调敷之。又方：吴茱萸研末，醋调敷之。又方：韭菜炒，熨之。又方：柑子叶捣烂炒，烧酒淬，熨之。又方：青皮研末炒、酒淬，揉之。

寒痛，用艾叶捣烂，烧酒和炒，熨之。

肝胆火痛，如柴胡、胆草、青黛、青皮、木香、香附之类，皆可拣用。

胁痛，用凤仙花晒研，酒调服三钱，活血消积。

痛属痰而走易者，用真白芥子、紫大戟去皮、甘遂面裹煨等分，为末，米汤糊丸，淡姜汤下七八丸，名控涎丹。

论腰痛十一

有肾中之阴虚、肾中之阳虚，有风寒湿热，有挫折瘀血。附：膝痛兼治。

腰者，肾之外候，一身所恃以屈伸者也。盖诸脉皆贯于肾而络于腰脊，肾中或阴不足，或阳不足，或先天禀赋不厚，或后天培养不周，以致颜色刮白，脉息细微，疲倦无力，劳动而腰痛益甚者，虽因积渐而致，然实真阴之虚证也。至于外感风寒湿热，其痛必暴，证属有余，为易治也。但须知邪必乘虚而犯，驱邪之中，宜顾元气，庶本末朗然，而日后无虞矣。

脉息

脉大无力为虚，弦细而数为阴虚，尺弱无神为命门火衰，涩为死血，沉滑为痰，沉细而迟为气虚，沉弦为气滞，弱缓为湿，紧数为寒，浮缓为风，洪数为热。

滋阴大补丸　治肾中之阴不足，腰膝无力而痛。久服轻身延寿。

熟地八两　山药炒　枣皮酒蒸　茯苓　肉苁蓉酒洗去甲　杜仲盐炒，各四两　淮牛膝酒蒸　巴戟　枸杞酒蒸，各三两　小茴淡盐水炒，二两　远志去心，二两　石菖蒲炒　五味子炒，各一两五钱

先将熟地、枣皮、苁蓉、牛膝、枸杞捣化，后入药末，加炼蜜为丸，空心用淡盐水送七八钱。即六味地黄丸、左归丸各加杜仲盐炒四两亦佳。

［批］治水亏腰痛。

前方加肉桂三两，附子三四五两，治右尺无力，命门火衰，水火两亏，腰膝冷痛。即八味地黄丸加杜仲四两，右归丸亦佳。

［批］治水火两亏腰痛。

煨肾丸　治肝肾虚损，腰冷腰痛。

川草薢　杜仲姜水炒　淮牛膝酒蒸　补骨脂炒　胡芦巴炒　菟丝子酒蒸，晒干　肉苁蓉酒洗去甲，捣化为丸　沙苑蒺藜炒去刺，各四两　肉桂二两

酒煮猪腰子四个，捣和为丸，干则加炼蜜盐水送下。

［批］治肾阴阳两虚腰痛。

加减五积散方见伤寒表证　治风寒在经，其证必寒热，腰痛连背。如寒甚无汗，加麻黄七分，即夏季亦用，以内有白芍敛阴也。如热甚口渴，加黄芩、花粉、石膏之属。如大便结燥，加酒炒大黄。如汗甚者，去羌活。如春夏秋，加苍术。当知杜仲宜用，以引入腰也。

［批］治感风寒腰痛。

桂附杜仲汤新　治真寒腰痛，六脉弦紧，口舌青，阴囊缩，身战栗。

肉桂三钱　附子三四钱，急则用生附子　杜仲二钱

热服。如上焦假热拒格，冷服。如膝冷而痛，加川牛膝二三钱。如兼湿者，加苍术二钱。

　　[批] 治真寒腰痛。

　　六味清凉汤新　治体旺，脉洪而滑，二便闭涩，口渴喜冷，热甚腰痛者。

　　黄芩　黄柏　大黄酒炒　栀子炒　胆草　泽泻各等分
　　水煎，热服。

　　[批] 治实热腰痛。

　　当归拈痛汤　治湿热为病，身重腰痛，及肢节红肿。

　　羌活　黄芩　甘草　茵陈各钱半　苦参　防风　当归　白术
苍术　猪苓各一钱　人参随便　升麻三四分　干葛　知母　泽泻各八分

　　空心服，临睡再服。

　　[批] 治湿热腰痛。

　　三妙散　治腰膝湿痛仙方。或汗后过水，或汗衣冰身，或坐卧湿地，或宅地阴湿，春夏湿热之气上蒸，受病者立愈。

　　苍术三四钱　黄柏炒焦，二钱　川牛膝二三钱
　　水煎，夜服。并参阅湿证门。

　　[批] 治受湿腰膝痛。

　　活血四物汤新　治跌仆筋骨，血气凝滞腰痛，凡伤各处者俱效。

　　当归身尾，四五钱　川芎二钱　白芍　生地　桃仁去皮　牛膝
元胡酒炒，各钱二分　红花酒炒　肉桂各一钱二分

　　空心服。如痛甚，加乳香、没药俱去油一钱，外用酒糟、

葱、姜捣烂，炒热罨①之。如血逆之甚，加大黄酒炒三四钱，以大便闭结也。

［批］治跌折腰痛。

腰痛不已者，属肾虚。痛有定处，属死证。往来走动，属痰属风。腰冷身重，遇寒即发，属寒湿。或痛或止，属湿热，而其原多本于肾虚。以腰者肾之腑也，惟虚，故外邪得以干之。

［批］论腰痛亦有外因。

凡人之肾，何以虚也？由斫丧之甚。若酒醉入房者，快一时之心，更不知养身，以致腰膝疼痛，骨枯而痿，岂直腰痛已哉！此时悔之无及。养生重命之人，能慎于斯，优于补剂多矣。余年七旬，见之亦多，书之为后生告焉。

［批］论寡欲可保腰膝。

备拣古来治腰膝诸痛至简至稳神方于后，以便取用。

风寒腰膝疼痛，用川乌三个，生捣烂，加盐水少许，摊帛上，贴患处。

又方：用杜仲姜水炒或盐水炒三两，浓煎水，煮羊腰子四枚至熟，加盐椒作羹，空腹食之。

腰膝骨痿，不能起床，用川萆薢、杜仲盐水炒各四两研末，以猪腰子四个酒煮捣烂，加煮腰子余酒，和为丸，盐水送下。

腰痛，用威灵仙此治痛要药为末，每用温水调服二钱。或用猪腰子批②开掺药末，湿纸包煨，五更细嚼，酒送下。

男妇腰痛，用元胡、当归、肉桂、杜仲等分为末，酒下三钱。

治肾虚腰痛，用固脂炒四两，杜仲盐水炒八两，胡桃肉十

---

① 罨（yǎn眼）：覆盖。
② 批：疑为"劈"之误。

两，为末，炼蜜为丸，名青蛾丸。或加巴戟四两，肉苁蓉、大茴香各三两，尤妙。腰不痛者，亦宜服。

腰痛，用丝瓜藤根烧存性，研末，酒送二钱。

湿痛，用桃花，酒服一钱。

跌伤腰痛，用续断煎酒服，以能化恶血也。

肾虚腰痛，不能屈伸，单用杜仲，去粗皮，咀片，淡姜水拌炒干，每日煎水代茶，服二三十日，永不再痛。

论眩运十二

眩者，目黑也。运者，头旋也。河间以风治，丹溪以痰治。何《内经》但曰：上气不足，头为之倾，目为之眩。曰上虚则眩。曰督脉虚则头重高摇之。曰髓海不足则脑转耳鸣而眩目。何无一言及风与痰也。原其所由，多在年老精衰，体弱病后，或劳倦日久，心思过度之候而然，宜以补虚为主，而兼治其标可也。但眩运虽属上虚，然不能无涉于下，盖上虚者，阳中之阳虚也，宜补其气，如四君子汤、归脾汤、补中益气汤之类是也。下虚者，阴中之阳虚也，宜补其精，如八味地黄汤、右归饮之类是也。或有兼痰兼火等证者，必有形色脉息可验，方可兼用，不得先执偏见，而妄用消散以铲削元气也。

凡眩运有大小之异，如气禀薄弱，用心用力之后，或头眩眼黑、倏倾而止者有之。至于中年之外，多见眩仆卒倒等证，人多以为中风、中痰，而妄用剪风化痰之药，不大误乎！盖忽运而忽转者，以气血之未败也。卒倒而久不转者，以根本之已亏也。此际急用气血两补之剂方可，如十全大补汤之类。

凡邪气在上，多为头痛，故《经》曰：上实也。至于眩运之病，《经》曰：上虚。或为头重，或转旋不可以动，而人亦为实者，以头重也。不知头本不重，而惟阳虚乃觉重耳。可不知所以补乎！

凡眩运一证，虚者十居八九，而兼痰兼火者，不过一二耳。治者宜知。

益气补肾汤　治气虚眩运。

人参一钱　黄芪蜜炒，钱半，无参者宜加倍　茯苓一钱　白术二钱淮山药二钱　枣皮钱半　甘草炙，五分　红枣二枚

食远服。

［批］治气虚眩运。

苓桂术甘汤　治虚痰眩运。

茯苓四钱　桂枝钱半　白术三钱　甘草钱半

温服。或加南星、半夏、天麻。

［批］治虚痰眩运。

术附汤　治中气虚寒，厥冷口噤，痰盛脉弱，头眩头重等证。

白术三钱　炙草钱半　附子二钱

姜枣引。

［批］治虚寒眩运。

补中益气汤　右归饮见寒热门　归脾汤见脾胃门　八味地黄汤见燥证　十全大补汤见伤寒论补条

论不寐十三

《灵枢》曰：阳气尽，阴气盛，则目瞑。是寐本乎阴，神为主也，神安则寐。而神之所以不安者，有实有虚。实者，邪气之扰乱也，如外有风、寒、暑、湿之邪，内有痰、火、水、气、忿怒之邪，去其邪而神自安。此属有余之证，治之恒易。彼无邪而不寐者，由于心、肾二经之亏虚也。盖人之神，寤则栖心，寐则归肾，心虚则无血以养心，自神不守舍，而不能归藏于肾，

故不寐。肾虚则不能藏纳心神于中，故寐不能沉，并不能久。是以少年肾足，则易睡而长。老年阴衰，则难睡而短。且肾水既亏，相火自炽，以致神魂散越，睡卧不宁，似乎痰火有余之证，不得用寒凉以激之，当补真水以配之，则火息而寐自安矣。

凡有外邪内邪，必有脉与证可验。邪属风寒，散之，如麻、桂、苏、葛之类。邪属火热，凉之，如竹叶、石膏、芩、连之类。邪属痰饮，化之，如温胆汤、导痰汤之类。邪属饮食消之，气滞行之，水湿利之。此大概也，仍当于各门求法治之。至于心肾亏虚，须知调补。

导痰汤　治一切痰涎壅塞，胸膈痞满不通，日夜不寐等证。

陈皮　半夏　茯苓　甘草　南星　枳壳各二钱

姜引。

温胆①汤　治气郁生涎，梦寐不宁，心虚胆怯诸证。

陈皮钱半　半夏　茯苓　甘草　枳实　竹茹各一钱

姜枣引。或加南星、枣仁各钱半，或加志肉一钱。

［批］二方治痰饮不寐。

枣仁地黄汤　治心虚少血，烦燥不寐。

枣仁一两　熟地五钱

米二合煮粥食之。

［批］治血虚不寐。

橘红石斛汤　治胃不和则卧不安。

橘红二钱　甘草钱半　石斛二三钱　茯苓钱半　神曲炒　山楂各一钱　半夏一钱八分

如胃热口渴，加石膏、花粉。

---

① 胆：原作"痰"，据《外台秘要》卷十七引《集验方》改。

［批］治胃逆不寐。

秫米半夏汤　治胃不和，久不寐者，神效。

秫米一升　半夏半升

用千里长流水八升，扬之以筒入水高扬而下万遍，取清者五升，煮二味至升半，去渣饮汁，日三服。其新病者，覆杯即卧，久病者三日自已。

［批］治久不寐。

远志汤　治心虚烦热，夜卧不宁，及病后虚烦。

远志去心　黄芪蜜炙　当归　麦冬　石斛　枣仁炒，各一钱二分　茯神一钱二分　甘草炙，五分

水煎服。如烦甚者，加淡竹叶，或再加知母。

［批］治心虚不寐。

归脾汤　治过思伤脾，怔忡不寐，或倦卧少食，大便不调。

人参少者以山药三钱炒黄代之　白术　元肉　枣仁　蜜芪各钱半　志肉八分　当归一钱三分　广木香三分　甘草炙，七分

姜水煎服。

［批］治脾虚不寐。

生枣仁汤　治胆热多睡。

枣仁生为末，茶清调服，日三钱。

［批］治多睡。

熟枣仁汤　治胆虚不眠。

枣仁炒为末，竹叶汤调服，日三钱。

［批］治不眠。

心肾交补丸新　治心肾两虚，神思恍惚，梦遗膝软，夜卧不宁。

熟地八两　枣皮四两　淮药四两　茯苓三两　枣仁炒，三两

杜仲盐炒，三两　　北五味两半　　当归三两　　远志二两

炼蜜为丸，淡盐水送下。如右尺脉弱，阴中无阳，加肉桂二三两。如精血干涸，加枸杞四两。

〔批〕治心肾两虚不寐。

凡心虚有火，灯心草煎服。

心肺热，用麦冬。

胆虚心烦，用枣仁炒，研末，竹叶汤下。

如茯神、知母、丹皮，俱可择用。

凡病后，及妇人产后，不得眠者，此皆血气虚，而心脾不足，以补养为主。或有痰火，少佐清痰降火之药治之，不得过为克伐。

〔批〕论虚者宜补。

论腹痛十四

《内经》之论腹痛，独引寒淫者居多，以寒邪之闭塞，阳气独甚也。但六淫七情，损伤荣卫，致病多端，岂仅一寒也哉！痛在上焦者，属胃脘。在胃脘下者，属太阴脾经。在中焦当脐者，属少阴肾经。在下焦小腹者，属厥阴肝经及大小肠膀胱也。其痛也，有因食滞、寒滞、气滞之异。有因虫、因火、因痰、因血之殊。诸如此类，须辨虚实，庶无差误。〔批〕论腹痛多因。其痛之可按者为虚，拒按者为实。久痛而缓，及得食稍可，与牵连腰背，无胀无滞，二便清润者，皆虚也。暴痛而急，及胀满畏食，与肠脏中有物有滞，或痛处坚定不移，二便燥赤者，皆实也。微实者调之，大实者攻之。虚者，或气或血，宜微补、峻补，自有权衡，不得以痛无补法，及痛皆属火，而听无稽之谬论也。〔批〕论腹痛虚实。

腹痛脉理

寒脉沉紧而迟，热脉浮洪而数。虚脉散大无力，实脉弦洪有力。痰脉滑数，饮脉沉弦。积脉沉弦而伏，聚脉或伏或弦。虫脉多沉滑，或乍大乍小。死血脉，沉而涩，或结或促。此脉之常道也。而腹痛之脉又不可拘，盖暴痛之极者，每多沉伏细涩，实亦似虚，不知气为邪逆，则脉道不行，而沉伏异常，此正邪实之候也。能于沉伏中细察之，而有弦紧之意，此寒邪阻遏阳气，多有是脉。此际因其微细，认为虚脱，妄用补剂，误矣。辨此之法，但当察其形气，见平素之强弱，问其病因及时日之久暂。大都暴病痛急，而脉忽细伏者多实邪。久病痛缓，而脉本微弱者为虚邪。再以前论虚实之法，参而诊之，则万无一失矣。

神香散　治上焦胃脘逆气疼痛，呕哕，胀满，痰饮，膈噎等证。

丁香　白豆蔻或砂仁亦可

二味等分为末，温水调下五七分，日数服。如寒气作痛者，姜汤送下。

［批］治上焦寒邪作痛。

吐法　治上焦胃脘实邪，或痰饮，食积，气逆，作痛等证。

萝卜子捣碎，以温水和搅，澄清服之，即吐。或用盐一撮，于锅内炒红，乃入以水，试其味稍淡饮之，以指探喉，取吐。

［批］治上焦实邪作痛。

简易二方　凡胃脘当心而痛，或气，或寒，触而屡发者，用荔枝核打碎，烧微焦三钱，加木香二钱共为末，以温汤调服一钱。数服断根，屡试神效。

又方：用牙皂角以微火烧烟甫尽，取起为末，用烧酒调送七八分。其效如神，屡试不爽。

　　[批] 治上焦诸痛。

　　理气散寒汤新　治中下二焦寒滞气逆，腹痛，或呕泻，或不呕不泻，而为干霍乱危剧等证。

　　苍术　厚朴姜炒　陈皮去白　甘草各一钱三分　藿香　砂仁　枳壳各八分　木香五分　香附　乌药各一钱五分

　　热服。如食滞，加山楂、麦芽、神曲各钱半。如痛而呕，加半夏钱半。如寒甚喜热者，加吴茱萸、肉桂之类。如气滞而不流通，加白芥子、青皮、槟榔之类。如小腹痛甚，加小茴。如兼疝者，加荔枝核煨熟二三钱。

　　[批] 治一切腹痛。

　　养荣汤　治气血虚寒，不能荣养心脾而痛者，连绵不止，或按之熨之，而痛稍缓。此非甘温养血、补胃和中不可也。

　　当归二三钱　熟地三五钱　枸杞二钱　白芍煨，钱半　甘草炙，一钱　肉桂一二钱

　　温服。如寒甚者，加附子一二钱。如气虚者，加人参。如脾虚痛而泻者，加白术二三钱。如中气虚寒呕恶者，加半夏二钱，焦干姜钱半。如气滞者，加香附一二钱。丹溪曰诸痛不可补气为邪实气滞者言之，而曰诸痛皆然，则谬矣。

　　[批] 治血气虚寒腹痛。

　　三圣汤新　治一切虚寒，老弱亏损，偶有寒触，气痛连日不止。凡香燥之药，用之而反剧者，宜滋阴暖胃为主。

　　熟地七钱，用姜汁炒　当归五钱　附子二钱

　　温服。如气滞，加陈皮。

　　[批] 治脾肾虚寒腹痛。

　　化食方新　治夹食胸腹痛，日轻夜重，得食更甚，喜重

按者。

吴茱萸_{开水炮一次，焙干，二钱}　神曲_炒　谷虫　陈皮_{各六分}
鸡内金_{四五张}

共研细末，白沙糖少许，温水调服一钱，即睡一刻。此余屡用神验，凡家中多办，大人小儿，夹食感寒者，服之即愈。

［批］治夹食感寒腹痛。

局方四七汤　治痰涎停滞中脘，痞满腹痛，呕吐等证。

半夏_{一钱五分}　茯苓_{一钱二分}　苏叶_{六分}　厚朴_{姜炒，九分}　生姜_{六分}　红枣_{二枚}

煎服。或加草豆蔻煨研七八分。

［批］治痰滞腹痛。

上下清凉散_新　治发热，舌干，便燥，火焰，腹痛，脉洪数而有力者。

黄芩_{二三钱}　麦冬　白芍　甘草　栀子_{各一钱五分}

热服。如口渴喜冷，加生石膏二三钱。如大便闭结，加大黄一二钱，不效，再加芒硝二三钱，所谓通则不痛也。如气逆而痛，加木香五分，乌药一钱。如小便赤涩，加泽泻一钱。如咽干燥，加元参钱半。如血热妄行，加生地、青蒿、知母、黄柏之类。

［批］治实热腹痛。

葵根汤　治肠痈腹痛，脉大而尺独数，肌肤甲错，不滑泽也。

葵根_{一两}　银花_{三钱}　甘草节_{一钱}　皂角刺_{二钱}　陈皮_{二钱}
水煎，空心服。未成者退，已成者溃。

［批］治肠痈腹痛。

木香顺气散　治气滞，腹胀而痛，少壮体旺者宜之。

香附　槟榔　陈皮　枳壳　厚朴姜炒，各一钱　甘草炙，五分
木香　青皮　砂仁各七分　苍术一钱

姜三片，食远服。

［批］治气滞腹痛。

凡腹痛必宜温散。此是郁结不行，阻气不运，故痛。所以白芍虽治腹痛，惟血虚者宜之，以酸收耳。余宜辛散，皆不可用。

［批］论白芍不概用。

凡腹中水响，以水欲下，火欲上，相触而然，二陈汤加芩连栀子。亦有中寒而水鸣者，宜分中脘属太阴，当脐属少阴，小腹属厥阴，各从其宜温之。《经》曰脾胃虚，则肠鸣腹满。宜参、术之类补之。

［批］论治腹中水响。

凡腹中畏寒者，由阳气虚，亦由命门真火亏也，宜桂、附温之。

［批］治腹寒。

凡腹中窄狭，须用苍术。在肥人，乃湿痰凝滞，气不升降，燥痰用苍术，行气用香附。在瘦人，乃热气熏蒸脏腑，宜黄连、苍术。

［批］治腹中窄狭。

凡小腹痛有气郁者，宜青皮。寒者，宜桂枝、吴茱萸。有阴虚者，尺脉洪大，宜六味汤。有阳虚者，尺脉沉微，宜八味汤。

［批］治小腹痛。

凡胸膈痛连及胁背，药到口即吐者，宜就其势探而吐之，最易最捷。若邪犹未尽，痛犹未止，再以前药与之。或积或痰，

吐尽为妙。

[批] 用吐法最妙。

凡虫痛证治，详见诸虫门。

备采古来治腹痛至效至稳简易诸方于后，以便取用。

心脾诸痛，用元胡索、五灵脂有溏心者为真、草豆蔻仁饭包煨、没药去油等分为细末，每用二三钱，热酒调下。最效奇方，名游仙方。

心脾久痛，用蒜以醋煮熟，顿服断根。

心脾痛，用良姜、槟榔等分，俱炒为末，米汤调服。

上焦痛，日久不食不死，待痛止二三日后，方可渐渐吃物，否则复痛。

痛甚者，脉必伏，用温药附子之类，不可用参、术。

脉弦者，是食积，得温热药，加行气消导之味，则化而愈。若食得寒药，而愈滞也。

心脾痛，服药已止而复痛，用前药不效者，可用元明粉，一服立止。

凡饮食下行之道，由小腹下右角间而后出于广肠。若小腹停食为积切痛，坚突有形，以火酒磨木香，后嚼生蒜此面积，进蒜能化，凡化各积之药载于积聚门，以香酒送之，自瘥。

论霍乱十五

霍乱之病，肚腹切痛，起于顷刻，或头痛眩晕，憎寒壮热等证。其由或外感湿热寒暑，内伤饮食生冷，阳不升，阴不降，邪正相逆，挥霍撩乱，令人莫当。邪在上焦，胸痛先吐。邪在下焦，腹痛先泻。邪在中焦，吐泻交作。以脾虚则泻，胃虚则吐。治法宜以定吐安胃为先，次以随证止泻为要。此湿霍乱也，死者恒少。[批] 论湿霍乱。至于不吐不泻，心腹剧痛，手足厥冷，一刻闷绝，此干霍乱也，俗名绞肠沙①，死者恒多。此际治以盐汤探吐之法方法见后，则上吐下泻，庶中通而可救也。[批] 论干霍乱。然阳明一经，属胃与大肠，为五脏六腑之海，主润宗筋，今既吐既下，血气大损，津液顿亡，宗筋失养，必致挛缩，甚则阴缩舌卷，为难治。《经》曰：经筋之病，寒则反折②筋急，热则筋弛纵不收。此转筋霍乱，正反折筋急之病，而河间、丹溪属热之言，其可信乎！[批] 论转筋霍乱。又有谓此证为火者，以多见于夏秋之间。不知盛暑将杀，新凉初起，天人易气，寒之由也。或嗜生冷，或贪清凉，喜好失宜，寒之动也。再用寒凉，必大误矣！[批] 论霍乱忌用寒凉。夫邪之易受，必脾本虚弱，而复吐泻，则脾更虚，治宜补脾和胃为主。而其为补为和，又宜因证以为权宜，庶缓急轻重，乃无遗憾。[批] 治以脾胃为主。

凡吐利不止，或口渴喜冷，发热烦燥，欲去衣被，此阴盛格阳也，不可以其喜冷恶热为热证。当以理中汤，甚者加附子，不效，改用四逆汤方俱见伤寒厥阴证门，并宜冷服。当知吐泻后，实热证甚少。

[批] 此论阴证似阳。

凡霍乱初起，有寒滞者，有火郁者，不得吐泻发越。此时概用生姜，误者不少，宜细著神，恐痛甚认证不的。

[批] 论初痛勿轻用姜。

凡霍乱吐泻方停，此时胃气未清，邪气未净，凡一切饮食，宁使稍迟。若急与粥汤，则邪复聚，为害不小。

[批] 论饮食勿急。

---

① 沙：疑为"痧"之误。指霍乱、中暑、肠炎等急性病。
② 折：原作"拆"，据《灵枢经·经筋》改。

和胃汤新　治霍乱初起，胀痛呕吐，邪壅于上者，宜用此探吐。

陈皮一钱　半夏钱半　茯苓二钱　甘草一钱　苍术二钱　乌药
香附各八分　厚朴姜炒，一钱　苏梗七分

热服。以指探喉取吐，再服再吐。

［批］治霍乱初起。

盐汤吐法　治霍乱绞痛，不呕不泻，邪结中焦，不得发越
者危。盐一撮，锅内炒红，用童便一碗淬入，热服，自呕自泻。
若不呕，以指探喉取呕，再服再呕，以邪尽为度，中通无虑。
待胃气稍定，然后方可察其邪正虚实，或有无泄泻、胀滞等证，
因病调理，切不可妄用寒凉。

［批］治干霍乱用捷法救解。

温中散滞汤新　治阴阳不和，吐泻腹痛，须照后加减用。

陈皮一钱　半夏钱半　甘草一钱　茯苓一钱　白芍一钱二分
厚朴姜炒，一钱二分　紫苏一钱　木香五分　苍术一钱二分　砂仁炒，
研碎，六分

温服。如冬天寒甚无汗，加麻黄七分。有汗，加桂枝八分。
如腹中有热，或口渴拒按，大便赤热等证，加黄芩二钱，或加
山栀炒黑一钱。如夏月伤暑，加扁豆二钱，香薷八分，木瓜、
滑石各一钱。如泄甚，而小便短赤者，加白术钱半，川草薢三
四钱，泽泻、木通各一钱，木香煨用三分。如气滞之甚者，加
白芥子、青皮、槟榔之类。诸证既平，宜调补脾胃，或四君子
汤、六君子汤之类。若大吐泻后，气血两虚，宜八珍汤、十全
大补汤之类。此际克伐药勿用。

［批］治一切霍乱。

养荣舒筋汤新　治干霍乱，先用盐汤吐法，自清升浊降，

病已愈矣，然后当养血温经，庶免血燥、经挛、阴缩之患。

当归二钱　陈皮一钱　熟地三钱　肉桂一钱五分　木瓜二钱
白芍酒炒，一钱五分　厚朴姜炒，八分　白术一钱二分　甘草炙　茯
苓各一钱

温服。如血虚寒甚，加炒干姜一钱。如小腹寒痛，加吴茱
萸六分。如气滞作痛，加木香、砂仁、乌药之属。

［批］调治干霍乱。

六和汤　治暑湿伤脾，或食生冷，客寒犯胃，致霍乱吐泻。

半夏　甘草炙　砂仁各一钱　扁豆　木瓜各二钱　赤茯苓二钱
杏仁十二粒　藿香八分　木香五分　厚朴姜水炒，一钱

若寒滞甚者，加吴茱萸、炮干姜、肉桂之类。

［批］治食生冷霍乱。

竹叶石膏汤　治霍乱吐泻后，火盛脉洪者，以阴亡，用甘
凉以济之也。

石膏三五钱　竹叶二十片　麦冬　半夏各二钱　甘草一钱五分
人参少者或以沙参、山药重用代之　粳米一撮

生姜五分引，温服。

［批］治霍乱后余热。

脉证吉凶

霍乱遍身转筋，肢冷，腹痛欲绝，脉洪者易治。舌卷囊缩，
脉微者死。霍乱后，阳气已脱，或遗尿不知，或气少不语，或
膏汗如珠，或大燥欲入水，或四肢不收，或脉见涩数等证，皆
死。至于见结、促、代、伏，皆不可以凶断，以吐泻痛极后所
常有也。

备拣古来治霍乱至简至稳神方于后，以便取用。

霍乱吐利，脉浮自汗，宜四君子汤加桂枝。

太阴证，理中加橘红。

吐利后转筋者，理中加石膏火煅一两。

吐利亡津，自必口渴，宜温暖补脾。脾旺，吐利止，而渴亦止，不必另治。

凡初痛，用桑叶煎服。

霍乱未得吐下，用蒜捣敷足心。又方：用锅底墨研末，泡开水服。

又方：用开水冷水各半碗，合服。又方：用门斗眼中灰，滚水泡，澄清服。

危急时，用盐斤许，炒热，包二包，更替熨肚，一时即愈。

绞肠沙，用童便服之立止。

绞肠沙，吐泻将死，用藿香梗圆叶香者真、陈皮各四钱，水煎服。

绞肠沙，用生明矾末，一半凉水，一半开水，调服二钱，立愈。凡人出门，多带济人。

卷之八

论反胃噎膈十六

《经》曰：三阳结，谓之膈。三阳者，大肠、小肠、膀胱也。结者，谓热结也。大肠主津，小肠主液。大肠热结则津涸，小肠热结则液燥。膀胱为州都之官，津液藏焉，膀胱热结，则津液竭矣。然而三阳何以致热结，皆肾之病也。盖肾主五液，与膀胱为一脏一腑，肾水既干，则阳火偏盛，煎熬津液，变而为痰。初则痰火未结，咽膈干燥，饮食不得流通，则为噎膈。久则痰火已结，胃之上脘不开，饮食难下，停滞膈间，须臾便出，谓之呕吐。至于饮食虽进，停滞胃中，而胃之下脘不开，良久方出，谓之反胃。肾又主二便，三阳热结，前后亦必闭涩。下既不通，必反于上，所以或久或暂，复吐原物。虽属胃病，实由命门火衰，肾经虚寒之病，而水不能灌溉而然也。斯时方欲健脾理痰，恐燥剂有妨于津液。方欲养血生津，恐润剂有碍于中州。若泥于舒郁快膈，则辛香助火，散气耗血，胃中之汁速干，去死不远矣。夫噎塞由于津液干槁，故莫如养血，养血又莫如滋阴，六味丸是也。反胃由于胃脘虚寒，故莫如辛温，辛温则不如补火，八味丸是也。但此方惟于病初起时丸药可下，急为救本可也。若丸不能下，或下而复反，此时改用汤剂，有所不可。盖欲人下补肾，不如先滞中州湿脾，又不如用后桂附散，或可挽回。大凡人得此病者，治之宜早，以真火有根，培之则活。若热汤入，而水与痰即刻逆上，吐出水冷者，是火绝矣，虽用桂附，亦何益哉！王太璞云：食不得入，是有火也。

予谓是无水也，以津液干竭故耳。至于所言：食入反出，是无火也，此说中肯①。但脉大有力，当作热治。脉小无力，当作寒医。以脉合证，审其阴阳，火盛者，当以养血为急，勿用凉药。脾伤阴盛者，宜以温补为重，勿用燥剂。变动因心，不可偏执也。《黄帝针经》云：胃病者，膈咽不通，饮食不下。咽者，咽物之门户。膈者，心肺之分野。不通者，肾肝吸入之阴气不得下，而反在上，病在胃也。［批］论此病治之宜早。夫胃病者，平日气血亏损，复因悲思忧虑，则脾胃受伤，血液渐耗，胃脘干涩，饮食难进，噎塞所由成也。脾胃虚伤，运行失职，不能熟腐五谷，变化精微，食入复出，反胃所由成也。二者在膈间受病，故通名为膈。《经》曰：人迎四倍以上，为格阳。寸口四倍以上，为关阴。关格者，《内经》以脉论，非言病也。究之阴阳偏盛之极，为孤阳之逆候，实真阴之败竭也。论脉论病，议虽不同，而为害则一。诸家以关格为病名，可顾名而思义矣。［批］论病之由来。

凡人入房太甚，只有孤阳，大宜养阴为主，绝嗜欲，戒恼怒，薄滋味，却思虑，外治以药饵，庶可挽回而寿终矣。

论　脉

脉弦者为中虚，浮大者为阴虚，属肾水大亏，有阳无阴也。数而无力，或涩小，为血虚。沉缓无力，或大而弱，为气虚。紧而滑者吐逆，弱小而涩者反胃。弦滑为痰，寸紧尺涩，胸满而吐，革则吐逆。

死　证

年五旬难治能调治保养亦有生者。粪如羊屎者不治食少津尽，

---

① 肯（qǐ启）：肉的连接处。此喻为关键。

肠已干矣。吐白沫者不治饮水上腾，脾败不化也。胸腹嘈痛者死营虚血枯也。

润燥汤新　治噎塞而食不下者，火燥而津液枯也，宜养血以润之。

当归二钱　熟地再用姜汁入磁器内炒干，二钱　麦冬去心炒，一钱　陈皮去白，八分　咸参四钱　白豆蔻去壳，炒研，八分　肉苁蓉钱半

水煎，加牛乳、白蜜、竹沥、姜汁各四五匙，合服。每用半杯，频频服之，不得间断。或食稀粥，或猪肉汤、羊肉汤。至于饭食、鸡鸭炙煿之类忌之。如是者，调养几月，待津液一足，方可无虞。服药而有气不足者，加人参最妙，否则或加沙参、黄芪之类。但由轻而重，不得顿加。

［批］治血燥噎塞。

桂附散新　治饮食一下，痰水同吐，多而且冷，药下亦吐，火将熄矣。

上肉桂去粗三钱　制附子或用生者焙干，三钱　干姜炒黄，一钱　白豆蔻肉炒，一钱

共研极细末，时常挑于口中，以火酒运下。

［批］治食入反出。

润肠化瘀汤　治死血在膈，大便燥，脉吼证实。

当归三钱　生地钱半　干漆炒烟尽，二钱　大黄酒煨，钱半　陈皮一钱　枳壳炒，一钱　咸参四钱　红花酒炒，七分　桃仁去皮尖，一钱

水煎，入酒，韭汁服。

［批］治血膈。

香砂宽中汤　治气滞胸痞，胃寒呕吐。

木香生磨，三分　白术钱半　茯苓　厚朴姜炒，各一钱　陈皮去

白　槟榔　白豆蔻肉炒研　半夏各八分　青皮六分　甘草三分　香
附　砂仁各七分

生姜一钱，水煎，入蜜五六匙合服。

［批］治气膈。

四逆汤　治里寒外热，面赤烦躁，口渴干呕，脉微欲绝。

附子一枚，生用　干姜炒，一两　甘草炙，二钱

水煎，冰冷服。

［批］治寒膈。

代赭旋覆汤　治胃气弱而上逆，心下痞硬，并反胃噎食，
俱妙。

代赭石煅，醋淬，二钱半　旋覆花即金沸草，七钱半　甘草炙，四
钱　半夏一两　生姜一两　红枣三枚

水煎，温服，加人参更妙。

［批］治反胃噎食。

生姜汁煎　治噎食不下，咽喉闭塞，胸膈烦闷。

生姜自然汁六两　牛乳五两　百合二两

加人参更妙，共入铜铫内，慢火熬成膏，常用二匙咽下。

［批］治咽喉阻塞。

香砂六君子汤　治脾胃虚寒，饮食一下，即带冷痰水
退①出。

人参少者以沙参或条参三五钱代之　白术钱半　茯苓二钱　甘草
炙，一钱　陈皮去白　藿香各一钱　法半夏姜汁炒，钱半　砂仁去壳，
微炒，捣碎，八分　煨姜一钱

水煎服。如下喉即吐者，加桔梗一钱。胃寒者，加干姜一

---

① 退：疑为"吐"之误。

钱。气滞者，加香附童便炒六分。兼血燥者，加当归钱半、白蜜三钱。若中焦胃不纳者，加石菖蒲微炒、白豆蔻仁微炒捣碎八分，但要顺取流水煎服。凡上焦之噎膈，其责在脾。下焦之闭结，其责在肾。治脾者宜从温养，治肾者宜从滋润，二法尽之矣。

［批］治脾亏痰甚反胃。

大营煎　治噎膈便结，阴虚无火者，此血燥也。

当归二三钱　熟地三钱　枸杞二钱　炙草一钱　杜仲钱半　牛膝酒蒸，钱半　肉桂一二钱　肉苁蓉三钱，酒洗

水煎服。如气虚者，加人参。若中气虚寒呕恶者，加炒干姜一钱。如干燥之甚者，加蜜糖三四钱，生威参七八钱，得大便润而下之。早服八味，午服六君子汤。如气血未至大虚，而下焦胀闭之甚者，则不得不暂为通之。

［批］治血燥噎塞。

千金润下丸　治大便燥结，胀闷之甚，而脉未至大虚者。

大麻仁微炒，一两　郁李仁泡去皮　菟丝子酒蒸　枳壳麸炒　牛膝酒浸　山药　车前子各七分　肉苁蓉酒洗，两半　威参蜜蒸，二两　大黄酒蒸，二两　陈皮去白，五钱　桃仁去皮，五钱

先将威参、大黄杵成膏，后加药末，炼蜜为丸，白汤送下四十丸，早晚各一服。若肠润而肛门紧，用猪胆汁少加皂角末，和以导之，便下宜止，即服滋阴养胃之剂以扶其本。

［批］治便结胀闷。

备拣古来治膈至简至稳神方于后，以便取用。

柿饼烧灰存性，酒调服一钱，日三服。或以柿饼于饭上蒸熟，同干饭食之，旬日愈。有三世死于反胃者，得此方救。

噎食不纳，用荜澄茄、白豆蔻肉为末，干舐之。

噎塞膈滞，用威灵仙四钱，醋蜜煎服，痰吐即愈。

喘咳呕逆，全不入食，用威灵仙焙干、半夏姜汁炒等分为末，皂角熬膏，糊丸，绿豆大，每服七丸，日三服，一月愈，丸即止。

噎塞吐食，以胃脘停有瘀血之类，故胸中刺痛，用韭汁入盐卤少许，细呷，得入渐加，定吐稠痰而愈。若反胃，加姜汁、牛乳。

反胃吐食，七八日不大便者死。用水牛喉一条，去两头并筋膜，节节取下，米醋一碗浸之，微火炙干，再浸再炙，以醋尽为度，研末密收。或潮湿，以微火烘之，再收。遇有此病，每用钱余，陈米汤调下。轻者一服立效。

反胃，用石灰热姜汁泡之，淬炒附子三次，合丁香、粟米煎服，或为末舐服。

脾寒反胃，用白豆蔻肉、丁香、砂仁、陈米等分为末，姜汁糊丸服。胃虚食少，用荜澄茄一两，神曲三钱炒黄，姜汁糊丸，姜汤送下。

噎膈①，拣蒲公英高尺许者，掘下数尺，根大如拳，捣汁酒服，如神。

噎膈，是胃槁也。服香燥药，必破气燥血，是速其死也。惟饮牛乳加姜汁、陈酒，或加韭汁、熟蜜，兼服四物汤为上策。不可服人乳，以有五味之毒，七情之火也。

反胃吐食，不拘男女，远年近月，用五灵脂有溏心者真为末，黄狗胆汁和丸，三钱重一粒，每用一粒，好酒半盏磨化服，三服即效。

---

① 噎膈：原作"膈噎"，疑倒。

论痞满十七

痞者，痞塞不开，而内则不见胀也。满者，胀满不消，而内则常苦胀也。二者有虚实之辨：实痞者有邪有滞，实满者有胀有痛，治者散之消之。虚痞者无邪无滞，虚满者无胀无痛，治者温之补之。此而误认，多致误人。

治中汤　治脾胃虚寒，虽无胀闷，但不知饥，亦不欲食。脉弱气怯，不得妄用消耗，再损胃气。

人参少者以山药三钱炒黄代之　白术钱半　甘草炙　干姜炒　陈皮去白，各一钱　青皮六七分

温服。如呕逆，加半夏钱半。如脾胃虚弱，似满不食，宜异功散、人参、白术、茯苓、炙草、陈皮。如心脾气虚，或气不顺者，宜归脾汤方载脾胃门。如中焦不暖，或嗳腐，或吞酸，宜温胃汤方见脾胃门。

［批］治脾虚痞满。

厚朴温中汤　治脾胃寒滞，或伤生冷，心腹痞满疼痛。

厚朴姜炒　陈皮去白　干姜炒　茯苓各一钱　草豆蔻八分　木香　甘草各五分

温服。

［批］治胃寒痞满。

河间厚朴汤　治大便气秘，上下不通，胸腹痞满。

厚朴钱半　白术二钱　半夏　枳壳　陈皮　甘草各一钱

姜枣引。如大便不通，加大黄一二钱。

［批］治气秘痞满。

大和中饮　治饮食留滞痞满，或疼痛者。

陈皮钱半　枳实一钱　砂仁五分　山楂　麦芽炒，各二钱　厚朴姜炒　泽泻各钱半

温服。如胀甚者，加白芥子。如胃寒恶心者，加炮干姜。痛者，加木香、乌药、香附之属。

［批］治食滞痞满。

平胃散　治湿滞痞满。

厚朴姜炒　陈皮去白，各钱半　苍术二钱　甘草一钱

姜枣引。如小便不利，加茯苓、泽泻。如气胀而痛，加木香、枳实。弱者，更枳壳。凡寒邪外感，浅而在经，饮食如常，稍深犯胃，即不能食，是亦痞之类也。治此者，宜照伤寒门。但解外邪，而证自愈。

［批］治湿滞痞满。

又伤寒阳证在表，而妄下之以攻其里，及阴证而下之早者，以致邪气乘虚而入。实者硬满而痛，是为结胸。虚者满而不痛，是为痞气。宜审别治之。治法详伤寒结胸条。

备采古来论痞满治法于后，以便取用。

丹溪曰痞满与胀满不同：胀满内胀，而外亦有形。痞则内觉痞闷，而外无形也。盖由脾气之虚，不能运化精微而为痞者，宜以温补为主。至于误下食滞湿邪，已详于上。

《玉机》云：痞满之病，人皆知气之不运也。独东垣以血病言之，谓下多亡阴，其血损也。凡于下后，当察及之。

刘厚宗曰：古方治痞，用芩、连、枳实之苦以泻之，厚朴、生姜、半夏之辛以散之，人参、白术之甘温以补之，茯苓、泽泻之咸淡以渗之。随其病之所在以调之也。痞而有湿，惟宜上下分消其气，果有内实之证，庶可略与疏导。世人苦于痞塞，喜行利药，以求速效，暂时通快，痞若再作，益以滋甚，是不知夫下多亡阴之意也。盖治痞，宜补脾健胃，有塞因塞用之妙法在焉。

外治痞方：用大黄、朴硝各一两为末，以大蒜同捣膏贴之。

又方：先用荞麦面和成条，量痞大小围住，以麝二三分掺肉上，次以阿魏一二钱铺上，再用芒硝一二两盖之，随以青布隔药上，烧热砖四五块，轮流布上熨之。觉腹中气行宽快，即是痞消之效。内须服调养气血之药。

论恶心十八

恶心者，胃口作逆，兀兀欲吐欲呕之状，或又不能呕吐，觉难刻过，此曰恶心，而实胃口之病也。其证之因，则有寒、有食、有痰、有宿水、有火邪、有秽气所触、有阴湿伤胃，或伤寒疟痢诸邪之在胃口者，皆能致之。能察其虚实二者，则得其源矣。实邪恶心者，其来速，其去亦速，邪去则止。虚邪恶心者，必得胃气复者方愈。且此证之虚者，十居八九，即有挟食、挟痰之实邪，亦必由脾气不健，不能运化而然。治者，当知实中有虚，勿得妄行攻击以伤胃气也。

六君子汤　治胃虚生痰，或兼吞酸、嗳腐、恶心者。

人参少者山药炒黄三四钱代之　白术二钱　茯苓钱半　甘草炙，一钱　陈皮去白　半夏各钱半

生姜一钱，红枣三枚，温服。如上焦胀闷，或宿水痰滞者，宜用此药探而呕之。如爱热熨滚汤者，加炮干姜一二钱。如自利呕吐者，加炮干姜一钱，附子一钱。如恶心，或兼腹痛胀满者，加藿香、砂仁、白豆蔻、木香之属。如兼外感寒邪者，加桂枝。

〔批〕治胃虚恶心。

姜砂二陈汤新　治胃寒胀满，或伤生冷，或寒痰滞塞、恶心等证。

干姜炒，一二钱　砂仁炒，七八分　陈皮去白　半夏　茯苓各钱

半　炙甘草七分

温服。如气滞不快者，加厚朴。如伤湿者，加苍术。如食滞者，加神曲、麦芽、山楂之属。如宿食宿水，在上焦者，宜用此汤探而吐之，或用盐炒红，淬水服，探吐最妙。

［批］治胃寒恶心。

调气平胃散　治秽气感触，或冒寒邪，胀满、腹痛、恶心等证。

厚朴姜炒　陈皮　苍术各钱半　甘草　白豆蔻去壳，微炒　砂仁　檀香　藿香各八分

生姜引，温服。

［批］治感外邪恶心。

竹叶石膏汤　治感冒暑热，火盛、烦燥、恶心。

石膏煅，四五钱　淡竹叶　桔梗　薄荷　木通　甘草各一钱

［批］治暑热烦燥恶心。

论脾胃十九

兼饮食。

人之始生，本乎精血，以立形体之基，其司在命门。人之既生，养以水谷，以成形体之旺，其司在脾、胃。胃主纳，脾主运。《经》曰：脾胃者，仓廪之官，五味出焉。又曰：人受气于谷，谷入于胃，以传于肺，五脏六腑，皆以受气。所谓阳明者，十二经脉之长也，人或先天有不足者，但得后天培养之力，则补先天之功，亦可居其强半，此脾胃之所关于人者为甚重也。而人之伤其脾胃者有二：其伤于外也，惟劳苦最能伤脾，脾伤，则表里相通，而胃亦受其困矣。其伤于内者，惟忧思忿怒，最为伤心，心伤，则母子相关，而化源隔绝者为甚。此劳倦情志之伤，较之饮食寒暑为更多也。脾胃属土，恶寒喜暖，使非真

有火邪，则寒凉之物，最宜慎用。昔柳公度善摄生以致寿，尝曰：我不以气海熟生物、暖冷物，亦不以元气佐喜怒也。此真善养脾胃者也。然则人之元气充盈，由于脾胃健旺，而诸病悉除，惟觉之早者得之耳。

论东垣补中益气汤，以治劳伤感寒发热，及脾气下陷，或阳虚痎疟可也。若全无表邪寒热，而但有中气亏甚者，大忌升柴。盖以味苦寒而性疏散，当此大虚之时，止宜纯补，而再兼疏散，安望成功！至于表疏自汗者，阴虚发热者，脾肺虚甚，气促似喘者，命门火衰而虚寒泄泻者，水亏火亢而吐血衄血者，四肢厥逆而阳虚欲脱者，皆不可用。若无人参，则更有不可用者矣。

　　［批］论补中汤当知所用。

凡欲补土者，当先补火，亦有二焉：如不思饮食，此属阳明胃土受病，须补少阴君火，归脾汤是也。

　　［批］论不思饮食。

如人能食而不能化，此属太阴脾土受病，须补少阳相火，八味丸是也。盖补肾中之火以生土也，补肾中之水以滋土也。使徒以辛香燥热之物，以为助脾开胃，岂知太阴湿土，全仗以湿为用乎！如土得春夏时雨，而生化之功以成。

　　［批］论能食不化。

凡饮食积滞，必用消导。客垢不除，则真元不复，如戡乱后方可以致太平。积在上者吐之，在中下者下之。［批］论脾虚之消导。若积因于脾虚，不能健运药力者，或消补并行，或补多消少，或先补后消。洁古所谓养正而积自除，故前人必假参术赞助以成功也。不得专行攻积，以伤元气，而积愈滞，速其危矣。内有积聚门，所当参阅。

凡五脏之邪，皆通脾胃，治者当知权宜。如肝邪之犯脾者，肝脾俱实，单宜平肝。肝弱脾强，舍肝而治脾也。心邪之犯脾者，心火炽盛，清火为急。心火不足，补火以生脾也。肺邪之犯脾者，肺气壅塞，当泻肺以疏脾之滞。肺气不足，当补肺以防脾之虚。肾邪之犯脾者，脾虚则水能反克，救脾为主。肾虚则启闭无权，壮水为先。至若胃不能纳，脾不能运，大虚之证，即速用十全大补，六味回阳，尤恐不及，而尚欲以楂、枳、曲、芽为永赖乎！是以脾胃受伤，但使能去其伤者，即是脾胃之药。此中理与机圆，姑举此以见其概也。

［批］论治五脏之邪犯脾。

凡吐泻之后，恶闻食气，或外胀而内不胀，此脾气虚极，宜用温胃汤，或理中汤加附子之类。

［批］论吐泻后必虚。

凡虚在下焦，阴中无阳，不能生土，宜附子理阴煎。

［批］论下焦无火。

凡善食而瘦者，多因有火。火微者清之，如生地、白芍、麦冬、竹叶、黄芩、知母之类。若火甚者，或随食随饥，或肤热便结，宜石膏、栀子、黄柏、苦参之属。然阳盛者，阴必虚，滋阴之药，须宜兼用。又有不能食而瘦者，必脾胃虚弱，宜四君子、归脾汤之类。兼寒者，宜理中。命门火衰者，宜右归丸、八味地黄之类主之。

［批］论善食而瘦。

凡有喜食茶叶、生米者，胃有伏火也，自脉证有火象，当用滋阴清火之药。又有喜食炭者，胃寒而湿也，详察脉证，宜以健脾温胃为主。

[批] 论食异物。

补脾化食汤新　治一切饮食停滞，胸腹胀痛，气口脉独沉大者。

苍术钱半　厚朴姜炒　陈皮　甘草　麦芽炒　山楂　神曲炒　枳壳各一钱　砂仁　藿香　桂枝各八分　广香三分　茯苓钱半

温服。如宿食在胸者，用此汤服一碗，以指探喉取吐。再服再吐，以尽为度。若在中下焦，胀痛拒按者，加生大黄三四钱下之。不应，加芒硝二钱。下后，即须补脾药一二剂。未尽，仍复下之。余有化食新方，在积聚门，可用。

[批] 治一切宿食。

归脾汤　治思虑伤脾，不思饮食，或少食即胀，或火不生土，而时食时吐，是虚证也，不得用开胃消导之剂以再伤脾胃。

人参无者以山药炒黄三钱代之　黄芪蜜炙　白术　茯神　当归各二钱　枣仁炒，八分　远志八分　甘草炙，五分　广木香三分　龙眼肉七枚

食远服。如气虚血动，而无郁结疼痛者，去木香以避燥散，加陈皮代之。如脾虚屡补而仍不爱饮食者，必脾虚有火，右关脉沉滑，加土炒黄连六七分。如大便不实，常吐冷痰，加炒干姜一钱。如食滞作胀，加炒神曲七八分。如脾虚泄泻，加吴茱萸六分，肉豆蔻面包，煨熟一钱，或再加乌梅二个。如胃口不开，而食不下者，加草豆蔻仁炒研六七分。

[批] 治脾虚不食。

芍药枳术丸　治胃气不清，不思饮食，或食滞胀痛。大人小儿俱治。

白术二两　赤芍酒炒，二两　枳实面炒，一两　陈皮一两

荷叶煎汤，煮老米粥为丸，米饮下，或开水下。如脏寒，

加炒干姜五钱。

［批］治食积痞满。

苓术散新　治欲食过伤，腹胀有积，或起青筋，身体消瘦。

人参随便　白术二两　茯苓两半　苡仁炒　芡实炒　白扁豆炒，各一两　淮药炒，一两　陈皮五钱　砂仁炒，七钱　桔梗六钱　神曲炒，七钱　甘草炙　谷虫各四钱　白莲肉去心，炒一两　陈米微火炒黄，用水淬，去水再炒，一两三钱

共研细末，加白糖少许，不涎用开水调服。如有虫，加使君子肉八钱，川椒皮微炒三四钱。

［批］治食积肚胀。

温胃汤新　治饮食伤脾，或吐或泻，或困倦多汗，六脉豁大无神。此大虚之候，速宜温补。即病去后不思食者，以阳气未舒，阴翳作滞，亦宜用此。

人参　白术二钱　扁豆炒，二钱　茯苓一钱　甘草炙，八分　砂仁炒，五分　淮药炒，二钱　当归钱半，泄者不用　藿香六分　陈皮七分　干姜炒，一二钱　生姜八分　莲肉炒，二钱　红枣三枚

食远服。如泄甚者，加肉豆蔻面煨一二钱。阳虚下脱不固者，加附子二钱，乌梅二个。腹痛者，加白芍酒炒钱半。

如气滞胀痛者，加木香、白芥子之属。

［批］治脾胃虚寒。

顺气化滞汤新　治过食饮食，暴伤生冷，以致腹痛胀满，或呕或泻者，此脾虚而气滞也。欲化食者，须当理气。

厚朴姜炒，一钱　陈皮　藿香　香附　乌药　砂仁炒，各一钱二分　广香五分　白芥子炒研，八分　山楂　麦芽炒　神曲炒，各一钱　苍术一钱

热服。如感外寒者，加桂枝一钱。如内寒滞痛者，加炮干

姜、吴茱萸各七八分。如呕而兼痛者，加半夏钱半，丁香四分。

［批］治气逆食滞。

附子理阴煎　治虚在下焦，阴中无阳。此滋阴补火，脾土乃旺。

熟地五七钱　当归二三钱　甘草炙，一二钱　干姜炒，一二钱肉桂钱半　附子一二钱

温服。如水泛为痰，或呕或胀，加茯苓钱半，或加白芥子五分以行之。

［批］治脾胃干虚。

凡脾肾中虚等证，宜刚燥者用理中，欲温润者用理阴。须调补者，当先察此。

备拣古来治脾胃诸病至简至稳神方于后，以便取用。

胃脘痛，当心垂死，药入即吐，或大便不通，用元胡索三钱为末，酒调下即止。

心脾胀痛，服醒脾药反胀者，用莪术面包煨研末，水酒与醋煎服，立愈，以能破气中之血也。妇人多有是病。

胃脘虫痛：良姜酒浸，香附醋浸，各焙各研，以虫因怒因寒而起也。因怒者，香附二钱，良姜一钱。因寒者，香附一钱，良姜二钱，米饮调，加生姜汁一匙，盐少许服之。

饭胞①心闷，用开水吞川椒皮二十粒。

食即作痛，胃中有虫，用芜荑和面，炒黄为末，米饮下。

食后又饥，用绿豆、糯米、小麦各一升，炒熟为末，滚水调服。

凡脾胃痛，此与腹痛门、霍乱门单方，俱可参阅用之。

---

① 胞：疑为"饱"之误。

论痰饮二十

有湿痰、燥痰、风痰、热痰、寒痰、老痰、顽痰。有痰饮、悬饮、溢饮、支饮、伏饮。

人禀阴阳二气以生，有清有浊。阳之清者为元气，阳之浊者即为火。阴之清者为津液，阴之浊者即为痰。故痰者，乃津液不清，熏蒸结聚而成者也。夫饮入于胃，游溢精①气，上输于脾，脾气散精，上归于肺，通调水道，下输膀胱，水精四布，五经并行，何痰之有！惟脾虚不能致精于肺，下输水道，则清者难升，浊者难降，留滞中膈，瘀而成痰。是脾为生痰之源，故治痰先治脾。脾复健运之常，而痰自化矣。虽然人但知痰之标在脾，而不知痰之本在肾。肾有阴阳，阴②虚则水泛为痰，痰清而稀。阴虚则火动，火结为痰，痰稠而浊。稠者为痰，稀者为饮。痰有五，饮亦有五，证各不同，治法迥殊条列分治于后。至于脾、肺二家之痰，尤不可混。脾为湿土，喜温燥而恶寒，故二术、星、夏为要药。肺为燥金，喜凉润而恶燥，故二冬、地黄、桔梗为要药。又毋过于寒凉以伤脾土，中带脾药以生肺金，方为善治。故曰：治痰不理脾胃，非其治也。然脾有虚、实之分，如湿滞太过者，脾之实也。土衰不能制水者，脾之虚也。至于肾，不是火衰不能生土，即是水亏而虚火上炎以烁肺，只有虚焉而已，可不知乎。

脉候

肝脉软而散，色泽者，病溢饮。偏弦者为饮，浮滑者为饮，沉而滑者，悬饮。饮脉皆弦，微沉滑。左右关脉实而滑者，膈

---

① 精：原作"清"，据《素问·经脉别论》改。
② 阴：疑为"阳"之误。

上有痰，可吐。眼胞及眼下如烟煤者，痰也。痰得涩脉难愈。

加味二陈汤新　治脾经湿滞，痰甚而脉弦滑者。

半夏二钱半　茯苓三钱　陈皮二钱　甘草一钱　苍术一钱三分
桔梗一钱

姜六分，枣一枚，水煎服。若呕吐吞酸，胃脘痛，呃逆，加丁香九粒。若胸膈不快，加香附八分，枳壳一钱。食滞，加神曲一钱。

[批]治湿痰呕吐。

麻桂二陈汤新　治外冒风寒，痰嗽寒热，头痛身疼，鼻塞声重。

陈皮钱半　半夏二钱　茯苓二钱　甘草一钱　桔梗钱半　枳壳一钱　苍术钱半　厚朴姜炒，一钱　麻黄五七分　桂枝一钱　白芷一钱　川芎一钱　黄芩一钱　防风一钱

姜五分，水煎热服。头痛，加北细辛三分。如体虚者，加当归一钱三分，白芍七分。有汗者，去麻黄。即久咳不止者，去桂枝，加杏仁去皮尖十三粒，亦效。

[批]治外感痰嗽。

归脾汤　治脾虚生痰，其痰易来，或满口痰水，或夜间更甚。

人参一钱无者以山药炒黄三钱代之　黄芪蜜炙　白术　茯苓各二钱　枣仁炒，钱半　远志　当归各一钱　甘草炙，一钱　木香三分

加圆眼七枚，莲肉九粒，煎服。伤肉食者，加山楂肉钱半，即六君子汤亦妙。如胃虚兼有寒者，上二方，加干姜炒焦一钱。如脾经有湿者，加半夏姜炒二钱。

[批]治脾虚痰盛。

元芩二陈汤新　治痰多夜甚，脾湿，及肺有微火者。

陈皮钱半　半夏二钱　茯苓二钱　甘草一钱　元参一钱三分
黄芩二钱　连翘一钱　马兜铃五分

水煎服。加枳壳、桔梗各一钱更佳。

［批］治夜咳痰甚。

补阴益脾汤新　治劳极伤脾，则食少恶心。疲极又伤肝肾，则水液妄行。此命门火衰，不能以生土也。

白术二钱　陈皮一钱　山药钱半　茯苓一钱二分　熟地三钱
当归二钱　甘草炙，一钱　附子钱半　干姜炒，八分

水煎服。若虚阳上燥者，冰冷服。即八味地黄丸亦为正治。

［批］治火衰痰甚。

清燥汤　治肺被火烁，咳痰不来，喉痒便燥，脉不虚者。

天冬二钱　麦冬二钱　白芍一钱　贝母钱半，炒研　款冬花一钱三分　甘草一钱　百合二钱　当归钱半　生地二钱　栀仁一钱　丹皮一钱　桔梗钱半

水煎服。如干燥喘嗽者，加熟地三钱。

［批］治肺热燥痰。

小胃丹　上可去胸膈之痰，下可去肠胃之痰。

芫花　大戟　甘遂面裹煨，各五钱　黄柏炒焦，一两　大黄酒蒸，两半

上为细末，粥糊丸，麻子大，每服二三十丸，用白汤一口送下，即睡，以动膈上之湿痰热积。欲利下，则空心服之。病久体虚者，以人参或白术煎汤下之。

［批］治上下痰甚而结。

滚痰丸　治一切湿热食积等痰，窠囊老痰。

礞石煅黄，一两　大黄酒蒸，四两　黄芩四两　沉香三钱

上为细末，水丸，每服三五十丸，即仰卧，令药徐徐而下。

服后，须半日勿饮食起坐，必使上焦痰积过膈入腹，然后动作，方能中病。或病甚者，多服无妨。

[批] 治一切痰结。

化痰丸　润燥开郁，降火消痰。治老痰郁痰，结成粘块，凝滞喉间，肺气不清，吐咯不出，因火邪上炎而结也。惟缓治乃效。

天冬去心　黄芩酒炒　海石另研　瓜蒌仁去油　橘红各一两　连翘　香附淡盐水浸炒　桔梗各五钱　青黛飞去泥沙，另研　芒硝另研，各三钱

上为细末，蜜丸，绿豆大，淡姜汤送下五六十丸。

此等老痰，好酒人多有之。肺与胃脘，皆火邪所熬而成。此方天冬、黄芩泻肺火，海石、芒硝咸以软坚，瓜蒌润肺消痰，香附、连翘开郁降火，青黛去郁火，故不用辛燥等药。

[批] 治火结痰块。

千缗汤　治痰喘不得卧，人扶而坐，一服即安。

半夏炮，七个　甘草炙　皂角炙，各一寸　生姜一大指

水煎服。

[批] 治痰喘。

加味补中益气汤　治气虚痰甚。若不固中气以运痰，而再攻之，则胃气虚，痰愈甚矣。

人参　黄芪蜜炙　白术　甘草炙，各钱半　当归一钱　陈皮五分　升麻蜜炒　柴胡酒炒，各三分　茯苓钱半　半夏二钱

姜五分，枣二枚，水煎服。有无力服参者，或以山药三钱炒黄代之，或以目今所出北条参三钱代之，权宜用之而已。

[批] 治胃气虚痰。

五痰五饮，分析证治，但宜酌虚实用之，不得泥执而不

化也。

脾经曰湿痰：脉缓体重，腹胀食滞，其痰滑而易出二陈汤，虚者六君子汤。

肺经曰燥痰：脉涩，气上喘促，恶寒，其痰涩而难出利金汤，润肺饮。

肝经曰风痰：脉弦，燥怒，二便秘涩，其痰青而多泡防风丸，川芎丸。

心经曰热痰：脉洪，烦热，心痛，口燥，其痰坚而成块小黄丸，大黄丸。

肾经曰寒痰：脉沉，心怖，足寒而厥，其痰稀有黑点胡椒理中丸，八味地黄丸。

痰饮：水走肠间，辘辘有声，心下极冷，其体忽瘦桂苓甘术汤主之。

悬饮：饮后，水流在胁下，咳唾引痛十枣汤下之。

溢饮：饮水流于四肢，当汗不汗，身体疼重大青龙汤汗之。

支饮：咳逆，喘促不得卧，其形如肿五苓散，泽泻汤利之。

伏饮：膈满呕吐，喘咳恶寒，背痛多泪倍术丸。

更有一种非痰非饮，时吐白沫，不甚稠粘，此脾虚不能约束津液，宜六君子汤加益智仁以摄之。

二陈汤　治脾经湿痰。除肺经燥痰、肾经虚痰不用之外，凡一切痰病，俱用为主治。

陈皮二钱　半夏三钱　茯苓二钱　甘草钱半

姜一钱，水煎热服。

［批］治湿痰。

六君子汤　治脾胃虚弱，痰饮甚者。

人参　白术　茯苓各一钱　半夏　陈皮去白，各钱半　甘草炙，

五分

姜五片，水煎服。若痰滞气逆，加木香。

［批］治脾经虚痰。

利金汤　治肺经气壅咳痰。

桔梗　贝母炒　陈皮去白，各二钱　枳壳麸炒，八分　茯苓钱半
甘草五分

姜三片，水煎服。

［批］治肺气壅痰。

润肺饮　治肺经火邪，燥咳气喘，喉痒痰涩。

贝母糯米拌炒　天花粉各三钱　桔梗一钱　甘草五分　麦冬　橘
红　茯苓各钱半　生地二钱半　知母酒炒，七分

姜三片，水煎服。

［批］治肺咳痰喘。

防风丸　治肝经一切风痰。

防风　川芎　天麻酒浸一夜　甘草各二两　朱砂三钱，细研，水
飞为衣

上为细末，蜜丸，重钱半，每服一丸，荆芥汤化下。

［批］治肝经风痰。

川芎丸　治肝经风痰，清上利膈。

川芎　苏薄荷叶各三两半　防风一两二钱　细辛二钱半

蜜丸，每丸五分重，临卧，茶嚼下。

［批］治膈上风痰。

小黄丸　治心经热痰，烦燥心痛。

南星　半夏　黄芩等分

上为末，姜汤为丸，白汤下七八十丸。

［批］治心经痰嗽。

大黄丸　治证同上而重者。

天花粉　黄连各三两

为末，竹叶煎汤糊丸，每服三钱，姜汤下。

［批］治心经咳痰。

胡椒理中丸　治肾经寒痰，心怖寒厥，不思饮食。

款冬花去梗　胡椒　荜茇　甘草　良姜各二两　细辛八钱
陈皮　干姜炒，各一两　白术三两

为末，蜜丸，米饮下三十丸。按：此方纯阳，寒重可服，此脾病则宜，若肾经虚寒，当用八味地黄丸。

［批］治肾经寒痰。

桂苓甘术汤　治肠有水声，心下极冷。

茯苓四钱　桂枝钱半　白术三钱　甘草一钱

水煎服。

［批］治痰饮。

十枣汤　治胁下有水，咳唾引痛。

芫花　甘遂　大戟等分

水煎大枣十枚，取八分，入药七分，平旦温服。若不效，再服五分。

［批］治悬饮。

大青龙汤　治水流四肢，身体疼重。

麻黄二钱，去节　桂枝一钱　甘草一钱　石膏三钱

姜一钱，枣一枚，水煎服。

［批］治溢饮。

泽泻汤　治咳逆难睡，其形如肿。

白术一两　泽泻八钱

水煎服。

［批］治支饮。

倍术丸　治咳喘呕吐，恶寒背痛。

白术二两　肉桂　干姜炒，各一两

蜜丸。每服三十丸，米饮下。并治五饮俱效。

[批] 治伏饮。

备拣古来治痰至简至稳神方于后，以便取用。

痰因表者汗之，因里者下之，挟湿者分利之。痰在膈上，必用吐法。胶固稠浊之痰，吐之可开。痰在经络中，非吐不可，吐中有发散之义吐法，用盐四五钱，于锅中炒红色，乃入以水，煮至将滚之际，试味稍淡，每用半碗饮之。渐次增饮，自然发吐。以去病而止。痰在肠胃间可下。痰在四肢，惟竹沥能达。痰在胁下，惟白芥子能除。痰在皮里膜外，非姜汁、竹沥不能达。热痰、火痰，宜青黛、黄芩、花粉、连翘、石膏之属。火炎上者，用流霞膏方载于后。老痰，宜海石、瓜蒌、贝母，兼火盛胶固者，化痰丸方载于前。实痰、火痰，宜滚痰丸方载于前最效，但不宜多用。风痰，用南星、白附子。湿痰，用苍术、白术、半夏、茯苓、泽泻。食积痰，用神曲、麦芽、山楂。酒痰，用花粉、黄连、白术、砂仁，或五苓散、四苓散分利之。痰核，在咽喉，咯唾不出者，于化痰药中加瓜蒌、海石、朴硝、海藻，佐以姜汁。荆沥治痰速效，能食者用之。竹沥非姜汁不能行经络。二沥佐以姜汁，治经络之痰最效。痰中带血者，宜加韭汁、海石，热痰能清，湿痰能燥，坚痰能软，顽痰能消。可入丸药，可入煎药。南星、半夏，治风痰、湿痰。石膏，坠痰火极效。黄芩治热痰，假其下行也。枳实治痰，有冲墙倒壁之功。五倍子治老痰，佐以他药治顽痰，人鲜知也。天花粉治膈上热痰。元明粉治热痰、老痰。硝石、礞石，消结痰，降痰火，研末和白糖置手心中，以舌舐服。苍术治痰饮成窠囊。小胃丹方载于前治食积饮，不可多服，虚者勿用。中气不足之痰，须用参芪。内伤挟痰，必用参、芪、白术，佐以姜汁传送，或加半夏、茯苓。

流金膏　治一切火痰咳逆。

石膏微煅，研细　大黄酒蒸晒九次，各二两　黄芩酒洗　橘红各两半　连翘　桔梗　贝母各一两　胆星　苏薄荷叶　香附各五钱

为细末，蜜丸弹子大，日夜细嚼一丸，白汤一二口送下，忌一切湿热酒炙等物。

［批］治热痰。

吴仙丹　治胃寒痰饮，头痛背寒，呕酸不食。

茯苓五两　吴茱萸汤泡七次，焙干，四两

共研末，蜜丸。前后痰方无及此者。

［批］治脾虚寒痰。

论积聚二十一

经曰：积者阴气也，五脏所生，上下左右，痛有定处，本有形也。聚者阳气也，六腑所成，上下左右，痛无常处，此无形也。有形者，或饮食脓血之类，渐积成块，属在血分，血有形而静也。无形者，或胀或痛，随触随发，属在气分，气无形而动也。夫饮食成积，因风寒而凝，虚邪中人，留于肠胃之外，募原之间。治者遇无形之聚，散之为易。有形之积，破之若难。惟攻补得宜，庶可收效。凡积聚未久，元气未损者，速速攻之，缓则养成其势，反为难制。若积聚久而元气虚，先补脾胃，后用攻伐。且不论其积去多少，又补又攻。若积去半，纯用甘温调养，使脾土健运，则余积自消矣。至于正气亏弱，惟有补之一法，或稍加破积之味，以渐收功。经曰：壮者气行则愈，怯者着而为病。故知养正则邪自除。若愈攻则愈虚，是不死于积，而死于攻，非善治者也。又有五脏之积，并癥、瘕、痃、癖、

癖等证，分列于后，亦须博考广识。凡饮食留滞，多成痞积，在左胁膈膜之外。盖以胃之大络，名曰虚里，出于左乳下，其动应衣，此阳明宗气所出之道也。然食因外寒，或因内寒而凝滞，久则郁而为热。更有因风以致积，积成，则证已非风。治者，当治所留，不可发散，以伤真气。又不得纯用辛热，使阴血干涸，以郁火得助而愈热矣。

脉候

坚强者生，虚弱者死。沉细附骨者积也。沉而有力为积。沉紧者为寒积，浮而牢者为积聚。浮大而长，脾有大积。

化滞丸　治一切积聚。久痼者磨之自消，暴滞者导之自去。

南木香　丁香　青皮　橘红　黄连各一钱二分　莪术煨　三棱各二钱半　半夏钱半

八味共研细末，后用巴豆去壳，滚水泡去心膜，以醋浸少顷，慢火熬至醋干，用二钱。次用乌梅肉三钱以慢火熬成膏，再用白面四钱，滚水调发，合前药末捣为丸，萝卜子大。每服五七丸，五更空心用陈皮汤下。不欲通者，以津下。若知积系何物，取本物汁冷下。停食饱闷，枳壳汤下。吐食，以津咽下即止。妇人血气积痛，当归汤下。赤痢，甘草汤下。白痢，冷干姜汤下。心痛，石菖蒲汤下。诸气痛，生姜陈皮汤下。肠气痛，茴香汤下。若欲推荡积滞，加三五丸，热姜汤下。利多不止，饮冷水一二口即止。此药得热则行，得冷则止。小儿疳积，量大小，白汤下。妊妇勿服。加沉香、檀香、砂仁、香附更效。

［批］理气化积方。

胜红丸　治脾积气滞，胸满呕吐，大人酒积，妇人血积，小儿食积。上方治体旺而积重，攻之峻剂。此方治体弱而积轻，攻之次剂。

三棱　蓬术各醋炒　青皮　陈皮各一两　干姜泡　良姜各五钱　香附炒，二两　木香三钱　槟榔五钱　枳壳三钱

上为末，醋糊丸，米饮下。

[批] 治脾积气滞。

和中丸　治胃虚停滞，久病不食，不堪攻击，用此消导渐磨。

白术面炒，二两四钱　厚朴姜炒，二两　陈皮两半　半夏一两　槟榔五钱　枳实五钱　甘草炙，四钱　木香二钱

共研末，生姜汁调蒸为丸，开水下。

[批] 治胃虚停滞。

排气饮　治无形气聚，胀满刺痛，散之自愈。

陈皮去白，钱半　木香七分　藿香钱半　香附二钱　枳壳钱半　泽泻钱半　乌药二钱　厚朴一钱

水煎服。如食滞，加山楂、麦芽各二钱。如寒滞者，加炒干姜、吴茱萸、肉桂之属。如气逆之甚者，加白芥子、沉香、青皮、槟榔之属。如呕而兼痛者，加半夏、丁香。如痛在小腹，加小茴。如兼疝者，加荔枝核煨熟捣碎，用二三钱。

[批] 治气逆胀痛。

芍药枳术丸　治有积痞，而攻补俱未便，当以调理脾胃为主。

白术面炒，二两　赤芍酒炒，二两　枳实面炒，一两　陈皮一两

用荷叶煎汤，煮陈米粥为丸，滚水送下。如脏寒，加炒干姜五钱。

[批] 治理脾化积。

凡脾肾不足，多有积聚。盖脾虚则中焦不运，肾虚则下焦不化。无论有形无形，但以正气为主，则邪自除。如虚在脾胃

者，宜归脾汤方载痰饮之类。肾虚者，宜八味地黄丸。若肝肾虚寒，用：

[批] 治脾虚积聚。

暖肝煎　治肝肾虚寒，气滞疼痛。

当归二三钱　枸杞三钱　茯苓二钱　小茴一钱　肉桂钱半　乌药二钱　沉香一钱，或木香亦可

姜三片，煎服。如寒甚者，加吴茱萸，或加附子。

[批] 治肝肾虚滞。

三圣膏　治积聚在募原之间，非药所能至，用膏贴之。

石灰十两　肉桂五钱　大黄一两

将石灰筛过，炒红，用醋熬膏，入大黄、肉桂末搅匀，瓦器封贮，纸摊炙热，贴患处，常熨之。

[批] 外治积方。

芦荟丸　治积久成疳，乃经络壅滞，致动肝脾阳明之火，故有口糜、牙龈臭烂及体瘦、潮热、不食等证。

芦荟　胡黄连　黄连炒　木香减半　白芜荑炒　青皮各五钱　当归　茯苓　陈皮各两半　甘草炙，七钱

为末，米糊丸，米汤下。

[批] 治疳积。

备录分类治积诸方于后，以便取用。

酒积：轻者，葛根、神曲、黄连、白豆蔻。甚者，甘遂、牵牛。

气积：轻者，木香、枳壳、厚朴、橘红。甚者，枳实、牵牛。

血积：轻者，干漆、桃仁、归尾、赤芍、红花。甚者，大黄、虻虫、水蛭、穿山甲、花蕊石。

痰积：轻者，半夏、瓜蒌。甚者，滚痰丸。老痰用海石痰在脾①里膜外用白芥子。

水积：轻者，五苓散。甚者，用商陆、甘遂、芫花。

茶积：轻者，姜黄、芝麻。甚者，吴茱萸、椒姜。

疟积：鳖甲、草果。

癖积：轻者，三棱、蓬术。甚者，巴霜、大黄。

果积：丁香、肉桂、麝香。

谷食积：轻者，麦芽、谷芽、神曲、砂仁。甚者，鸡内金，即鸡肫皮。

肉积：轻者，山楂、阿魏。甚者，硇砂、硝石。

面积：萝卜子，姜酒煎。

鱼鳖积：紫苏、橘皮、木香、姜汁。白马尿专治鳖瘕积，以鲜虾食之，不痛，乃鳖瘕。

狗肉积：杏仁、山楂。

蛋积：白豆蔻、橘杠、豆豉、姜汁。

虫积：雄黄、锡灰、槟榔、雷丸、芜荑、榧子、使君子、川楝子。

凡治积者，审之何经受病、何物成积，见之既确，发直入之兵以讨之，不用群队之药以分其势，何患不愈！至于补后攻，攻后补，因时制宜可也。

五脏所生之积，其证其方，备录于后。用者，须知因人变化。

肥气丸　治肝之积，名曰肥气，在左胁下如覆杯，令人呕逆，或痛引小腹，足寒转筋。

---

① 脾：疑为"皮"之误。

柴胡二两　黄连七钱　厚朴五钱　川椒炒，三两　甘草三钱 广茂炮　昆布　皂角去皮筋子，煨　人参各钱半　茯苓　川乌炮，各 钱半　干姜　巴霜五分

为细末，蜜丸。初服二丸，以后渐加。利多，饮两口冷水 即止。

息贲丸　治肺之积，名曰息贲，在右胁下如覆杯，气逆背 痛，久则喘咳。

厚朴姜炒，四钱　黄连六钱　干姜炮　人参　茯苓　川椒　紫 芜各七分　桂枝　桔梗　三棱炮　天冬　陈皮　川乌炮　白豆蔻 各五分　青皮　巴霜各三分

丸法、服法同上。积去大半，勿服丸，当服补药。

伏梁丸　治心之积，名曰伏梁，起脐上，大如臂，上至心 下，久则令人烦心。

黄连七钱　人参　厚朴姜炒，各二钱　黄芩钱半　肉桂　茯神 丹参各一钱　川乌炮　红豆　菖蒲　干姜炒　巴霜各三分

丸法、服法同上。

奔豚丸　治肾之积，名曰奔豚，发于少腹，上至心，若奔 豚状，上下无定，久则喘逆，骨萎，少气。

厚朴姜炒，七钱　黄连五钱　苦楝子酒炒，二钱　茯苓　泽泻 菖蒲各二钱　元胡钱半　附子　全蝎　独活各一钱　乌头炮　丁香 各五分　巴霜四分　肉桂三分

丸法、服法同上。秋冬另加厚朴五钱。

痞气丸　治脾之积，名曰痞气，在胃脘，大如覆杯，痞塞 吐泄，久则饮食不扶肌肉。

厚朴姜炒，五钱　黄连八钱　吴茱萸泡，三钱　黄芩　白术各二 钱　茵陈酒炒　砂仁　干姜炒，各钱半　茯苓　人参　泽泻各一钱

川乌炮　　川椒各五分　　巴霜　　肉桂各四分

丸法、服法同上。

论　痕疢痞癖等证二十二

癥者，得之伤食，胁痛吐逆，饮食不下。其治以补脾为主，佐以消磨。

瘕者，得之伤血，胁间有块如石，按之痛引少腹，去来无常，肚硬而胀，食减餐泥，假物成形，如血鳖之类，成为疳积。总因气血俱虚，风寒袭于外，饮食滞于中，久而不化，邪并于阴而为癥，邪并于阳而为瘕。治宜调养脾胃。磨积消疳，奏效迟缓。

疢者，因气滞为积，其皮厚，在肌肉之间，有可见者也。治宜理气补气，待正气旺，用艾炷之凡灸法，用艾揉熟，其软如绵，为黄豆大一炷，安上灸之。灸至将痛难忍，去之，又用一炷灸之。总以二三十炷为定。如是者连灸几日，不必伤肉起泡，最妙。

痞者，得之伤气，胸腹膨胀，刺痛往来，是热气蕴于胸膈之间，停饮聚于腹胁之内，于是荣卫不得流行，脏腑不得宣通，而乃成结也。惟宜安胃养脾，佐以顺气化滞之品。盖胸为受气之所，非有物也，不可作有形攻治。

癖者，是因积得之。其证如肠癖之疾，似痢非痢，肚腹干痛，心胸满闷，久则顽结不散，有类痞状，多在隐僻之处。又有食癖、乳癖、痰癖、虚癖、惊癖之分，其伤气血一也。治宜调气养血。血气一旺，然后因其证而治之，庶得全①愈。

---

①　全：通"痊"。病愈。《周礼·天官·医师》："岁终则稽其医事，以制其食，十全为上，十失一次之。"

卷之九

论咳嗽二十三

咳者，无痰有声，肺病也。嗽者，有痰无声，脾病也。咳嗽者，有痰有声，肺脾俱病也。

《经》曰：肺令人咳。又曰：五脏六腑，皆令人咳，非①独肺也。丹溪曰：咳嗽有风、寒、火、痰、虚劳、郁结、肺胀之异。然总其纲领，不过外感内伤而已。风寒暑湿伤于外，则先中于皮毛。皮毛为肺之合，肺邪不解，他经亦病，故自肺而后传于诸脏。此肺为本，而脏为标也。邪自表而入者，病在阳，宜辛温以散之。药不宜静，静则留连不解，变生他病，故忌寒凉收敛，《经》所谓"肺欲辛"是也。若形病俱虚，又当补中气而佐以和解。倘专于发散，恐肺气益虚，腠理益疏，邪乘虚入，病反增剧矣。［批］此论外感咳嗽。至于劳欲情志伤于内，则脏气受伤，由阴分而生病，及上焦，故自诸脏而后传于肺。此脏为本，而肺为标也。患自内而生者，病在阴，宜甘以壮水，润以养金。药不宜动，动则虚火不宁，燥痒愈甚，故忌辛香燥热，《经》所谓"辛走气，气病无多食辛"是也。［批］此论内伤咳嗽。若命门火衰，不能归元，则桂、附在所必用，否则气不化水，终无补于阴也。或有因于火者宜清，因于湿者宜利，因痰者消之，因气者理之，随其证而调治。至于老人、虚人，宜以温养脾肺为主，稍稍治标可也。若欲速愈，而亟攻其邪，则危矣。凡风、寒、暑、湿，有不为嗽者，盖因所感者重，不留

---

① 非：原作"不"，据《素问·咳论》改。

皮毛，径伤脏腑，而成伤寒、温热诸病也。七情亦有不为嗽者，盖病尚浅，只在本脏，未传于肺也。所以外感以有嗽为轻，而七情之嗽，必久而后发为重也。[批]此论咳嗽兼证。

凡咳嗽，其气从脐下逆奔而上者，乃肾虚不能收气归元，切勿徒事于肺，当以骨脂安肾丸主之。

凡咳而无痰者，咳为重，主治在肺。因痰而致咳者，痰为重，主治在脾。治脾而痰自除，不必用肺药以治咳也。但脾有虚实、湿热、郁结多证，宜详察治之。

凡虚弱之人，感外邪而咳嗽，不察者，见发热遂认为火，见咳嗽遂认为劳。不明表里，率用滋阴降火等剂，使内外俱寒，邪留不解。俗云：伤风不愈变成劳，此治者之误也。

凡干咳嗽，暴得者乃火郁于肺中，久病者系内伤亏损，肺肾不交，津液枯涸而然。但看有火无火，不得概视。无火者，止因肺虚，补气自能生精。脏寒者，非辛不润，补阳自可生阴。若兼内热有火者，须保真阴，壮水自能制火。使徒知消痰开郁，将见气愈耗，水愈亏，未免为涸辙之鲋矣。

凡咳嗽声哑者，以肺属金，金实则不鸣，金破亦不鸣。金实者，以肺中有邪，非寒邪即火邪也。寒者宜温、宜辛，火者宜甘、宜清。金破者，以真阴受损，非气虚即精虚也。气虚者宜补阳，精虚者宜补阴，与干咳证参酌用之。

凡专用寒凉以治咳嗽者，固不必齿，间有用参、芪者，不知先壮水以制火，而遽投参、芪以补阳，反使阳火愈旺，而金益受伤，此不识先后着者也。

脉候

浮风，紧寒，数热，细湿，房劳涩难。右关濡者，饮食伤脾。左关弦短，疲极肝伤。浮短伤肺，病当咳嗽。洪滑多痰，弦涩少血。脉出鱼际，气逆喘急，浮直而濡者易治。上气喘急，面浮肿，肩抬鼻扇，脉浮大者死。脉弱者可治，实大坚数者死。咳而脱形，身热，脉小坚急者死，沉紧者死，小而伏者死。浮软者生。咳而呕，腹满而泄，弦急欲绝者死。

加味二陈汤新　治四时感冒，咳嗽、寒热、身痛、鼻塞，即病愈。而咳痰久不止者并治。

陈皮去白，钱半　半夏二钱　茯苓钱半　甘草一钱　桔梗二钱枳壳钱半　桂枝一钱　杏仁去皮，一钱　苍术一钱　当归一钱　紫苏叶七分　北细辛三分

生姜八分，水煎，热服。如肺寒而邪不散者，加麻黄六七分留节。若肺有火者，加黄芩一钱。甚者，再加栀仁炒黑七八分。如痰盛气滞，胸胁不快者，加白芥子七八分。如咳嗽遇秋冬即发者，此寒包热也，但解其寒，其热自散，宜用此方加麻黄去节七八分。

［批］治外感咳嗽。

益阴去邪汤新　治阴虚脉弱，外感咳嗽，或肾气不足，水泛为痰。

陈皮钱半　半夏二钱　茯苓钱半　甘草一钱　当归二钱　沙参二钱　女贞子二钱　熟地三钱　山药钱半

生姜钱半，水煎服。如便不实者，去当归，加白术钱半。如寒甚而嗽不止者，加细辛四分。如喘急者，加麻黄七分，但当加白芍一钱，以防麻黄之重表也。

［批］治阴虚外感咳嗽。

左归饮　治虚劳咳嗽，金被火刑，以壮水济火为主，庶肺清嗽止。

熟地三钱，或七八钱　山药二钱　枸杞钱半　甘草炙，一钱　茯

苓钱半　枣皮一钱　麦冬一二钱　当归二钱　白芍钱半　丹皮一钱

水煎服。或加生地一二钱。如五心热，加元参钱半。如肾热骨蒸，加地骨皮钱半。即六味地黄丸亦妙。

［批］治阴虚咳嗽。

右归饮　治阳亏于下，以致脾困于中，肺困于上，而为喘促、泄泻、畏寒、脉弱，咳嗽不已者。但补其阳，而嗽自止。

熟地三钱，或七八钱　山药炒，二钱　枣皮一钱　枸杞二钱　甘草炙，二钱　杜仲姜制，二钱　肉桂一二钱　附子制，二三钱

水煎服。如血少，腰膝软痛者，加当归二钱。即八味地黄丸亦妙。

［批］治阳虚咳嗽。

清火宁肺汤新　治水亏于下，火烁肺金，喉痒咳嗽，尺脉滑数。

当归二钱，血虚有热者用一钱　白芍二钱　青蒿一钱　生地二钱　麦冬二钱　栀子炒，一钱　黄芩一钱　甘草一钱

水煎服。如火盛烦燥，加真龟胶二钱，化服。如肾虚精涸，加熟地三五钱。此清热以存其水也。

［批］治火烁肺咳。

逍遥散　治暴得干咳，火郁痰滞。

当归　白芍　白术　茯苓　甘草　柴胡　桔梗各钱半　薄荷叶三分

煨姜五分，水煎服。

［批］治暴得干咳。

贝母丸　治肺火干咳，久不愈者。

川贝母为末二两，蜜和丸，细嚼服之，用开水少许送下，仰卧一刻。如火甚者，用上清火宁肺汤亦可。

［批］治火郁干咳。

杏仁丸　治久嗽，及老人咳嗽喘急，不能睡卧，服此立愈。

杏仁去皮尖，炒　胡桃肉去皮

等分，研为膏，加炼蜜为丸，如弹子大。每服一丸，细嚼，姜汤下。

［批］治咳嗽喘急。

九仙散　治一切咳嗽不已。

人参难办者，用沙参　款冬花　桔梗　桑白皮　阿胶　贝母各一钱　五味子　乌梅肉各五分　粟壳蜜炙，二钱

姜一片，枣一枚，水煎服。若咳嗽未久者，忌服。

［批］治久嗽。

罂粟丸　治一切劳嗽如神。

粟壳　新者一半，去蒂，焙。陈者一半，泡去筋膜炒，各二两

为末，蜜丸。临卧嚼服二钱，即睡。

［批］治劳嗽。

四七汤　治七情气郁，上逆为咳。

半夏二钱　茯苓钱半　厚朴姜炒，一钱　紫苏叶八分

生姜一钱，红枣二枚，水煎服。

［批］治情郁咳嗽。

安肾丸　治肾虚咳逆，烦冤。

肉桂　附子制，各二钱　巴戟去心　白蒺藜炒，去刺　山药　茯苓　肉苁蓉酒浸，去甲　石斛去根　草薢　白术　补骨脂各三两　桃仁八钱

上为末，蜜丸，盐汤下。

［批］治肾虚咳嗽。

越婢加半夏汤　治肺胀喘咳，鼻扇肩抬。

麻黄八分　石膏钱半　生姜五分　甘草五分　半夏钱半　大枣三枚

水煎服。

［批］治肺胀喘嗽。

紫金散　治久嗽，日夜不得眠。

南星去皮脐　白矾　甘草各一钱　乌梅肉二两

上为细末，于新瓦上炒紫，再研。每用二钱，卧时以温水加齑①汁调服，便仰卧。药入肺，即嗽止得睡。

［批］治久嗽难睡。

备采古来治嗽至简至稳诸方于后，以便取用。

痰咳嗽，用蛤粉于瓦上炒红，入青黛少许，麻油数点，水调服。

气实者痰嗽，用荆沥加姜汁。气虚者，用竹沥加姜汁。

内伤咳嗽，用紫菀、款冬花各一两，百部五钱为末。每用三钱，以姜三片，乌梅一个，煎汤调下。

痰嗽难卧，用胡桃三个，姜三片，卧时嚼服，少用开水吞下，即卧。

湿痰嗽，以半夏为主，同南星、白术，丸服。热痰，同南星、黄芩丸服。肺热，同栝蒌仁丸服。老痰，浮水石丸服。

痰火者，黄芩、桔梗、前胡、麦冬、兜铃，俱清肺除痰。

咳痰气臭，用射干以散热。贝母、知母、枇杷叶，俱清肺消痰止嗽。

肺伤咳嗽，紫菀煎服。阴虚久咳，用款冬、百部末服。或

---

① 齑（jī机）：指捣碎的姜、蒜、韭菜等。

用款冬、百合，蜜丸服，更妙。

咳甚，用款冬花烧烟，以筒吸之良。

痰咳，咽喉不利，用诃子含之，咽津，殊效。

论喘促哮三证二十四

三证相似，而实不同，须清析方可调治。喘者，气急声高，张口抬肩，摇身撷肚，惟呼出一息为快，此肺经邪气实也。盖肺主皮毛而居上焦，故风寒犯之，则气道壅滞而为喘。治宜散之、破之。［批］论喘证。促者，即经之所谓短气者也，呼吸虽急，而不能接续，似喘而无声，亦不抬肩，劳动则甚，此肾经元气虚也。盖肾为气之根，主精髓而在下焦，若真阴亏损，则精不化气，下不上交而为促。治宜补之、温之。［批］论促证。哮者，其病似喘，但不如喘出气之多，而有呀、呷之音，呷者口开，呀者口闭，俱有声音，甚则隔壁亦闻，以痰结喉间，与气相击，故出入有声。此由痰火郁于内，风寒束于外。斯时用凉剂，恐外寒难解。用热剂，恐痰火易升。惟有散寒开痰，理气疏风，尤以保扶元气为主，勿忘本根为善治也。［批］论哮证。

脉论

喘脉宜浮迟，不宜急疾。右寸沉实而紧，为肺感寒邪。亦有六部俱伏者，宜发散而热退，喘自止。上气喘息，脉滑，手足温者生。脉涩，四肢寒者死。上气面浮肿，脉浮大者危。喘逆上气，脉数有热，不得卧者凶。喘作于大病后者危，兼泄泻者死。

以下治气喘：

加味二陈汤新　治肺感风寒，痰稠喘急，脉浮紧者。

陈皮去白，一钱　半夏钱半　茯苓二钱　甘草一钱　桔梗　枳

壳各钱半　麻黄去节，八分　杏仁二十粒，去皮尖　桂枝一钱

生姜汁合服。

［批］治一切痰喘。

华盖散　治肺风气急上冲，痰喘抬肩，脉浮缓者。

麻黄去节　苏子　杏仁去皮尖，炒　桑白皮炒　赤茯苓去皮
橘红各一钱　甘草五分

生姜五分，热服。

［批］治肺风痰喘。

大青龙汤　治阳明火甚，而寒包热，痰浓气喘，宜凉而
兼散。

麻黄　桂枝　生姜各一钱　杏仁十枚　甘草五分　石膏七八钱，
生，捣碎

或加半夏、枳壳，枣一枚，水煎服。如内热微者，去石膏，
加黄芩。

［批］治火甚痰喘。

清金汤　治肺热喘急，右寸脉洪者。

天冬　麦冬各钱半　杏仁十一粒，去皮尖　桑白皮蜜炙　甘草
山栀各一钱　桔梗二钱

温服。如痰滞，加半夏钱半，瓜蒌仁去油一钱。或加葶苈
一钱，白芥子八分。

［批］治肺热气喘。

加味白虎汤　治实热痰喘，脉洪滑者。

石膏五钱，生研　知母二钱　甘草一钱　糯米一撮　瓜蒌仁去
油，一钱　枳壳钱半　黄芩一二钱

［批］治实热痰喘。

越婢加半夏汤　治肺胀痰喘，眼目胀出，鼻息鼓扇，右寸

脉浮而洪滑者。

麻黄去节，一钱　生石膏三五钱　生姜五分　甘草七分　半夏钱半

大枣二枚，温服。

［批］治肺脉浮洪痰喘。

直指神秘方　治喘不得卧。以肾主水脏，水不能化，卧则逆行，上乘于肺，肺得水而浮，气滞不得流通，故喘也。

人参一钱，无者以沙参三钱代之　陈皮　桔梗　半夏　紫苏　槟榔　桑白皮各一钱　甘草炙，五分　五味子十五粒

姜三片，食远服。此治水因气滞者可也。若水因气虚者，当补水中之火而水乃化，须用下方：

［批］治气滞水停而喘。

金匮肾气丸　治脾肺阳虚，右尺脉弱，不能行水，小便短涩，以致水停心下而喘。

熟地四五钱，再用砂仁末浓煎水于磁器内，炒干　茯苓二钱半　淮药　枣皮各钱半　丹皮　泽泻　牛膝酒蒸　车前去壳，微炒，各一钱　附子制，钱半　肉桂二钱

温服。如喘属水，而腹与脚微肿者，当于肿胀门寻法治之，肿退而喘自止矣。

［批］治火亏水停而喘。

以下治气促：

大补真阴汤新　治左尺脉弱，肝肾真阴亏损，气自小腹冲上，呼吸似喘而不能接续。此宜滋阴救根，以接真气可也。或病久之后，及体弱肾亏，妇人产后，亡血过多，则荣气暴竭，孤阳无依而为促者，此剥极之候，若误用消痰散气之剂，危矣。

当归二三钱，血虚有寒者宜多用，血虚有热者宜少用　熟地四五钱，

或再重用　甘草炙，一二钱　山药　杜仲　枸杞　女贞子各二钱　牛膝酒炒，一钱　枣皮钱半

空心多服若非大剂不得到肾。如虚火上炎，宜用纯阴之品，本方去枸杞，加龟板胶用蛤粉炒成珠二钱，麦冬钱半。如火烁肺金兼咳者，加百合二钱。如夜热骨蒸，加地骨皮钱半。如脏平无火，加骨脂盐炒一钱。此方治内伤，阴虚火燥者，亦效。

［批］治阴虚气促。

补阴益阳汤新　治右尺脉弱，命门真阳亏损，以致肾不化气，上冲似喘，宜于水中补火，则火归源，而肺亦宁，气自调矣。

熟地四钱　山药炒，二钱　枣皮钱半　枸杞二钱　肉桂钱半附子制，钱半　沉香一钱

空心服。如火衰不能生土，呕哕泄泻者，加炮干姜一钱，或加肉豆蔻一钱。

［批］治阳虚气促。

六君子汤　治脾肺脉虚，不能运痰，以致气促似喘。

人参无者，山药炒黄三四钱代之　白术二钱　茯苓钱半　甘草炙，一钱　陈皮去白，一钱　半夏二钱

生姜五分，红枣二枚，温服。如肺热兼咳者，加麦冬一钱。如痰易来，满口吐者，是火不能生土也，加炮干姜一钱，或再加附子、肉桂。

［批］治脾肺虚促。

以上二证，喘实而促虚也。喘之实者，以邪在肺，非风寒，则火邪耳。治风寒，宜温散，治火邪，宜清凉。而脉必滑数有力，以气盛而有邪也。若气虚无邪之脉，必微弱无神，或有外见浮洪，而稍按即无者，此无根之脉也。或有往来弦数，全无

和缓者，此胃气之败也，俱为大虚之候。但脉之微弱者，其真虚易见，而脉之浮空、弦挣者，其假实难辨。然而轻重之分，即此可察矣。盖其微弱者，犹顺而易治，浮空者，最险而多变。若弦强之甚，则真脏已见，不可为也。凡属脉理，于此可悟。

［批］再论脉理虚实。

以下治哮证：

黄芩半夏汤　治寒包热而发为哮病，呼吸有声，日夜不安者。

黄芩酒炒　半夏各二钱　桔梗　枳壳各钱半　紫苏　麻黄去节　甘草各一钱　杏仁十五粒，去皮尖

生姜、红枣引。如天寒，加桂枝。

［批］治哮病初起。

定喘汤　治肺有风痰而哮者。他皆不用。

白果七粒，去壳，切碎炒黄　麻黄　半夏　款冬花各一钱　桑白皮蜜炙　苏子各七分　杏仁去皮尖　甘草　黄芩各八分

徐徐服。

［批］治肺风哮病。

苏陈九宝汤　治老幼素有哮病，遇寒即发，日夜不得卧者。

麻黄　紫苏　薄荷　桂枝　桑白皮　大腹皮　陈皮　杏仁甘草各八分

生姜五分，乌梅一个，煎服。

［批］治一切哮病。

抑上补下方新　治哮喘痰盛，两尺独大而软，为上盛下虚。

用八味地黄丸一两，以桔梗三钱，枳壳二钱，甘草一钱，半夏钱半，煎汤送下，数服自安。若左尺脉弱，只用六味地黄丸。

［批］治上盛下虚哮喘。

平治汤新　治痰火内郁，风寒外束，气急有声，坐卧不宁。

枳壳钱半　桔梗二钱　防风　茯苓各钱半　瓜蒌仁去油，一钱
紫苏子微炒研，八分，白者不效　甘草一钱　杏仁去皮尖，七分　半夏
钱半

如冬月加麻黄，夏月加石膏，挟寒者多用生姜汁。

加味八味汤　治病后痘后，忽声如拽锯，寸脉强，两尺无
力者。

熟地四钱　山药　枣皮　茯苓各钱半　丹皮一钱　泽泻八分
附子　肉桂各钱半　牛膝一钱　五味子十五粒

早晚各一服。

［批］治一切哮病。

凡哮证必有夙根，遇寒即发。未发时，以扶正气为主，既
发时，以攻邪气为急。扶正气者，须辨阴阳。阴虚者补其阴，
如六味、八味之类。阳虚者补其阳，如六君、补中之类。或早
夜补阴，中时补阳，须多服为妙。［批］哮证与喘略同。攻邪者，
宜分微甚，或散其风，或温其寒，或清其痰火，治法载上，当
拣而用之。然数发者，气无不虚，宜于消散中酌加温补，不得
攻之太过，必使元气渐充，庶得全愈。

［批］论哮证调治。

备采古来治喘、促、哮证至简至稳神方于后，以便取用。

积年哮喘，体实者，用萝卜子一合，研碎，水煎服，神效。

痰喘难卧，半夏二钱，炙甘草、皂角炙黄各钱半，生姜一
钱，水煎服。

感寒痰喘，麻黄留节、杏仁连皮、生甘草各钱半，生姜五
分，煎服。

气喘难卧，用皂角炙研蜜丸，每服一丸。若系风痰，同半夏煎服。

寒痰气喘，用青皮，夹巴豆一粒，烧研，姜汁酒调服，即止。

老人气喘，用莱菔子，蜜丸服。若痰盛，同皂角烧研蜜丸服。

肾气上冲，胁痛喘急，用小茴香研末，酒调服。

火郁喘咳，用知母、杏仁煎服。若肺热喘急，用丝茅根煎服。

虚促气急，用阿胶炒珠三钱，五味三分，煎服。

虚寒喘咳，用胡桃、生姜，嚼服。

老人喘嗽，用胡桃、杏仁、生姜等分，蜜丸服。

风寒喘急，用麻黄。风湿喘逆，用羌活。散寒利肺，用紫苏、橘皮。气喘痰壅，用款冬花。

苏子用紫者效消痰定喘。葶苈治肺滞气喘。如天冬、麦冬、黄芩、沙参、前胡，俱治火郁气喘。

水停喘急，小便不利，用甘遂、大戟，末服。

论肿胀二十五

有风、热、水、湿、气、血、虚、积八种。

肿胀之病，皆由中而形于外者，有气与水之分也。使见之不确，必治之有误。气胀者，其色苍，其内坚，或连胸腹而无界限，随按随起，气速易平，如鼓皮焉。或倏而浮肿者，阳性自速也。或自上而始者，阳本乎上也。或通身尽肿者，气无不至也。然有寒、热、虚、实之辨。大都阳证多热，属实。阴证多寒，属虚。先胀于内，而后及于外者多实。先胀于外，而后及于内，或外胀而内不甚胀者多虚。脉滑有力者多实。浮弦微细者多虚。兼察乎形色、老少，与夫二便气力，自昭然矣。夫气何以病也？其病在肺，其源在脾，其贼在肝。木若安位，不至克土，则脾司运化，能使心肺之阳下降，肝肾之阴上升，而成天地之交泰，是为平人。然又有七情内伤，六淫外感，饮食失节，房劳致虚。脾土之阴受伤，运化之官失职，胃虽受谷，不能运化。清浊相混，郁而为热，热留为湿。湿热相生，遂成胀满。本无形之气为病，难作有形之症以治。医者，宜补其脾，又须制火养肺，金旺制木，使脾无贼邪之害，则运化行，而水谷消矣。又看所挟而兼用药：挟气则散气，挟血则破血，挟寒则温寒，挟热则清热，挟水则利水，挟风则祛风，自无不愈。

水肿者，其色明润，其皮光薄，其肿不速，肿有分界。阴本乎下，其浸渍自下渐上，阴中无阳也。按之窅①而不起，以水在肉中，如糟如泥，按而散之，猝不能聚也。其病为脾、肺、肾三脏相干之症。盖水为至阴，其本在肾。水化于气，其标在肺。水惟畏土，其制在脾。[批] 论气胀虚实。今肺虚则气不化精而化水，脾虚则土不制水而反克肾，肾虚则水无所主而妄行，水不归经则逆而上泛。故传于脾而肌肉浮肿，传于肺则气息喘急。虽三脏各有所干，而其本则在肾。《内经》曰：肾为胃关。关门不利，故聚水而从其类也。夫关门何以不利？以阴中无火，是无阳也，故气不化，水道不通，溢而为肿。治者惟补命门之火，使下焦之真气得行，始能传化。滋肾中之水，使下焦之真水得位，始能分清。故惟薛立斋金匮肾气汤，无有出其右者矣。肾为先天生气之源，峻补命门，则元气复，而后天胃气，生之有本，土旺能生金，且水安火息，肺气舒矣。是方实三经悉顾者

---

① 窅（yǎo 舀）：眼睛眍进去，喻深远。此指水肿凹陷。

也。后人用之，必须重剂，始能注下。或汤药不顺，为丸服之，但桂、附须重，勿拘古方分量，相体而裁之，乃为善用。[批]论水肿虚实。

脉候

大坚以涩邪盛则大，邪实则坚。涩者，血气虚也。大者，阴气必衰。坚者，胃气必损，兼之涩，所以病胀。盛而紧，迟而滑皆为气胀。浮而迟，沉而滑，弦而紧皆为水肿。二病之脉，实大者可治，虚微者难治。

死证

腹胀身热者死。腹胀寒热如疟者死。腹大胀，四肢清脱者为逆。腹胀便血，脉时绝者死以上气胀。唇黑或肿，肝伤。缺盆平，心伤。脐突，脾伤。足心平，肾伤。背平，肺伤。五伤者死。阴囊及茎肿腐者死。泻后腹胀，而有青筋者死。大便滑泄，水肿不消者死。水肿先起于腹，而后散于四肢者可治。先起于四肢，而后归于腹者死。

以下治气胀方：

廓清饮 治气滞胀满，在年壮气实者可用。

枳壳二钱　厚朴钱半　大腹皮钱半　白芥子一钱　茯苓连皮，二三钱　萝卜子生捣，一钱，如中不甚胀，能食者，不必用　泽泻钱半陈皮一钱

水煎服。

[批] 治气滞胀满。

如内热小便赤者，加栀子、木通各钱半。

如身黄，小水不利者，加栀子、茵陈各钱半。

如小腹胀，大便坚实不通者，加生大黄三五钱。

如肝滞胁痛，加青皮。

气滞胸腹痛，加乌药、香附。

食积者，加山楂、麦芽。

身体沉重属湿者，加苍术。

如再不下，用大黄、枳实、芒硝。

此必脉实年壮，素无虚损，而暴见胀满者，方可峻攻。此下则胀已之一法也，否则只宜缓治。

破气消滞　治气实于中，而表里俱胀者，用大蒜，以滚水煮微熟，留性，少蘸盐醋以佐食，大能消胀，亦佳法也。

［批］治气实胀满。

四苓散　治气胀，小水不利。

茯苓　白术　猪苓各一两　泽泻一两四钱

共为末，以半熟大蒜捣膏为丸服，极妙。

［批］治胀满尿短。

四磨饮　治气胀而喘。

沉香　乌药　枳实　槟榔

四味，用开水磨服。或加木香。

［批］治喘满。

加味理中汤新　治脾胃虚寒，气胀便泄，恶食恶寒等证。

人参　白术二钱，或五六钱　扁豆炒研，二钱　陈皮一钱　干姜炒，一二钱　甘草炙，一钱　当归一二钱，滑泄者土炒　木香四分　白豆蔻去壳炒，一钱　茯苓一二钱　白芥子炒研，八分

水煎，温服。

［批］治脾虚气胀。

有鼓胀者，外坚内空。又或气血结聚，久而生虫为蛊胀者。且肢体无恙，胀惟在腹，又名单腹胀者，此脾虚不能运化，正

气不行，清浊莫分，乃成此证。治者，察其病由中焦，则以脾胃为主，参、芪、白术、干姜、甘草之属主之。或病由下焦，则当以命门母气为主，熟地、当归、山药、附子、肉桂之属主之。如气滞者，少佐辛香，如陈皮、厚朴、砂仁、香附、丁香、白芥子之属。如兼有湿，而小水不利者，宜佐以猪苓、泽泻之属。

[批] 治鼓胀诸法。

以上诸法，大略如此。惟病成单鼓者，终非吉兆。

凡病气胀者，若察其病，系食停、气滞、血逆、湿热等证，即因证而治之。或升降其气，或消导其邪，此皆治实之法也。但恐实者少，而虚者多。若在中年之后，及素多劳伤，或脉弱便泄，或身倦色悴，是皆虚损之证，当以培补为急。若脾肺虚者，宜四君子汤、归脾汤。脾虚兼寒者，理中汤。脾虚兼痰者，六君子汤。肾虚而火不足，金匮肾气汤。设以虚证而妄行消伐，百不活一矣。

[批] 虚实宜辨。

以下治水肿方：

金匮肾气丸　此治水肿之圣方。水亏则浮泛，六味以补肾。土虚不能治水，桂附补火以益脾土。金虚自气不化，脾旺足以养肺。水足则火息，可以保肺。水肿原系脾、肺、肾三经之病，此方兼治最妙。

大怀庆地黄八两，用元砂仁四钱微炒，研末，同酒九蒸九晒，忌铁　白茯苓六两，留皮　山茱萸四两，去核酒蒸　淮山药四两　牛膝二两五钱，酒炒　车前子二两，去壳微炒　粉丹皮二两，酒浸晒　建泽泻二两，淡盐水浸晒　上肉桂三两，去粗皮　附子制，三两

上为末。先将地黄、枣皮杵化，后加药末，炼蜜捣匀为丸，

梧桐子大。每服七八十丸，空心白开水下。忌铁与三白。若病急，改丸为汤，须重剂方可。

［批］治水肿神方。

利水渗湿汤新　治水肿从脚而上，六脉细而迟，小便短少，脚膝疼痛。

苍术二钱　黄柏钱半　川牛膝二钱　赤茯苓　淮木通　建泽泻　汉防己各一钱二分　车前子去壳，一钱　猪苓钱半

水煎服。余友水肿皮破，用此一服，夜间小便遂多，以宿水从小便出也，来日肿消一半，再服四剂全愈。如服此而小便不清不长，是湿滞膀胱入水之路，加草薢五钱自效。

［批］治脚膝水肿。

有素禀阳旺，三焦多火而水肿者，必脉实便燥、烦渴喜冷、目赤喘嗽等证，宜六味地黄汤。不宜熟地者，改用生地，加麦冬、牛膝、车前之类，大剂与之。气滞者，佐以陈皮、白芥子之类。必须多服，方可有效。

［批］治水肿属实者。

凡水肿宜补脾肾，有不能受补者，大危之候，必百计以救根本。或温补于前，分消于后。或以补为主，而佐以分消。且温补所以化气，自愈而不反也。

［批］论水肿宜补。

大补阴阳汤新　治肾中水火大亏，服肾气丸不效者。以药味杂，有非补者，不如用此纯补之剂，可以挽回，而肿自消也。

熟地一两，或五钱　附子三钱　肉桂三钱　白术二钱半　当归三钱　茯苓一钱　人参二钱　干姜炒，一钱　甘草炙，一钱

大剂与之，必须多服，方得有效。若难办参者，亦照方服，但力轻效缓。

［批］纯补水火方。

五皮散　治身肿烦渴，小便赤，大便结。此属阳水，脉必沉数。

大腹皮　陈皮　生姜皮　桑白皮　赤茯苓皮等分

水煎服。

［批］治阳水肿胀。

实脾散　治身肿不渴，大便溏，小便少，不赤。此属阴水，脉必沉迟。大凡水肿之脉多沉，在数与迟分阳水、阴水也。

附子制，钱半　干姜炮，一钱　厚朴姜炒，一钱　木香七分　大腹皮二钱　草蔻仁　木瓜各钱半　甘草八分

姜三片，枣二枚，水煎服。

［批］治阴水肿胀。

大凡水肿邪气有余，证实脉实，或者下之。若证虚脉虚，只宜补土为主，看所挟加之。若用去水之药，大下之剂，则脾气愈虚，去死不远。病者、医者宜知之。

［批］治水肿勿轻下。

备拣古来治肿胀至简至稳神方于后，以便取用。

水肿，用鲤鱼煮汁，或用乌鱼亦妙，和冬瓜、葱白作羹食之。

阴囊肿痛，用连根葱白头二十一根，不必水洗，川椒一两，麦芽炒一两，地肤子一两，共煎汤淋洗，日三度。

气虚水肿，用大蒜煮半熟，入蛤粉捣为丸，食前白汤下二十丸，小便下数桶而愈，随服补脾药。

水气肿满，用大蒜、田螺、车前子等分，熬膏，摊贴脐上，水从小便而下。二便不利，下焦湿肿，用汉防己五钱，茯苓二钱煎服。

身肿尿短，用葶苈为末，枣肉丸服。

鼓胀喘急，用沙参、白术、甘草、牵牛为末，水调服。

肺湿肿喘，马兜铃煎服。

水肿，用乌鱼同白术、茯苓、橘皮、姜皮煮食，大效。

蛊胀在上，升麻吐之。在腹，郁金下之。合二物服之，不吐则下。

气胀、气蛊，用萝卜子以水研汁，浸砂仁一两，炒干，如是者七次，为末，每米汤下一钱。

水蛊胀满，用黑、白牵牛末各二钱，麦面四两，炒熟，作饼食。

水肿，用甘遂末二钱，以雄猪腰子一枚切作七片，入末，湿纸包煨令熟，每日食二片至五片，当觉腹鸣，小便利，是其效也。

水肿，以甘遂末一两，水调，涂腹绕脐，内服甘草汤，其肿便消。二物相反，而感应如神。

水肿腹胀，用赤商陆二两，入麝三分，捣贴脐，水便利，则肿消。

又方：苍术一斤，黄酒面曲三两，青矾八两，醋拌，入缸，火煅为末，醋糊丸，酒下，名伐木丸。

阳水暴肿，面赤烦躁，喘急，尿短而涩，用甜葶苈炒二两熬膏，汉黄杞①末二两，以绿头鸭血同头捣为丸，木通煎汤，下七十丸，日三服。或加猪苓一两，其效如神。

凡肿属脾，胀属肝。肿则阳气犹行。如单胀而不肿者，名蛊胀，为木横克土，难治。

---

① 黄杞：疑为"防己"之误。

肿胀由心腹而散四肢者吉，四肢而入心腹者凶。男自下而上，女自上而下，皆难治。

论失血二十六

有阳乘阴者，血热妄行也。阴乘阳者，血不归经也。呕血出于肝，吐血出于胃，咳血出于肺，咯血出于肾。

失血一证，五脏皆致之，得其源，而治自易。若一失治，则连绵不已，虚损便成劳瘵，愈之难矣。盖血即水也，肾主水，水化为液、为痰、为唾、为血，皆属阴也。失血之久则阴虚，阴虚自必相火上炎，则咳嗽骨蒸，咽干气喘，体瘦声暗，百症出焉。医者施以寒凉，虽或暂止而复来，血得凉而凝滞，不惟血不归经，而且阳气由是衰矣。[批] 阴虚则相火炎。血者阴也，气者阳也，《经》曰：无阳则阴无以生，无阴则阳无以化，原系交重。人知以阳生阴，乃为正本之治。丹溪有言：实火可泻，虚火可补。劳证之火，虚乎？实乎？泻之可乎？矫其偏者，辄以桂附为主，此为火衰者宜之以桂附入于滋阴丸内则可，即配水药，亦宜酌量。若血虚燥热之人，能无助火为害哉！以血本阴精，不宜动也。血主荣气，不宜损也。动者多由于火，火盛则逼血妄行。损者多由于气，气伤则血无以存。[批] 阳生则阴长。人有以七情而动火伤气者，以劳倦、色欲而动火伤阴者，然此火宜导之以归源。若只用苦寒，则反激逆上，且伤胃气，而脾亦坏，其何以得脾之职，先主生血而后主统血乎？治此证者，五脏六腑虽有兼及，而要必以脾、肾二经为主。水为万物之元，土为万物之母，二脏安和，百病不生。以脾安能生肺金，金是水源，金旺而水亦旺矣。肾兼水火，肾安则水不上泛而为痰，火能生土而健脾，而食亦益矣。但补肾理脾，法难兼致，方欲以甘寒补肾，其人减食，又恐不利于脾，方欲以辛温快脾，其人阴伤，又恐愈燥其肾，此际难以措手。［批］阴寒为害。余因是而分服之：早夜服滋阴之剂以清肺热。中时服补脾之药以益健运，其中当重、当轻，因脉、因证而权衡之。肾亏甚者，其重在肾，而补脾者亦不可少。脾虚甚者，其重在脾，而补肾者照常用之。每日交进，活人多矣。［批］治虚劳真谛。尝见劳证之死，多死于泄泻，泄泻之因，多因于寒凉。使不知脾之当补于先时，及至脾败泻作，此际虽有妙剂，亦何益哉。［批］寒凉坏脾而死。

滋阴汤新　治肝肾虚弱，不时失血，背痛，咽干，咳嗽，便短，倦怠，遗精等证。早夜服。

熟地二钱　淮药一钱五分　麦冬去心，微炒，八分　当归酒洗去尾，一钱三分　白芍酒炒，一钱　甘草炙，六分　阿胶蛤粉炒，一钱　茯苓一钱　杜仲淡盐水炒，一钱　丹参一钱三分

分量称足，水煎服。咽干而五心热者，加元参一钱二分。骨蒸多汗者，加地骨皮一钱三分。血热妄动者，加生地一钱五分，青蒿一钱。阴虚不宁者，加女贞子一钱五分。咳嗽有痰者，加款冬花一钱，川贝母微炒，研末一钱。血来盛者，童便一杯，藕节汁或丝茅根汁合服。服之而顺，可以多服，但中时必须服下方以佐之。

［批］治阴虚失血。

温脾汤新　此平补脾胃之药也，与上方每日同用。上方早夜服，此方中时服。服此者，一则不畏上方阴药以滞胃，二则脾健而饮食亦加。有是病者，可无虑也。若服之而顺，可照分量加至十倍八倍，研细末，中时加白糖、开水调服，服后须睡一刻。

淮山药炒，一钱八分　白茯苓一钱二分　白术制，一钱，或再加

薏苡仁炒研，二钱　芡实炒研，二钱　白扁豆炒研，二钱　桔梗八分
元砂仁去皮，炒研，五分　甘草炙，八分　神曲炒，四分　白莲肉炒
研，二钱　秫米炒研，一钱　红枣去核，二枚

　　水煎服。若气满者，加陈皮去白一钱，或再加真苏子炒研五
分。或用广香磨汁合服。若有冷涩及胃口寒者，加干姜炒黄三
五分，即加肉桂亦妙。

　　[批] 治脾虚失血。

　　加味地黄丸新　治阴虚失血，胸背痛，小便赤，遗精潮热，
咳嗽气喘等症。此平补肝肾，养肺清热之方。凡一切虚弱之人，
每年夏季制服一单，可以扶体，免阴虚火炎之病。但须日中间
服上温脾汤，更妙。

　　[批] 治阴虚失血。

　　怀庆元支地黄八两，加元砂仁微炒三钱研末，与米酒同蒸同晒九次，
勿少　淮山药四两　枣皮三两，去核酒蒸，若精滑者，可加至四五两
白茯苓去皮，四两　粉丹皮一两七钱，若血虚有热者，可加至二两四五钱
建泽泻淡盐水浸晒，一两三四钱。小便短者，用一两八钱　甘枸杞去梗，
三两，酒蒸　菟丝子淘净泥砂，三两酒浸，蒸，晒干　真阿胶蛤粉炒成
珠，三两　麦冬去心，酒蒸，二两　杜仲淡盐水炒断丝，三两　北五味
微炒，七八钱

　　先将地黄、枣皮、枸杞、麦冬于石臼内捣成膏，然后将余
药磨成细末，合前膏加炼蜜捣匀为丸。每晨用淡盐水服七八钱，
忌铁与三白①。

　　[批] 平补肝肾。

　　归脾汤　凡治血症，须按三经用药，以心主血，脾统血，

---

　　① 三白：指葱白、韭白、薤白。

肝藏血，此方三经之主也。远志味辛，多用亦能走血、枣仁，补肝以生心火。茯神、龙眼，补心以生脾土。参、芪、术、草，补脾以固肺气。土患燥，当归以润之。土患滞，广香以疏之，总欲使血归于脾也。彼郁怒思虑伤脾者尤宜。火旺者，加山栀、丹皮。火衰者，加丹皮、肉桂。晨服八味丸，以培先天之根，治无余法矣方见痰饮。

［批］治脾虚失血。

清宁膏　润肺不伤脾，补脾不碍肺。凡劳嗽吐血，常服极效。

麦冬去心　生地酒炒，各五两　广橘红两半　龙眼肉四两　枯梗　甘草各一两

煎成膏，加苡仁炒，四两，研末、川贝母糯米拌炒，米熟去米，一两，研末再煎退火，下真苏州薄荷净叶研末，三钱于内，搅匀，时时置口中含化。

［批］治劳嗽。

凡虚损咳嗽，五脏皆有所病，然专主则在肺肾。盖肺之所畏者，火也。肺之受邪者，燥也。燥则必痒，痒则必咳，正以肾水不能制火，所以克金。阴精不能化气，所以病燥，故为咳嗽喘促、咽痛声哑等症。凡治此者，只宜甘凉之剂，如六味地黄丸料煎服，缓则服丸。甚者加麦冬、元参、天冬、生地之类，滋养金水，使肺肾相生，则真阴生而咳可渐愈矣。

凡阴虚于下，阳格于上，六脉无神，而大吐大衄者，此火不归源，而真阳失守者，宜八味地黄丸料重加桂附大剂，煎出冰冷与服。或用熟地一两五钱，当归三钱，附子三钱，肉桂二钱，煎出冷服。若六脉细脱，手足厥冷，危在顷刻，用：

［批］咳嗽源由。

镇阴煎

熟地一二两　淮牛膝二钱　炙甘草一钱　肉桂钱半　附子二钱
或三钱

如呕恶者，加干姜炒黄一钱三分。如气脱无神，宜速速多
加人参，水煎冷服。此际用一味凉药即死。

[批] 治阳败失血。

论脉

脉芤者为血虚。沉迟而小者为气脱。大而无力者为阳虚。
数而无力者为阴虚。大而芤者为血脱。左尺软，为血虚。右尺
微，为火衰。右关沉细，或鼓燥，为胃虚。然无论浮、沉、大、
小，但久按而渐缓者为吉。若平者，病亦平。急进者，病益进。
若弦细而兼紧数者不治。

凡五劳者，五脏之劳，皆因用力过度也。如忧愁思虑则心
伤，不眠恍惚，血不养心，神不能藏也。暴怒持重则肝伤，筋
急、酸痛、水亏、木燥，肝失所资也。饮食劳倦，或意外过虑
则脾伤，吐痰呕水，此水泛为痰，脾虚不能制水也。受风饮冷
则肺伤，喘急咳嗽，肺气不得清肃也。宜因脉以验症。若外因
而暂病者，脉实邪盛，宜从标治，病去即止。脉虚体弱，宜从
本治，不得概视。至于酷欲，则精血耗损，心肾自伤。盖心主
血，肾主精。心本热，虚则寒。肾本寒，虚则热。故水亏者，
以重浊补阴，勿使火上炎也。精亏而元阳亦衰，故议补阴以阳
为主。温则可以发扬肾气，则阴阳交蒸而精生。彼四物知柏，
秋杀之物，其何以舒和而发生乎？虽然贵审其阳虚阴虚，其轻
重若何而济之，以配水配火，权其轻重，救其偏而使之平，则
无弊矣。[批] 补阴以阳为主。但药能治病补虚，不能移情易性，
而且虚阳火燥，常欲交接，草木之补，不偿真精之丧。有是病

者，宜别居一室，日无所见，夜无所触，房欲绝而元神固。且又节饮食，戒恼怒，远忧虑，而能自为调理，庶医药有功也。若声哑咽痛，泄泻肉脱，多吐痰沫，汗出食少，一边难睡，脉细而弦数，或浮洪而大，难为力矣。张三锡曰：劳伤于肺者，难治。盖肺中药饵难及，滋阴清肺，在肺难见其功，于脾易增其病耳。［批］是病宜知所戒。

凡精气久已衰微，欲使水中之火，温胃而滋化源，惟有缓以图之。不宜于助阳，亦不宜于抑阳。盖助阳必至亡阴，抑阳必至纯阴。纯阴之剂，与胃不相宜，而助阳之药，能扶胃气，食加神旺，未有不喜，但久之阳愈盛，而阴愈烁。故于阴虚者，助阳、抑阳，酌剂而得其平，斯为上工。［批］纯阴坏胃。

凡相火附于命门，男以藏精，女以系胞。因嗜欲竭之，火无所归，厥逆上炎，故一切假热之症悉形于外。脉洪大无伦，按之微弱者，急用八味丸料半斤加肉桂一两，附子七钱，水煎五六碗，冰冷与饮，诸症自退。来日必畏寒，脱脉，真候自现矣，宜十全大补汤吞八味丸，或照前服亦可。若在产后及大失血后，必大发热，亦系阴虚。此正气血之虚，若以凉药正治，立毙。惟速补无形之气，以生有形之血，则阳生阴长之妙用也。须用参一两煎汤服之。参少无力，改用当归补血汤当归三钱，黄芪一两，重蜜炙黄煎服，亦或有效。若用四物汤，则纯阴不可为治也。

凡气虚血虚，何以辨之？盖阴虚者，面必赤，口渴而畏冷水，左尺脉虚数，是无根之火，载于上也。若是阳虚，火入于内，面必不赤，口即渴而舌必滑，脉虽数而尺无力，此为辨耳。若曾服凉药，脉反有力而数者，是火郁于中，逼阳于外，假有力也，宜升宜补，投以寒凉必死。毫厘之差，枉人性命，慎哉。

[批] 阳虚阴虚之辨。

凡人但知气有余即是火，不知火之余即是气。或为喘满，或为烦闷。有余者，病气也。病气之有余，正气之不足也。

凡滋阴即所以降火，非滋阴之外又降火也。盖二尺，水火互相生化。左尺脉虚弱而细数者，是左肾真阴不足，用六味丸。右尺脉迟软，或沉细而数欲绝，或浮大而空虚无神者，是命门相火不足，用八味丸。至于两尺微弱，是阴阳俱虚，用十补丸。此皆滋其先天之本源，实万世无穷之利。乃世之补阴者，率用四物、知柏，反戕脾胃，多致不起，能无遗憾于世哉！

固本十补丸　治肾元不足，脾胃虚弱，水火俱衰之证。

熟地八两　枣皮五两，酒蒸，晒干，炒　淮山药五两，炒　白茯苓四两，人乳拌，晒干，炒　淮牛膝三两，酒拌，晒干，炒，精滑者不用　北五味一两二钱，打扁蜜酒拌蒸晒，炒　附子制，一两五钱，或加至二两　上肉桂一两五钱，去粗皮，不见火，或多用　鹿茸一具，切小片，酥拌，炒黄　厚杜仲三两，盐水拌透，晒干，炒

共为细末，用熟地捣烂入药，加炼蜜杵好为丸，每早淡盐水服五六钱。

[批] 水火两补。

凡虚损，两颧赤，或唇红者，阴虚于下，逼阳于上也。

虚而多渴者，肾水不足，引水自救也。

声出于喉，而根于肾，其喑唾而声不出者，此肾虚也。

喉干咽痛者，水亏而相火上浮也。

喘急者，阴虚肺格，气无所归也。

烦燥者，阳中无阴也。

多怒而筋急者，水亏木燥，肝失所资也。

饮食不甘，肌肉渐消者，脾虚而败也。

心跳而怔忡者，气不归精也。《经》曰：胃之大络，名曰虚里，出于左乳下，其动应衣，宗气泄也。

盗汗者，有火则阴不能守，无火则阳不能固也。

多痰多沫，吐清水者，此水泛为痰，脾虚不能制水也。

肾主骨，骨痛者，真阴竭也。腰胁痛者，肝肾虚也。

膝以下冷者，命火衰，不归源也。

小水黄涩淋沥者，真阴亏竭，气不化水也。

足心热甚者，虚火烁阴，涌泉涸也。

以上诸症，劳瘵常有，逐一指出，以便探本而治，弗至误认。

［批］论外证本内。

凡阴虚者多热，以水不济火也，治宜甘凉，大忌辛温。如干姜、桂、附、故纸、白术、半夏之类，不可轻用。即如参、耆、枸杞、当归、杜仲之属，皆阴中有阳，亦当酌宜用之。盖恐阳旺则阴愈消，热增则水益涸耳。然又忌寒凉之药，不能资补也。彼有火之盛者，固不得不从清凉，亦当兼壮水之剂。相机间用，可止则止，以防其败。

［批］用药权宜。

清热保金汤新　治阴虚火炎，咳嗽吐衄，烦渴多热，脉与症俱有火。

生地二钱　熟地三钱　麦冬钱半　白芍钱半　百合二钱　元参二钱　桔梗一钱　茯苓一钱五分　甘草一钱　沙参二钱

水煎服。如盗汗，加地骨皮一二钱。血来，加阿胶二钱，童便一杯。血虚热盛，加青蒿二钱。多汗不宁，加枣仁钱半。干咳便燥，加天冬二钱。如火载血上行者，去甘草，加炒栀子钱半。此方不宜多服，适可而止。

［批］滋阴降火。

凡血脱之盛者，气亦随之，因而昏愦者，速宜益气，以固生机。用：

拯阳汤新

黄耆蜜炙，一两　白术三钱　附子二三钱　干姜炒黄，钱半　甘草炙，一钱　熟地一两　当归身三钱

水煎，温服，如泻泄，去当归，加乌梅二枚。此方加参更妙，切忌凉药。

［批］补气救血。

凡人因阴虚火旺，过服寒凉，致坏脾胃，救之者，必本于阳气。盖气主煦之，气为阳，主上升，虚则下陷，当升而举，补中益气汤是也。但无参，则升麻、柴胡轻浮，而且有害，即黄耆加至一两，亦觉平常，权宜用之可也。

［批］治气虚下陷失血。

凡阴虚火旺，子午潮热，咳嗽夜甚，咽痛，便黄而短，久莫得愈，用六味地黄丸加阿胶、龟板胶各二两，上桂一两七八钱，丸服。但药料要道地，龟胶要尽板熬者方效。

［批］补水济火。

备拣古来治失血至简至稳神方于后，以便取用。

劳嗽吐血：净款冬花、百合蒸熟焙干各三两，为末，蜜丸，龙眼大，临卧淡姜汤化服一丸。

吐血衄血：生荷叶、生艾叶、侧柏叶、生地黄等分，捣为丸，鸡子大，每一丸，水煎去滓服。

吐血不止：白及末三钱，米饮下。

试血法：吐于水碗中，浮者肺血也，沉者肝血也，半浮半沉者心血也。如系肺血，以羊肺煮熟，蘸白及末食之。心血用

羊心，肝血用羊肝为引。

吐血：晚桑叶焙研，茶服三钱。

吐血衄血，宜用竹茹以清肺热，凉胃故也。

吐血：藕节煎汤，调白及末服。凡衄血亦服。

上下诸窍出血，用发灰二钱，水调，日三服。

吐血衄血：白纸灰水调服。金墨磨汁，服百草霜研，水服并吹鼻。童便少加姜汁服。

吐血下血：用生罗卜捣汁磨墨，下咽即止。

卷之十

论痢疾二十七

有积滞、湿热、暑毒、虚滑、冷积、蛊毒六种。

痢疾即《内经》之所谓肠澼也。病多在夏秋之交，炎暑惟盛，酷热之毒，蓄积为痢。然亦有因热贪凉，过食生冷，积聚于中，迨夫秋凉，伏阴内动，变而为痢。此其病在寒邪，又不属暑热也。治者当辨虚、实、寒、热，四者明而收功易矣。实者，脉滑身强，胀满坚痛，行之泻之，宜从标治。虚者，脉虽紧数而无力，或弦而中空者，体弱色白，证属脾弱，宜温补脾土，但使脾温，则寒自去，即所以逐邪也。热者，脉滑有力，畏热喜冷，口渴尿赤，或下鲜血，凉之利之，邪去而愈。若无热证，而痢不止，必是虚寒，非温补脾肾不可。[批]四者凭脉与证分辨。然相似之际，尤当审察。实热者口渴，多喜冷水。虚热者泻痢，则液亡于下，自津涸于上，但渴而不喜冷也。实热者，必腹痛，胀而拒按。虚热者，痢出脓血，刮脏剥肤，但痛而不胀，并喜按也。实热者，小便短赤涩痛。虚热者，水从痢去，液以阴亡，溺亦短而赤，但不热不痛耳。实热者，里急后重。虚热者，圊后不减，以解后愈虚也。及里急频见污衣者，皆虚寒也。并以脉之虚实、体之强弱、年之老少、病之新旧，参而详之，寒热虚实，自昭然矣。至有因湿热者去之，因积滞者消之，因气者调之，因血者养之。新病而实者可以通因通用，久病而虚者可以塞因塞用，是皆常法，无待言矣。[批]虚实相似宜察。独怪世之病痢者，十有九虚，而医之治痢者，百无一补。不知脉弱者、体虚者、气下陷者、疾后而痢者、因攻而甚者，俱皆当补。凡四君、归脾、十全、补中以补脾虚，在所宜然。若病火衰，土虚无母，须用桂附，大补命门，以复肾中之阳，以救脾家之母，则真元复而百病自愈矣。［批］宜因虚证补之。

论脉

沉小微弱者吉，洪大滑数者死，沉弦者重。大者为末止，微弱者欲自止。

死证

如屋漏水者，大孔如竹筒者，唇若涂朱者，发热不休者皆死。下纯血者，色如鱼脑或如猪肝者，皆半生半死。脉空、皮寒、气少、泄利，前后饮食不进，是谓五虚者死。能重用参附，十可救一。

捷验汤新　治痢初起，腹痛尿短，下痢脓血，或红或白，或红白齐下，日夜无数，里急后重等证俱效。

苍术一钱八分　当归钱半　生白芍一钱三分　白扁豆炒，去皮，三钱　陈皮　建泽泻　甘草　淮木通各一钱　滑石二钱　川草薢四钱　黄连一钱三分　大腹皮钱半，洗净　宣木瓜一钱二分　广木香五、七分　熟大黄钱半，或二钱

药拣上料，分量称足，多水煎服。

［批］治一切痢病。

五得汤新　治证同前。味数少，而功同。

当归二钱　白芍生用，一钱五分　大黄一钱三分　黄连一钱　广木香五分

水煎服。

以上二方，如感寒者，加桂枝一钱。冒暑者，加香茹六分。

[批] 治一切痢病。

胃关煎　治脾肾虚寒，冷痢腹痛，脉弱体倦。

熟地三五钱　白扁豆二钱　山药炒，二钱　甘草炙，一二钱　干姜炒，一钱　吴茱萸泡，五七分　白术一二钱

温服。如腹痛者，加广木香七分，厚朴一钱。滞痛不通者，加当归钱半，生白芍一钱三分。滑脱直下者，加乌梅二个。肝邪侮脾者，加肉桂一钱。阳虚下脱者，加附子一二钱。元气虚者，加人参。如泻甚者，加肉豆蔻一二钱，或补骨脂亦可。

[批] 治虚寒痢病。

祛寒安脾汤新　治误食生冷，致成泻痢，腹痛尿短，或胀满呕恶。去寒湿，安脾胃之剂也。

苍术钱半　陈皮一钱　茯苓钱半　扁豆炒，二钱　甘草七分　草薢三钱　木通钱半　泽泻钱半　吴茱萸制，五分　厚朴一钱　木香四分　生白芍一钱　肉桂钱半

水煎服。

若夹食者，加神曲炒一钱五分。如外感头痛者，加北细辛三分。呕吐冷水者，加半夏钱半，生姜一钱。中寒喜热汤者，加炮干姜一钱。

[批] 治误食痢疾。

加味四君子汤新　治痢疾呕恶，或恶闻食气，此胃虚寒也。

人参随宜　白术二钱　茯苓一钱五分　甘草炙，一钱　陈皮一钱　扁豆炒，二钱　干姜炮，钱半　山药炒，一钱五分

水煎服。若服之平安，而不大效者，加附子一二钱，但须冷服。

[批] 治虚痢不食。

术附汤　治六脉无力，右尺更弱，或大而数，外热烦躁，腹痛胀闷，下泻而兼脓血，是命门火衰，中真寒而外假热也。

人参　白术三钱　附子钱半　干姜一钱

水煎，冷服。

［批］治虚火痢疾。

圣术煎　治寒湿泻痢，呕吐，此脾胃虚寒也。

白术三四钱　干姜炒，二钱或一钱　肉桂二钱　陈皮一钱

水煎服。

［批］治脾寒痢疾。

芍药汤　治湿热邪盛烦躁，下痢鲜血，腹痛喜冷，脉实等证。

白芍钱半　当归　黄连　黄芩各一钱　大黄二钱　肉桂五分　甘草　槟榔各六分　木香五分

水煎服。

［批］治湿热痢疾。

香连丸　治里急后重，以气滞而热伏也。脉未大虚者宜之。

黄连一两，吴茱萸泡汤，炒干，研　广木香四钱

共为末，蜜丸或浆丸，空心米汤下。［批］治气虚后重。若中气衰坠，或病久痢止，而下部胀急，用补中益气汤大剂，下香连丸即愈。然亦不得尽以为热也，有热邪下迫者，有寒邪下迫者，有气虚下陷而迫者。察其所因，如热者凉之，寒者温之，虚者补之，陷者举之，此调气而后重除也。若但以木香、槟榔、伏毛①、枳壳散气，则气愈虚，而病益剧矣。

［批］治里急后重。

---

① 伏毛：指大腹皮。

参苓白术散　治胃气虚滞，禁口不食。用此方，加石菖蒲一钱五分，微炒，以开胃口，待其能食，然后因证而治之。如胃口有热，加黄连一钱。

人参　白扁豆炒研　莲肉微炒，各二钱　白术三钱　砂仁八分，炒研　桔梗一钱　薏苡仁二钱，炒研　茯苓钱半　炙甘草一钱　菖蒲一钱五分

共为末，米饮调服。一服即食。或煎服亦可。

［批］治禁口痢疾。

禁口不食，有因火伏胃中，脉见洪数，内外俱有热证，宜用芩连栀柏之类。若无热证，而食不入，或恶闻食气，或饥不能食，或呕恶吞酸，此脾气之弱也，当用四君子加干姜。若命门不暖，则脾无火生，宜用熟地一两，附子三钱，吴茱萸开水泡过，焙干钱半，肉桂二钱，大剂与服，自然思食。此必脉虚，而右尺更微也。

［批］论治禁口宜因证。

参术香连汤新　治休息痢，屡止屡发，久不愈者。因兜涩太早，积未清也。

广木香五分　黄连一钱　人参八分　白术钱半　甘草一钱　茯苓二钱　枳实一钱

水煎服。有调理失宜者，随证加减治之。

［批］治休息痢。

十全大补汤　治痢后气血两虚，气虚则发寒，血虚则发热，或早或晚，似疟非疟，切勿作疟治，须大补气血，多剂乃瘥。

人参一钱　白术钱半　茯苓一钱三分　甘草炙，一钱　当归二钱　抚芎一钱　白芍酒炒，一钱　熟地二钱　黄耆蜜炒，二钱　肉桂二钱

生姜一钱，红枣三枚，水煎服。或加附子一钱。

［批］大补气血。

凡痢病，宜泻宜补，因脉因证，原无一定。若执痛无补法，不知因虚寒而痛者，愈攻则愈痛，元气自脱，悔之晚矣。

丹溪先生用参、术调补胃气一二剂，而后下者，亦妙法也。虚者宜之。

凡痢后，脚渐细而软痛者，将成鹤膝风，治宜温补肝、脾、肾，不可仍用燥脾之药也。

凡痢后身痛，系肠胃湿热，恶血未净，复还经络，所以痛也，宜四物汤加桃仁、牛膝、红花、陈皮之类。亦有属气血虚者，不可不审。

凡痢病，最忌兜涩，使下无所宣泄，则胀满不食，诸症见矣。

凡痢伤精血，必阴虚水亏，乃致燥热，勿作火治，宜壮水补阴。如脉犹有力，虚中之火也，宜生地、熟地、末冬①、女贞子、龟胶之属。如脉本无力，全属虚火，宜六味、八味等丸。若阴盛格阳，而外大热者，宜前胃关煎之类，切忌凉药。

备拣古来治痢至简至稳神方于后，以便取用。

痢病腹痛，下脓血，用大黄酒煮为丸，白水服三四钱，神效。

凡痢，用生姜、陈茶等分，煎服。

白痢，用艾一两，干姜七钱炮为末，醋煮米为丸，米汤下。

血痢，用三七三七末掺于猪血，化为水乃真六钱，为末，米泔调服三钱。

血痢腹痛，用元胡索为末，米饮调服三钱。

---

① 末冬：疑为"麦冬"之误。

禁口痢，用蜜蜡四钱，鸡子黄一个，蜂蜜、苦酒、发灰、黄连研末各四钱，同熬为丸，二日服尽。此华佗方也。

赤白痢，腹痛后重，或面目手足俱变，用黄蜡三钱，阿胶三钱同溶化，入黄连末五钱，搅匀为丸，日三次服尽。此仲景方也。

毒痢噤口，用大田鸡并肠捣烂，焙热，入麝三分，作饼，封脐上，气通即食。

噤口痢，用大蒜捣贴两足心及脐上。

血痢，用乌梅、胡黄连、灶心土等分，为末，茶调服，即愈。

赤痢，用六一散加红曲。白痢，加干姜方载淋证。

论疟疾二十八

有风、暑、湿、热、食、瘴邪六种。又有五脏六腑疟、劳疟、瘅疟、牝疟、温疟、母疟。

夫疟者，因夏伤暑，热气藏于皮肤之内，舍于荣气之中，及遇秋风新凉束之，表邪不得因汗而出，此疟之所由来也。夫暑热者，阳也，蓄之久，则欲出。秋寒者，阴也，束之固，则莫出。由是阳为阴遏，则阳并于阴。阴实则阳虚，阳虚则外寒，阴实则内寒，内外皆寒，汤火不能胜也。及阴气逆极，同并于阳。阳实则阴虚，阳盛则外热，阴虚则内热，内外皆热，口渴欲饮冷也。然浅者病在三阳，随卫气以为出入，而一日一作。深者病在三阴，邪气不能与卫气并出，或间日一作，或三四日而作。作愈迟者，病愈深也，经之论疟备矣。然仁斋、丹溪又分痰、食等疟，此不过疟之兼证耳，非因之而成疟也。[批] 论疟寒热。故治者，宜察其邪之浅深，证之阴阳。有汗者，以养正为主。无汗者，以散邪为急。又热盛者，凉药为君。寒多者，温药为重。至于痰、食、血、瘅、瘴、牝、鬼等证，各随其甚者而兼理之。总之，脉实证实者，攻邪以治标。脉虚证虚者，补正以治本。倘不明虚实，辄用凉药，恐表邪未解，而邪益固。骤用截药，恐正气已虚，而症必变。非徒无益，而又害之，医之咎也。［批］论疟调治。

凡疟多热而久不解者，此必阴虚，宜益阴除热，非生鳖甲、牛膝不能除也。多寒而久不解者，此必阳虚，非芪、术、桂、附不能除也。［批］论虚者勿轻截。久疟者，属元气虚寒。盖气虚则寒，血虚则热。胃虚则恶寒，脾虚则发热。此时若用截药，多致危殆，惟用人参、煨姜各一两煎汤，于发前二时服之。无力服参者，气虚用白术代之，血虚用当归代之，此辅正而邪自除也。

［批］大概论治寒热。

凡疟以得汗而解。然病有浅深不同，即如病瘟者，虽有大汗，而热仍不退，疟亦有之，宜察其脉之紧与不紧，及头与身之痛与不痛，仍渐次再汗之，方得邪解，不得谓汗后必无邪也。又有已汗而邪将解，或因食、因寒、因触而发，此旧邪未尽，而新邪又至，亦宜仍从汗解，但须斟酌虚实可也。

［批］论疟邪以汗解。

温疟者，《内经》谓冬中风寒，至春夏阳气大发而为病，此即伤寒之证也。与夏伤暑秋为疟者不同，当于伤寒门酌而治之。

［批］论温疟即伤寒。

瘅疟者，《内经》谓肺素有热，发则阳气盛，故致消烁脱肉。治此者有三法如内热而兼表邪，宜散以苦凉。如表解而火盛，宜清以苦寒，此皆治其有余也。若火盛而真阴耗者，宜壮水济火，切忌苦寒。

［批］论瘴疟纯热治法。

瘴疟者，惟岭南烟瘴之地有之。人居瘴地，不知调摄，而外受风寒为病。或迷困喑哑，与常疟稍异。治者亦不外寒、热、虚、实，及有邪、无邪，如前治疟诸法而已。

［批］论瘴疟治法。

牝疟者，阳气素虚，当盛暑时，乘凉饮冷，阴盛生寒而不热，治以柴胡姜桂之类。

［批］治牝疟。

劳疟者，素有弱证，因疟成劳，宜十全大补汤。有热者去肉桂。

［批］治劳疟。

疟母者，治之失宜，气血虚损，邪伏肝经，胁下有块，当以补虚为主。若急于攻块，多致不救。宜六君子汤加木香、肉桂、鳖甲、蓬术。

［批］治疟母。

鬼疟者，时行不正之气，传染而成，宜平胃散加雄黄、桃仁。俗以夜发者为鬼疟，非也。邪入阴分，发于三阴，宜四物汤加知母、红花、升麻、柴胡，提入阳分，方可以截。

［批］治鬼疟。

凡疟初起，先寒后热，宜羌活、紫苏、生姜之类，散其太阳之邪，次用柴胡汤，或加截药可也。若不论何经，即用柴胡，即用截药，不可。

［批］论疟初起治法。

脉候

疟脉自弦。弦数者多热，弦迟者多寒。微者为虚，代散则死。

截疟立验汤新

陈皮一钱　半夏钱半　茯苓一钱　甘草一钱　青皮七分　白豆蔻去壳，微炒，研，一钱二分　柴胡一钱五分　桂枝一钱二分　苏叶一钱　生姜二钱　知母一钱二分　黄芩一钱五分

［批］治诸疟。

称足分量，水煎。首一次轻煎，于疟未发前三时服，次煎加常山酒炒一钱四分，草果仁或面或饭包煨，捣碎八分，槟榔八分，多水久煎服，但要于疟未发前一时服，若早则药力过，迟则疟已来矣。能如法服，则疟立止。此予屡用屡验，凡男女大小及孕妇俱宜。要在于三发之后，方可用此药，先和而次截之。疟若寒重，桂枝、苏叶、生姜三味各加五分。若热重，知母、黄芩二味各加五分。

［批］截法最验。

又方　治一切疟疾。

肉桂一钱　丁香六分　当归钱半　乌梅三个　槟榔八分　甘草一钱　知母一钱二分　黄芩钱半　常山酒炒，一钱三分　生姜一钱三分

密封，煎至一小碗，待冷泻出，再将渣煎至一小碗，待冷泻出，合作一大碗，露一宿，次于值日，面东早服。凡截药要露者，以暑热至露而退也。

［批］治一切疟。

柴胡饮　治感四时不正之气，内外俱有火证，而疟邪不散。

柴胡二三钱　黄芩一二钱　白芍二钱　生地钱半　陈皮一钱甘草八分

如内热口渴者，加葛根一二钱。甚者，加知母、石膏。如外邪甚者，加防风一钱。如寒甚者，加桂枝、生姜各一钱。

［批］治火甚疟疾。

麻桂饮　治寒重热轻，脉迟呕泄，阴暑疟疾。

肉桂一二钱　当归三四钱　甘草炙，一钱　陈皮一钱　麻黄七八分，如夏季及有汗者，加白芍一钱佐之　生姜一钱

水煎服。若阴虚者，加熟地三五钱。若三阳并病者，加柴胡钱半。如汗甚者，去麻黄，加蜜炙黄芪二钱。

［批］治阳虚疟疾。

加味地黄汤　治疟发时，其寒如冰，转热如烙，而面赤口渴，热退即不渴者。以六味地黄汤加柴胡、白芍、肉桂大剂一服，立愈。

［批］治阴虚疟疾。

休疟饮　治元气虚，老衰积弱者。辅正则邪自退，疟立止矣。

人参一二钱，无力办参者，白术一两代之　白术　当归各三四钱何首乌制，五钱　甘草炙，八分

阴阳水煎二次，露一宿，次早温服一半，饭后服完。如阳虚多寒者，加干姜、肉桂，或加附子温中散寒。如阴虚多热，烦渴喜冷，加麦冬、生地、白芍，甚者，加知母、黄芩。如肾虚水不制火，腰酸脚软，加熟地、枸杞、山药、杜仲之类。如邪有未净而久不愈者，加柴胡、麻黄、细辛、紫苏之属。如气血滞者，加酒。

［批］治体虚疟疾。

温胃饮　治寒湿伤脾，而疟痢并作，或呕恶、恶食等证。

白术三钱　扁豆炒，二钱　陈皮一钱　干姜炒，一二钱　甘草炙，一钱　茯苓钱半　当归一二钱，滑泄者勿用　柴胡一二钱

水煎服。如痢有微热者，加黄连佐之。如大呕大吐者，加砂仁、胡椒。如气滞胸腹痛者，加藿香、白豆蔻、白芥子之属。

如里急后重者，加木香，或加茯毛。

[批] 治寒湿疟痢。

柴苓煎　治湿热伤脾，下及肝肾，热渴下血，表邪未解。

柴胡二钱半　黄芩　栀子　泽泻　木通各二钱　枳壳钱半

煎服。如疟痢并行，鲜血脉滑者，加白芍、甘草，或加黄连，或加大黄。

[批] 治湿热疟痢。

备采古来治疟至简至稳诸方于后，以备取用。

截疟，用小柴胡汤加常山酒炒二钱。

又方：用常山酒炒二钱，为末，乌梅肉三个，研烂，酒调，临发日早服。

又方：用蒜一个，黄丹一钱，捣为丸，温水、面东吞下。

瘴疟：肉豆蔻一枚，草豆蔻一枚，厚朴二钱半，甘草二钱，生姜二钱，共五味，俱一半生，一半炒，煎服。

凡截疟，用生鳖甲不见汤煮者以醋炙黄为末，乌梅肉捣为丸，每服三钱。

又方：用常山一钱五分，酒炒，槟榔一钱，丁香四分，乌梅一个，共酒浸，五更煎服。寒甚者，加肉桂一钱。热甚者，加黄芩钱半。

久疟，或二三日一发，及无定者，用五灵脂中有溏心者乃真，头垢各二钱，城墙上老石灰四钱，捣饭糊丸，皂角子大，五更时，以无根水下一二丸。

孕妇疟疾，用常山酒炒钱半，乌梅二个，甘草一钱，石膏三钱，酒煎服。

瘴疟，用草豆蔻仁饭包煨一钱，附子一钱二分，煎服。

凡疟体虚，用黄丹一两，常山酒炒三两，研末，蜜丸，当未发之早晨及将发时，各服五十丸。

小儿瘴疟，壮热不寒，用黄丹二钱，蜜水调服。若冷者，酒调服。名鬼哭丹。

劳疟，用乌梅十四枚，豆豉二合，甘草三寸，生姜三钱，童便煎服。

凡疟，用鳖甲醋炙研末，酒调二三钱，在隔夜与清早及临时各一服，无不断者。入雄黄末少许，更佳。

以上所载，俱是截方，须于清理之后，久而不愈者，用之俱有神效。

论真中风似中风二十九

夫中风之证，有真似二者：真中风者，外感之表证也。似中风者，内伤之里证也。二者不明，未免误人。其外感者，《经》曰：风为百病之长，静则肉腠闭拒，虽有大风苛毒，勿之能害，否则天有八风乘虚感袭，自有表证可以疏散，但有中经中脏、寒热虚实之分。中经者，邪在三阳，其病尚浅。中脏者，邪入三阴，其病则深。在经不治，则渐入脏，由浅而深也。因寒者，则拘急挛痛，而脉浮紧。因热者，则弛缓不收，而脉浮洪。又若正胜邪者，乃可直攻其邪。正不胜邪者，则必先顾其本，或攻补交施，此虚实之谓也。[批]论真中风系外邪。其内伤者，不由外感，而亦谓之风。如病机篇①所云"诸暴强直，皆属于风""诸风掉眩，皆属于肝"是皆属风，而非外中之风也。夫肝为东方之木，其脏血，其主风，肝血病而筋失所养，筋病则掉弦强直，以及神魂昏愦，口眼歪斜，牙紧语涩，吐沫遗尿，痰壅瘫痪之类，无所不至。此皆属于肝，皆属于风，即

① 病机篇：指《素问·至真要大论》。

木邪也。正《内经》所谓厥逆内夺之属，何得概以为风！设以风药而散厥逆，所散者非元气乎！真阴愈伤，真气愈失，是速其死矣。治此者，以补气血为主，元气复，则诸证自愈。但须分寒热、气血阴阳孰轻孰重，权变用药，方得中綮。若拘方书，以某经用某方，恐胶柱鼓瑟，未必适中也。［批］论似中风系内伤。《经》曰"寒则反折筋急，热则筋弛①不收"，然不可拘。寒盛则血凝而滞塞，故多拘急。热亦拘急者，以火盛则血燥，血燥则筋枯也。热盛则筋软而不收，故多弛纵。寒亦弛纵者，以寒盛则气虚，气虚则不摄也。且寒热有证有脉可验，当因而治之。若无寒热，则宜专治气血无疑矣。［批］寒热宜凭脉凭证。至于偏枯痿弱之类，本由血虚，然气血不相离，补血者，当知血以气而行。补气者，当知气非血不化。二者各有所重，但不得偏废耳。［批］论偏枯治法。夫人生于阳而根于阴，根本衰败，而人危矣。所谓根本者，即真阴也。然阴虚有二：有阴中之水虚者，则多热而燥，宜六味地黄丸主之。彼参、术、姜、桂辛温之类，不宜轻用。有阴中之火虚者，则多寒而滞，宜八味地黄丸古方桂附各一两，宜各加二三两不等主之。彼生地、麦冬、石斛清凉之类，皆非所宜。［批］论阴虚阳虚治法。若气虚猝倒，或汗出尿遗，口开涎流，瘫软不言，此气脱危候也。倘无痰火等证，必须大剂参、附、耆、术，或可挽回元气。随以归、地、枸杞补真阴，以培其本，盖精即气之根也。《经》曰：精化为气，即此之谓。而或者妄言中风，投以剪风化痰之药以散其气，何能救乎！余因此证不明久矣，庸医固莫知，即河间用汗下，亦以实证治也。东垣、丹溪所论，间有所得，而观其用方，则

---

① 弛：此后《灵枢经·经筋》有"纵"字，疑脱。

以小续命汤。此治外感则可。又以大秦艽汤为养血，而寒散之药，居其大半。若羌活愈风汤，更觉不可。后之医者，勿域古方则得矣。［批］论气虚证勿作风治。

脉候

中风之脉，每见沉伏，亦以脉随气奔，指下有洪盛者、浮迟者吉，坚大急疾者凶。浮大为风，浮迟为寒，浮数为热，亦为风。大为火，滑为痰。寸关空大，真气已散。沉弦有力，为气滞。尺弦洪数，肾阴大亏。

以下治真中风，外感风寒，宜疏散之。

麻桂汤　治风寒中经，头痛恶寒，拘急身痛，脉浮紧者。

桂枝一二钱　当归三四钱　甘草炙，一钱　陈皮八分　麻黄一二钱

生姜一二钱，水煎，热服，取微汗。夏月亦可用。若三阳并病者，加柴胡二钱或邪未入少阳肝经，柴胡忌用，或加防风一二钱。

［批］治风寒中经身痛拘急。

金匮续命汤　治风寒直中三阴，肢弛语涩，拘急，不知痛处。

麻黄去节，一二钱　人参一钱，无者，以威参一两代之，或以淮山药代之　当归三钱　桂枝钱半　川芎一钱　干姜炒，一钱　甘草一钱　杏仁去皮尖，十五枚

水煎，热服，取汗。

［批］治风寒中阴肢弛语涩。

桂枝汤　治头痛，身痛，有汗，恶风恶寒者。

桂枝　白芍　生姜各三钱　甘草二钱

热服。或用五积散亦妙。

［批］治身痛有汗。

大秦艽汤　治风邪在经，热多寒少，而为偏枯疼痛发热者。

当归　芍药　白术　生地　熟地　川芎　甘草　茯苓　防风　白芷　独活　羌活　黄芩　秦艽　石膏各一钱　细辛五分

水煎服。热盛，加知母。如天寒，加生姜。胸痞，加枳实。

［批］治风邪在经热多者。

辅正驱邪汤新　治气血两虚，外受风寒，难以疏散，须攻补交用。

当归三钱　熟地四钱　人参随便　白术三钱　茯苓二钱半　山药三钱　甘草一钱　干姜炒，一钱，或用煨生姜钱半　麻黄一二钱　桂枝一二钱

如阳虚寒甚，加附子。头痛，加川芎、白芷、细辛。骨痛，加防风。无力办参，用沙参三钱或威参一两代之。

［批］治体虚感邪。

三生饮　治猝中昏冒，口眼歪斜，半身不遂，痰气上壅。六脉或沉伏，或浮盛者，并宜服之。

生南星一两　生川乌去皮　生附子去皮脐，各五钱　木香二钱

共研，每服五钱。生姜八分，水煎服。

［批］治猝中昏冒。

涤痰汤　治中风，痰迷心窍，舌强不能言。

南星姜制　半夏各二钱　枳实炒，八分　橘红一钱　石菖蒲　人参　竹茹各八分　甘草四分　茯苓一钱　生姜八分

水煎服。

［批］治风痰迷心。

小续命汤　通治风痹、痿厥、外感等证。

麻黄去节　人参　黄芩　白芍煨　甘草炙　川芎　杏仁去皮

尖，炒　防己　桂枝各二钱　防风三钱　附子一钱　生姜六分

如有汗，麻黄只用五七分。如身热不寒，加知母、梗米、石膏，去附子。如无汗身凉，加附子钱半。无参者，以沙参三钱代之。

［批］通治初中外邪。

以下治似中风，内伤昏愦，宜调补之。

大补元汤新　治气血虚甚，元气将脱，一时昏沉，掉摇等证。

人参二钱　淮山药炒，二钱　黄芪蜜炒，二钱　白术二钱　熟地二三钱，或多加　当归二三钱　山茱萸一钱　枸杞二三钱　甘草一二钱　五味蜜炒，七分　杜仲姜炒，二钱

生姜八分，红枣三枚，水煎服。如元阳不足多寒者，加附子、肉桂、炮姜之类。如无力用人参者，再加黄芪三四钱。如气滞，减黄芪二分，加去白陈皮一钱。如血滞，去山茱萸，加川芎一钱。如泄者，去当归，加补骨脂钱半，肉豆蔻一钱面炒。如腹痛喜按者，加吴茱萸，汤泡二次，用一钱。

［批］治体虚昏沉。

左归饮　治肾中之水虚，不能养肝，以致木动风摇，昏倒等证。

熟地二三钱，或重加　山药二钱　枸杞二钱　甘草炙，一钱　茯苓钱半　枣皮一二钱

如热甚者，加麦冬二钱。五心热者，加元参钱半。血热妄行者，加青蒿二钱。肾热骨蒸多汗者，加地骨皮二钱。上实下虚者，加牛膝二钱。血虚而燥滞，加当归二钱。改用六味地黄丸，亦为正治。

［批］治水亏昏乱。

右归饮　治肾中之火虚，元阳衰败，以致昏倒等证。

熟地用如前　山药炒，二钱　枣皮一钱　枸杞二钱　甘草炙，一钱　杜仲姜炒，二钱　肉桂一二钱　附子二三钱

如气脱昏厥，或汗或乱，重加人参、白术。如火衰不能生土，为呕哕吐痰，加炮姜一二钱。如泄泻，加肉豆蔻面炒一二钱。如小腹痛，加汤泡吴茱萸五七分。如淋带不止，加补骨脂一钱。血少腰膝痛，加当归二三钱。改用八味地黄丸，亦为正治。

［批］治火衰昏沉。

凡此等证，有火盛者，即阳证也。生地、麦冬、白芍、龟胶、知母、地骨皮、黄芩之类，俱可拣用。但使火去六七分，即调治其本。又有寒盛者，即阴证也，宜四逆汤、理中汤之类主之。

［批］治阳厥。

四逆汤　治阴证脉沉，或中寒外热，身痛而厥，自利等证。

甘草炙，一两　干姜炮，两半　附子生用，半枚

水煎服。如假热外拒者，用水冰冷服。如腹痛，加白芍一两。呕者，加生姜一两。咽痛者，加桔梗五钱。脉犹不现，加人参。

［批］治阴厥。

凡麻木不仁者，以气虚则麻，血虚则木，所以不知痛痒，久则为偏枯痿废，最宜培养气血，勿误认为痰。

［批］论治麻木。

凡夏月抽搐昏倒，热伤气也，宜用清暑益气汤，重加参、芪。若伏阴在内，而阳虚气脱者，用附子理中汤，勿谓夏忌温热也。

［批］治夏月昏倒。

凡肥人猝昏，属气虚也，或湿滞痰壅，宜于痰门，用清吐之法，随以四君、六君及十全大补汤之类主之。

［批］治肥人昏沉。

凡一时昏倒，歪斜抽搐等证，而痰气不甚者，不可指为痰而妄用痰药，盖恐燥血，则肝失所养，反至伤脾，而痰愈盛也。纵有痰者，亦当察所从来，又宜分其虚实。若结胸阻滞，以及昏迷不知，暂用痰门吐法，或用淡姜汤灌入，以鹅翎探入喉中，徐引其吐，如是数次，得吐气通，必渐苏矣，然后酌宜进药。因火为痰者，宜清膈饮，加竹沥童便。阴虚水泛为痰者，六味丸。阴虚属火者，八味丸。脾胃虚寒不能运化而为痰者，理中汤或温胃饮，及参术、二陈、归脾汤加煨姜之类主之。然言有尽，而病无定，要在人之因证因脉而详辨之耳。

［批］论治痰证。

清膈饮　治痰因火动，气壅喘满，内热烦渴等证。

陈皮去白，钱半　贝母二三钱，杵碎　胆星一二钱　海石二钱
木通二钱　白芥子五七分，研

水煎服。如火盛而痰不降，加竹沥、童便各半杯。渴者，加花粉一钱。小水不利，加栀子一钱。如面赤喜冷，加生石膏二三钱。如大便闭结，加大黄数钱。

［批］治痰因火动。

以下治风瘫古方，录以便用。

易老天麻丸　治一切风瘫，手足痿弱，骨痛筋拘。

天麻祛风　牛膝强筋　草薢祛风湿，强筋骨　元参壮水制火，各六两　当归和血，十两　杜仲盐水炒，七两，使筋骨相着　生地一斤，益真阴，或用熟地　羌活去骨节风，八两或五六两　附子制，四两，行经络

蜜丸。或加川独活五两。

［批］治风瘫软弱。

地黄饮子　治肾虚气弱，语涩足痿。

熟地　巴戟去心　枣皮　肉苁蓉酒洗，去甲，各二钱　附子制，一钱　麦冬去心，一钱　五味子六分　石斛　茯苓　远志去心　肉桂各一钱　石菖蒲八分　薄荷三分

姜枣引，水煎服。

肾之脉，循内踝上踹及股，故虚则足痿不能行。其直者挟舌本，故虚则舌蹇不能言。地黄、巴戟、枣皮、苁蓉，肾精不足者，补之以味也。附子、肉桂，阳不足者，温之以气也。远志、菖蒲，使心气下交也。五味、麦冬，壮水之上源也。茯苓、石斛，走水谷之腑，化荣卫而润宗筋者也。不及肝者，以肝肾同源也。诸脏各得其职，则筋骨强，而机关利矣。蹇涩痿废，夫复何虞！

［批］治肾虚足痿语涩。

附子理中汤　治脾胃虚冷，呕泄，手足厥逆，一切寒证。

人参无者，以山药三五钱炒黄代之　附子制　干姜炒　甘草炙　白术各二钱

水煎服。若内寒而外假热，以水冰冷服之，中有妙用。

［批］治寒证厥逆。

星香散　治中风痰盛，或热或凉之药，俱不便用者，宜用此方。

南星生用，四钱　木香五分　生姜八分

水煎服。

［批］治风痰昏迷。

备拣古来治中风至简至稳神方于后，以便取用。

中风口噤：荆芥穗为末，服二钱。

又方：黎芦一两煎防风汤浸透，焙干，炒黄为末，温水调灌，

以吐风涎为效。

又方：皂角去皮，猪脂涂，炙黄为末，酒调服，涎出即愈。

中风偏废：生附子一个去皮，羌活、乌药各一两为末，每服四钱，姜汤调下。

麻木瘫痪，通身疼痛：生川乌连皮、五灵脂有溏心者真各二两，威灵仙二两半，为末，酒糊丸。每服先七丸，后十丸，盐汤下，忌茶。

中风昏迷，形体不收，此风涎上潮：皂角二皮，去皮，明矾五钱为末，每用五分，水调灌，吐痰即效。

风邪痫病：皂角四两，苍耳草根茎叶晒干二两，它参一两，为末，水糊为丸，朱砂细研，水飞三钱为衣，枣汤下三四十丸。病退，只服二十丸。名抵柱丸。

中风口眼歪斜：新石灰醋炒，调如泥，左喎涂右，右喎涂左。

又方：巴豆七粒去皮研，右喎涂左手心，左涂右手心。正即洗之。

又方：皂角去皮为末，醋和，右喎涂左，左喎涂右。

凡中风，昏迷口噤，用皂角末吹入鼻中。有嚏者生，无嚏者死，为肺气已绝。六经绝症：口开为心绝，手撒为脾绝，眼合为肝绝，遗尿为肾绝，吐沫鼻鼾为肺绝，皆不治。

［批］论中气与中风不同。

凡厥逆痰壅，口噤脉伏，身温为中风，身冷为中气。又有痰为中风，无痰为中气。古用乌药顺气散治中气，此由喜怒忧愁所伤，不可作中风治。

论怔忡惊悸恐惧健忘三十

附：烦躁及宗气动。

怔忡者，心中跳动不安，如击鼓然，凡事不能用心，一思更甚。此由思索过劳，心血虚损而然。治者宜生血养心，稍加凉血之味。

［批］论怔忡。

惊悸者，肝胆怯也。凡有危险触之，或自汗，或战栗，或眠多异梦，或口中有声。《经》曰东方青色，入通于肝，发为惊骇，由是子令母虚，而心血不足。又或遇事冗繁，心阴耗损，治宜安养心神，滋培肝胆为主。虽有客邪，亦当知先本后标之义。

［批］论惊悸。

恐惧者，如人将捕之状，不能独卧，自知而自畏也。《经》曰在脏为肾，在志为恐，虽与惊悸同类，而实不同。惊从外起，恐由内生。惊出于暂，而暂者即可复。恐积于渐，而渐者不易解。治宜以养心滋肾为主。

［批］论恐惧。

健忘者，心肾之不交也。为事有始无终，言谈不知首尾。治者，宜补肾而使之上交，养心而使之下降，则水火交济，何健忘之有！

［批］论健忘。

烦躁者，心中扰乱不宁也。或病后劳后，津液干涸，荣血不足。或肾水下竭，心火上炎，故虚热为烦，甚则或至于躁。治宜补后天之血以养心，滋先天之水以壮肾，则得矣。

［批］论烦躁。

宗气动者，上或见于胸臆，下或见于脐旁，无时振撼，不能安也。《经》曰：胃之大络名曰虚里，出于左乳下，其动应衣，宗气泄也。此惟阴虚于下，则宗气无根，故气不归源。患此者速宜节劳苦，戒酒色，养气养精，以培根本，犹可及也。若误为痰火治之，则危矣。

［批］论宗气动。

以上诸证，虽有心、脾、肝、肾之分，然阳统乎阴。心本乎肾，上不宁者，未有不由乎下。心气虚者，未有不因乎精，以精气原有互根之用也。又须知人之所主者心，心之所藏者神，神之所养者血。心血一虚，神无所依，而诸证自生。治者，或先养心，或先补肾，或早夜补肾，中时补心，或有兼热者清之，兼寒者温之，或又有兼痰者化之。但痰有由生，察其源，乃可治也。前辈多有谓属痰者，却不数见。后之人不必泥执古书，因病情而揣摩之，则随机应变，万无一失矣。

［批］统论诸证治法。

脉候

寸口脉，或微细，或浮大而空，皆心虚也。或细数，虚而有热也。动为惊，止而复来，亦为惊。寸涩尺弱，心肾两虚也。寸洪数，尺虚微，水不能制火也。

天王补心丹　治心血亏虚，跳动不安，由用心太过，而无血以养心也。

人参无者，以时下之北条参二两代之　熟地四两　当归酒蒸，二两　麦冬去心　天冬去心，俱酒蒸，各一两　柏子仁微炒，去油，八钱　枣仁炒　茯神各一两二钱　丹参身两半　远志去心，八钱　元参七钱　桔梗　五味微炒　石菖蒲炒，各一钱

先将熟地、当归、二冬捣如膏，然后入各药合研细末，捣匀，若干则加沸水，不用蜂蜜，恐引药下坠也。每丸一颗约三

钱重，用朱砂如小豆成粒者五钱细研，水飞过，候干再研，为衣。每日饭后，用沸水半杯磨化服，即睡一刻。或用一丸、二丸，亦随其宜。忌铁，并忌三白。此方治一切心虚不宁。读书人常服此丹，养心安神，虽思索稍过，亦觉无虞。予四旬得是病，服是丹，至今七旬，可如少壮时之用心无异。若虑难制，改为水药，不效。

[批] 治怔忡并治惊悸诸证。

柏子养心丸 治劳心太过，怔忡惊恐等证。

柏子仁用鲜白者，以布包，槌去油　茯神　生地酒浸，若火衰者改用熟地　当归　枣仁各二两　五味　犀角镑　甘草各五钱

上研极细末，为丸。用辰砂三四钱细研，水飞过，候干，加金箔二十张，再研，为衣。午后临卧，津嚼一丸。每丸约二钱重。即用归脾汤亦宜方见不寐。

[批] 治劳心怔忡等证。

心肾丸 治心肾俱虚，怔忡、健忘、惊恐等证。

淮牛膝酒蒸　苁蓉用极大而色鲜红者，酒洗　熟地各二两　菟丝子酒蒸，三两　人参有者更妙　黄芪蜜炙　当归酒浸　山药炒　鹿茸酥炙　附子制　茯神　五味子　龙骨煅　远志去心，姜汁炒，各一两

先将牛膝、苁蓉、熟地、当归捣成膏，后入各药合研细末，加酒煮面糊为丸，枣汤或清汤下七八钱。即改用心肾交补丸亦可方见不寐门。

[批] 治心肾两虚怔忡等证。

温胆汤 治心虚胆怯，怔忡惊悸，梦寐不宁。

半夏　枳实　竹茹各二钱　陈皮　茯苓各钱半　甘草炙，一钱　生姜八分　枣一枚

食远服。或加远志七分、枣仁、莲肉、金银，煎服。

［批］治胆虚惊悸等证。

七福饮　治大恐大惧，损伤心脾肾气，而神消精竭，饮食减少。

人参随宜　熟地五七钱　当归二三钱　白术钱半　甘草炙，一钱
枣仁钱半　远志五七分

或加姜引。如虚热烦躁，加麦冬二钱。如肾经虚甚，腰膝软痛，加杜仲、枸杞。此方平和，任照证加入。

［批］治虚弱恐惧。

平补镇心丹　治心血不足，时或怔忡，夜多乱梦。安心肾，益荣卫。

人参随宜　龙齿火煅，水飞，酒煮，曝干，各二两　茯苓　茯神
麦冬酒蒸　五味　天冬酒蒸　枣仁炒　远志制　山药姜汁炒，各一两
当归酒蒸，二两　车前子　柏子仁去油，各八钱　石菖蒲炒，五钱
熟地三两

先将二冬、归、地捣化，后入各药，合研细末，加沸水和为丸，约二钱多一颗。用辰砂五钱细研水飞，候干，加金箔三十张，再研为衣。每日饭后，沸水磨服一二颗，即睡一刻。忌铁。

［批］治心虚诸病。

茯苓饮子　治水停心下，跳动有声，不能自安。

赤茯苓去皮　白茯神去木　半夏　麦冬去心　橘红各二钱　槟
榔　甘草　沉香忌火，宜磨水合服，各一钱

姜三片。食远服。

［批］治水停心悸。

一味鹿角胶　治肝伤失血，不能养魂，睡即异梦惊怖。

真鹿胶每用三钱，以酒蒸溶，空心服，日三次，五日自安。

凡草木之药力薄，惟鹿角大补精血，血旺而魂藏于肝矣。

［批］治肝虚梦惊。

茯神散　治胆与胃不足，心神恐怯。

茯神钱半　远志　防风　白术　前胡　人参随便　桂心　熟地　枳壳各一钱　菊花七分　细辛四分

姜三片。温服。

［批］治胆虚恐怯。

朱砂安神丸　治心血不足，肝火不清，血热多惊。

生地一两　当归一两　甘草五钱　黄连五六钱

水泛为丸。朱砂另研，水飞为衣。有热者，必有脉与证可凭，方用黄连，否则去黄连，加栀仁、青蒿之类。

［批］治心肝热而惊悸。

七味地黄丸　治宗气动能应衣，补阴以舒气也。

熟地八两　枣皮四两　山药四两　茯苓三两　泽泻两半　丹皮二两　肉桂三两　当归三两　白芍二两

炼蜜为丸，每早淡盐水送下。

［批］治宗气不安。

滋阴静镇汤新　治宗气不归源，由精气亏虚，不能敛摄也。

熟地三钱　枣皮　淮药　枸杞各钱半　五味七分　肉桂钱半巴戟天一钱

煎服，或为丸亦可。

［批］同前。

论泄泻三十一

有脾虚、风寒、湿热、伤暑、积滞、下陷数种。

《内经》之论泄泻，有风寒湿热之异。又有清气在下，则生飧泄。统而论之，脾胃为主。胃司纳受，脾司运化，脾气一强，自能胜湿，无湿则不泄。故经曰：湿多成五泄。若土虚不能制湿，则风寒与热，皆得干之而为病。[批] 论泄泻属脾为重。人亦知补脾以止泄，而不知胃阳主气，脾阴主血，概用辛温、燥热之剂，遂致胃火益旺，脾阴愈伤，由是胃干而肠涩，脾脏渐绝而死。盖以土虽恶湿，亦必赖润乃得生物，安可徒用辛热乎！要之，治法不一，不可泥执。[批] 论补脾不得燥。一曰淡渗，当利小便而泄自止然亦有不可利者，条析于后。一曰升提，气不上升而下陷，惟升、柴、羌、葛之属，能鼓胃气上腾，且风药能燥湿也。一曰清凉，热淫所至，暴注下迫，宜用苦寒以清之也。一曰疏利，痰凝气滞，食积水停，皆令人泄，随证祛逐，勿使存留，所谓通因通用也。一曰甘缓，泄而趋下，甘为土味，可以缓中，善禁急速也。一曰酸收，泻下者必气散而不能收，惟酸可以助收肃之权也。一曰燥脾，泻由脾湿，湿由脾虚，仓廪得职，水谷自分也。一曰平肝，木旺侮土，土亏不能止水，其病在肝，宜平肝，乃可以补土也。一曰温肾，肾主二便，封藏之本，虽属水位，真阳寓焉，脾虚者，补肾之阳，火以生土也。一曰固涩，泄久道滑，虽补无功，须行涩剂，庶拨度合节也。凡是十者，治泻之法已无遗蕴，然先后重轻之权，岂能预设，须于临证之顷，圆机灵变可也。至于《难经》所谓脾、胃、大肠、小肠俱有泄者，宜照上因证、因脉治之。[批] 此下十条治泄大法。又言大瘕泄者，即肾泄也，每在五更天明之时。肾属水，旺于子。肾之阳虚，命门火衰，不能键闭，故将交阳分，而阳无以长，止有阴寒则泻。治宜补火，尤要于补气。[批] 论肾泄属火衰。若大便欲出而痛者，是精已竭而复耗之，则大小便牵痛，是宜补肾方法列后。若误用利药，再损元气，则肢体肿胀而毙矣，可不慎哉！[批] 论泄而痛属肾虚。

凡泄泻之病，多小水不利，水谷分则泻自止，故曰治泻不利小水，非其治也。然亦有可利者，有不可利者：如暴注新病，形气脉气壮旺者。酒湿过度，口腹不慎者。实热闭涩者。小腹胀满，水道痛急者，皆宜利之。然利之而仍不利者，是湿热闭塞膀胱入水之路，故用利药不应。予有独得之秘，一刻即效，方载于下。[批]此论宜利水者。若病久者，阴不足者，脉证多寒者，形虚气弱者，口干非渴而不多饮，又不喜冷者，皆不可利。盖虚寒之泻，本非水有余，实因火不足，本非水不利，实因气不行。夫病不因水，利则亡阴，泻由火虚，利复伤气。倘不察其致病之本，则未有不愈利愈虚，而速其危者矣。[批]此论不可利水者。

凡泻水而腹不痛，是湿，宜燥渗之。饮食入胃不住，或完谷不化，是气虚，宜温补之。腹痛肠鸣，泻水，痛一阵，泻一阵，是湿而有热，宜清利之。时泻时止，或多或少，是痰积，宜豁之。腹痛而泻，泻后痛减者，是食积，宜消之，实者宜下之。如久泻不禁者，宜补而兼涩。脾气下陷者，补而兼升。

[批]论泻证各因。

淡渗汤新　治新病水泄，小便短少而黄，或口渴腹痛，不拘男妇大小，服之立效。

苍术一钱五分　厚朴姜水炒，一钱　生白芍一钱三分　甘草一钱二分　扁豆三钱　赤茯苓　建泽泻　淮木通　猪苓　宣木瓜各一钱　陈皮八分　川草薢四钱足　车前子八分　广木香三分，煨熟

同煎，不用引。每味拣道地上料，称足分量，多水煎服，一刻即愈。此方得力在多用草薢，以能清膀胱入水之路，庶不入大便，而泄止矣。如受寒邪，身痛发热，加桂枝一钱。如头痛，加白芷、川芎各一钱，北细辛二三分。如虚寒腹痛喜按者，

加砂仁、真藿香各八分。如夹食者，加神曲、麦芽各炒八分。如舌黄、口渴喜冷者，加黄芩一二钱，生石膏三钱，或加黑山栀八分。

[批] 治一切水泄并治夏秋伤暑湿泄。

升阳除湿汤　治春伤于风，夏生飧泄，谓完谷也。所谓下者举之是也。

苍术一钱三分　柴胡　防风　羌活　神曲炒　泽泻　猪苓各八分　陈皮　麦芽　甘草炙，各四分　升麻七分

姜三片。温服。如脉虚体弱者，加人参更妙。

[批] 治风湿泄泻。

清凉汤新　治湿热泻痢，或发热喜冷，或腹痛手不可按，或所泻者臭恶而热，或小水痛而赤，是暴病脉实者可用。

白芍一钱三分　甘草　栀子　茯苓　泽泻　黄芩　枳壳　木通　黄连各一钱

温服。如大便带血，加熟大黄一钱，当归一钱。如内热甚者，或加黄柏、胆草。

[批] 治热泄。

疏利汤新　治食积，水停，痰凝，气滞，肚腹胀痛，或生冷寒湿伤脏，邪实，霍乱，泄利初起者，宜察虚实用之。

陈皮一钱　法半夏钱半　茯苓二钱　甘草炙，一钱　厚朴姜水炒　乌药　猪苓　泽泻　神曲炒，各钱半　吴茱萸开水泡，焙干，五七分

食远温服。如气痛甚者，加木香五分，砂仁七八分。如寒湿甚者，小便短赤，加苍术钱半。如腹痛喜热喜按者，加炮干姜一钱。如小便短，大便多水者，加草薢四钱，木香四分煨用。

[批] 治积滞痛泄。

甘缓汤新　治泄泻急而趋下，不能少停，此脾气虚而下

坠也。

人参少者用山药四钱炒黄代之　白术　茯苓　甘草炙，各钱半

升麻五分　陈皮七分　苡仁炒　芡实炒，各二钱　木瓜　白豆蔻肉炒研，各一钱

红枣四枚。温服。此小便清而大便泄也。或加肉豆蔻面包煨一钱，煨木香四分。

［批］治急泄。

燥脾汤新　治脾胃虚寒，湿淫转甚，泄泻不止。

白术二钱　茯苓钱半　甘草炙　干姜炮　砂仁炒研　藿香　肉桂各一钱　肉豆蔻饭或面包煨，一钱

红枣、生姜引。如泄而水多者，加苍术钱半。如寒甚肚痛者，加附子一二钱。如气滞作痛者，加木香五分，或丁香四五分，吴茱萸制七八分。

［批］治脾胃虚寒泄泻。

浆水饮　治暴泄如水，身冷汗出，脉弱气少，口不能言，此为急病。

半夏姜制，三钱　良姜八分　干姜炮　肉桂　甘草炙　附子各钱半

水煎频服。或加人参更妙。

［批］治寒泄急证。

茱萸断下丸　治脏腑虚寒，腹痛泄泻。

吴茱萸汤泡，焙干，二两　赤石脂　干姜炮，各一两五钱　艾叶炒　缩砂仁　肉豆蔻面包煨　附子各一两

共为末，面糊丸，每服三钱，米汤送下。

［批］治寒泄缓证。

酸收丸新　泻久者，必气散不收，无能统摄，用酸以固之。

人参　山药炒　白术　甘草炙,各三两　高良姜两半　诃子肉二两　石榴皮醋炒,二两　白石脂二两　五味子一两

共为末,醋糊丸,米汤下。如下焦作胀,用枳壳、伏毛、木香、陈皮,煎汤送丸。

［批］治久泄不止。

平肝补脾汤新　治木旺侮土,脾虚发泄。

当归土炒,钱半　白芍酒炒,一钱　沙参三钱　白术　茯苓各二钱　白豆蔻肉炒研,八分　木瓜一钱二分　肉桂钱半　甘草炙,一钱

水煎服。一友逢交春日发泄,一早十余次,至立夏便止,二十多年,凡补脾止泻之药,遍投不效。及诊其脉,系左关强,右关弱。余制此方,用归、芍养肝,肉桂平肝,四君子补脾,一服立愈,后不再发。

［批］治木强侮土泄泻。

温肾汤新　治五更及天明发泄,多年不愈者,乃命门火衰也。

熟地八两　山药炒　枣皮醋蒸,各四钱　泽泻一两二钱,盐水浸　茯苓三两　补骨脂酒炒,三两　菟丝子淘去泥沙,酒蒸,四两　五味子微炒,二两　肉桂四两　附子四五两

先将地黄、枣皮捣成膏,后将各药研末,加山药打糊为丸。此八味去丹皮、蜂蜜,或不用泽泻亦可。盖补真阴真阳,则肾中之水火既济,而开阖之权得矣,又何泄之不止乎!

［批］治肾泄。

五味子散　治肾泄,不进饮食。

五味子炒,二两　吴茱萸炒,三五钱

为末。每服二钱,白汤调服。或以山药打糊为丸服,更效。

［批］治证同前。

四神丸　治脾肾虚寒，五更溏泄。

补骨脂炒，四两　肉豆蔻二两　五味子两半　吴茱萸汤泡炒，一两

共为末，姜煮枣肉为丸，米饮下。

［批］治证同前。

固涩丸新　治泄久道滑，补之无益，须用此涩剂，庶可止泄。

白术　牡蛎煅　附子　干姜　肉蔻面包煨　赤石脂各一两　诃子肉　石榴皮醋炒，各两半　枯矾三钱　五倍子四钱

为末，醋糊丸，米饮下三钱。并治直肠泄，食入即出。或加龙骨一两。

［批］治滑泄并治直肠泄。

补中益气汤方见伤寒表证　治肾伤亏损，大小便牵痛而泄，或茎中痛，此汤加升麻，送四神丸。

又方：以八味地黄丸料加五味子、补骨脂，多服乃痊。不得以下滞有余之证治之。

［批］治肾损痛泄。

凡肾泄，忌用参术补脾，以土胜而水愈亏，泄自盛也。

凡脾胃虚寒下陷者，用补中益气汤加姜桂、肉果、补骨脂。脾气虚寒不禁者，用六君子汤加姜桂。脾肾气血俱虚者，用十全送四神丸。大便滑利，小便短涩，肢体渐肿，喘嗽唾痰，用金匮肾气丸。若大泻如倾，元气渐脱者，用大剂四君子汤加干姜、附子、乌梅、五味子，若稍缓，则无及矣。大抵诸泄证，必先分利，后实脾土，益元气，无不全愈。若不论虚实，而早兜涩，遗害不小。

［批］概论治泄大法。

胃脉虚则泄。脉虚按之滑者，必下痢。肾脉小甚为洞泄，肺脉小甚为泄。泄脉洪大者逆。下痢日十余次，脉反实者死。腹鸣而满，四肢清削，泄甚，十五日死。下则泄泻，上则吐痰，为上下俱脱，死。食入即下，为直肠泄，难治。六腑气绝于外者手足寒，五脏气绝于内者利不禁，甚者手足不仁，为难治。

［批］论脉证吉凶。

备拣古来治泄泻至简至稳神方于后，以便取用。

脾虚冷泄，用补骨脂炒四两，肉豆蔻生用二两为末，以姜煮枣肉捣糊为丸，盐汤下。

鹜泄，澄彻清冷，中有糟粕，小便清白，中寒也。用附子理中汤。

洞泻尽水，用胃苓汤。

泄而腹胀，诸药不效，用益智仁二两煎服。

老弱虚泄，用附子、赤石脂各一两，醋糊丸，米汤下。

多年脾泄：吴茱萸开水泡，焙干，每用三钱，水煎，入盐少许，服之立止。以茱萸能暖膀胱，通水道，故大肠自固，能分清浊也。

泄不止，用白龙骨、白石脂等分为丸，紫苏、木瓜汤下。

久泄，用酸石榴皮研末，米汤下。

寒泄，并小便精出，用赤石脂、干姜各一两，胡椒五钱为末，醋糊丸，米汤下。

火泄者，食入即出，以火性急速，无容克化，经谓邪热不杀谷也。用黄芩、白芍各二钱，甘草一钱。如腹痛，加桂二分。如泄有脓血，加黄连。此脉证俱实，不似直肠泄，宜温宜涩也。

酒湿泄，用葛花解醒汤，此因酒之湿热也。而亦有因酒生寒湿者，以酒性去，而水性留为寒也，惟峻补命门则可。有治法在酒证门，宜细阅之。

论呕吐三十二

呕吐之证，有虚有实。实者邪气实也，或因寒滞者，必多疼痛。或因食滞者，必多胀满。或因气逆者，必胀痛连于胁肋。或因火郁者，必烦热燥渴，脉洪而滑。或因外感者，必头痛身热，脉数而紧。或邪传少阳者，必干呕耳聋，胁痛潮热。或邪在阳明者，必大呕大吐，此宜去邪而呕自愈也。

［批］论实邪作呕。

虚者，胃气虚也，以上所言诸证皆无，而忽为呕吐无常，时作时止。食无所停，而见食则呕。气无所逆，而偶触则呕。或身背，或饮食微寒则呕。或吞酸，或嗳腐，或时苦恶心而呕。或因病误用寒凉，本无呕而致呕者。或食入上焦而即吐者。或食入下焦，积久不化而呕者，凡此皆属虚证，补固然矣。［批］论胃虚作呕。然胃本属土，非火不生，非暖不化，此际或用温热之药以暖胃，或补君相之火以生土。故曰：脾爱温而恶寒，土恶湿而喜燥。所以东垣《脾胃论》特著温补之法，庸可忽哉！而河间言呕，因胃火上炎而然，此特一端，不过十之一耳，不如孙真人曰"呕家圣药是生姜"此的确之见也。使其中或虚或实，辨之不真，不可施治。［批］论土虚当补火。

凡呕家皆以胃气为言。使果胃强脾健，则所食皆化，何至呕吐！而兹略有所触，便不能胜，倘非胃气虚弱，何以至此！但或有停滞不停者，是又虚中有实，不得不暂从清理，然后可以培补。至于中气虚困之甚者，是又所急在虚，宜先顾元气，而略加清理。此中本末先后，贵有权宜。［批］呕或虚中有实。

吐伤津液，必口渴，不可误认为火，投以凉药，为害不小！

呕家用生姜，以气逆者散之。若胃虚，谷气不行，当以参、术补胃，推扬谷气为妙宜白术人参、茯苓、半夏、甘草、橘皮、陈米、苡仁、谷蘖①煮就，时时呷之。若徒用辛温，愈增燥热，而莫止也。

干呕属气逆，恶心属胃伤。呕苦邪在胆经，吐酸者责之肝脏。呕清水者多气虚，吐虫者皆胃冷。

呕吐病宜从治，不宜寒凉。在东垣则全用温药，在丹溪虽用黄连，亦兼苍术、茱萸之类，盖得热则行，火旺而脾健运矣。

呕而脉弱，小便复利，身热见厥者死。呕吐大痛，色如青菜叶者死。

[批] 呕吐凶候。

加味二陈和中汤新　治一切呕吐，照后加入。

陈皮去白，八分　半夏二钱　茯苓三钱　甘草一钱　苍术一钱三分，气不宜者勿用　厚朴姜炒，一钱　砂仁炒研，七分　竹茹一钱　生姜三钱

水煎服。如喜热恶寒，肢冷脉迟，此伤于寒也，加丁香一钱，去竹茹，甚则加附子。或用理中汤加附子，并宜冷服，盖冷遇冷相须而入，自不吐出。如热呕，喜冷恶热，烦燥引饮，脉数而洪，加黄连姜水炒一钱，栀子炒黑八分，枇杷叶、干葛各钱半，入芦根汁合服。其闻食气而呕，药下亦呕，关脉洪者，并用芦根汁以治其热。

[批] 治一切呕吐。

加味小柴胡汤　治少阳证，耳聋胁痛，干呕，潮热。用小柴胡汤方见伤寒表证加竹茹二钱，生姜重用三钱，煎服。

[批] 治少阳干呕。

---

①　谷蘖（niè 聂）：指谷芽。

丁香安胃汤　治脾胃虚寒，不时呕吐。

丁香五分　黄芪炙，二钱　人参　甘草　当归　苍术　吴茱萸泡，焙　草豆蔻各一钱　陈皮八分　柴胡酒炒　升麻蜜炒　黄柏各三分

水煎服。或加生姜引。

［批］治虚寒呕吐。

藿香平胃散　治内伤饮食，填塞太阴，呕吐不已。

真藿香　厚朴姜水炒　陈皮各一钱　苍术钱半　砂仁　甘草炙，各五分　神曲炒，八分

姜一钱，枣二枚，水煎服。

［批］治伤食呕吐。

加味异功散　治胃虚而呕，不喜饮食。

人参或用山药炒黄四钱代之　白术　茯苓各钱半　甘草炙　陈皮砂仁炒研　藿香各五分　神曲炒，七分　陈米一合

顺取流水煎沸，泡伏龙肝擂细搅浑，放冷澄清，入前药，加姜枣煎服。

［批］治胃虚作呕。

四君子汤　治胃口有痰，心中欲吐不吐，欲呕不呕。虽曰恶心，实非心病。

人参　白术　茯苓各钱半　甘草炙，一钱　生姜二三钱

或二陈汤加生姜，甚者理中汤。

［批］治欲呕不呕。

家秘理中汤　治中寒呕吐，阴盛格阳，不纳药者。

人参　白术三钱　干姜炮，钱半　甘草炙　附子各一钱

煎就去渣，入童便、豮①猪胆汁各半杯，再煎一二沸，服之神效。

[批] 治不纳药者。

苏葛二陈汤　治酒伤作呕，面赤口渴，烦躁恶心，连日不宁。

陈皮　甘草各一钱　半夏　茯苓各钱半　黄连姜水炒　栀子炒，各八分　苏叶六分　干葛二钱

水煎，热服乃效。

[批] 治酒伤呕吐。

吐酸水或绿水，脉弦急出寸口，属火上逆，以二陈汤加吴茱萸一钱开水泡一次用、黄连、柴胡各八分。或平胃散。气逆者加香附。

[批] 治吐酸水。

丹溪茱连丸　治呕酸，吞酸。

黄连土炒，两半　吴茱萸泡焙，一两　陈皮　苍术米泔浸　黄芩土炒　桔梗　茯苓各一两二钱

共为末，神曲糊丸，绿豆大，每服二三十丸，少用开水送下，即睡一刻。

[批] 治呕酸水。

小半夏汤　治停水呕吐。

半夏二钱　茯苓钱半

生姜汁合服。

[批] 治水停作呕。

备拣古来治呕吐至简至稳诸方于后，以便取用。

---

① 豮（fén 坟）：阉割过的猪。

脾胃气虚，胸膈不利者，用六君子汤，壮脾土，生元气。

若过服辛热之剂，而呕吐噎膈者，用四君子加芎、归，益脾土，以抑阴火。

胃火内格，而饮食不入者，用六君子加芩、连，清热养胃。

食入呕出，用六君子加木香、炮姜，温中补脾。

若服耗气之剂，血无所生，而大便燥结者，用四君子加芎、归，补脾生血。

若火逆冲上，食不得入者，用四君子加山栀、黄连，清热降火。

若痰饮阻滞，而食不入者，用六君子加木香、山栀，补脾化痰。

若脾胃虚寒，饮食不入，或入而不化者，用六君子加木香、炮姜，温补脾胃。更非除房劳、调饮食、节厚味者，不治。年高无血者亦不治。

呕逆不得下者，用五灵脂、狗胆汁丸服。

痰饮吐水，因冷饮伤脾，用赤石脂一斤研末，酒下。服尽后，则终身不吐痰水，又不下利。补五脏，令人肥健。

治痰热，用葛根、麦冬、黄连、栀子、滑石、石膏之类。细辛同丁香治寒呕，苍术暖胃，白术补胃，艾叶治吐清水，半夏治寒痰，藿香治吐逆，白豆蔻散冷气。寒痰，用附子、半夏、生姜煎服。宿食呕水，用良姜。其余益智仁、干姜、生姜、蜀椒、胡椒、吴茱萸、丁香俱暖胃止呕之品。

如瓜蒌、杏仁、桃仁、萝卜子、山栀皆能作呕，忌用。

凡虫作呕，治法在诸虫门。

卷十一

论黄疸三十三

有实有虚有表邪。

是证皆谓之湿热，而有黄汗、黄疸、谷疸、酒疸、女劳疸之分。总不出乎虚、实二证，即韩祗和所云阴疸、阳疸也。《经》曰已食如饥者，即实证也。多因脾湿不流，郁热所致。其脉洪滑有力，或身热口渴，消谷善饥，二便燥赤等证，但须清火利湿，火退则溺清，而黄自退矣。[批]论实黄。又曰安卧脉小，不嗜食者，即虚证也。此非湿热为病，而全由气血之败。或则七情伤脏，或劳倦伤形，或因中气大伤，不能生血，所以血无华色而色败矣。其为病也，有困倦眩晕，畏寒少食，大便不实，小便如膏等证。治者宜补心、脾、肾之虚。气血复，而黄自愈。若但见色黄，不察脉证，视为湿热，而治以茵陈、栀子泻火利水等剂，是速其毙。[批]论虚黄。又有表邪未清而发黄者。伤寒汗不能透，而风湿在表者。或自表入里，而湿热郁于阳明者，皆变黄疸。表邪未解者，必脉浮少汗，发热身痛，宜从汗散。湿热内郁者，脉息缓滑，烦热多汗，治宜分消清利。若阳明实邪内郁，而痞结胀满者，宜先下之，然后清其余热，则自无不愈。[批]论表邪变黄。

凡黄疸难治证：寸口无脉，鼻出冷汗，腹膨，形如烟熏，摇头直视，环口黧黑，油汗发黄，久之变黑者，皆难治。

[批]论黄疸凶证。

栀子茵陈汤新　治身热发黄，小水不利，脉实口渴。

栀子七枚　茵陈　泽泻　黄柏　赤苓各三钱　甘草一钱

如大便燥结，加大黄四钱。口渴，加生石膏五钱。水煎，空心服。

［批］治湿热发黄之重者。

茵陈四苓散　治湿热黄疸，小水不利。

白术　猪苓　茯苓　泽泻各钱半　茵陈二钱

或加栀子。

［批］治湿热发黄之轻者。

寿脾煎　治心脾虚损，六脉微弱，身发黄疸。

白术二三钱　当归二钱　山药二钱　甘草炙，一钱　干姜炮，一二钱　枣仁钱半　远志五七分　莲肉去心，炒，二十粒　人参随便

水煎服。如肾经之阴虚者，用六味丸。肾中之阳虚者，用八味丸。

［批］治心脾不足而黄疸者。

四君子汤吞八味丸　治疸证服解利药不止，或口淡脚软，寒热尿浊，皆为虚甚。若再服凉药通利，自必脾虚肾涸而危。

［批］治脾肾虚疸。

茵陈附子汤　治身热发黄，汗不止者，此阴黄虚寒证也。

附子制，急则生用，三四钱　干姜炮，一二钱　茵陈二钱

水煎服。或去干姜，加炙甘草，治脉细身冷，黄疸阴证。

［批］治阴疸身冷。

桂枝加黄芪汤　治表邪外闭，脉浮发黄，当以汗解之。

桂枝　白芍　生姜各三钱　甘草二钱　黄芪蜜炙，二钱　大枣四枚

热服，覆取微汗。

［批］治表邪黄疸。

柴芩两解汤新　治表邪未解，里证又热，尿赤、口渴、烦燥、脉滑数者。

柴胡二钱　黄芩三钱　栀子一钱

黄疸，加茵陈二钱，温服。

［批］治表里邪热黄疸。

柴陈五苓散　治湿热发黄，小水赤黑，烦渴发热。

白术　茯苓　猪苓各钱半　泽泻二钱二分　肉桂钱半，此五苓散加：茵陈三钱　车前子一钱　木通　柴胡各钱半

灯草引。酒疸，加干葛。

［批］治一切湿热发黄。

凡一身尽痛而黄者，湿热在表也。不痛，病在里也。干燥者，热盛也。在表者汗之，半表半里者和之，在里者下之。若小便自利，当与虚劳小建中汤。若黄色不变，欲自利，腹满而喘，不可除热，除热必哕，宜小半夏汤。皆不可拘于茵陈也。

［批］论黄疸治分表里虚实。

小建中汤　治虚劳，腹痛，肢疼，烦热，咽干，并遍身黄疸。

甘草炙　桂枝　生姜各三钱　大枣二枚　白芍四钱　胶饴二合

以前六味煎成，去渣，入胶饴，火烘微解，温服。呕则不用饴，以其甜也。

［批］治虚黄兼寒邪。

小半夏汤　治呕吐及哕气身黄。

半夏五钱　生姜二钱半

煎服。

［批］治呕哕身黄。

养劳汤　治五疸虚弱，心悸，耳鸣，寒热，气急，溺浊，

宜作虚劳治。

人参随便　黄芪蜜炙　当归　白术各钱半　桂心　甘草炙，各一钱　白芍酒炒，二钱半　生地　茯苓各一钱二分　远志八分　五味子炒捣，五分　陈皮七分

生姜五分，枣二枚，水煎，食前服。

［批］治虚劳黄疸。

火腑丹　治心经积热，小便淋涩，黄疸渴甚。

生地杵膏，二两　木通一两　黄芩炒，一两

蜜丸，木通汤下。

［批］治黄疸渴甚。

茵陈四逆汤　治发黄，脉沉细而迟，肢体逆冷，腰以上自汗。

茵陈四钱　甘草炙，二钱　干姜炮，三钱　附子生炮，三钱

温服。

［批］治阴证发黄。

小便色白为无热，小便色黄赤为湿热。小便不利无汗为实，小便清利自汗为虚。年壮气实，脉大易愈。脉小溺利不渴者生，脉洪泄利而渴者死。寸口近掌处无脉，口鼻冷有黑色起者死。疸病渴者难治，不渴者易治。疸毒入腹，喘满者死。老人气虚脉微难瘥。黄疸日久，变为黑疸，喘满者死。急以土瓜根捣汁六合，顿服，黄水从小便出，即愈。

［批］论黄疸虚实死生。

备拣古来治黄疸至简至稳神方于后，以便取用。

黄疸，脉实，大便秘，小便赤，总以茵陈、大黄、山栀为主。

身黄，脉沉细不渴者，无火也。茵陈、橘皮、生姜、白术

各三钱，半夏、茯苓各二钱，温服，切忌凉药。

秦艽一味，诸黄宜用，能逐阳明湿热，从外而出，效大而性和平，不可用凉药伤脾。

有肾虚不能行水，水浮于外，郁久变热而为黄，用金匮肾气加麦冬作汤饮之，以脉弱便清故也。

黄者，脾之色也。脾色外见，则内虚矣。虚则运化不及，湿热拂郁而然。故书曰：疸不用分其五，同是湿热。是脾为本，而湿热为标也，治宜补脾，用四君归脾之类，而导水次之。

黄疸溺赤，用茵陈、栀子各三钱，秦艽、升麻各四钱，为末，每用三钱，煎服。

五种黄疸，用秦艽酒浸绞汁，每日空心多服。

白鲜皮治诸黄及风痹要药。

黑疸，危疾也。用栝蒌根捣汁服。小儿加蜜。

谷疸，因食得。劳疸，因劳得。脉实尿赤，用胆草一两，苦参二两，牛胆汁丸服。

凡黄，用鸡子连壳烧研，淡醋调服，鼻中出虫为效。甚者，不过用三次。

时行黄病，以酒醋浸鸡子一夜，吞白数枚。

酒疸，用茵陈、干葛、栀子等分，研末，取田螺一二个擂烂，酒服。

论痹证三十四

《经》曰：风寒湿三气杂至而为痹。痹者，闭也，以血气为邪所闭，不得通行而为痛。风气胜者为行痹，以风行无定，走注历节为痛，此阳邪也，治宜补血以散风，盖血足而风自灭也。然散风药中，而祛寒利湿之味，仍不可缺。[批] 论风痹。寒气胜者为痛痹，以血气受寒则凝，留聚为痛，此阴邪也，治宜补火以散寒，盖辛温可以散寒也。然散寒药中，而疏风燥湿之品，仍不可缺。湿气胜者为着痹，以血气受湿则滞，而肢体沉重，麻木不仁，或痛在一处，此亦阴邪也，治宜补脾以燥湿，盖土强可以胜湿也。而祛风解寒之味，仍不可缺。观《经》"杂至"二字，言风寒湿三邪交受也。［批］论湿痹。观三"胜"字，言邪有偏重也。而互受其邪者即轻，亦宜兼治之。［批］论三因须兼治。若欲辨其阴阳，阳证多热，或见发热头痛等证，或得汗而解者，此即伤寒中风之属也，宜于伤寒门、真中风门参阅治之。如即受寒邪，而无发热头痛，又无变证，或有汗无汗，而筋骨之痛如故，外无表证，此阴邪直入阴分。《经》曰"邪入于阴则痹"是也。然痹属阴邪，故寒者多，而热者少。纵有热者，亦不过于三因之内，郁久而变热，非另有热痹一证也。大抵由真阴、真阳亏损，故三气得以乘之而为痹，宜补真阴、扶元阳，使寒邪自去，不得概用治标之剂，再伤元气。又宜知痛者可治，以正气尚与邪气争也。彼不痛者，止有邪而无正也，治亦无益，医者其知之乎！［批］论痹寒热。此外如五脏六腑之痹，在七情饮食，固能致之，然必重感于邪，而内连脏气，始合而为痹。此亦兼证耳，宜细察以兼治之可也。

五积散　治一切痹病初起，凡风寒湿中之，身痛骨节痛等证。

当归　白芍各一钱　苍术一钱三分　陈皮　厚朴姜炒　半夏白芷　茯苓　枳壳各一钱　干姜炮　桔梗　麻黄　肉桂　甘草炙人参山药可代　川芎各八分

生姜五分，葱白三茎，温服。

小续命汤　通治八风五痹，痿厥疼痛等证。

麻黄去节　人参无者，山药炒五钱代之　黄芩　白芍　甘草炙

川芎　防己　杏仁去皮尖,炒　肉桂各钱半　防风二钱　附子七分

生姜四分,枣一枚,温服。如骨节间有热痛者,去附子,倍白芍。如骨节冷痛,加桂枝。如燥闷,小便涩,去附子,倍白芍,入竹沥一合。如脏寒下痢,去黄芩、防己,倍附子,加白术。热痢,去附子。脚弱,加牛膝。身痛,加秦艽。腰痛,加杜仲。自汗,去麻黄、杏仁,加白术。

〔批〕治一切痹病初起。

养血祛风汤新　治风邪外中,历节肿痛,脉浮涩者。

当归二钱　白芍酒炒,钱半　熟地钱半,若血虚有热者,改用生地
秦艽钱半　防风　独活各一钱二分　羌活一钱　桂枝八分　陈皮七分
松节四钱

温服。

〔批〕治风痹。

益火散寒汤新　治寒邪外中,身体切痛,脉弦紧者。

肉桂钱半　干姜炮,一钱　桂枝八分　羌活七分　苍术一钱
秦艽二钱　防风一钱　甘草八分　陈皮八分

姜引。如寒甚者,加附子。如手臂痛甚,加片子、姜黄、海桐皮。如寒邪滞者,加麻黄、白芍。

〔批〕治寒痹。

补土燥湿汤新　治湿邪外中,身痛沉重,脉沉细涩者。

山药炒,三钱　白术　茯苓各钱半　甘草炙　羌活八分　防风
秦艽　防己　苍术各一钱

姜枣引。如寒湿者,加肉桂,或加附子。如湿热者,加黄柏。如脚膝痛者,加川牛膝。如小便短涩,加泽泻、猪苓。

〔批〕治湿痹。

加味五痹汤　治五脏痹证。

人参或以山药三钱代之　白芍煨　茯苓　川芎　白术　当归各钱半　五味子十五粒　细辛　甘草各五分

姜一片，食远服。如心痹，加远志、茯神、麦冬、犀角。如肝痹，加枣仁、柴胡。如肾痹，加独活、肉桂、杜仲、牛膝、黄芪、萆薢。如肺痹，加紫菀、半夏、杏仁、麻黄。如脾痹，加厚朴、枳实、砂仁、神曲。以上加法，在人变通而已。

［批］治五脏痹。

加味二妙散　治湿热痹病，骨节疼痛，如火之燎，或麻木痿软。

当归　川牛膝　川萆薢　防己　龟板酥炙，各二钱　苍术三钱黄柏二钱

温服。或加分量，醋煮面糊为丸，汤下百丸。

［批］治热痹。

大防风汤　治足三阴亏损，风寒湿乘虚侵入，发为痹证。

人参　白术　防风　黄芪蜜炙　熟地　杜仲各二钱　白芍牛膝　羌活　附子各一钱　肉桂　甘草炙，各七分　川芎钱半　当归钱半　生姜一钱

水煎服。此方标本悉治，可谓稳协。

［批］治阴阳两虚痹证。

备拣古来治痹至效至稳简易诸方于后，以便取用。

风寒湿痹，通身麻木或疼痛，用生川乌末四钱，苡仁末二钱，入米粥内再熬，下姜汁一匙，蜜三匙，日三服。

凡一切痛风，及男女多年难治者，用威灵仙研末，酒调服。得下利二次，即停药，忌茶，以甘草汤代之。凡牛羊鹅鸡俱忌。此味治痛风要药也。

中湿，骨节痛，用白术一两，酒煎服。

凡一切痹痛，宜用麻黄、乌药、防风、羌活、秦艽、威灵仙、防己、独活、松节之属。因血虚、气虚及寒湿等证，随便加固本之药为主。

薄桂味薄，能横行手臂，领南星苍术，至痛处成功。威灵仙治上体痛风，汉防己治下体痛风，然虚弱人当以气血药兼之，方能营运。湿痰浊血，流注为病，在下焦惟乌附气壮，可为引经，不可为主治。

下焦湿痛，惟三妙散最效苍术三钱，黄柏二钱，炒川牛膝二钱，夜服。

十指麻木，胃中有湿痰死血也。宜二陈汤陈皮、半夏、茯苓、甘草加苍术、白术、红花、桃仁、附子。

上身骨节尽痛，用防风，乃治风胜湿仙品。

论便血三十五

新者为肠风，下血不痛，有虚有实。久者为脏毒，下血腹痛，有热有寒。

经曰：阴络伤，则血内溢而便血。伤者，言风、寒、暑、湿、热之外邪也。又云：阴结者，便血一升，再结者二升。此言阴气内结，不得外行，渗入肠间，乃寒湿生灾，而阴邪之胜也。大凡阳邪阴邪，俱能伤胃，而使血下故也。虽血之妄行多由于火，然火证之外，又有脾胃阳虚，而不能统血者。有元气下陷，而血亦陷者。有病久滑泄，而血因以动者。大都有火者则血热，无火者因虚滑。故治血者，当以辨虚实为要。或热，或湿，或风，或冷，或虚，及新久之异以治之，不可纯用寒凉。即用凉药，必加辛味为佐。久不愈者，当用温剂以补脾土，使能统血而血有所归也。又要兼酸涩之味者，是欲少敛之也。药多用酒炒者，是欲升举之也。收敛之后，仍和气血、厚肠胃，使阴络无复伤之患耳。

肠风者，其腹不痛，血清而色鲜，邪由外入，随感而见者也。脏毒者，大肠湿热，久积遂生窠穴，为积血之所，从便之前后而来，其腹则痛，血浊而色黯。虽有毒名，却无毒也。若血射如线者，虫痔也，自肛门蚀孔处出也。然毒有湿热之辨。湿毒下血者，腹中不痛，以分利为主。热毒下血者，腹中多痛，以清凉为要。

约荣煎　治便血因火者，清热止血，并治酒毒，湿热下血。

当归　白术　白芍酒炒　生地　茯苓　地榆　白石脂煅，醋淬　黄芩　五味　丹参　川续断各钱半

水煎服。若热甚而血多与色鲜者，加黄连、防风各一钱，黄芩倍用。

［批］治火甚便血。

脏连丸　治平素因阳脏多火，远年近日，肠风脏毒，下血不止。

黄连三两　槐米一两，炒　枳壳五钱　防风　甘草　槐角　香附　牙皂　木香各二钱

用陈米一合，同香附为末，将猪脏洗净，入米与末缚定，于砂锅加水煮烂，杵如泥，将各药研末，捣匀为丸。米饮下七八十丸，忌一切辛热之物。

［批］治火甚久血。

寿脾汤　治脾胃虚弱，便血紫黑色，阳亏而无热证，速宜温补。

白术二三钱　当归二钱　山药二钱　甘草炙，一钱　枣仁钱半志肉五分　干姜炮，一二钱　莲肉去心，二十粒　人参一二钱　乌梅二个

水煎服。若血脱不禁者，加醋炒五倍子一钱。如虚滑不禁者，加鹿角霜二钱为末，调于药中合服。气虚者，加炙黄芪二三钱。气下陷者，加炒升麻五分。兼溏泄者，加补骨脂炒用一钱。如阳虚畏寒者，加附子一二钱。如血去过多，阴虚心跳，身热而脉细数者，加熟地八钱，或加倍。即归脾汤、十全大补汤亦妙。此际作血热下行，稍用凉药，则危矣。

［批］治脾虚下血。

香梅丸　治气血俱虚，全无火证，而血滑不能止者，宜固涩之。

乌梅肉　白芷　百药煎烧存性，等分，此五倍子酿成者

为末，米饮糊丸，空心米欲下。如无百药煎，即五倍子醋炒亦可。肠风下血，服之即止。

［批］治便血虚滑。

乌梅丸　治大便下血如神。

僵蚕炒，一两　乌梅肉两半

为末，蜜丸，空心醋汤下。或以补中益气汤、归脾汤加乌梅、五倍子、五味子亦可。

［批］治证同上。

平胃地榆汤　治风寒之邪，结于五脏，蓄而便血，是谓阴结。

陈皮　厚朴　苍术　甘草　地榆　白术　当归　白芍　干葛　茯苓　神曲　干姜炒　香附等分　升麻减半　人参无者，以蜜炒黄芪加倍代之

姜枣引，空心服。以风寒之邪内结，不得外行，宜温散之。

［批］治风寒阴结便血。

回阳汤　治阴阳将脱，便血大下。

当归三钱，泄泻者去之　白术三四钱　附子制，二三钱　干姜炮，二三钱　熟地五钱　黄芪蜜炙，四五钱，或加倍　乌梅二三个

水煎服。加人参二钱，更效。若血再不止者，加醋炒五倍子钱半。凡内伤七情，及劳倦以动血者，此中气不足，故有呕恶痞满，腹痛泄泻，寒热不食等证。阳败于阴，血色灰黑，此胃气大损，脾元脱竭，危剧证也，即速速回阳，犹恐不及，而若辈犹云痰火，不用补剂，必致于毙，殊为可悯。

［批］治血脱大下。

大凡便血，以脾胃药收功。

备拣古来治便血至简至稳神方于后，以便取用。

便血不论新久，用白矾七八分，大人一钱五分，研细末，调入鸡子内，煎熟，切作细块，空心白汤吞下。

又方：用白芷为末，每米饮下二钱。

又方：用发灰五钱、鸡冠花、柏叶各一两，为末，卧时酒服三钱。

又方：用白炭三钱，枳壳烧黑五钱，为末，五更时米饮下二钱。天明再服，立愈。忌油腻热物。

又方：石燕磨水常服。

又方：用僵蚕炒一两，乌梅肉五钱，捣，醋糊丸，淡醋汤下。

脏毒下血，用猪脏洗净，入槐花末令满，缚定，以醋煮烂，捣为丸，酒下。若下血而泄，体倦食减者，是脏寒也，用猪脏洗净，以吴茱萸末填满，缚定，蒸烂，捣为丸，米饮下。

大便后血，用五倍子末，艾汤下一钱。

又方：皂角炙，槐实糠炒，为末，粟米汤下一钱。

又方：用槐花、荆芥穗为末，酒服一钱。

又方：用旱莲草焙，研末，米饮下二钱。

脏毒下血：干柿饼烧灰，米饮服三钱。

肠风下血：木贼煎服。

凡纯下清血者，风伤肝也，宜散风凉血。下如豆汁者，湿伤脾也，宜清热渗湿。

大肠下血，及妇人崩漏，用败棕烧灰存性，酒调或米汤调服二钱。

论小便不通三十六

有气秘、气虚、血虚、痰壅、热结五种。口渴而小便闭者，属实热，宜清利。口不渴而小便闭者，属虚寒，宜调补。

《经》曰：膀胱者，州都之官，气化则能出。夫气何以不化也？肺主上焦气分，肺热则清化之源绝，金不生水，必口渴而溺竭矣。须用清金之药，如生脉散之类为当。或外感风寒，肺受外邪，宜用辛散之剂，如麻黄汤之类为宜。又有脾虚不能生金者，则清气不能上升，浊气何由下降？经谓脾胃一虚，令人九窍不通，用补中益气汤，以参芪温脾，以升柴提气，滋后天之化源，虚则补母之妙用也。[批] 论渴而小便闭者属肺热。如不渴而小便不利，此属下焦血分。肾与膀胱，为阴中之阴，阴有热，闭塞其下流。《经》曰：无阴则阳无以化。若用淡渗利水之药，乃阳中之阴，非纯阴之品，阳何以化？须用滋肾丸，以纯阴济阳，则化之速矣。[批] 论不渴而小便闭者属阴热。至于真阴虚者，膀胱干涸，无水可利，惟用六味地黄，以补肾水。若滋肾丸，又所当禁，恐知柏苦寒，以伤肾元。又忌淡味渗泄之药，以益涸其津液。[批] 论真阴虚。如真阳虚而不得小便者，是即《经》曰：无阳则阴无以生也。急用八味地黄，或用金匮肾气汤。如水寒冰冻，得太阳一照，而阴凝自流通矣。[批] 论真阳虚。更有痰壅，则用二陈汤。热结则用八正散。气秘则用陈皮、香附之属。［批］论各经有病而小便闭者。

又必探喉而吐之。譬如注水之器上窍开，则下窍通，是探吐一法，为切要之妙方也吐法载霍乱门。

［批］吐则即通妙法也。

孕妇小便不通，因胞被胎压也。内服补中益气汤，甚则探吐。外令妇睡于榻上，将榻渐次倒竖，则胎上而溺通，随服升补之药。

［批］治孕妇便闭。

凡膀胱无水，除阴虚之外，尤有所因者，当细辨之。有因泄泻，水归大肠，而小水不通，但治泄泻，泄止而水自利。或用分利，不过十之三耳。有因大汗、多汗，气从汗泄，而小水不利者，此当调治荣卫，表气收，而小水自利。有虚劳失血伤精，水随液去，五内枯燥，而小水不利者，此当调补真阴，血气渐充，而小水渐利。凡此数者，水泉既涸，不可再加分利。

［批］治各有所因而闭者。

［批］此下三方外治溺秘神效。

凡小水闭塞，危急之甚，诸药不效者，速寻家种菊花根白者为高，即杂色者亦可，将根捣烂，用生白酒冲和，取酒汁温而饮之，神效。又法，令病人仰卧，用鹅毛筒插入马口内，以水银一二钱徐徐灌入，手随逐段轻导，则路通而尿自出，而水银亦从而出矣。纵有败精干血者阻寒①者，亦可悉通。

凡有气闭，小水不通，危困之极者，用皂角、葱头、王不留行各六七两，煎汤一盆，令病者坐浸其中，熏洗小腹，热气

---

① 寒：疑为"塞"之误。

内达，便即通矣。若妇人，捣葱数茎，纳阴户，外加熏洗，其通尤速。

凡大小便俱不通，必先通其大便，而后小便自通，八正散之类主之。

黄芩清肺饮　治肺热小便不利。

栀子三钱　黄芩钱半

水煎服。

［批］治肺热小便秘。

五苓散　治膀胱湿热口渴，小便不利，并治淋涩作痛。

白术　猪苓　茯苓各钱半　肉桂一钱　泽泻二钱

水煎服。

［批］治湿热溺秘。

大分清饮　治热闭不通，茎中涩痛，必有火脉火证。

茯苓　泽泻　木通各二钱　猪苓　栀子或倍之　枳壳　车前各一钱

水煎服。如内热，加黄芩、黄柏之属。

［批］治实热溺秘。

益元散即六一散　治证同上。

滑石六两　甘草一两

研细末，水调服。

［批］治证同上。

八正散　治脏腑蕴热，大便结秘。若二便俱秘，先用此以通大便，则小便自通。

车前　木通　滑石　山栀　甘草　大黄煨　瞿麦　扁蓄各二钱　灯心五分

水煎服。

［批］治热结大便。

滋肾丸　治肾虚热结，小便不通。

黄柏　知母各二两，酒拌阴干　肉桂二钱

为末，水和丸，空心开水送二百丸。若病急，亦可煎服。此治肾中属虚，阳而无阴以化也。若肾中无火，而阴无以生者，惟滋阴药中用桂附，庶可直达命门。设作火治，则误矣。

［批］治肾燥溺秘。

凡病此者，最难刻缓，随证服药后，必用探吐一法。急则治标，与病喉痹之用针刺等也。病在实者，清之利之，似易见效。若气虚而阴者，必其体弱年衰，方有此证。［批］急则治标，妙法。然病此必有其渐，方其小便短少，便时费力，便宜速治。若待其剧，恐无及也。［批］先便防之。

又有湿热之邪，不在大肠膀胱，而在精道，壅塞隧路，故二便秘，宜用拣①实、茴香、穿山甲，倍用牵牛为末，水调服。

备拣古来治小便不通至简至稳神方于后，以便取用。

小便不通，用大蒜一枚，栀子十二枚，盐二钱，共捣贴脐，并涂阴囊。

又方：用葱三斤切细，炒热，熨脐下。

又方：用苎麻根捣，摊小腹及阴囊。

小便虚秘，两尺脉微弱，用利水药不效者，乃肾中无阳，虚寒证也，用附子炮，去皮一两，盐水浸一刻，泽泻三钱，煎服神效。或加灯心三分更妙。

又方：用桃枝、柳枝、木通、川椒各一两，枯白矾三钱，葱白七个，灯心一握，水三十碗，煎至十五碗，用磁罐盛之，

---

① 拣：疑为"茺"之误。

乘热熏外肾、小腹，以被围之，不令风入，若冷即易之，再烧再熏，良久便通，如赤豆汁下，其效大奇，即垂危者亦救。

老人气虚，小便不通者，用黄芪蜜炒二钱，陈皮去白一钱，甘草八分，煎服。

小便闭，小腹痛，用木通、滑石各五钱，牵牛取头末二钱，灯心十茎，葱一茎，煎服。

又方：用甘遂、大蒜，捣贴脐，以艾于药上灸七壮，大效。

又方：用田螺少加盐生捣，敷脐下一寸三分，即通。此异人所授仙方。

又方：用发灰二钱，淡米醋汤调服。

附：论小便不禁

妇病载妇科。

小便不禁，《内经》论肝、肾、膀胱之病，不指为何邪所干，故后之议论不一，令人莫得其旨。而究之病在膀胱，源在肺金也。金生水，肺乃水之高源，肺虚则气不上升，下自不固，母虚而子亦虚也，宜补中益气汤以补其母，加山药、山茱萸、牡蛎之类，以固涩之。或以补中益气汤送肾气丸，庶得治本之道。[批] 论不禁属肺虚。若肝肾阳气不旺，则膀胱不藏，此其咎又在命门。所以少壮者，阴阳两足，夜少小便，及至老年，夜多小便者，水火俱不足也，治以八味地黄丸，去泽泻，加骨脂，即右归饮亦妙。有睡中遗溺者，属下元虚冷，用五子丸、缩泉丸悉效。小儿之多小便，由阳气尚微，不能约束，宜于温补，不治亦不足虑。[批] 论不禁属火衰。至于气脱而遗，无所知觉，大非吉兆。以参、芪、熟地、归、术、桂、附大剂为主，加以固涩之味为佐，则犹有可愈者。[批] 治遗尿不知。但凡治小便频数者，切勿以热拟，热必小便赤涩而痛。纵有短少而艰涩者，是肾水将竭，及气虚不传送故也。此际用凉、用利，则速其危矣。

右归饮　治下元虚寒，小便频数。

熟地四钱　山药炒，二钱　枣皮一钱二分　枸杞钱半　甘草炙，一钱　杜仲姜制，二钱　肉桂一钱五分　附子制，二钱

空心服。

［批］治肾虚数。

五子丸　治小便频数。

菟丝子酒蒸　家韭子炒　益智仁　蛇床子去皮，炒，等分　茴香减半

上研末，酒糊丸，盐汤下。

［批］收留小水。

缩泉丸　亦治小便频数。

乌药　益智仁盐炒，等分

为末。山药研碎，酒煮糊丸，空心盐汤下。

［批］补肾缩水。

备拣古来治便数至简至稳神方于后，以便取用。

小便过多，用牡蛎煅、赤石脂煅等分，酒糊丸，盐汤下。

小便虚热而数者，用白薇、白蔹、白芍等分为末，米饮调下。

虚将脱者，涩之，用菟丝子二两，茴香盐炒一两，附子制、桑螵蛸炙各五钱为末，酒糊丸，米饮下。

下元虚寒，小便不固，用韭子一合，白龙骨煅一两为细末，空心酒调服。

夜多小便，用益智仁二十一枚去壳研碎，入盐少许，同煎服，有奇验。

便数莫禁，用雄鸡肠二具切破洗，炙令熟黄，益智仁二两，牡蛎煅三两共为末，以豮猪尿脬①二个，洗净，蒸烂，捣为丸，空心盐汤下。

六脉沉迟无力，小便莫固，是无火也，朝服八味丸料，桂附须重，泽泻少许，午服六君子汤加益智仁、肉桂最妙。

小便急而数，用芦根，去须节，煎服。

论淋癃三十七

淋证有气、石、血、膏、劳也。热在上焦者口渴，热在下焦者口不渴。有湿在中焦不能生肺者，有下焦气闭者。小便不通谓之闭，小便淋滴谓之癃。

气淋，小便涩，常有余沥，欲尽不尽。石淋，茎中痛，溺如砂石，最难得出。膏淋，日夜流膏。劳淋，劳倦即发，痛引气冲。血淋，溺如血也。盖气淋由中气下陷，当补而升提之。石淋由欲火煎熬，七情郁结，及饮食燥热而然。血淋由小肠与膀胱积热，而且心热移于小肠，兼心火而治之，得其源也。膏淋不涩不痛，乃命门之不固也，而兼乎湿者有之。至于劳淋，或禀质素弱，或劳心劳力，或房劳之后，发则气由小腹上冲，痛引外肾。所急者，在自知摄养，治之者必以脉盛大而实者生，虚小而涩者死以证，而察其寒热虚实，庶不致误。且淋证当分在气、在血而治之，以渴与不渴为辨。［批］此论诸淋由来。如渴而小便不利，热在上焦气分，肺金主之，宜用淡渗之药，如茯苓、泽泻、灯心、通草、车前、瞿麦、扁蓄之类，清其肺，以滋水之上源也。［批］论淋而渴者属肺病。不渴而小便不利者，热在下焦血分，肾与膀胱主之，宜用气味俱阴之药，如滋肾丸：

---

① 脬（pāo 抛）：指膀胱。

黄柏、知母各二两_{酒浸阴干}，肉桂二钱为末，蜜丸，空心服。方中用肉桂者，以欲降肾火，桂与火邪同体，此寒因热引也。姑举此以为例，触类而长之可也。［批］论淋不渴者属肾病。

凡一切淋病，小便赤涩而痛者，必有热证，方以清热为急。若膏淋自流，不得以热论。有劳于脾者，如思虑过用，负重远行之类，宜补中益气汤与五淋散分进。专因思虑者，止用归脾汤。若嗜欲甚而施泄太过，劳于肾者，宜用黄芪汤。肾虚而寒者，须金匮肾气丸。至于血淋，如小腹硬，茎中痛者，是瘀血也，用淮牛膝三两煎膏，合酒服，大效。但虚人能损胃耳，宜四物汤加桃仁、红花_{酒炒}、通草、牛膝、车前、丹皮。血虚者，用六味地黄丸加侧柏叶、车前子、白芍。血鲜而脉数有力者，乃心与小肠实热，宜山栀、丹皮、黄连、黄柏、生地、木通、车前、泽泻、赤茯苓。血黑而右尺沉迟者，下元虚冷也，服金匮肾气丸。然亦有内热过极，反兼水化，而血黑者，未可便为虚冷也。又有膏淋阻塞溺孔者，须各以脉证辨之。

［批］统论诸淋治法。

黄芪汤　治房劳过甚，致阴阳两虚而遗精者。

黄芪_{蜜炒}　熟地各钱半　茯苓　天冬　肉桂各一钱　小麦_炒
当归　甘草_{炙，各八分}　五味子三分

生姜五分，水煎出，用龙骨_{细研末一钱}，合服。如有汗者，加净麻黄根_{蜜炒一钱}。如汗冷者，加附子七八分。如发热自汗或口渴者，加石斛二钱。

［批］治房劳白淋。

沉香散　治膏淋阻塞溺孔，而出不快，脐下妨闷。

沉香　陈皮　黄芪_{蜜炙，各三钱半}　瞿麦一两　桑白皮　韭子_{炒，各三钱}　滑石八钱　黄芩　甘草各二钱半

为末，每服二钱，米饮调下。

［批］治膏淋塞胀。

又方：沉香五钱　滑石一两　黄芪蜜炙，四钱　磁石煅，醋淬七次，五钱　荆芥穗三钱半

为末，用肉苁蓉酒洗，去甲，蒸捣和药末加炼蜜为丸，酒下。

［批］治证同前。

车前子散　治诸淋痛甚。

车前子四钱　淡竹叶　荆芥穗　赤茯苓　灯草

水煎，空心服。

又方：治血淋，并诸淋而热痛者。

茵陈　淡竹叶　木通　山栀　猪苓　瞿麦各一钱　甘草五分　灯心三分　滑石三钱

空心服。如大便闭者，加大黄。

［批］治诸淋痛甚。

萆薢分清饮　治膏淋，兼治白浊。

萆薢三钱　石菖蒲　乌药　益智仁各钱半　甘草稍八分

煎服。

淋沥不已，以水性就下也，惟燥可去湿，故用菖蒲、乌药，以平湿土之敦阜。益智入肾，可纳气归源。肾经得令，则自闭藏，而小便有节。至于使水道入于膀胱，分清渗浊者，萆薢之力也，故名萆薢分清饮。

［批］治诸淋白浊。

八正散　治心经邪热，脏腑闭结，小便赤涩，癃闭不通，五淋并治。但出小便不痛者，忌服。

车前子　瞿麦　扁蓄　滑石　大黄煨　山栀　甘草　木通

等分为末，灯心汤下。

［批］治诸淋热塞。

神效琥珀散　治石淋、砂淋。

琥珀　肉桂　滑石　大黄炒　葵子　腻粉　木通　木香　磁石煅，酒淬七次

等分研末，每服二钱，灯心、葱白汤调服。

［批］治砂石淋痛。

加减八味丸新　治命门火衰，肾无关键，其淋如膏，不痛不涩，日夜频流，却不自知，两尺脉虚而涩。宜补肾阴阳，而少加涩品，使下遗之路而不虚滑也。

熟地八两　枣皮　淮山药各四两　茯苓三两，或不用　附子四两　肉桂三两　补骨脂盐炒，三两　杜仲盐炒，三两　莲蕊三两，少则用莲须　牡蛎煅，醋淬，如是者三次，净粉三两　巴戟去心，酒浸，四两　金樱子去刺，半生者佳，三两

蜜丸服。或加菟丝子酒蒸四两。

［批］治膏淋。

六一散　治石淋。

滑石六两　甘草一两

共研细末。或加辰砂三钱细研，水飞，空心水调服。

［批］治石淋及小便艰涩。

又方：黄蜀葵花、子俱炒，二两为细末，每服一钱，食前米饮下。

［批］治砂淋痛甚。

备拣古来治淋诸证至简至稳神方于后，以便取用。

茎中痛甚，用淮牛膝浓煎，入麝香少许，服之立效。此味乃治淋之圣药也。但虚体，当兼补剂用之。

膏淋如油，用甘草三钱，滑石一两，海金沙八钱为末，每

服二钱，麦冬汤调下，日三服。若热淋切痛，甘草汤调海金沙服。

石淋，用瞿麦，多多煎服。

石淋，以滑石为主，利小便也，以山栀为臣，降心火从小便出也。

凡淋病便闭，苎麻根煎服。

砂淋、石淋，以胡椒三钱，朴硝一两，为末，每服二钱，开水调下。

石淋，用桃树胶如枣大，夏以凉水吞之，冬以热水吞之，日三服。取胶法：于春桃盛时以刀割树皮，久则其胶溢出，采之，以桑灰汤浸过，晒干用。

凡淋痛闭塞者，以浮水石为末，甘草煎汤调服。沙石淋痛，用九肋鳖甲醋炙研末，酒调，日三服，石自出，神效。

痛为血淋，不痛为尿血。尿血者，由心肾气结，或忧思房劳所致，多属虚寒，不可专作热治。

有小便频数，茎中切痛，与淋证小便涩而痛者不同。此因贪色，或过食辛热，积有热毒腐物，乘虚入于小肠，故便时作痛。用草薢二两盐水炒，为末，每服二三钱，外以葱汤频洗谷道，则便数及痛自愈。

［批］此与淋证不同。

论阳痿三十八

是证多由肾经亏损，命门火衰，精气虚冷者，十居七八。此外又有忧思太过，抑损心脾，则病及阳明，水谷气血之海有所亏伤而致者。《经》曰二阳之病，发于心脾即此之谓。又有大惊卒恐，能令人遗尿，即伤肾之验。《经》曰：恐惧伤精，骨酸痿厥，精时自下也。又有肝肾湿热，以致宗筋弛纵者，亦为阳痿。治宜清火以坚骨，然必有火证、火脉，内外相等者，方是其证。而此仅有之耳，须当细辨。

八味地黄丸方见二卷培补条 治肾经虚损而阳痿者，人能久服多服，能令肥健多子。若阴虚甚，多加熟地。阳虚甚，多加桂附。胃虚甚，多加山药。胃虚寒，去丹皮。先天不足，加鹿茸。气虚甚，参汤送服。脾虚甚，米汤送服。虚火甚，淡盐汤送服。冬天，温酒送服。夏天，参麦饮送服。气虚下陷，补中汤送服。心脾不足，归脾汤送服。如是，则五脏平和，精血日长，输归于肾，而阳自旺矣。若人厌常喜新，皆未得生精之至理，而参透药性之精微者也。

[批] 治肾虚火衰阳痿。

仙传班龙丸 治火不甚衰，止因气血薄弱而阳痿者。

鹿角胶 鹿角霜 菟丝子酒蒸，晒干 熟地各八两 柏子仁去油，六两 白茯苓 补骨脂炒，各四两

上将胶加酒溶化糊丸，淡盐汤，空心下七八钱。

[批] 治气血虚弱阳痿。

归脾汤 治思虑惊恐而阳痿者。必须培补心脾，使胃气渐充，则冲任始振，而元阳可复也。

人参 黄芪蜜炙 白术 当归 茯神各钱半 枣仁炒研，一钱 远志七分 甘草炙 陈皮各八分 元肉三枚

莲肉七粒引。如无气滞，不用木香。

[批] 治心脾亏损阳痿。

加味七福饮 治忧思恐惧太过者。损抑阳气，必须益火，乃有生意。

人参随便 熟地 当归各二三钱 白术 枸杞各钱半 甘草炙 肉桂 附子 枣皮各一钱 枣仁二钱 远志六分

空心温服。如梦遗虚滑，加牡蛎、莲须、龙骨之属。

[批] 治前证之甚者。

滋阴八味丸　治阴虚火盛，下焦湿热，以致宗筋弛纵者。

山药四两　丹皮三两　白茯苓三两　枣皮四两　泽泻二两　黄柏　知母各盐水炒，二三两　熟地八两，捣膏

加炼蜜为丸，盐汤下。

[批] 治阴虚火盛阳痿。

简易方　治肾虚阳痿。

蛇床子、五味子、菟丝子等分为末，蜜丸，每日三服，酒下五十丸。

[批] 治肾虚阳痿。

薛立斋曰：按阴茎属肝之经络，盖肝者木也，得湛露则森立，遇酷暑则萎悴。若肝因湿热为患者，用龙胆泻肝汤，清肝火，导湿热。若因燥热为患者，用六味丸，滋肾水、养肝血而自安。至于固本丸、坎离丸，俱属沉寒，非肠胃有大热者不宜用。

论脱肛三十九

附：产妇脱肛。

大肠与肺为表里，肺热则大肠燥结，肺虚则大肠滑脱，此固然也。但肺之虚，非因脾虚不能生金，即因肾虚子盗母气。治之者，宜以肺为主，而脾肾为之源也。然其致此之由，不仅中气虚寒，不能收摄之一端也。有因久痢，里急后重而致者。有因酒湿伤脾，色欲伤肾而致者。有因肾气本虚，关门不固而致者。有因湿热下坠而致者。然热者必有热证，如无热证，便是虚证。且气虚即阳虚，必用温补。《内经》曰下者举之，徐之才曰涩可去脱，皆良法也。故古人之治此者，用参、芪、术、

草、升麻之类以升之、补之。五味、乌梅之类以固之、涩之。外用熏洗收涩之药，无有不愈。[批]治法源流。

肛门痒痛，多因湿热生虫。欲成痔瘘，看唇便知。上唇有疮，虫蚀其脏。下唇有疮，虫蚀其肛，宜以雄黄和艾烧烟熏之。或用桃叶一斛，蒸之极热，纳小瓶中，坐熏立死。

[批]论肛门虫蚀治法。

补中益气汤　治一切肛门下脱。照后加用。

人参随便，或以时下生北条参三钱代之　黄芪蜜炙，二三钱　白术钱半　当归土炒　甘草炙，各一钱　陈皮八分　升麻酒炒，八分　柴胡酒炒，四分

加乌梅三个，五味子五分，姜枣引。如虚中挟火，或热赤肿痛，加黄连、黄芩、槐花之类。然非真有火证、火脉，切忌加入，以防苦寒败脾。如久痢虚弱，而复里急后重者，加白芍钱半，伏毛、槟榔各一钱。如泄泻不止者，加萆薢三钱，泽泻一钱，木瓜一钱三分，煨木香三分。湿泻者，加苍术钱半。

[批]治一切肛脱。

水土交济汤新　治脾虚发泄，肾虚发热，不食，尿赤，脱肛等证。

人参随便　当归土炒　白芍酒炒　陈皮　甘草炙，各一钱　白术炒　黄芪蜜炙，各二钱　熟地砂仁煎水，再炒干，三五钱或一两　山药炒，钱半　升麻七八分，气虚火浮者，蜜炒或盐水炒三五分　柴胡酒炒，三分

姜枣引。如脱肛虚滑，加五倍子、五味子之类。外用熏洗末药，方载后。

[批]治脾肾两虚脱肛。

产后脱肛方新　治妇人当生，用力太过，脱肛莫收。

当归土炒，二钱　黄芪蜜炙，三钱　白术钱半　川芎七分　白芍酒炒，一钱　丹参二钱半　益母草二钱　甘草炙，一钱　升麻八分

酒引。如血气切痛，加山楂二钱，外用蓖麻子肉钱半，捣烂，贴头顶心，收即去之。下用熏洗法方载后。

［批］治产妇脱肛。

约营煎　治湿热下坠，疼痛肛脱。

苍术　白芍　甘草　续断　地榆　黄芩　槐花　荆介各一钱　升麻八分　乌梅二个

如血热而燥者，去苍术，加生地。

［批］治湿热肛脱疼痛。

备拣古来治脱肛至简至稳神方于后，以便取用。

脱肛，用枳壳、防风各一两，枯矾二钱，煎水，乘热熏洗。

又方：用赤皮葱、韭菜各带根煎汤，入大枫子、防风末数钱，乘热熏洗。

又方：用五倍子煎汤洗，随以赤石脂末掺上托入。

久痢脱肛，用诃子、赤石脂、龙骨各二钱研细末，以茶少许和药，掺肛上，绢帛揉入。

又方：用鳖头煅，存性入枯矾少许掺上托入。

又方：用伏龙肝、鳖头骨五钱，五倍子二钱，共研末，先以紫苏煎汤温洗，后用麻油调药敷上。

又方：用五倍子三钱，明矾二钱煎洗。

又方：用桑叶、桃叶煎汤，入矾末熏洗。

肛门肿痛，苎麻根捣烂坐之。

又方：用苎麻根煎洗，外以木贼研末敷。

又方：用石灰炒热，帛包坐上，冷则易之。

血热者，四物加条芩、槐花。

血虚者，四物加白术、茯苓。

兼痔而痛者，四物加槐花、黄连、升麻。

久痢者，补中加酒炒白芍。

肾虚者，六味丸。虚寒者，八味丸。

泻痢至于脱肛者，用石榴皮、陈壁土，少加明矾，煎洗，再用五倍子炒研，末，敷托而上。

脱肛，用大田螺，将井水养三四日，去泥，以鸡爪黄连研细末，入甲内，待化成水，以茶洗净，将鸡翎蘸扫之，以软帛托上，自不再脱也。

论瘰疬四十

瘰疬多生于耳后，缠绕项下，其初起如豆粒，渐如李核，或一粒，或三五粒，按之则动而微痛，久之则日甚，或颈项强痛，或午后微热，夜间口干，食少体倦，或坚而不溃，或溃而不愈。皆由气血不足，故为痨瘵而终。经云：肝肾虚热则生疬。《病机》云：因虚劳气郁所致，属肝胆二经之病。二经多气少血，或思虑恚怒以伤肝，则木火动摇而血燥。然肝火之有余，实由于肾水之不足也。阴虚火盛，冲击关津管束之处，结成顽核，久则溃腐，治宜养阴和肝，理脾舒郁，其疮自消。若不详脉证虚实，而概用追蚀攻下，以损真元，则气血愈虚，必为坏证矣。至于结在胸旁及两胁者，此名马刀，病同而治法不异。

凡脉洪大，以元气虚败，不治。面色惨白，为金克木，不治。眼内赤脉贯瞳人，一条一年死，二条二年死。

　　［批］论死证。

凡有身体头项及心胸腹背皆有坚核，不痛，但作寒热者，此名为结风气肿也。审其是风是火，或虚或实治之。此外又有瘿瘤者，瘿则着于肩项，瘤则随气凝结。戒食厚味，忌用破决。

[批] 论结风似瘰。凡长大坚硬不移者，名曰石瘿。皮色不变，名曰肉瘿。筋脉露结，名曰筋瘿。赤脉交结者，名曰血瘿。随忧愁消长者，名曰气瘿。皆不可妄破，照证立方治之。惟胎瘿破而出其脂粉则愈。[批] 论瘿瘤似瘰疬。

夏枯草方　治瘰疬前后，多用夏枯草煎汤代茶，或熬膏服，并贴更妙。以入厥阴血分，生血润燥，此病之圣药也。

又连翘能入少阳败毒，亦此病之神药也。

[批] 治瘰疬始终妙方。

治瘰疬痰核方　治瘰疬初起，多宜服。此外用下灸法即愈。每日用忍冬花、蒲公英各五钱，夏枯草六钱煎汤服之，勿间。

[批] 治瘰疬初起。

瘰疬灸法　治瘰疬初起，取肩髃穴，在肩尖骨缝交接处，即是灸穴。又取曲池穴，在肘尖骨缝交接处，即是灸穴。再以指甲掐两肩两肘四所，觉患处微有酸麻，其穴乃真，各灸灯火七壮。在左灸左，在右灸右。左右俱病者，俱灸之。随用大蒜切片，约三钱厚，安患处，以蕲①艾或三五年之艾于手中擦熟，其软如绵，如大豆大一粒，安蒜上灸之。痛则易艾，再挑起蒜，勿令大痛，伤肉起泡。三壮，换蒜再灸。每日灸蒜十余片，一连四五日，或六七日不间，以拔郁毒，愈多愈妙。节上二穴灯火，亦以连日灸之为贵。如破久不合，更用江西豆豉为末，以唾津和作饼，如前法灸之，以助阳气，内服补药，外贴大乙膏，即三四年者亦愈。

又或疮口已破，内核不腐，先服益气养荣汤三五剂，次用针头散敷之，以去腐肉。或再用艾灸，内服前汤。

① 蕲艾：蕲州所产的艾。

［批］治瘰疬初起用灯火即用艾火。

益气养荣汤　治气血损伤，四肢颈项等处肿痛，或软或硬，或日晡发热，或溃而不敛。疮科补养圣药。

人参无者，或以沙参，或以时下生条参，或以山药代之　黄芪盐水炒　当归　川芎　熟地　白芍酒炒　贝母　香附　茯苓　陈皮各一钱　柴胡　甘草　桔梗各六分　白术二钱

姜引。如口渴，加五味子、麦冬。如往来寒热，重加柴胡、地骨皮。脓清，加人参、蜜炒黄芪。脓多，重加当归、川芎。脓不止，重加人参、黄芪、当归。肌肉迟生，加白蔹、肉桂。

［批］治气血损伤瘰疬。

必效散　治瘰疬顽核，内服此药，外以针头散腐之。若气血虚者，先服益气养荣汤数剂，后服此方，病毒尽下，再服前汤。

硼砂二钱半　轻粉一钱　麝香五分　巴豆五粒，去膜　白槟榔一个　斑蝥四十个，去头翅，同糯米炒

共为细末，取鸡子二个，去黄，用清调药，仍入壳内，以湿纸数层糊口，入饭甑蒸熟，取出晒干，研末。虚者每服五分，实者一钱，用炒生姜煎酒，或滚汤于五更调服。如觉小腹痛，用益元散六钱，温水调服，其毒俱从小便出。胎妇勿服。

此方斑蝥、巴豆似为峻利，然巴豆能解斑蝥之毒，用者勿畏。况疬毒之深，非此莫解。虚者，宜补先而攻后，或间服之，无虞。

又方：用鸡子，每个入斑蝥一枚，饭上蒸熟，去斑蝥，每日空心食一枚，一七便愈。若气虚者，佐以益气养荣汤。

［批］治瘰疬顽核。

如神散　治瘰疬已溃，瘀肉不去，疮口不敛。

松香一两　白矾三钱

共为末，麻油调搽，湿则干渗。

［批］治瘰疬疮口不敛。

针头散　治一切顽疮，内有脓管瘀肉，或瘰疬结核不化，及溃后不敛，宜此药追蚀。

赤石脂二钱半　轻粉　麝香各二分半　白丁香钱半　生砒　黄丹各五分　蜈蚣一条，炙干，研末，用一半

共为末，搽瘀肉上，其肉自化。若疮口小，或痔疮，用糯米粥和作细条，阴干，纴①入内，外以膏药贴之，内服托里补药，不久合口。

［批］治一切脓管结核。

替针丸　治脓成不得溃者。

白丁香　硇砂　真没药　乳香各一匙　糯米四十粒

先以石灰一块置碗内，量入水，待热，将米排于灰中，良久，候米如水晶状，取出用之。如米未就，再用灰制，后将各药末与米再研，收贮。用时，以饭丸麦粒大，每用一粒，粘疮头上，其脓自出。若附骨等疽及紧要之地，宜及时针砭，出之为善。

［批］治脓成不穿。

昆布丸　治项下结囊，欲成瘿者。

昆布　海藻俱酒洗，等分，焙

上为末，蜜丸，含化咽之，或水化服之。如肝经病，瘰疬、瘿瘤，服调治药未应者，宜此方加胆草酒炒、小麦醋炒，照上加半。

---

①　纴（rèn 任）：本谓织布帛的丝缕。此指穿、引。

［批］治项下结核。

生肌散　治疮不合。

木香　轻粉各二钱　黄丹五钱　枯矾三钱

共为细末，用猪胆汁拌匀晒干，再研细，掺患处。此方乃解毒去腐搜脓之剂，以毒尽则肉自生，大异用龙骨、血竭之类，以求生肌，反增腐烂也。

［批］治疮口生肌。

凡患瘰疬者，或补或攻，药已配就，用全穿山甲，于项上或左或右，取患处之甲二三十片，削净切碎，土拌微火炒成珠，每剂药用五六片为引。凡手足有病，药力一时难到者，亦用此法。手病取前脚之甲，足病取后脚之甲。必要取真在患处者方效，此予屡试屡验者也。

［批］治瘰疬宜以穿山甲取患处者为引。

备拣古来治瘰疬至简至稳神方于后，以便取用。

牡蛎煅，研粉，项下结核，以茶引之。胸胁坚结，以小柴胡汤引之。

瘰疬初起，用蓖麻子捣敷。又方：用海藻、昆布洗净，浸酒服，淬敷。又方：以野菊花根擂酒服，淬敷。又方：用僵蚕为末，每日水调五分，服一月愈。

立斋治瘰疬诸法：焮肿脉沉数者，泄之。肿痛、寒热脉浮者，邪在表也，宜发散。因怒者，疏肝行气。肿痛，脉浮洪而数者，祛风清热。脉涩者，补血为主。脉弱者，补气为主。肿硬不溃者，补气血为主。抑郁所致者，解郁结，调气血。溃后不敛者，属气血俱虚，宜大补。虚劳所致者，补之。因有核而不敛者，腐而补之。脉实而不敛或不消者，下之。

凡瘰疬，用牡蛎粉四两，元参末三两，甘草一两，面糊丸，每用三十丸，酒下，日三服。不拘已溃、未溃皆效，并除根。或用牡蛎四两，甘草一两，为末，茶调服一钱，神效。

凡瘰疬治法，先用灯火，次用隔蒜灸法，以连日多灸为贵，内服夏枯草方。不消，脉证实者，用必效散，毒下即止，服补养药。不消，再下，随服益气养荣汤数十剂，自消。至于溃者，亦看虚实，虚者内服补药，外用豆豉饼灸法，接引阳气。或有瘀肉，用如神散搽之，或有脓管，用针头散敷之，进益气养荣汤，即年久不愈者，无不收功。若溃后属实者，照前脉证俱实者治法可也。

［批］统论治法次第。

卷十二

论痔漏四十一

初起为痔，久则成漏。痔属酒色、郁气、血热，或有虫痔。漏属虚与湿热。

痔漏有五，曰牝、牡、气、血、酒之异。又有肠风痔、脉痔、雌雄痔，皆五痔之别名。此方书多立名色以炫人。而《内经》只云：因而饱食，筋脉横解，肠澼为痔。其始也，肛边状如鼠乳，久而不治，则旁穿数穴，腐溃脓血，即成漏矣。夫痔轻而漏重，痔实而漏虚，盖以痔止出血，始终是热，治宜凉血清热。[批] 论痔成漏。漏流脓水，初宜凉血清热，兼用燥湿，久宜温散。以始是湿热，终属湿寒，不用温药，何以去湿而散寒乎！非止痔漏，百病多有始热而终寒者，其脉其证，显然可验。丹溪下血条云：下血久而不愈者，后用温剂，正此义也。[批] 治漏须用温药。

凡痔属肝、脾、肾三经之证，若肺与大肠二经风热、湿热，热退自愈。不守禁忌，亦成漏证。此因酒色过度，或炙煿过食，或劳伤元气，阴虚火炽，皆成斯疾。其疮溃烂不一，治颇相似。其肠头成块者，湿热也。痛者，风热也。大便燥结者，火也。溃而为脓者，热胜血也，当各推所因而治之。

凡痔漏下血，服凉药不应者，必因中气虚，不能摄血，用补中升阳之药而愈。至如兼疝兼下疳者，皆肝肾不足之变证也，用地黄丸、益气汤，以滋化源为善。若专用凉药治火者，无不致祸。且血气出于谷气，当以胃药收功，胃气一回，血自循经络矣。

［批］论痔漏不概用凉药。

脉弦绝涩者难治，滑大柔和者易治。气虚者脉迟，血亏者脉涩。

［批］论脉。

败毒散　治痔疮初起，先以此解散脾胃风邪，证属热者。

人参随便　茯苓　枳壳　甘草　川芎　羌活　独活　前胡柴胡　桔梗各等分

姜引，宜多服。

［批］治痔初起属热者。

不换金正气①散　治证同前，但此属寒者。

厚朴姜炒　藿香　半夏　苍术　陈皮各一钱　甘草五分

姜枣引，加当归钱半，川芎一钱，更妙。

［批］治痔初起属寒者。

秦艽防风汤　治痔漏作痛，大便结燥。

秦艽　防风　当归　白术　黄柏　陈皮　柴胡　大黄煨泽泻各一钱　桃仁去皮尖　红花　升麻　甘草各五分

空心服。如火甚肿痛，加芩连、荆芥。如大便溏而气血亏，去大黄，加黄芪、川芎、白芍，后服补中益气汤为主，亦须随证加入。

［批］治一切痔漏。

六君子汤　治痔漏日久，脉数而涩，饮食日减，肢体愈倦，一切不足之证。先当服补中，次服此方收功。

人参　白术　茯苓　甘草炙　陈皮　半夏各一钱

姜枣引。如中寒，上呕下泻，加炮姜。如气虚，加黄芪、

---

① 气：原脱，据《太平惠民和剂局方》补。

扁豆。如体弱，兼脏毒下血，加芎、归、枳壳、槐花、地榆。

［批］治虚弱痔漏。

芎归汤　治气血不调，致痔漏、日下脓血等证。

当归六钱　川芎三钱

热加赤苓、槐花。冷加白苓、木香。热则血清而色鲜，冷则血浊而色黯。或再照冷热加入。

［批］治气血不调痔漏。

痔漏肠红方　治痔漏下血，十日全愈，其效无比。

黄连一两，好米酒浸一夜，捞起阴干，余酒后用　百草霜用茅柴烧者，不用松柴烧者，一两，二味共研末

乌梅蒸软，取肉一两，用前浸黄连酒蒸烂，三味同捣为丸，干加前酒，每空心酒下四五十丸，三日见效。

［批］治痔漏下血神方。

［批］以下各方俱外治痔漏。

下品锭子　治五漏，瘰疬，及翻花瘤，气核，脑疽，发背，诸恶毒疮。

白矾二钱　白砒钱半　乳香　没药各二分半　真牛黄三厘

上将砒末入紫泥罐内，次用矾末盖之，以炭火煅，烟尽取出，研末，并各药俱研极细末，用糯米粥糊为小线香样，阴干，每用二三厘，纤疮内三四次，年深者五六次，其根自腐。如疮露在外，以蜜水调搽。

尝有一媪，治瘰疬，以锭子纤疮内，上用膏药贴之，其根自腐，未尽再用，去尽，更搽生肌药，数日即愈，人多异之。若气血虚者，内服补药，如十全、补中、归脾之类。

枯痔水澄膏　治痔护肉。

郁金　白及各一两

共研细末。如患内痔，候登厕时，翻出在外，侧卧于床，洗净，以蜜水调药，傅①谷道四边好肉，留痔在外，以纸盖药良久，然后用后枯药搽痔上，仍用温水于纸上润之，勿令药干。

白矾四两　生信石二钱半　朱砂一钱，研极细末

先将信末入紫泥罐底，次将矾末盖之，用火煅令烟尽，将矾研末，置于掌中，乃入朱砂末少许，以唾调之，搽痔上周遍，一日三上，看痔头有焦色为效，有黄水出尽为妙。中夜上药一遍，来夜又上药，小痛不妨。换药时，以温水洗去旧药，或用荆芥汤洗净，药照前法上之。二三日黄水将尽，可于药中增朱砂，减白矾，其厚薄看疮色用之，方是活法。今人言能取痔者，皆此方也。

［批］治痔先护肉次治痔。

如神千金方　治痔皆效。

好信石三钱，打碎　白矾一两，为末　黄丹飞过，五钱　蝎稍七个，焙干为末　草乌光实者，去皮生研，五钱

用明矾入罐内，烧令沸，次下信拌匀，火煅，令罐红烟起为度，取为末，方入后三味同研，以磁罐收贮。如欲敷药，煎甘草汤洗净，然后用麻油调药涂患处，每日上药三次，必出黄水，则痔头渐消，黄水出尽，搽生肌之药，十日全愈。

［批］治一切痔疮。

水银枣子膏　治虫痔痒不止。

水银二钱　枣肉四钱

和研水银不见星，捻如枣核状，少用绵裹纳肛门中，明日虫尽出。

---

① 傅：通"敷"。分布。《荀子·成相》曰："禹傅土，平天下。"

［批］治虫痔作痒。

备拣古来治痔漏至简至稳神方于后，以便取用。

酒痔便血，用青蒿叶为末，粪前血，冷水调服。粪后血，酒调服，以青蒿凉血而不坏胃也。痔痛，用木鳖仁雌雄各五个，研作七丸，碗覆湿处，勿令干，每夜一丸，开贴痔上，自消。

虫痔，用槐白皮煎洗，良久，欲如大便，当有虫出。三次愈。

痔漏肿痛，用椒目研末，酒服三钱。

熏痔神方：用白芷、黄柏、夏枯草、紫花地丁各五钱，明矾、皂矾、甘草各一钱，煎水，先熏后洗，二次立愈。后用便桶刮垢焙干，每一钱加冰片二分，研末，摊纸上，按痔上，二次断根。

痔漏作痛，先以木鳖仁一两煎洗，次捣葱叶汁，和蜜涂之，三时即安。

翻花痔，用木瓜研末，鳝鱼涎调贴。

翻花痔，用荆芥、防风、朴硝各五钱，煎汤洗之。次用木鳖子仁、郁金研末，入冰片少许，水调敷之。

丹溪云：漏疮须先服补药，外以附子为末，唾津和为饼，如三钱厚，安疮上以艾炷灸之。但灸令微痛，不可令大痛成泡，或数十壮，以多灸为贵。附子饼干，易之，来日再灸，直至肉平为效。如是者，或灸至七日十日，未成者即消，已成者即溃，而易收功，切勿以溃而不灸也。此法最妙，百治百愈。

远年痔漏，用木贼、莲蕊、牵牛、当归等分研末，水调服。

外痔寸长，用槐花日服，并洗之。

凡鸡、鸭、鹅、牛胆，俱搽痔有效。

论癫狂四十二

附：邪祟。

经曰：重阳者狂，重阴者癫。又曰：阳虚阴实则癫，阴虚阳实则狂。而其证亦异。癫病之来，忽然僵仆，或歌或泣，如醉如痴，常昏多倦，多属不足，此心血之亏也。[批] 论癫证属虚。狂病之来，一发猖暴，或詈骂，或愤怒，登高逾垣，不知畏忌，多属有余，此痰火之盛也。由此观之，其阴阳寒热，迥然不同，不得概谓癫狂悉属热也。[批] 论狂证属实。至于痫病，即癫病也。观《内经》所言癫证甚详，而痫则无言，即此可知。而后世有风痫、牛痫、猪痫之多种者，此不过因其声之相似，遂立此名，徒滋惑乱，无足凭也。[批] 论痫即癫病。

痰气俱安汤新　治癫因气逆痰滞，塞心窍，壅经络，僵仆搐搦，强直昏迷。至于火之有无，宜察其脉证而加减之。

陈皮去白，二三钱　半夏二钱　胆星一二钱　海石二钱　白芥子炒研，七分　泽泻　木通各一钱三分

水煎，温服。如大便闭结，而火不下者加大黄，不应，加芒硝。如痰盛火不降者，加童便。如舌黄，小水不利者，加栀子。如口渴喜冷者，加生石膏。如胸胀痛者，加青皮。如痰因风鼓，加钩藤钩、僵蚕。如经络痰滞不活，加竹油姜汁。但所加者，分量宜重。

[批] 治一切痰气癫病。

凡昏迷，或一时，或半日乃苏者，由气之倏逆倏顺，不必惊惶也。

滚痰丸　治痰迷心窍，昏不知事，癫风百出。

礞石煅，金色，一两　大黄酒蒸　黄芩各半斤　沉香五钱

共研细末，滴水为丸。临卧时，用热水一口许，送三五十

丸，过喉即仰卧，令药徐徐而下，大半日勿饮食起坐，必使药气逐上焦滞痰，过膈入腹，然后动作，方能中病。或病甚者，须连进二三次，或多至百丸，亦觉无妨。

［批］治痰迷癫病。

吐痰方　治胸膈痰滞，时发癫病。

用白矾一两，水煮一时，入蜜一合，更煮一刻，温服即吐。如未吐，再饮热水一盏，吐痰为效。

［批］治痰癫。

服蛮煎　治水不制火，心肾微虚而癫者。

生地　麦冬　白芍　菖蒲　石斛　丹皮　茯神各二钱　陈皮一钱　木通　知母各钱半

水煎服。如痰盛多郁者，加贝母二钱。如痰盛兼火者，加胆星钱半。如阳明火盛狂燥者，加生石膏二三钱，或加大黄二钱。

［批］治微火癫病。

朱砂安神丸　治心虚有火，癫痫昏迷。

朱砂三钱，细研，水飞，为衣　生地二两　当归两半　甘草五钱黄连一二两

共研细末，汤浸蒸饼为丸，朱砂为衣，用温水送下二三十丸。

［批］治心虚癫病。

抱胆丸　治男妇一切癫痫风狂，或因惊恐所致，悉效。

水银二两　黑铅两半　朱砂细研　乳香细研，各一两

上将黑铅入铫子内溶化，下水银结成砂子，次下朱砂、乳香，乘热研匀，为丸鸡豆大。每服一丸，空心井花水吞下。病者得睡，切莫惊动，觉来即安。再一丸，可除根。

[批] 治男妇癫病。

灵苑辰砂散　治风痰诸痫，狂言妄走，一发仆地，吐沫戴眼等证。

辰砂佳者，一两　枣仁微炒　乳香明者，各五钱

上研细末。先令病人饮醉，但勿令吐，居静室中，将前药作一服，用温酒一钟调匀，令顿饮之，便令安卧。或一二日，或三四日，切勿惊觉，待自醒即愈。若惊寤，则难治矣。

[批] 治风痰诸痫。

龙脑安神丸　治男妇小儿癫痫，不论远近，服之悉愈。

龙脑　麝香　牛黄各三分，细研　犀角屑　人参　茯神　麦冬　朱砂水飞，各二钱　桑白皮　地骨皮　甘草炙，各一钱　马牙硝二分　金箔十片

共研细末，炼蜜丸，弹子大，金箔为衣。寒用热水，热用凉水，不拘时，化下一丸，小儿半丸。病久者，日进三服。但牛黄必须真者，方得奏效。

[批] 治虚中挟实癫病。

凡癫痫无火者多，若无火证、火脉，不可妄用凉药，损伤脾胃，致有气血暴脱凶证。宜用八珍、十全大补等汤，或干姜、桂、附之类，皆所必用，不得谓概属实邪而禁用补剂也。

[批] 论癫痫多虚证。

[批] 以上治癫病。

三补丸　治三焦火热，邪乘心胃二经，狂暴不宁，宜治火为主。而或痰或气，察其甚者而兼治之。

黄连　黄柏　黄芩等分

为丸，淡盐汤送下。如痰甚者，加胆辛①。如气滞者，加香附、白芥子、陈皮之属。如大便燥结，属阳明胃火者，加大黄，不应，加芒硝。如口渴，加生石膏。如小便短涩，加泽泻。如舌燥而黄，加山栀子。

［批］治火邪狂证。

清心汤　治心受热邪，狂言叫骂，动履失常，脉实便结者。

黄连　黄芩　栀子　连翘　薄荷　甘草　芒硝　大黄　竹叶二十片

温服。如系阳明火盛者，宜白虎汤亦可方载下三消。

［批］治实火狂证。

生铁落饮　治因火致痰甚者，狂怒横暴，病出于肝，属木。铁落，金也，以金制木之意，能坠痰镇心。

铁落系铁砧下锤铁落下者，收十余斤，煮水以煎药　石膏五钱　元参　秦艽各四钱半　龙齿　茯苓　防风各七钱

上研末，每用一两，入铁汁中煎好，加竹沥半杯合服，每日三次。甚者宜滚痰丸。如水不制火而兼心肾微虚者，用上服蛮煎，或朱砂安神丸亦可。

［批］治痰火热狂。

大承气汤　治三焦热甚，狂暴非常。因据《内经》"夺食即已"之义食入于阴，长气于阳，故阳旺而狂也，故用上汤下之。或者火极似水，六脉隐伏，身表如冰而发则叫呼声高。詈骂逾垣者亦用此汤数下之。身温脉生，方得愈也。然亦有心血不足，神无所依而变乱不常者。此属癫证。家补不宜泻。二者误认，顷刻凶危。方见伤寒下证。

---

① 辛：疑为"星"之误。

　　［批］治邪实热狂。

　　［批］以上治狂病。

论邪祟

　　《内经》十八卷，未尝论及邪祟。其言邪气盛则实者，指六淫之邪耳，非世俗所谓神鬼妖怪也。丹溪云虚病痰病有似邪祟。盖气血两亏，痰客中焦，以致视听言动，皆为虚妄。以邪治之其人必死。由是观之，何邪之有！虽然山谷阴幽，时有猿精狐怪，庄房日久。或多怨鬼愁魄，然必因虚而入。盖正气虚，则阳明之气不足以胜其幽潜，更必因心而客。盖邪心起，则淫乱之怪，适足以招其类聚，乃致面黄肌瘦，或奇梦惊心，或昏倦嗜卧，或饮食久绝而神色不变，或妄言祸福而明征不谬，或脉乍疏乍数，乍大乍小。［批］论邪祟因虚而附。凡遇此证，以补虚安神为主。有痰者吐之、消之，有积者下之、攻之。用灸法以治其外，正言以醒其心，未有不愈者。若张皇无主，纯用攻击，不惟病不去，而命亦危矣。

　　备拣古来治癫狂邪祟至简至稳神方于后，以便取用。

　　丹溪曰：治癫狂大法，以行痰为主，如黄连、南星、瓜蒌、半夏，寻火寻痰，分多少而治。若痰盛者，必用吐法，吐后用朱砂安神丸及平肝之药青黛、柴胡、川芎之类。

　　邪狂横暴，用苦参为末，蜜丸，茶清下，上方也。

　　又法：将两手两足大拇指，以二指并缚一处，用艾灸爪甲旁七壮，须于甲肉之半，令四处着火，此名鬼俞穴。若是邪者，自即招认，求释而退。

　　邪附而癫，烧蚕退纸灰，酒调服，或于手拇指甲下，针之血出，即止。

　　心虚癫风，用郁金七两须四川蝉肚者为真，生明矾三两，共研末为丸，汤水任下六十丸，治痰裹心窍者最妙。

阳狂横暴，用大黄五钱，芒硝三钱，去胃中实热。当归五钱，补血和阴。甘草二钱，缓中泻火。加姜枣者，引入胃也，以大利邪去为度。《经》谓：微者逆之，甚者从之，此之谓也。

癫风邪祟，用朱砂一两细研水飞，青黛净花二钱，以猪心血糊为丸，每用茶下二十丸，甚者不过三服。

猝痫，用钩藤、甘草煎服。

风癫，用南星九蒸九晒，姜汁糊丸服。

鬼附啼泣，或中恶腹痛，用升麻煎服。

中五尸鬼祟，用忍冬藤即俗名金银藤煮汁服，或煎膏酒化服。

邪祟，用大蒜捣溶，同香墨磨汁，酱汁合服。又方：同雄黄、杏仁研末服。又方：用安息香烧之，能去鬼祟，并治妇人夜梦鬼交。如丹参、白鲜皮、白蒺藜，俱可治邪。

论三消四十三

上消、中消、下消。

上消者，渴证也，随饮随渴，上焦之津液枯涸，其病在肺，而心脾阳明之火，皆能熏蒸而然，故又谓之膈消。中消者，中焦脾胃病也，多食善饥，而身日瘦，又谓之消中。下消者，下焦肾经病也，小便黄赤，或为淋浊，或如膏脂，面黑体瘦，又谓之肾消。此三消者，属火证也。然有实火者，以邪热之有余也。有虚火者，以真阴之不足也。若不辨虚实治之，则未有不误者矣。［批］三消属火宜分虚实。

白虎汤　治上焦、中焦实热，脉证悉实，身热舌黄，溺赤口渴。

生石膏二两　知母三钱　甘草钱半　糯米一撮

温服。如渴多饥少，汗甚，右寸脉虚者，加人参一钱。中焦火证善饥者，亦用白虎汤。

［批］治上中二焦实火消渴。

玉女煎　治水亏火甚，六脉浮洪滑大，烦热干渴。若溏泄者忌用。

生石膏三五钱　熟地五钱，或七八钱　麦冬二钱　知母　牛膝各钱半

温服，或冷服。如火盛者，加栀子、地骨皮之属。如多汗者，加北五味十四粒。如小水不利，或火不能降者，加泽泻钱半，茯苓一钱。

［批］治水亏火甚消渴。

六一甘露散　治阳明内热，口渴班黄，及热痰喘嗽，二便闭结。

石膏六两，生用　甘草一两

研细末，用凉水或用温水，每调服三钱。

［批］治胃火消渴。

凡中消善饥，古以调胃承气汤下之。既已善饥，自无停积，何堪攻击！如有闭结，或可暂用，否则用上三方清火可也。或各加升麻四五分，引清气上升，而渴自止。亦妙法也。

［批］论中消不得概下。

大补阴丸　治肾水亏败，小便淋浊如膏，阴火上炎，左尺空虚。

黄柏　知母各用盐酒炒，俱四两　熟地　龟板酥炙，或酒炙，各六两

上为细末，地黄捣膏，用猪脊髓同蒸熟，加炼蜜为丸，盐汤遂下五六钱。即滋肾丸亦可。六味地黄丸加黄柏、知母更妙。

［批］治肾虚火炎消渴。

滋肾丸　治证同前。

黄柏　知母盐炒，各二两　肉桂二钱

蜜丸。方中用肉桂为引者，借辛热引入肾中之虚热处，俾知柏以成功也。

以上诸方，悉属阴寒，中病即止。或于病减一半时，宜中时间服补脾之药，如四君、归脾之属，或加麦冬、五味，补土生金，清金生水，庶无后患。

［批］治证同前。

八味地黄丸　治火衰不能化气，气虚不能生液，而水涸消渴者。

真怀庆大地八两，用砂仁四钱微炒，研末，同米酒蒸晒　淮山药四两　枣皮四两，酒蒸　白茯苓四两，人乳拌蒸更妙　粉丹皮酒浸晒干，二两　建泽泻一两五钱，淡盐水浸，晒干　梫桂面拣肉厚甜多辣少者，三两，忌火　附子四两，制法载本草

除地黄、枣皮先捣成膏外，余药研细末，加炼蜜为丸，每早用淡盐水送七八钱。

［批］治火衰消渴。

凡三焦之火，多有病本于肾，而无不由乎命门，夫命门为水火之腑。水亏者，固能为消为渴，此肾中之阴虚也，宜用六味。火甚加黄柏、知母，或再加麦冬、五味。壮水清金以制火，人固有知之者。［批］论消证由水亏者。谓阳虚无火，亦能为消、为渴，则人不信。不知水不得火，是无阳不化，有降无升，所以饮水直入膀胱，而饮一溲二，以致泉源不滋而枯涸为病者，是皆真阳不足，火亏于下之消证也。［批］论消证由火亏者。知用桂附于滋阴药中，则水得火而温，如釜底加薪，而氤氲上顶矣。此生杀之微权，若不详明，再用苦寒以伐生气，则消者日

甚，不能止矣。凡内伤劳病，有火亏不能归源，泛游于外，而为假热证者，亦宜知此，而用之乃妙。阅者宜深思之，不得忽过。

保元汤新 治肾虚无火而下焦滑遗者，以补阴固涩为主。

熟地三五钱 枣皮二钱 山药钱半 菟丝子炒香捣碎，二三钱 五味三分 益智仁酒炒，一钱 附子钱半 肉桂一二钱

水煎，空心服。如虚滑遗甚者，加金樱子净肉二钱，或加乌梅二个。如兼大便溏泄，加骨脂、吴茱萸之属。

［批］治火衰遗滑消渴。

凡消渴能食，病久而小便数者，津液必竭，则经络涩而荣卫不行，气血凝滞，定成痈疽。

［批］论消久成□。

又有不能食而阴虚水泛，反来克土，土虚不能渗湿而生热，湿热相搏，不能传化，发于皮肤，身必肿胀。法载肿胀门，所当参用。

［批］论消久变肿。

渴家不可发汗，虽有外邪，当从轻治，以津液之源竭也。［批］论三消忌汗。凡下消小便浊，而有脂液，治宜养阴以分清浊，切勿用渗湿之药。［批］论下消忌渗利药。肾消，小便甜者为重，是生气泄，脾气下陷于肾中，为土克水也，治宜脾肾两补，或中时用归脾汤加升麻，早夜服六味、八味之类。［批］论小便甜者病重。

全真一气汤 治脾肾两虚，补土以生金，养金以滋阴。一气相生，故中、下二消同治，凡脾肾两经虚证，皆可用也。

熟地三五钱，阴虚甚者加重 麦冬去心，拌米炒黄，二钱，肺虚者用半 白术炒黄，不用土，三钱 淮牛膝酒炒，一钱 北五味五分，或多

用 附子由一钱加至二钱

水煎服。

［批］治中下二消。

备拣古来治三消至简至稳神方于后，以便取用。

天花粉，治消渴神药也。

消渴，宜养肺、降火、生血为主。

三消者，多属津液枯涸，补后天，以四物汤为主。上消者加五味、人参、麦冬、花粉煎成，入生藕汁、生地黄汁。酒病加生葛汁。中消者，本方加知母、石膏、滑石，以降胃火。下消者，本方加黄柏、知母、熟地、五味之类，以滋肾水。

三消忌半夏。

能食而渴者，白虎加人参汤。不能食而渴者，用四君子加花粉，或加干葛。上中既平，不传下消。

兼泄者，用白术、白芍之类。

病后燥渴者，余热在肺也，用参、苓、甘草末少许，生姜汁调，冷服。

消渴亦有因虫者，用苦楝根皮煎就，入麝少许，空心服，虽危亦救。

止渴生津，用乌梅、豆豉煎服。又方：用五倍子研末，水调二钱，每日服三次。

消渴变水肿，用真苏子、萝卜子等分微炒，研末，桑白皮煎汤，调末三钱，每日服三次，水从小便出，渴止肿消。

消渴，用晚蚕砂焙研，冷水调二钱频服。

伤寒变证，有百合病，欲卧不卧，欲食不食，口苦便赤，得药则吐，病名百合，变成消渴。用牡蛎煅二两，天花粉二两，共研末，米汤调三钱，每日服三次。

消渴，单用黄连煎服。

消渴喜水，用泥鳅十尾焙干，去头尾，烧灰，干荷叶等分为末，每用二钱，水调下，日二服，妙。又方：浮石、蛤粉、蝉脱等分为末，鲫鱼胆七个，调服三钱，神效。

大约此病系膏粱肥甘之变，酒色劳伤之过，富贵者多有之，而贫贱者鲜也。有此病者，自宜减嗜欲，薄滋味，却思虑，治或可瘳，若徒恃药饵，则难愈矣。

论汗证四十四

汗有自汗、盗汗二证。自汗者，属阳虚，卫气不固，则腠理松，而津液为之发泄也。时常出汗，而动作益甚，治宜实表补阳。[批]论自汗。盗汗者，属阴虚。阴虚者，阳蒸阴分则血热，血热则液泄，寐则出，醒则收，治宜清火补阴。[批]论盗汗。然阴阳有交互之义，不得以阳虚仅补阳，而忘乎阴也。不得以阴虚仅补阴，而忘乎阳也。何以言之？如病后、产后、吐泻、失血之后，必多出汗，是阴虚而阳无所依，气将脱矣，必用参芪，而滋阴之品须兼用之。如黄芪补气汤用当归一两，而黄芪止用三钱，是补血以生气也。如当归补血汤用黄芪一两，而当归止用三钱，补气以生血也。因证因脉，随时变化，不胶一定。[批]论阴阳交顾。彼火盛而汗出者，以火烁阴，阴虚可知也。无火而汗出者，以表气不固，阳虚可知也。知斯二者，而治法可得纲领矣。[批]论汗证有火无火。

凡人但知热能致汗，汗必热，不知阴亦能致汗，汗必冷。所谓寒者，非曰外寒，正以阴中无阳，则阴无所主，而汗随气泄也。《经》曰"阴胜则身寒汗出"，寒则厥，仲景曰"极寒反汗出，身必冷"是皆阴汗之谓也。治者，速救元气，如参芪固所当用，即姜、桂、附子，亦不可缓，庶冷汗转热，而病可愈矣。

［批］论阴寒出汗。

玉屏风散　治气虚自汗，及伤寒误治，多汗表疏，易感风寒者。

黄芪蜜炙　白术土炒，各一两　防风三钱

姜引。

［批］治气虚自汗。

清火固表汤新　治内热有火，口渴便结，烦躁不宁，表虚自汗，日夜不止，宜清火以固表也。

黄芩　生地　白芍各钱半或二钱　麦冬　石斛　女贞子各钱半　知母　青蒿　甘草各一钱　淡竹叶十片

水煎服。如火退而汗不收者，加净麻黄根蜜炒二钱，或加牡蛎粉二钱。如心虚不寐多汗者，加枣仁、当归各钱半。如口渴甚者，加生石膏三钱。如小便赤涩，加山栀钱半。此方适病而止，后宜因人补养。

［批］治火炎出汗。

大补黄芪汤　治虚弱自汗。

人参随便　茯苓　黄芪蜜炙，各二钱　熟地　白术　当归　枣皮各钱半　防风　甘草炙　肉桂各一钱　五味子三分　肉苁蓉一钱八分

枣引。或加麻黄根二钱。

［批］治虚弱自汗。

芪附汤　治气虚中寒，自汗如冰，肢体倦怠。

黄芪蜜炙，五钱　附子制，三钱

水煎服，加人参更妙。

［批］治中寒自汗。

白术散　治虚风多汗，少气痿弱，食则汗甚，不治必成消渴。

白术炒，二两　牡蛎煅　防风各一两

研末，温水调服。或减半煎服。

［批］治虚风多汗。

黄芪六一汤　治阴阳俱虚，盗汗。

黄芪蜜炙，六两　炙草一两

煎服。

［批］治阴阳两虚盗汗。

当归六黄汤　治人夜睡，寐则汗出如洗，醒则汗收，此名盗汗。由心虚有火，阴阳两亏也。用此治之，一服全愈，真圣方也。

当归钱半　黄芪蜜炙，二钱　熟地　生地各一钱八分　黄柏炒
黄芩各一钱二分　黄连六分

水煎，夜服。

［批］治盗汗圣药。

加味知柏地黄汤新　治阴虚火动，煎熬汗出，如干竹以火燃之，亦有油也。但补其阴，火退而汗自止，不得概用参、芪、桂枝敛之。如阳虚之自汗也，其左尺脉必细数无力，或浮大而空。

熟地四五钱　枣皮　山药　茯苓　当归　白芍酒炒，各钱半
丹皮　麦冬　知母　黄柏各一钱　泽泻八分　五味三分

水煎，空心服。但分量要足，水三碗，煎二碗，顿服，则药下而有效。

［批］治阴虚出汗。

金锁正元丹　治真阴不足，遗精盗汗，一切虚损。

补骨脂酒炒，四两　肉苁蓉须大而色鲜红者，酒洗　胡芦巴　巴戟去心，各八两　五倍子二两　茯苓三两　龙骨酒煮，焙干，研末，水飞过，两半　朱砂细研，水飞过，八钱

上为末，先将苁蓉捣化，次入药末，米酒糊丸，盐水送下。

［批］治阴亏遗精盗汗。

治汗备要

凡自汗、盗汗，忌用生姜，以其松腠理也。

［批］论汗忌姜。

凡自汗属气虚，用参芪，少佐桂枝，以实表也。若阳衰身冷，加附子。

［批］论治自汗。

凡止汗，麻黄根甚捷，性走周身，引诸药至卫分而固腠理也。

［批］论止汗药。

凡汗者，心之液也人言为心血，误矣！但血液同类，须当养心，而肾主五液，入心为汗，故汗证未有不由心肾虚而得者。治者早夜补肾，中时补心，二者互用乃妙。

［批］论汗属心肾。

凡盗汗，属阴虚有火，而真元犹未大亏，所以历久无害。若自汗，则真元耗散，肺失统气之权，不治，势必阳亡阴竭而危。治自汗，以温热补益。治盗汗，以清凉滋补。

［批］论自汗甚于盗汗。

凡自汗服敛药而不效者，当理心血。心无所养，故溢而为汗，宜大补黄芪汤方在上加枣仁二钱。有微热者，加石斛二钱。

［批］论汗当养心血。

凡内伤虚损出汗者，用补中益气汤方见伤寒表条加麻黄根二

钱，附子五分为佐助，但升麻少用，须蜜重炒，又不可少，欲引参芪至表也。

［批］论内伤汗治法。

凡食滞中宫，热气聚胃而上炎，则头汗出。然在病后、产后，悉属阴阳两虚，治法不同。

［批］论头汗。

凡当心汗出，名心汗，乃思虑伤脾，以生脉散或补心丹治之。

［批］论心汗。

凡两腿挟中，行走劳动，汗出腥秽，此下焦湿热也，以渗湿热治之。

［批］论两腿中汗。

凡饮食时鼻多汗者，此肺虚乘热也，治宜补肺凉血。

［批］论鼻汗。

凡两胁下动辄有汗，此肝虚乘热也，宜养血补肝。

［批］论胁汗。

凡饮食汗出如洗，日久心虚液耗，令人消渴偏风，宜早治之。

［批］论饮食出汗。

凡脾经湿热，淫于四肢，使手足心常有汗，宜抑阳渗湿。

［批］论手足心汗。

凡肺脉散，当自汗。肺脉缓甚，为多汗。尺脉涩，阴伤也，多汗。

［批］论脉息。

论汗出凶证

凡身一边出汗者，气血不周也。

或吐血、衄血，头汗而身无汗者，为阳亡阴竭。

汗出如雨，揩拭不逮者，名洗尸汗，三阳绝也。

脉不为汗衰者，汗出喘甚者，汗出脉脱者，汗出身痛甚者，汗出发润如油之粘，如珠之缀而不流者，皆死证也，不治。

备拣古来治汗至简至稳神方于后，以便取用。

止汗，如麻黄根、浮小麦、乌梅、五味子、小黑豆、龙骨、牡蛎之属，可随宜择用。

黄芪得防风，而固表止汗之力愈大。

肉桂最能实表止汗。

盗汗，用桑叶焙干，研末，米饮调服。

盗汗，用五倍子为末，津调填满脐，以绸帛缚定，一夜即效。次日换之，或少加枯矾研末。

凡汗遗精，用鹿角霜二两，龙骨炒、牡蛎煅各一两，为末，酒调服，或米酒糊丸，盐汤下。

虚劳出汗，用牡蛎粉、麻黄根、蜜黄芪等分为末，每用五钱，煎服，或为丸服。

凡汗，用艾叶、茯神、乌梅煎服。

论痉证四十五

附：劳风、风搐、各经兼证。

古言痓，今言痉，传写之误也。仲景曰：太阳病，发热无汗，反恶寒者，名曰刚痉。发热汗出，而不恶寒者，名曰柔痉。又曰：太阳病，发汗太多因致痉。风病下之，则成痉。疮家不可发汗，汗之亦成痉。盖误汗者必伤血液，误下者必伤真阴。阴血受伤则血燥，血燥则筋失所滋，由是为拘为挛，反张强直，头摇口噤，戴眼面赤，或身热足寒之类皆是也。况《内经》之《经脉》篇曰，止言足少阴肾经，足太阳膀胱。以膀胱为津液之腑，肾为藏精之脏，病在二经，水亏可知。［批］论痉由误治所致。故治此者，当以真阴为主。［批］论治当补真阴。何今人但见此证，多门分类，而悉作风治。不知外感之风寒，邪证也，治宜解散。内生之风，血燥证也，止宜滋补。矧风药多燥，当此精败血枯之候，而再用燥剂，吾未见有能回生者矣！其论已详似中风门，所当参阅。

凡痉证多由误治而致。或者正气虚，而外邪间有袭者。因风则有汗，脉必浮缓。因寒则无汗，脉必浮紧。因湿则身痛，脉必沉细。更有阳缓阴急，则久久拘挛。阴缓阳急，则反张强直。二证宜分别之。［批］治当凭脉。

十全大补汤方见伤寒补条　治气血两虚，内起风火发痉，少加附子五六分，行参芪之性以补卫，引归地之性以补荣，则痉不治而自愈矣。

［批］治气血两虚发痉。

气血两补汤新　治痉因汗因泻，气血两虚，六脉虚弱，或浮大无力，不得误为实证治之。

人参少者，以山药四五钱炒黄代之　白术钱半　甘草炙，一钱　枣仁炒，二钱　当归泻者土炒，二钱　熟地砂仁煎汁炒干，三钱　白芍酒炒，钱半

水煎服。如呕恶，加生姜二钱。如汗多，加五味子十四粒。如气虚，加蜜炒黄芪一二钱。如兼外感风寒而拘挛者，加钩藤钩、荆芥之类。

［批］治证同上。

芪附汤　治阳虚、汗多亡阳而痉者。

黄芪蜜炒　附子等分

姜引。若汗多兼火而燥热者，宜当归六黄汤方见汗证门。

［批］治气虚痉证。

温胃汤　治痉因误下而泻不止者。

白术二三钱　山药炒　扁豆炒　茯苓各钱半　草薢四钱　车前子去壳，微炒　甘草炙　干姜炮，各一钱

姜枣引，温服。如泻甚者，加肉豆蔻面炒用二钱，或补骨脂亦可。如阳虚下脱不固者，加附子二钱，或加乌梅二个，煨木香三分。如四肢拘挛，口眼歪斜者，属木动风摇，兼侮脾土而泄者，加肉桂一二钱。凡有泄者，宜参此用。

［批］治虚泻痉证。

清化饮　治痉因有火，脉见洪滑，证多烦热，宜滋阴以救血燥。

白芍　麦冬　生地　茯苓各二钱　丹皮　黄芩各钱半　石斛钱半

温服。如热甚而渴，加石膏二三钱。如小便涩者，加木通钱半，或加黄柏、栀子。如兼外邪发热，加柴胡钱半。如阴虚血亏者，加熟地三钱，山药二钱，当归二钱。若热甚烦燥，加黄连、黄柏、知母、青蒿、地骨皮之类。可随证加用。

［批］治热痉。

大和中饮　治痉因汗下太过，阳虚阴盛，复感邪而畏寒莫解者。

熟地　白术　当归各二三钱　人参随便　山药钱半　甘草炙，一钱　柴胡　麻黄　肉桂各一二钱　白芍酒炒，一钱　生姜钱半

温服。如汗甚，去麻黄，加黄芪二钱。如寒甚，加附子一二钱。

［批］治痉因体虚感邪。

降火化痰汤新　治痰因火炎而致痉者，不得不暂为清理。

但得痰气稍开，便宜调补气血，以此证候多属虚火虚痰也。

陈皮　半夏　茯苓　甘草　贝母　胆星　海石　木通各钱半

白芥子六分

温服。如火盛痰不降者，加童便一小钟。

［批］治虚火痰痉。

神术汤　治无汗之刚痉兼有湿者。

苍术　防风　甘草各三钱

加羌活或独活、麻黄，用葱白为引。

［批］治刚痉兼湿。

白术汤　治有汗之柔痉兼有湿者。

白术　防风　甘草各二钱

加桂心、黄芪，用生姜为引。

［批］治柔痉兼湿。

附：劳风、风搐、各经兼证

凡劳风证者，因劳后汗出遇风，其证其治，与痉同法。但须审其劳损何脏，如因肾虚损者，即为肾劳风也，宜随证施治。［批］论劳风。又风搐证者，本与痉证不同，《经》曰：诸风掉眩，曲直摇动，皆风木之用。阳主动，阴主静，由火盛制金，金衰不能平木，木旺而自病。或平肝，或吐下，因证治理。是虽不可与痉同论，亦可引以证痉之风热由内作者。［批］论搐风。

伤寒发汗太过，多成痉证。此际尚身热足寒，项强恶寒，头摇口噤，背反张者，痉兼太阳也。若头低视下，手足牵引，肘膝相构者，痉兼阳明也。或一目左右斜视，并一手足搐搦者，痉兼少阳也。治法因证，再察脉息，在表无汗汗之，有汗止之。阳明痉属里，实者下之。少阳痉半表半里，和之。所谓各随其经也。按：此证间或有之，施治时须顾气血。

［批］论痉兼各经。

论暑证四十六

此正热时暑病也。与冬伤于寒，至春发为温病，至夏发为暑病者不同。

暑本夏月之阳邪，其为病也，有冒、有伤、有中，并有因暑而致者。名虽不一，而总不外虚实二字。其证其脉，辨而治之，庶无差也。《经》曰：脉盛身热，谓之中热，乃有余之证，其候头痛壮热，大渴引饮，治宜清凉。脉虚身热，谓之中暑，乃不足之证，其候头痛恶寒，身倦自汗，治宜温补。其有阴寒之极者，须用姜附。此《内经》舍时从证之法也。彼因暑而致者，畏暑贪凉，寒邪袭于肌表，发热恶寒，头痛身疼等证，当以伤寒法治之。至于不慎生冷，寒凉伤脏，而为呕吐腹痛等证，此寒邪在内，治以温中为主，不得概以暑热论也。［批］中热中暑虚实迥别。

参苏饮　治伤寒恶寒发热，头痛无汗，夏月感冒等证。

人参　苏叶　干葛　前胡　陈皮　枳壳　半夏　茯苓各八分
木香三分　桔梗七分　甘草五分

姜六分，枣一枚，热服。

［批］治暑天感寒。

黄连香薷饮　治阳暑中热，口干舌燥，小便赤短，身热目赤，脉洪体壮，一切实证。若中阴暑而误用之，则阳散阴泄，为害不小。

黄连二钱　香薷钱半　厚朴姜炒，钱半　扁豆炒，三钱，研　茯苓钱半　甘草一钱

热服。如大便泄而小便短，加苍术、泽泻、草薢此味要重或加木瓜。腹痛加白芍。

［批］治阳暑实证。

香薷之性，香窜而沉寒，惟胃实而阳盛之人宜之。若气虚体弱者服之，损伤胃气，反致吐泄腹痛，阴寒危败等证。何今人不知，至热时，老少时常服之，云以防暑，正适以致疾也。

［批］论香薷勿概用。

补中益气汤方载伤寒表条　治脉微体虚，不可发汗，补元气即以解寒邪也。［批］论阴伏于内。如伏阴在内，而寒不易散，呕泄畏寒，内无热证，不拘夏月，即用理中加白芍之类，不可疑也。前伤寒条内，所宜参阅。

［批］治体虚感冒。

和胃饮　治夏热多食生冷，寒湿伤脾，腹痛吐泻等证。

陈皮　厚朴各钱半　干姜炮　甘草各一钱

此方凡藿香、砂仁、扁豆、木香、泽泻、茯苓之类，可随证加用。如兼外感，可加柴胡。

［批］治热时食生冷。

桂苓甘露饮　治炎热多汗，烦渴，少气多火，小便不利，属阳暑也。

滑石二两　石膏　寒水石　白术各一两　茯苓　泽泻各五钱肉桂钱半　猪苓三钱

上为末，温水调下，或煎服亦可。

［批］治阳暑热燥。

清暑悉安汤新　治冒暑，身热、便泄、口渴、汗出、腹痛、尿赤等证。

苍术　白术各钱半　扁豆三钱,炒捣　宣木瓜二钱　泽泻　木通　车前子各一钱　陈皮八分　茯苓钱半　生白芍钱半　甘草一钱滑石三钱　香薷五分水煎服。此方不拘老幼男妇，皆可服。

［批］治一切暑证。

清暑益气汤　治暑热伤气，倦怠、胸满、汗出、身痛、烦热、小便黄、大便溏、昏沉不食、口渴、脉息虚弱等证。

人参无者，以山药炒黄三钱代之　黄芪蜜炙，二钱　白术钱半　当归身钱半　苍术一钱三分　陈皮　神曲　麦冬　甘草炙，各八分　黄柏炒，六分　干葛八分　泽泻七分　升麻蜜炒，六分　青皮五分　五味三分

水煎服。

［批］治暑伤虚证。

大顺散　治中阴暑，食少、体倦、发热、作渴、腹痛、吐泻、脉沉微者。

干姜炮　肉桂　杏仁炒，各二钱　甘草钱半

共为末，每用三钱，水煎服。如烦燥者，井花水调服。不效，加附子钱半。

［批］治中阴暑。

录古来救伤暑死者简易诸方于后，以便取用。

凡暑病不可发汗，汗多亡阳。

中暑死者，不可饮冷水，卧湿地，闭绝三焦流通之气，不可救也。移于阴处，即挖路上热土堆脐上作窝，多令人溺满，暖气透入即醒。随捣蒜，用泥搅水调服。

又方：用热童便灌之，外以布蘸热水熨脐，一苏，服清暑益气汤，少下黄柏、泽泻、青皮，或服补中益气汤之类。

无蒜，服地浆水亦可。

暑毒疟痢，用雄黄研细，蒸饼和丸，甘草汤下，神方也。

论湿证四十七

湿之为病，有因于外感者，如天雨袭虚，地气上蒸，或汗

衣久沾，或重雾寒露未避是也。有因于内伤者，如嗜瓜果，饮乳酪，啜酒浆，喜生冷是也。其为证也，湿在肌表，为寒热自汗。在经络，为痹为重，筋骨疼痛，手足痿弱。在肌肉，为麻木，胕肿，黄疸。在脏腑，为尿赤便泄，腹痛后重。在上则为痰，在下则为痢。然湿证虽多，不出湿热、寒湿二者而已。热者宜清、宜利，寒者宜温、宜燥。《经》曰：诸湿肿满，皆属脾土。东垣曰：治湿不利小便，非其治也。观此，宜以补脾利水为主，而湿自治。但当分其表里虚实，庶无差谬。盖湿从表入者，汗以散之。在上者，宜微汗之。在中、下二焦者，宜疏利二便，或单用淡渗以利小便。然又有说：湿热之证及微虚微热者，利之可也。至于大虚大寒，最忌下利。即有湿热，而体虚寒，精血已亏，而复利之，害必甚矣！宜用升阳风药，兼实脾土，乃为精工。论曰：湿淫所胜，风以平之。又曰：下者举之，得阳气升腾而愈是也。

利水渗湿汤新　治湿热烦渴，溺赤身痛，脉息洪滑实数者。

苍术　厚朴姜炒　茯苓　黄芩各钱半　泽泻　猪苓　木通　车前　陈皮　栀子炒

食远服。如大便燥结，加酒煨大黄钱半，枳壳一钱。如黄疸，加茵陈二钱。如兼外感，加羌活一钱。

［批］治湿热。

二妙散　治遍身湿痛。

苍术三钱　黄柏炒，二钱

水煎，夜服。

［批］治遍身湿痛神方。

三妙散　治腰膝以下湿痛。

即前方加川牛膝二钱，夜服。

［批］治腰膝以下湿痛。

加味五苓散　治外中寒湿，身痛溺涩，口渴寒热。

白术　猪苓　茯苓各钱半　泽泻　肉桂　羌活各一钱

水煎服。此太阳经解表之剂，风湿寒湿俱治。

［批］治外中寒湿。

圣术煎　治寒湿之甚者，泻痢呕吐，身痛倦怠，脉弱无力。

白术五钱　干姜炮　肉桂各一二钱　陈皮七分　甘草炙，一钱

食远服。

［批］治寒湿之重者。

甘草附子汤　治风湿相搏，骨节疼痛，小便不利，大便
反快。

甘草　白术各二钱　附子钱半　桂枝一钱

温服。

［批］治风湿身痛。

升阳除湿汤新　治一切阳衰湿证。

白术钱半　白芍酒炒，一钱　扁豆炒研，钱半　苍术一钱　羌活
八分　防风　甘草炙　独活各一钱　升麻盐炒，六分　柴胡酒炒，
五分

温服。

［批］治阳虚湿证。

凡湿病不一，或黄疸、肿胀、泄泻、痰饮、痹痛、淋秘之
类，当于各门参之。

［批］论湿病多证。

论燥证四十八

燥病由火而至，又甚于火者也。治之当察端委，不得就肺
一经而言。夫肺与大肠相表里，大肠为庚金，肺为辛金，其体

本燥，而义能生水者，赖坤阴上输，得以水精四布，虽燥而不至于燥也。迨至脾荣不足，不能生金，则金亏而肾水之化源竭矣。由是子母不能相生，濡润之机关绝灭，一有所伤，火乃踵起。或因风火，或因炎热，或因病后阴虚火动，皆能致燥。其为病也，在外则皮毛枯槁，在上则咽干口燥，在中则烦渴便焦。[批] 论燥因脾肺肾俱虚。经曰"诸涩枯涸，干劲皴揭，皆属于燥"是也。治之者，当知补土以生金，而肺之母旺。滋肾以涵金，而肺之子亦旺。生生不绝，津液充足，何燥之有！倘寸强尺弱，由乎釜下无火，而锅盖干燥者，用八味丸为水中补火之法，古方有半硫丸之设，意深远矣。[批] 论治燥在补脾滋肾。

麦门冬汤　治土虚不能生金，津液涸竭，虚火逆上，咽喉干燥等证。

麦门冬去心，三钱　半夏钱半　人参无者，以威参一两代之　甘草钱半　大枣四枚　粳米四钱

水煎服。半夏味辛能润，不得疑为燥也。

[批] 治虚火发燥。

当归阿胶汤新　治一切干燥，口渴便焦，津涸血枯等证。

当归二钱　白芍钱半　熟地三钱　茯苓二钱　阿胶三钱，制麦冬钱半　栝蒌仁去油，一钱　甘草一钱

大枣三枚，食远服。如渴甚，加花粉二钱。如大便干焦，加肉苁蓉二三钱，威参七钱，或再加火麻仁、郁李仁各二钱。血燥，加桃仁捣膏调服，红花五分。如大便风秘，加秦艽三钱，防风钱半。凡欲润者，如牛羊乳、藕汁、蜂蜜之类是也。

[批] 治一切燥证。

加味地黄丸新　治水亏干燥，咽痛便结，皮枯筋急等证。

熟地三钱　枣皮钱半　茯苓钱半　山药二钱　丹皮一钱　泽泻

七分 五味三分，炒 麦冬钱半 阿胶蛤粉炒，二钱

空心服。

［批］治水亏火燥。

八味地黄汤 治肾中无阳，以致元气不能上蒸，而精血枯涸者。

熟地三五钱 枣皮 茯苓 山药各钱半 丹皮一钱 泽泻七八分 肉桂钱半 附子钱半

空心服。

［批］治阳亏不能生水。

凡燥病，本火以烁金，以致金不能生水，故干枯之证见矣。但脾宜温补以生肺，不得燥补以伤肾。证似有余，实为不足。补阴之功得力，则虚火退而证自瘥。万勿轻用寒凉，脾胃受伤，则化源之机绝矣。故治火证，尚有当用寒凉。

［批］论治燥大法。

至于燥证，惟宜润剂。治风燥莫如养血，清热燥莫如壮水。

［批］治燥真谛。

大肠血燥便涩，用桃仁去皮尖，炒研、麻仁、当归各三钱，其效如神。

桃仁、杏仁，润大肠功同，但杏仁治气秘，桃仁治血秘。昼便难，属气，脉浮。夜便难，属血，脉沉，俱宜用陈皮佐之。

论火证四十九

《经》曰：君火以明，相火以位。心为君火，为神明之主，故谓之明。肾为相火，为发生之根，故谓之位。天非此火则不生物，人非此火则不能有生，此真火之不可稍有衰也。火得其正，即为阳气。倘真火衰而元阳败，则邪火自炽，由此而有实火、虚火、湿火、风火、郁火、阴火、五脏火、六腑火、游行

不归经火。其为病也，外则见于皮肉筋骨，内则见于脏腑九窍。[批]论真火勿衰。形质之间，本有热证，亦惟暂抑亢炎以治标，因所因而调之以救本，则火各归经，依然清凉，切不可过投寒剂，以伤脾胃耳。夫君火者心火也，可以水灭，可以直折。相火者龙雷之火也，不可以水灭直折，从其性而降伏之。[批]论实水勿过凉。且如天阴雨，龙雷之火愈盛，惟太阳一照，而火潜藏，此阴虚之火，由肾中之阳不足，则寒从中生，而火无源可归，所以浮散于外。此非参芪桂附之温热，则无以引火归源，而外假热之证生矣。至于肾中之阴不足，则水亏火焰，又当滋水以制阳光，宜用甘凉，不宜温热。第温热之效速，只须二三服，便可奏功，而甘凉之力缓，非多服不能见效。但服甘凉者，必须甘温之药，每日中时间服以救脾胃，庶无遗害。此论已详失血门，所当参阅。[批]论肾中阳不足。

凡五脏之火，肺热则鼻干，甚则鼻涕出。肝热则目眵浓。心热则言笑多。脾热则善饥善渴。肾热则小水热痛。此类宜从清解。

[批]论五脏之火。

凡火证必察虚实。其人元气本虚，或便秘善饥，神清声朗，而脉犹有力，此虚中有实，可随证清解，此易治也。若内外俱热而反见溏泄，或食少声微，诸虚皆见，而反不利温补者，此其胃气已败，生意已穷，非吉兆也。

[批]论火证虚实。

黄芩清热汤新　治一切烦热，口疮咽痛，衄血吐血，脉洪数者。

黄芩二钱　白芍钱半　栀子　生地　麦冬各一钱　甘草八分
泽泻　木通各七分　薄荷五分

温服。如胃热，加生石膏三钱。如热盛，加黄连钱半。如大便燥结，加酒炒大黄一二钱。

［批］治一切火热。

凉膈散　治三焦六经诸火，胀满结秘，脉洪数滑实者。

大黄　朴硝或不用　甘草各一钱　连翘钱半　栀子　黄芩各八分　薄荷五分　淡竹叶七片

服时加蜜一匙。

［批］治六经实火。

升阳散火汤　治寒邪郁遏阳气，以致肌表惧热，此火郁发之也。

升麻　葛根　羌活　独活　白芍各八分　防风五分　柴胡八分　生甘草五分　炙甘草六分

有人参更效。生姜四分，煎服。

［批］治郁火。

逍遥散　治郁火胁痛、身热、骨蒸、口渴、便涩。

柴胡酒炒，八分　当归钱半　白芍酒炒，一钱　白术　茯苓各一钱三分　甘草六分　薄荷叶三分

煨姜六分煎服。如火盛，加丹皮、栀子。

［批］治肝经郁火。

左归饮　此壮水以济火也。治阴衰阳胜，身热烦渴，脉虚气弱。

熟地三五钱　山药二钱　枸杞钱半　甘草炙，一钱　茯苓一钱　枣皮钱半

［批］治阴虚火发。

食远服。如肺热而烦，加麦冬钱半。心热而躁，加元参一钱。脾热易饥者，加白芍钱半。肾热骨蒸者，加地骨皮二钱。

血热妄动者，加生地二三钱。阴虚不宁者，加女贞子二钱。上实下虚者，加牛膝钱半。血虚而燥者，加当归二钱，改用六味地黄丸亦可。

　　［批］五脏火照此加。

　　右归饮　此益火以救阳也。治内真寒而外假热，右尺脉虚。

　　熟地五七钱　山药炒，二钱　枣皮一钱　枸杞二钱　甘草炙，一钱　杜仲二钱　肉桂一二钱　附子一二钱

　　食远服。如外热既甚，多见口疮舌裂，烦渴喜冷等证，用此汤冷服。如阴盛格阳，加泽泻钱半。如昏厥短气，加白术二三钱，有人参更妙。如火衰不能生土，呕吐吞酸，加炮干姜二三钱。如泄泻腹痛，加肉豆蔻钱半。如小腹痛，加吴茱萸五七分。如血少血滞，腰膝软痛，加当归二钱，改用八味地黄汤亦妙。服后热退，而虚寒悉见，乃进温补，无不愈者。上有湿火未言，当于湿证门取方用之。

　　［批］治阳虚火浮。

　　备录泻火诸药，以便酌用，然亦不过言其药之性耳，人当变而通之可也。

　　黄连、栀子，泻心肝大肠之火。

　　山栀仁，降火从小便出。

　　石膏，泻肠胃实火。

　　黄芩，泻脾肺大肠之火。

　　黄柏，泻肝肾诸经之火。

　　知母，清肺胃肝肾之火。

　　地骨皮，退阴中之火，善除骨蒸夜热。

　　生地、麦冬，清肝肺凉血中之火。

　　天冬，泻肺与大肠之火。

桑白皮、川贝母，解上焦肺胃之火。

柴胡、干葛，解肝脾诸经之郁火。

龙胆草，泻肝肾膀胱之火。

槐花，清肝肾大肠之火。

白芍、石斛，清脾胃之火。

滑石，泻小肠膀胱之火。

天花粉，清痰止渴，解上焦之火。

连翘，泻诸经之浮火。

元参，清上焦及无根浮游之火。

山豆根，解咽喉之火。

胆星，开心脾胃脘之痰火。

青黛、芦荟、胡黄连，泻五脏之疳热郁火。

苦参，泻疳蚀之火。

木通，泻小肠之火。

泽泻、车前子，退癃闭之火。

人中白，清肝脾肾之阴火。

童便，降阴中血分之浮火。

大黄、朴硝，泻诸经实火。

人参、黄芪、白术、甘草，除气虚气脱，阳分散失之火。

熟地、当归、枸杞、枣皮，滋心肾不交，阴分无根之火。

附子、干姜、肉桂，救元阳失位，阴盛格阳之火。

青蒿，清血虚发热之火。

卷十三

论疝癀五十

腹病曰疝，丸病曰癀。有寒、气、湿、热、虚、冷。男子为奔豚，女人曰㿗腹，小儿有本肾。

经以任脉为病，男子内结七疝，女子带下瘕聚任脉起于中极之下，以上毛际，循腹里，上关元，总诸阴之会。瘕者，即方书所云状如黄水者是也，总言病之原也。所云冲、狐、癞、厥、瘕癀、癀癥，分言疝之状也。丹溪以为疝症皆始于湿热。盖五脏各有所伤，则皆生火，火郁之久，湿气便盛，浊液凝聚，并入血隧①，流于厥阴，肝性急速，为寒所束，宜其痛甚。是疝为筋病，皆挟肝邪。若言止在肝经，不与《内经》合也。治此者，当分寒、热、虚、实。若如张子和一概用下，则误矣。察其形气病气，若果有热症热脉，显然外见者，治以寒凉则可。如无可据，而但云疝由湿热，则不可。至于湿则肿坠，虚者亦肿坠。在血分者不移，在气分者多动。是故诸寒收引，则血泣而归肝，下注于左丸。诸气愤郁，则湿聚而归肺，下注于右丸。且睾丸所络之地，非尽由厥阴，而太阴、阳明之筋，亦入络也。故患左丸者，痛多肿少。患右丸者，痛少肿多。［批］论疝病由来。但治初受之邪，必当以温经散寒，行气除湿为主，切不可早用寒凉，致留邪气，以遗其害。及其久也，则有始终为寒者，有因寒郁而为热者，有元阳受伤而虚陷日甚者，当用调补之剂，

---

① 隧：通"隧"。隧道。《墨子·备城门》曰："城上二十步一藉车，当队者不用此数。"

因病制方，不得泥执。[批] 论治疝大法。

一治疝必先治气，故病名亦曰疝气，非无谓也。盖有寒气、热气、湿气、逆气。气在阳分，则为气中之气。气在阴分，则为血中之气。凡气实者破之，气虚者补之。故治疝者，必于诸证之中，俱当用气药。

[批] 论疝宜兼气治。

脉候

弦急抟皆疝诊在何部，自知其脏。尺部滑，为寒疝滑脉寸上见为大热，阳与阳并也。两尺见滑者，丙丁不胜壬癸，从寒水之化也。脾脉大而虚，木旺克土，厥逆上升。寸口脉沉而弱，疝气少腹痛。疝属肝病，脉必弦急肝脉弦急，常也。牢急者生疝系阴寒，牢主里寒，常也，弱急者死。

五积散　治疝气初起，或愈后复发，必有外因，痛不可忍，最效。

当归　苍术　陈皮　茯苓各一钱　厚朴姜炒，八分　干姜炒，五分　白芍八分　麻黄冬天去节，六分，夏天留节，四分　枳壳八分　半夏一钱　桔梗八分　甘草炙，六分　肉桂六分　川芎七分　加：吴茱萸汤泡，焙干，七分　小茴盐炒，七分　生姜六分　葱白五寸

同煎，热服。

[批] 治疝由外因。

治平汤新　治一切疝气痛，上冲心，小便赤，寒热虚实俱效。

当归一钱三分　白芍一钱　茯苓一钱　泽泻七分　猪苓八分　山栀七分　木香五分　苍术一钱　川楝子一钱　小茴六分　橘核七分，炒研　肉桂八分　陈皮七分　荔枝核一钱三分，烧焦，研

水煎服。寒甚，加吴茱萸五分。胁痛，加柴胡七分。

〔批〕治一切疝气。

暖肝煎　治肝肾阴寒，小腹疼痛，疝气等证。

　　当归三钱　枸杞三钱　茯苓三钱　小茴钱半　肉桂一二钱　乌药二钱　杏仁一钱

　　姜引。如寒甚，加吴茱萸，不应，加附子。

〔批〕治肝肾寒疝。

疝方分类

治冲疝　气上冲心，二便不通，小腹与阴相引痛甚，此肝邪上厥也。

木香散

木香　陈皮　良姜炒　干姜炒，各六分　诃子　枳实各钱半　草豆蔻一钱　黑牵牛六分半　川芎一钱

水煎服。

治狐疝　卧则入腹，立则出腹，与狐相似。

蜘蛛散

蜘蛛十四枚，勿用五色者、身有毛刺者、薄小者，须用屋西南有网，身小尻大，腹内有苍黄脓者佳，去头，微炒研　肉桂五分

上为末，每服一钱，此仲景方也。

治㿉疝　阴囊肿大不一，痛不可忍。

荔枝散

荔枝核十四枚，烧存性，用新者　大茴炒　沉香　木香　青盐食盐各七分　川楝肉　小茴香炒，各二钱

为末，酒调三钱服。

治木肾①不痛。

南星　半夏　黄柏　苍术　枳实　白芷　神曲　滑石　吴茱萸　昆布　山楂等分

为末，酒糊丸，盐汤下。外用马鞭草捣涂，效。

治厥疝　脾受肝邪，厥逆，心痛吐食。

当归四逆汤

当归尾一钱四分　附子制　肉桂　小茴炒，各六分　柴胡七分　白芍八分　元胡六分　川楝子一钱　茯苓一钱二分　泽泻六分

水煎服。

治瘕疝　脾经湿热，传于肾阴，肿痛，或挺纵不收，或溃脓血，白自流出。

乌头汤　治内热，外为寒束。

川乌头炮　栀子仁炒，各三钱

煎服。治内热，外为寒束。

治㿗疝　阳明经病，小腹旁壮如黄瓜，血渍胗囊，结成痈肿，脓少血多。用：

桃仁　元胡　甘草　茯苓　白术　枳壳　山楂　橘核　荔枝核等分

水煎服。

治㿗癃疝　内有脓血，小便不通。

加味通心散

瞿麦穗　木通去皮　栀子仁　黄芩　连翘　甘草　枳壳　川楝子去核　归尾　桃仁去皮尖，炒　山楂

---

① 木肾：病名，睾丸肿大坚硬而麻木无疼痛之病证。出自于《丹溪心法》卷四。

上等分为末，灯心、车前子煎汤，调服三钱。或用五苓散加桃仁、山楂亦妙。

木香楝子散　治疝气久不愈者，服此神效。

石菖蒲一两，炒　青木香一两，炒　草薢五钱　荔枝核二十枚，捶碎，炒　川楝子二十枚，巴豆二十枚同炒黄赤色，去巴豆不用

共研末，水调服。

［批］治久疝。

龙胆泻肝汤　治肾本不虚，而肝经湿热，火旺筋缩，茎中或痛或痒，或挺纵不收，白物如精，随溺而下者，此筋疝也。

龙胆草酒炒　天冬　麦冬　甘草　黄连炒　山栀　知母各一钱　黄芩一钱二分　柴胡钱半　五味三分

水煎服。

［批］治湿热热疝。

神应散　治寒疝诸疝，心腹大痛，散气开郁。

元胡　胡椒　小茴等分

为末，每服二钱，酒调下。

［批］治寒疝。

守效丸　治久坠而不痛者，是即癫疝之类，单宜治湿理气。

苍术　南星　白芷　川芎　山楂　半夏　枳壳或改橘核

等分为末，姜汁糊丸，盐汤下。有寒，加吴茱萸。有热，加山栀子。又或加青皮、荔枝核。此方治癫疝之妙药。

［批］治睾丸久坠。

桃仁膏　治小腹硬而有形，大便秘结而黑，小水利，是血疝也。

桃仁去皮尖，炒　大茴炒

等分为末，每用二钱，葱白二寸煨熟，蘸药细嚼，空心酒

下。不应，用四物汤加桃仁、红花、朴硝、大黄、甘草。

[批] 治血疝。

凡少年暴病，或为邪热所闭，或肿痛之极者，是邪盛势急，非行气利水之剂不可，故下之之法，亦不可废。

导水丸

大黄　黄芩各一两　滑石　黑丑头末，各二两　甘遂五钱

共为末，水丸桐子大，每服七八十丸，水下。

[批] 行气下水方。

禹功散　泻水之剂。

黑丑头末，二两　茴香炒，五钱

或加木香三钱，为末，以生姜汤调一二钱，临卧服。

[批] 泻水方。

凡治疝，当用五苓散，加茴香、金铃子、橘核、槟榔、木通多效。

凡治阴囊溃烂，睾丸脱露，名为脱囊。用真紫苏茎叶为细末，干敷。如未破，用香油调涂，将青荷叶包上。内服芩、连、甘草、木通、当归之类，多得保全，患者勿虑。

[批] 治囊溃丸露。

备采古来治疝至简至稳神方于后，以便取用。

卒得疝气，小腹及阴中切痛，汗出欲死者，沙参研末，酒服三钱。

阴疝肿坠：木别子仁醋磨，调芙蓉叶末敷之。

疝气偏肿：甘遂、茴香等分为末，酒服二钱。

疝气：荔枝核二十四枚，陈皮五钱，硫黄烧溶入水出毒三钱，为末，盐水调面为丸，绿豆大，空心酒服九丸，日三服。

偏坠掣痛，脐下撮痛：吴茱萸一斤，酒、醋、开水、童便

各浸四两，一夜焙干。泽泻二两，为末，酒丸，盐汤下。

狐疝：地肤子五钱，白术二钱半，桂心五分，为末，酒服三钱，忌葱。

疝气偏坠：大茴、小茴俱炒各一两为末，用猪尿胞一具连尿入药于内，扎定入罐内，以好酒煮烂，连胞捣为丸，白汤送下。

小儿阴肿：木香五分，甘草、枳壳各一钱，煎服。

一切冷气及小腹痛：艾叶、香附，醋煮丸。

小肠疝气，茎缩囊肿：浮水石为末，每服二钱，用木通、赤茯苓、麦冬煎汤调下。

疝气或连小腹痛极：荔枝核炮微焦一两，大茴香炒六钱，研末，酒调服。

凡疝受病于肝，见证于肾，以厥阴肝脉络阴器也，多因寒湿所致，亦有挟虚者，当加参术于温散药中。

又方：用橘核炒去皮，研末，酒调服五钱愈。

论遗精五十一

有心虚、肾虚兼肝脾者，湿热，脱精。

遗精之病，虽多所因，而总由于心。心为君火，肾为相火，心有所动，肾必应之，则肾不能藏，精随以泄。初不为意，由是而再而三，随触而泄，斯时精竭阴虚，为劳为损，去死不远，可不畏哉！然亦有无梦而遗者，谓之滑精，心肾之伤居多，治宜固肾。梦而后遗者，谓之梦遗，相火之强为害，治宜清心。[批] 论遗由心火。亦有值劳倦而遗者，此筋力不胜，肝脾之气弱也。有因用心思索过度而遗者，此中气不足，心脾之虚陷也。有因湿热蕴藏而遗者，此脾肾之火不清也。有无故滑而不禁者，此下元之虚，肺肾之不固也。有素禀不足而精易滑者，此先天元气之薄弱也。有久服寒凉，以致元阳失守而泄者，此药误之所致也。有壮年精满而溢者，此不足虑也。故治此之法，亦当兼求所因乃善。［批］论遗兼各经。

以下治无梦而遗者：

固精丸　治下元虚损，精滑将脱者。

牡蛎煅，四两　菟丝子淘净酒蒸，六两　韭子炒，二两　龙骨煅，四两　北五味微炒，二两　白茯苓四两　桑螵蛸酒炙，三两　白石脂煅，四两　山茱萸四两　杜仲盐炒，三两

上为细末，山药研糊为丸，空心盐汤下。

［批］治下元虚滑。

直指固精丸　治肾虚有火，精滑，心神不安。

熟地四两　枣皮三两　黄柏酒炒　知母酒炒，各八钱　牡蛎煅　龙骨煅　莲蕊　芡实炒，各三两　志肉甘草水制，二两　茯苓三两

上研细末，山药四两，糊为丸，空心盐汤送下。

［批］治肾虚精滑。

士才倍苓散　治肾虚不固者，服之神效。凡用秘涩药，能通而后能秘。此方茯苓倍于五倍，能泻能收，是以能尽其妙也。

茯苓四两　五倍子二两

山药糊为丸，空心开水送下。

［批］治肾虚精流。

金锁丹　此治嗜欲太过，精滑不固，涩以救脱之剂。

莲蕊六两　芡实炒，十两　石莲子四两，或二两　金樱膏二斤

上为末，以金樱膏和为丸，空心淡盐汤送下。人能久服，固精益寿。但平时服食，忌葵菜、车前子。

［批］治精滑不固。

以下治有梦而遗者：

茯神汤　此治欲心太炽，相火甚，而梦遗心悸。

石菖蒲炒，八分　山药一钱二分　茯神一钱五分　远志去心，八分　枣仁一钱　茯苓一钱　黄连八分　生地一钱　当归一钱二分　甘草四分

莲子七粒捶碎去心，水煎，食前服。

［批］治欲动梦遗。

柏子养心丸　此治劳心有火，合眼梦遗。

柏子仁微炒，去油要尽　茯神　枣仁　生地　当归各二两　五味　犀角　甘草各五钱

上研末，炼蜜丸，如弹子大，辰砂二钱细研水飞，金箔五十张为衣，午后卧时，含化咽汁一丸。心火一净，服前固精之方，或中时服清火之剂，夜间服固精之丸亦可。

［批］治劳心梦遗。

以下治各经兼病而致遗精者：

经验猪肚丸　此治肝肾多热，易于疏泄者。但先察其火之当清者，服上茯神汤，后服此方。

白术面炒，五两　苦参白者，三两　牡蛎煅研，四两

上为末，用雄猪肚一具，洗净，以磁罐煮极烂，捣如泥，和药，加肚汁捣为丸，日进三服，米饮送下。久服，自觉身肥，而梦遗永止。

［批］治肾热梦遗。

九龙丸　此治肾虚精滑，不热不凉，中和之方。凡病遗者宜服。

金樱子去外刺内子　枸杞　枣皮去核　莲蕊　莲肉去心　当归酒洗　熟地　芡实微炒　白茯苓去皮，各四两

上为末，酒糊丸，空心盐汤送下。

［批］平补固肾方。

秘元汤　此治思虑劳倦而遗者，培补心脾自愈。

志肉八分，炒　山药二钱，炒　芡实二钱，炒　枣仁炒捣碎，一钱半　白术土炒　茯苓各钱半　甘草炙，一钱　五味子十四粒，微炒，捣

水煎，食远服。久遗无火，不痛而遗滑者，乃可服之。如尚有火觉热者，加苦参一二钱。如气大虚者，加黄芪蜜炙一二三钱。即服归脾汤去木香亦妙。有脾虚下陷者，服补中益气汤加山药、枣皮。

［批］补心固肾方。

有饮酒厚味，痰火湿热，扰动精腑而滑者，宜服苍术、白术、半夏、橘红、茯苓、甘草、升麻、柴胡，升清降浊，脾胃健运，遗滑自止。若有火者，加苦参。

［批］治湿热致遗。

右归丸　治先天不足，元阳不固，神疲精滑，当以补益命门元气为主。

大怀地酒蒸，八两　山药炒，四两　枣皮微炒，三两　枸杞微炒，四两　鹿角胶蛤粉炒成珠，四两　菟丝子淘去泥沙，酒蒸，四两　杜仲姜炒，三两　当归三两，大便溏者勿用　肉桂二两，可渐加之　制附子自二两可渐加至四五两

上以蜜丸，开水送下。如阳虚精流，加补骨脂酒炒三两，即八味地黄丸亦可酌用。

一服寒凉等药，以致元阳虚而精滑者，亦服右归丸、八味丸可也。

［批］治阳亏精滑。

千金固肾丸　此治凡有心肾不交，梦遗精滑者。

熟地八两　枣皮四两　茯苓三两　志肉二两　龙骨煅，二两巴戟三两，去心　苁蓉三两，酒浸　莲蕊二两　牡蛎煅，三两　胡桃

三两　韭子微炒，两半　石莲子两半　菟丝子五两　肉桂二两　补骨脂酒炒，三两　杜仲盐炒，三两

　　上为末，用山药研末六两，开水泡，糊为丸，空心服五六钱，加至七八钱，淡盐汤送下。此方不凉不热，平康之剂，服久而精固体健，无不妙也。

　　［批］补肾固精方。

　　辰砂妙香散　治心气不足，小便后精出，或不小便而自出，或茎中出而痒痛，常如欲小便者。

　　黄芪蜜炒　山药姜汁炒　茯苓　茯神　志肉甘草汤制，各一两　甘草炙　桔梗各五钱　木香一钱　麝香二分　朱砂三钱，另研水飞

　　上为末，温酒调下，每服二钱。

　　［批］治心虚精流。

　　苏合香丸　治梦与鬼交，脉息乍大乍小，乍有乍无，或绵绵不知度数，时常悲笑，其状不欲见人，乃其候也。

　　白术　青木香　犀角　香附炒，去毛　诃黎勒煨，取皮　檀香荜茇各一两　熏陆香别研　苏合香各五钱　沉香　丁香各三钱　麝香一钱　龙脑一钱　朱砂三钱，研，水飞

　　上为细末，用安息香二两，酒熬膏，并苏合香油加蜂蜜和为丸，水服二钱，治鬼魅相感，神效。又将此料作丸，弹子大，以绯绢包裹，当心佩之，一切邪神疫气不敢近。

　　［批］治梦与鬼交。

　　备采古来治遗精诸病至简至稳神方于后，以便取用。

　　思虑伤心梦泄或自流者，菟丝子五两，茯苓四两，石莲子肉一两半，山药糊丸服。

　　夜梦鬼交，重用巴戟，余用清心宁神之品。

　　髓败精流，用补骨脂一两，青盐一钱，末服。

肾伤精流，小便赤，大便燥，或自利，用胡桃四两，茯苓四两，附子两半，丸服。

小便泄精，用龙骨、志肉等分丸服，或加韭子。

脱精梦遗，鹿角磨水，酒引服。

玉茎不痿，精流不已，时如针刺，名为强中，乃肾滞漏痰也，用韭子炒、补骨脂盐炒各一两研末，日三服，每服三钱，水煎。

劳心泄精，龙骨、志肉等分为末，蜜丸，朱砂水飞为衣，莲子汤下。

肾虚遗精自汗，梦与鬼交，用猪腰子一枚，切开去膜，入附子末一钱，湿纸包，煨熟，空心以酒食之，五服全愈。

肾虚泄精，用熟地、牡蛎煅等分为丸服。

才睡即遗，韭子一合炒，白龙骨一两煅为末，每服二钱，酒调下。此能固真气，暖下元。

遗精，用荷叶研末，酒服三钱，极验。

论痿证五十二

有湿热，有虚证，有风寒外袭。

《内经》列五脏痿证，皆言为热，又独重肺与胃者，何也？以肺热叶焦，金燥水亏，肾绝化源，则精气不能流通而成痿矣。取阳明者，以谷入胃，能溉五脏，主润宗筋，束骨而利机关也宗筋，谓阴毛中横骨上下脐两旁之竖筋也，凡人身上下前后，无处不达。且四肢皆禀于胃，必因于脾，脾为太阴，其脉贯胃，若脾病经曰：土太过，则敦阜。敦者，厚也。阜者，高也。既厚又高，其病则泻，土平而愈。此膏粱之疾也。若脾虚则不化，经曰：土不及则卑溢也。其治宜以培本为主，则不能为胃行其津液以达四肢，四肢不得禀水谷之气乃痿也。然吾观痿躄之人，饮食日盛，形体日肥，何以不能运化精微，以强筋骨乎？此乃火邪伏于胃中，但能杀谷，而不能长养气血。《经》谓壮火食气，胃热消谷，善饥是也。治者，使阳明火邪毋使干于气血之中，则湿热清而筋骨自强，此《经》不言补而言取者，取去阳明之热邪耳。然细察《经》文，又曰：悲哀太甚，则胞络绝，传为脉痿。思想无穷，所愿不得，发为筋痿。有渐于湿，以水为事，发为肉痿之类，则又非尽为火证。故此因生于火者有之，而败伤元气者亦有之。若概从火治，则恐真阳亏败，水衰土涸者，必不能堪。是当因脉因证，酌寒热之浅深，审虚实 虚者，元气虚也。实者，邪气实也 之缓急，以施治疗，庶得治痿之法矣。凡痿证不一，有兼痰积者，有湿多热多者，有湿热相半者，有挟气者，临病制方，不拘古方可也。而东垣取黄柏为君，用黄芪等补药以辅佐之，亦可触类而会其意矣。

二妙散　治湿热痿证，脉息洪滑，烦渴身热，当先去火。

黄柏炒，二钱　苍术三钱

水煎，夜服。或加甘草、羌活各钱半，陈皮、白芍各一钱，威灵仙酒炒八分，服之亦佳。如气滞，加行气药。如血虚，加补血药。如痛甚者，加姜汁热服。

［批］治湿热痿证。

加味四物汤　治阴虚血热，诸痿软弱。

当归一钱，血虚有寒者宜多用，血虚有热者宜少用　熟地三钱　麦冬　黄柏炒　苍术　白芍各一钱　川芎七分　五味子九粒　人参随便　黄连各五分　杜仲八分　牛膝一钱，足不软者不用　知母五分

空心服。

［批］治血虚热痿证。

若阴虚无湿，或多汗者，俱不宜用苍术，盖痿证最忌散表，

亦恐伤阴也。此证即知柏地黄汤可用，但当适病而止。

鹿角胶丸　治水亏于肾，血亏于肝，两足痿弱，不宜用凉药者。

鹿角胶一斤　熟地八两　鹿角霜　当归酒蒸，各四两　人参随便　牛膝酒蒸　菟丝子淘净，酒蒸　茯苓各三两　白术　杜仲盐炒，各二两　虎胫骨酥炙　龟板酥炙，酒炙亦可，各一两

先将熟地、当归、牛膝捣成膏，后以酒二钟蒸化鹿角胶，加炼蜜为丸，每早用淡盐水下七八十丸。

［批］治肝肾两亏痿证。

金刚丸　治肾损骨痿，宜此益精。

萆薢　杜仲姜汁炒，各八两　肉苁蓉拣顶大中红者，酒洗，去甲　菟丝子淘净，酒蒸，各六两

用猪腰子二三对，酒煮，与苁蓉先捣为膏，后入各药末，干则加炼蜜为丸，空心温酒送下。

［批］治肾损痿证。

还少丹　治脾肾不足而足痿者，及一切亏损体弱之证。

熟地八两　山药　枣皮　杜仲姜水炒　枸杞各四两　淮牛膝酒蒸，下部滑遗者不用　远志去心，姜汁浸炒　肉苁蓉酒洗　菟丝子淘净，酒蒸焙　巴戟肉各三两　北五味　川续断　楮实子　舶茴香各二两

炼蜜为丸，空心淡盐汤送下六七钱。

［批］治脾肾不足痿证。

凡痿证与脚气相类。脚气外因风寒湿，正气与邪气相搏，故作肿痛，系邪实也。痿由内脏不足所致，但不任用，亦无痛楚，此气血之虚也，宜十全大补汤。此外又有实而有积，六脉有力，饮食若常，此实热内蒸，心阳独亢，名为脉痿，宜承气

汤下数十遍而愈。此不过百之一二耳，备载之以广见闻。

备拣古来治痿至简至稳诸方于后，以便取用。

黄柏、苍术，治痿要药。

肝肾虚弱而足无力，用六味地黄丸，不应，急用八味地黄丸，或加牛膝、杜仲、虎胫骨、龟板、黄柏更佳。

气虚足痿，用四君加苍术、黄柏、黄芩。

血虚足痿，用四物加苍术、黄柏，或下六味丸。

湿痰足痿，用二陈加苍术、白术、黄芩、黄柏之类，入竹沥姜汁。

《经》曰：肺热叶焦，发为痿躄。阳明湿热，上蒸于肺，故焦，用苡仁多服乃愈。

论诸虫五十三

附：小儿疳虫、诸疮虫病，有蛔虫、白蛲虫、尸虫、劳虫、瘕虫。

凡虫之为病，其类不一。而其为害，则为腹痛，作止往来无定，或不时呕虫，或呕青黄绿水，坐卧不安，或面色青白，而唇则红，但痛定则能食，便是虫也。而其所以生者，由湿热，由饮食停积，固有之矣。此必脏气之虚弱，不能随食随化，以致淹留而生，非独湿热已也。治之者，虽当去虫，而尤宜以温养脾胃为主，但使脏气阳强，非惟虫不能留，亦自不能生也，乃无后虞。

凡下虫之法，按丹溪云：上旬虫头向上易治，若证急，又安能待乎！凡欲下者，先日勿食，次早五更，用香油煎肉嚼之，良久勿吞，虫闻肉香，头皆向上，乃以鸡蛋煎饼，和药嚼而食之，须臾，服葱汤或白水，少少以助药势下行，不一时，虫尽下。然后以白粥补之，随服补剂，调理脾胃，而病可愈。若虫下未尽者，再照前法治之。

[批] 下虫大法。

凡上唇有疮，曰惑，虫食其脏。下唇有疮，曰狐，虫食其肛。仲景曰：狐惑之证，似伤寒，而非伤寒也。后世何得以伤寒治乎！

[批] 论狐惑不是伤寒。

凡小儿虫积攻心，啼哭闷乱，恶心吐沫，状似痫病，但目不斜，腹有青筋耳，甚有蛔虫团聚，痛极而厥，多似慢惊，惟唇口独紫为异。

[批] 论小儿虫证。

凡虫有九种：心虫曰蚘，又曰蛔，长一尺，生发最多，小儿多有之。肝虫曰肉虫，状如烂杏。肾虫曰蛲虫，至细微，如刀截丝缕。肺虫如蚕，居肺叶内，蚀肺系，令人声哑，故成劳瘵，杀人惟甚，药所不到，治之为难。脾虫曰寸白，子孙相接，长至数尺。胃虫状如虾蟆。有曰弱虫，又曰膈虫，状如瓜瓣。有曰赤虫，状如生肉。凡人偏嗜一物，必能生虫，即以所好之物，加入下虫杀虫药，如化虫散之类，无不应手取效。

[批] 论各经虫状。

凡腹中痛，其脉当沉弦，若反洪大，必有虫积，盖热则生虫，故洪大也。

[批] 虫脉洪大。

凡小儿疳虫，名曰疳，由食过伤而成，身热腹大，面黄，昏睡，鼻烂，齿龈生疮，或下黑血，皆虫候也。治宜去虫，后补气血。

[批] 论小儿疳虫。

凡虫有应声者，一人读药名，至蓝而默然，遂服蓝汁，吐出肉块寸余，人形悉具，自后无声。又有读至雷丸不应，服之亦愈。

[批] 治应声虫。

化虫丸　治一切虫病，大者即下，小者即化，为治虫之总司也。

鹤虱　胡粉炒　苦楝根皮东引不出土者佳　槟榔各五钱　芜荑　史君子肉各二钱半　枯白矾一钱

研末，或用肉汁调服，或水糊丸。上旬五更时，须照上下虫大法服之，即效。

[批] 治一切虫病。

化虫散新　治大小蛔厥腹痛，多似慢惊，但唇口紫者是也。

史君子去壳，十个　雷丸　鹤虱　甘草炙　大黄体虚者不用　花椒　槟榔各二钱

共研细末，人大二钱，人小一钱，用猪肉煮汤调，照上下虫大法服之。

[批] 治蛔厥腹痛。

甘草泻心汤　治虫证不食，面目乍赤乍白，此蚀上部曰惑者。

半夏三钱　黄连钱半　干姜　黄芩　甘草炙　人参随便　大枣五枚

水煎服，此仲景方也。不应，用化虫丸，照上下虫大法服之。蚀下部者曰狐，用苦参汤洗之，用雄黄烟熏之。

[批] 治虫积不食。

妙应丸　治诸虫巢穴坚固难下者，用此悉除。

大黄　牵牛头末　槟榔各一两　雷丸去壳　锡灰炒不见星　鹤虱各钱半　大戟一钱　史君子肉煨，二钱　茴香八分　贯众二钱　轻

粉三分　苦楝根皮五钱

上研细末，用皂角五皮煎膏为丸，强者五十丸，弱者减之，五更初，茶清下。少顷，再吃温茶助之，即效。

［批］治诸虫难下者。

温脏丸　治诸虫积，用药下之，既下复生，由脏气虚寒，宜温补脾胃，以杜其源。此方攻补兼用。

人参随便　白术　当归各四两，大便泄者不用　白芍酒炒　史君子煨取肉　茯苓　川椒去合口者，炒出汗　细榧肉　槟榔各二两　干姜炮　吴茱萸汤泡一宿，炒，各一两

上为末，神曲糊为丸，白汤下七八十丸。如脏寒，加附子一二两。如脏热，加黄连一二两。

［批］治虫补脾。

调补中州散新　治一切脾胃虚寒，饮食少思，腹胀倦怠，泄泻嗳气，及虫积下后，宜此调补。多服久服，功效最大。

人参无者，以时下生北条参二三两代之　腿白术制，三两　茯苓二两　苡仁炒　山药炒　白扁豆炒　芡实炒，各二两半　陈皮八钱　桔梗一两　元砂仁去壳炒，七钱　干姜炮，六钱　甘草炙，八钱　神曲炒，七钱　白莲肉炒，一两　陈米炒黄，少淬水再炒，两半

共研细末，开水调服五六钱，大小悉宜。如犹有虫者，用川椒皮、苦楝根皮煎水调服，五更时再细嚼史君子肉四枚。如腹大而胀，是有积者，加谷虫七钱，共研末服。如口无味者，姜枣煎汤调服。如大便泄者，加肉豆蔻面包煨一两，同研末服。如胃寒气滞作痛者，用真藿香煎水调服。

［批］治虫下后脾胃虚寒。

如归脾、四君、参苓白术散之类，可拣而用之。

备拣古来治诸虫病至简至稳神方于后，以便取用。

下虫，用苦楝根皮、槟榔、鹤虱，煎服三五次。

蛔虫，用火煨史君子肉，五更食，以壳煎汤送下。

寸白虫，用细榧子四十九枚，去壳，每月上旬，以砂糖水，砂锅煮熟，空心食七枚，七日服尽，虫化为水。并治三虫长虫、赤虫、蛲虫也神效。

寸白虫，用槟榔五钱，南木香二钱研末，米汤调下。

下诸虫，锡灰、芜荑、槟榔为末，用石榴根皮煎汤，五更送下三钱。

治小儿虫痛，用皂矾细末六七分，以酒调服。即苦楝根皮煎浓汤，服二三次效。

小儿蛔虫，用新石灰一撮，下水，以上清水蒸鸡蛋，天晓食之。

腹中虫病，用马齿苋，水煮一碗，加盐醋，空腹食之。

腹有虫，用酢石榴，东引根一握，洗剉①浓煎，五更服尽，虫即下，断根。

四味肥儿丸　治小儿疳积，目翳、口疮、发热、落发、肚大、疮疥。

芜荑炒　神曲炒　麦芽炒　黄连各一两

猪胆汁为丸，黍米大，每服二三十丸，木通煎汤送下。或者人小不知服丸，化服。

［批］治小儿疳积。

大芦荟丸　治小儿肝脾疳积，发热体瘦，口渴，大便不调，或瘰疬结核，耳疮目翳，牙腮蚀烂。

胡黄连　黄连　芦荟　白芜荑炒　白雷丸破开，赤者不用　胆

---

① 剉（cuò错）：铡切。

草　鹤虱各一两　广木香四钱

为末，蒸饼为丸，白汤下一钱。

［批］治小儿疳积甚者。

凡疳之为患，乃肝脾虚热，津液干涸之患。前方乃专于清热治疳之剂，若脾胃虚弱者，当佐以六君子汤，每日间服，调补脾胃，使邪气退，庶可收全功也。

［批］论治疳须兼补脾胃。

神授散　治传尸劳瘵。此药早服则虫自除，不能为患。

川椒二升，拣去合口者，略炒出汗

为细末，米汤调服二钱。或以酒煮米粉糊为丸，每服三十丸，以渐增至五六十丸，或用米酒送下。

［批］治劳瘵虫。

雄黄兑散　治虫内蚀，肛门生疮。

雄黄　桃仁去皮，各一钱　青葙子　黄连　苦参各二钱

为细末，绵裹如枣核大，纳肛内一宿，少留绵在外，以便取换。

又方：用枣肉入水银，捣不见星，捻长二寸，绵裹纳大孔中一夜，次日虫出痒止。

［批］治肛门生虫。

凡项间及身上生瘤，而痒不可忍者，内有虫，宜剖之，虫净而愈。

［批］治瘤中虫。

凡阴中生虱，痒不可忍，肉内挑出，八足而扁，红白不一，以银杏擦之。或用银朱铺于厚纸上，转筒烧烟熏之，皆妙。上瘤病亦熏之。

又方：以槟榔煎水洗之。

［批］治阴毛生虱。

凡古方杀虫，如雷丸、贯众、干漆、百部、锡灰、苦楝根皮、芜荑之类，皆所常用者也。有加附子、干姜者，壮正气也。加苦参、黄连者，虫得苦而伏也。加乌梅、诃子者，虫得酸而软也。加藜芦、瓜蒂者，以虫在胸膈，欲其吐出也。加芫花、黑丑者，欲其带虫泻下也。用雄黄、硫黄、花椒，治疮疥之虫也。用川槿皮、海桐皮，治风癣之虫也。用败鼓心、桃符板、故尸枕，驱劳瘵之虫也。备载之，俾人取用。

［批］论治诸虫各有其药。

凡服治虫药，总以每月初旬为妙，以虫头向上故也。此缓则待之，若急，用上下虫大法。

［批］治虫宜月上旬。

湿热生虫，腹胀而痛，以石榴椿树东引根皮、槟榔各五钱空心服。腹或痛，虫自下。

误食马蟥蜞，腹内生子为患，饮地浆下之。

诸毒五十四

后附：虫毒、中恶。

凡饮食诸毒，如《风俗通》曰：禽兽自死者，俱有毒，不可食。

鱼无腮者，及腮大者，俱有毒。

鳖肚下有红纹者，有毒。蟹腹下有毛者，有毒。

煮酒初出火者有毒，饮之则生痔溢血。

夏月饮食，但过宿者，即有毒。

夏月酒在铜锡器中过宿，即有毒。

铜器盖热食，气上蒸成汗，滴下食中，即有毒。炊汤过宿，饮之有毒，盥洗生疥。

桃杏仁有双者，毒能杀人。

果未成核者，俱有毒，令人发疮疖。

果熟落地者，虫缘，有毒。

屋漏水有毒，食之有胀死者。用之洗手，生疥。

泽中死水，有毒。

温泉水不可食，以自硫黄中出，故温也。患疥者食之、浴之自愈，体虚者忌之。

解饮食毒，惟真麻油最佳。中毒者，饮一二杯，无不愈者。

凡中饮食毒，觉烦热胀满者，用水煮苦参三两饮之，得吐即痊。

中酒毒者，经日不醒，用黑豆煮浓汁服之，不过三盏全愈。

中河豚鱼毒者，五倍子、白矾各三钱为末，水调服之。

中鳝鱼、龟、鳖、虾蟆及自死禽兽等毒者，用豆豉水煎，顿服，自解。

中食牛马毒，甘草擂酒服，或只用甘草作汤代茶服。若口渴，饮茶及水者死。

中诸菜毒，食后腹胀者是也，以醋解之。

中巴豆毒，口渴下利不止，服冷水数口，或煮绿豆汁冷饮，自愈。

中砒霜毒，烦燥腹痛，面青肢冷，食中得者易愈，酒醋服者难救。解法：以实地掘坑，清水灌注，搅成混水，饮之，谓之地浆，可解。又方：用生绿豆擂粉，入水取汁服之。

中附子毒，头肿唇裂，血流疮疽，用绿豆、黑豆擂汁，或煎汤服。

中斑蝥毒，以猪脂油和绿豆汁饮之。

中雄黄毒，或用搽疮熏疮受毒者，以汉防己煎汤，内饮外洗。

中服丹毒，服地浆水解之。

中药箭毒，内饮粪清水，外涂患处。

中漆毒，红斑烂疮，以蟹捣黄涂之，或用杉树煎水，或以榇鸡水洗之。

被虎伤毒，内饮麻油，外以葛根煎汤洗之，拭干，麻油涂之，再以青布作条，燃火熏之。口渴者，沙糖调水饮之。

被蛇伤处，以绳扎缚两头，勿使毒气内攻，流布经络，急用热溺久洗伤处，拭干，随以大蒜切片，安患处，用艾于蒜上灸之，每三壮换蒜，至痛不可忍，去艾候凉，又灸，总以数十壮至百余壮为妙。少顷再烧，不必致肉烧伤起泡，即恶毒亦解。再以三七嚼烂罨之。内用雄黄、五灵脂有溏心者真等分为末，每用二钱，酒调服。急则捣蒜汁服亦可。

被风①犬伤，急于无风处挤出伤口恶血。古有用人吮血者，恐人亦受其毒，不如挤者为稳。如或无血，则以针刺出血，用小便洗净，即如上被蛇伤者贴蒜艾灸治法，以多灸、久灸连日灸为妙。盖蒜疗疮毒，有回生之功。

夫病在肠胃尚为难疗，况四肢受伤，经络远绝，药不易及者乎！故古有淋洗刺灸等法，正为通经逐邪设也。世有用斑蝥而解其毒者，是矣，但于一二日间而即用者，恐毒未入腹，而人先受蝥毒，不如五六日用者为佳，至二七、三七陆续用之则可。用斑蝥法列下：斑蝥二十一个，拣新而大者，去头足，用糯米一撮，下斑蝥七个，慢火炒，勿令焦，去蝥，又下七个，炒令米色黄，又去之，再下七个，炒米至赤烟为度，去蝥，将

---

① 风：疑为"疯"之误。

米研末，分三份，冷水入香油少许，空心调下一份，少顷又进，以二便利下恶物为度。若腹痛急，以青靛调凉水解之，或以黄连、甘草煎汤待冷服之，或以凉水调益元散解之，甚妙。但终身忌食犬肉。夫斑蝥毒之尤者，虽曰以毒攻毒，不如用米以夺其气，尤宜预备解毒药料，况单服斑蝥者乎！

又方：用刺椿树根皮、杨梅子树根皮、半春子根皮等分研末，酒调服。将死者可救，仙方也。

被蜈蚣伤，以盐擦咬处，盐汤洗患处。或用鸡公干开口含之。或用生半夏捣末，以醋和敷之。或取井底泥敷之。惟半夏方最妙。

被蝎螫伤，用生半夏、白矾等分为末，醋和敷之。又方：用胆矾末擦之，立消。北方人家，宜备胆矾以防蝎，而蛇则怕雄黄也。

被蜂螫伤，拔去针，用生菜叶擦之。或芥菜、萝卜菜叶，一切瓜藤叶俱妙。或以童便洗净，用香油擦之。或以雄黄末擦之。

中蚯蚓毒，小儿则阴茎及囊俱肿，用鸭血涂之。或以鸭口含之。或以石灰泡热水洗之，久浸之。或以盐汤温洗之。

被蜘蛛咬伤，腹大如孕，外以姜汁调胡粉敷之，内饮羊乳。

论蛊毒

蛊之为毒，中土无之，世传广粤深山中人有之。欲害人者，置于饮食中，人中其毒，腹痛吐泻，所食之物，皆变为虫，侵食脏腑而死。死则毒气流注，复染他人，所谓蛊疰。

蛊脉，紧数弦直。而吐甚者，脉洪大者生，微细者死。

验蛊之法：唾津在净水中，沉则是，浮则非。

又法：口含生豆，中蛊者，豆胀而皮脱，否则不胀不脱。

凡中蛊者，嚼生黑豆不腥，嚼白矾而味反甘者是也。

治法：毒在上焦，胸膈胀痛，以胆矾末五分，热水调服，用指探喉，吐出自愈。毒在下焦，肚腹胀痛，以郁金末二钱，米汤调服，泻尽为妙。

蛊毒吐血，用小麦面一合，冷水调服，半日三服，下毒即瘥。

自幼食猫肉者，则毒不能为害。

备拣古来解诸恶毒至简至稳神方于后，以便取用。

凡受毒者，用雄黄、青黛等分为末，新汲水调服。

又方：拣净土掘坑，用清水倾入，搅起，澄清多饮。

又方：黄连、甘草节，水煎冷服。

又方：白扁豆生，为末，水调服三钱。

又方：用灶心土为末，凉水调服。

中蛊毒，用明矾、芽茶等分为末，凉水调服三钱。

又方：石榴皮煎服，当吐出活蛊而愈。

又方：用青蓝汁频服。

凡蛊毒及一切蛇虫恶兽所伤，重者毒气入腹，则眼黑口噤，手足强直，用明矾、甘草各一两为末，每用二钱，冷水调下，亦可敷患处。此方平易，不伤元气，大有神效，不可以易而忽之也。

［批］治一切恶毒。

朱砂丸　治一切中恶将死者。

朱砂细研　附子生，泡去皮脐　雄黄各二钱　麝香二厘　巴豆去油，四粒

为末，蜜丸，麻子大，每服三丸，米汤下。不利，加三丸，以利为度。

［批］治中恶将死。

《外台》走马汤　治一时中恶，心腹胀痛，大便不通，及飞尸鬼击。

巴豆二枚　杏仁三枚

捣碎，热汤二合，捻取白汁，饮之自下。若下不止，饮冷水三口自止。

［批］治中恶腹痛。

论脚病五十五

有风湿、寒湿、湿热、暑热、阴阳。附：鹤膝、疮疽等证。

《经》曰：诸湿肿满，皆属脾土。又曰：伤于湿者，下先受之。以足居下，而多受湿，湿郁成热，湿热相抟，其痛作矣。凡肿者，名湿脚气，筋脉弛长而软，或浮肿，或生臁疮之类是也，治宜利湿疏风。如不肿者，名干脚气，干即热也，筋脉蜷缩而痛，或左右枯细者是也，治宜润血清燥。然其证有从外感者，以阴寒水湿雨雾，或坐卧湿地，致令湿邪袭人足膝而为病也。有从内伤者，以肥甘酒醴过度，或多食乳酪，致令湿热壅注足胫而为患也。夫脚气之说，古所无也，其肿痛麻顽，即《经》之所谓痹也。其纵缓不收，即《经》之所谓痿也。其甚而上冲，即《经》之所谓厥逆也。逮夫晋苏敬，始有是名，而后则又有类伤寒四证，而以脚气居其一。不知脚气本水湿下壅之病，而实非阳邪外感证也。如头痛、发热、口渴、便闭诸证之兼见者，则或有之，此时若舍湿邪而作伤寒治者，不惟不效，其遗患亦已甚矣。大抵此证有缓有急，缓者或二三月而日甚，急者或一二日而即起，治之若缓，气上冲心，亦能杀人。

凡脚气不专在一经，须寻经络之阴阳，再察脉息之虚实以为治也。如自汗走注者为风胜，无汗挛痛者为寒胜，肿满重著者为湿胜前痹证门，所当参阅。大抵俱宜用川牛膝为引，烦渴燥热者为暑胜。若四气兼中者，但察其多者为胜，麻者为风，痛者为寒，肿者为湿。寒胜则皮肤中如有虫行之状，热胜则纵。其药如黄柏、苍术，治湿热也。防己、独活，治腰至足，湿热肿盛也。木瓜，取入肝，走筋也。赤苓、木通，利其湿也。桂附，散寒湿也。木香、槟榔、香附、乌药，宣气滞也。牛膝、杜仲、草薢、虎骨，壮筋骨也。合宜而用，皆可奏功。

[批] 调风寒湿暑兼证。

凡脚气患处不一，或腿，或膝，或踝，或脚趾，或左，或右，用全张川山甲铺于桌上，取后脚正在患处之甲，不拘多少，削去根上皮肉，以土拌炒成珠存性，数片为引。若脚指病，取脚爪为引，炒亦如之。凡治风寒暑湿，寒热之药，在人酌量，俱以此为引，一刻即效，此予心得之秘也。

[批] 治脚病用引即效。

脉理

浮弦者风，濡弱者湿，洪数者热。迟者寒，微者虚，牢固者实。结则因气，散则因忧，紧则因怒，细则因悲。

除湿汤　治中湿、身重脚痛，不问久近，干湿并效。

半夏　苍术　厚朴　茯苓各钱半　陈皮七分　藿香　甘草炙，各五分

姜七片，枣二枚，食远服。如小便短，大便泄，加泽泻、猪苓各一钱。取穿山甲于患处者，每用五六片，土炒成珠，为引。

[批] 治一切中湿脚痛。

鸡鸣散　治寒湿流注，脚痛浮肿，男女皆可服，其效如神。

槟榔三枚　橘红　木瓜各五钱　吴茱萸　苏叶各一钱　桔梗

生姜各三钱

头煎二煎，两汁相和，次日五更时冷服。冬月略温亦可。至天明下黑粪水，即肾家所感寒湿之毒也。辰巳时，必痛住肿消，否则再服，但饮食宜迟。此药并无所忌。

[批] 治寒湿脚气妙方。

茱萸木瓜汤　治寒邪入腹，喘急疼痛，或气上冲心，危急欲绝者。

吴茱萸一钱三分　干木瓜二钱半　槟榔五钱

姜引，温服。

[批] 治寒邪脚气冲心。

立效散　治寒湿壅肿，脚腿冷痛，或气上攻心。此方消肿甚效。

槟榔三枚　生姜一两　陈皮　吴茱萸　紫苏　木瓜各五钱

温服。

[批] 治脚肿痛气攻心。

三妙散　治腰膝湿痛仙方。

苍术三钱　黄柏炒，钱八分　川牛膝二钱，拣用净膝者更妙

夜服。此方人人可服。若房屋阴湿，及走水受湿者，不时各服一二剂，至老无腰膝湿痛之病，不可忽过。

[批] 治湿痛仙方。

麻黄左金汤　治风寒暑湿，四气流注足太阳经，腰足挛痹，关节重痛，寒热无汗。

麻黄去节　干葛　苍术　防己　防风　茯苓各一钱二　细辛四分　羌活七分　甘草八分　桂心不见火，研末，一钱，药调服

姜枣引。

[批] 治外感脚气无汗。

当归拈痛汤　治湿热遍身疼痛，或肩背沉重，或肢节红肿等证。

羌活　黄芩　甘草　茵陈各钱半　人参随便　苦参　干葛　苍术　防风　归身　白术　知母　猪苓　泽泻各一钱　升麻七分

空心服。

槟榔汤　治脚气上冲，心腹喘急。此能疏壅散气。

槟榔　香附　陈皮　苏叶　木瓜　五加皮　甘草各一钱

生姜三片，温服。如脚痛甚者加木香。妇人加当归。室女加赤芍。中满不食加枳实。痰厥加半夏。大便不通加大黄。小便不利加木通。转筋者加吴茱萸。脚肿加伏毛。脚痛而热加地骨皮。

[批] 治脚气喘气。

除湿散风汤新　治冒风受湿，致为脚气痿弱，筋骨疼痛。

苍术二钱　黄柏炒，钱半　川牛膝二钱　羌活　独活　防己　防风　甘草　木瓜　陈皮各一钱

取痛处之川山甲，土炒成珠，五六片为引。

[批] 治风湿脚气。

活络丹　治中风手足疼痛，经络中有湿痰，非此药不能通达。

草乌　川乌各泡去皮脐　胆星各六钱　地龙去皮，焙干　乳香去油　没药各二钱二分

蜜丸弹子大，温酒磨化，服一二丸。

[批] 治中风湿痰脚气。

八味地黄丸　治肾经虚寒，水上克火，脚气入腹，切痛喘促，少缓则死，宜急改作汤药服之。

熟地一两　　山药　　枣皮　　茯苓各三钱半　　丹皮　　泽泻各钱半
肉桂三钱　　附子二三钱

空心服。如寒甚，倍附子，必须大剂。

［批］治肾虚脚气冲心。

小续命汤　治脚气暴痛，脉大而缓。通治五风八痹、痿厥等证。

麻黄去节，八分　　人参随便　　黄芩　　白芍　　甘草炙　　川芎　　防己　　杏仁去皮尖，炒　　肉桂各钱半　　防风一钱　　附子一钱三分

姜枣引。如精神恍惚，加茯神、远志。心烦多惊，加犀角。如骨节痛而热者，去附子，倍白芍。骨间冷痛，加桂枝。脚痛而冷，加生姜汁半杯，合服。燥闷，小便涩，去附子，加竹沥一合。脚弱加牛膝、石斛。身痛加秦艽。自汗，去麻黄、杏仁，加白术。腰痛加杜仲。

［批］治风痹脚气切痛。

凡脚气由寒湿外侵者，十居八九，古人多用热药。《经》曰：湿淫于内，治以苦热。用乌附、麻黄，行经络也。用干姜、肉桂，助阳气也。寒湿既除，病无不愈。［批］又要分阴阳。然亦有阴阳之分。阴脚气，胫处肿而不红。阳脚气，肿而红者是也。

［批］论寒湿脚气须用热药。

凡膝肿痛不消，足胫枯细，名鹤膝风。脉多弦紧，乃足三阴经虚，寒湿为患。如环跳穴在胯眼及脚根切痛不已，外皮如故，脉沉数或滑者，防生附骨疽，以肾经阳气不足，阴血得以凝滞，寒化为热，所以为溃为脓。或坚硬如石，为石疽。或皮肉俱腐，为缓疽。昔人每用八味丸，以下部道远，非桂附不能下达，补虚散寒滞也。若误用攻毒清热之药，必成痼疾。

[批] 论鹤膝诸疽。

备拣古来治脚诸病至简至稳神方于后，以便取用。

凡治脚病药中，俱宜以川山甲为引。如右膝病，取后右脚二节之甲，去净根之皮，土炒成珠，每服加四五片，药性一时即到。脚踝病，取三节之甲。脚指病，取爪。左脚病，取左甲亦如之。若手病，取前脚患处之甲为引，以性能捷达病所也。

脚气冲心，昏闷垂绝，用杉木节四两，橘叶三两，大腹皮四个，水煎，加童便一杯合服。

脚气肿痛，用桃花阴干为末，温酒调服。

寒湿脚气，用牛皮胶一两，细切，面炒成硃①，研末，每用一钱，酒调服。

风湿脚气，用苏子、高良姜、橘皮共研末，丸服。

寒湿脚气，用胡芦巴、故纸、木瓜等分为末，同蒸，蜜丸服。

风湿脚气冲心，不省人事，用槟榔研末，童便调服。

凡风寒湿脚气，如大腹皮、吴茱萸、乌药、防己、川牛膝、黄柏、五加皮、槟榔、苍术之类，皆可拣用。

以下治脚杂病：

脚转筋，并一切筋病，用松节二两，乳香去油三钱，研末，每服二钱，木瓜煎汤调送。

臁疮溃烂，以盐汤洗净，用左草鞋洗净烧为末，加轻粉五分敷之。

又臁疮方：用黄柏一两，轻粉三钱，猪胆汁调搽。

脚指丫湿痒，用陀僧一两，铅粉一钱，熟石膏二钱，枯矾

---

① 硃：疑为"珠"之误。

一钱，湿则擦之，干则用桐油调搽。

脚上鸡眼肉刺，用枯矾、黄丹、朴硝为末，桐油调搽，次日浴二三次，自落。

凡脚疽初时，用蒜捣烂摊患处，安艾灸之，痛甚则易。要灸数日，每日以五七十壮为度，内服大防风汤。如体虚者，早用十全加附子二钱，午用防风汤，间服勿缓。

大防风汤　治足三阴亏损，寒湿外邪，乘虚内侵，患鹤膝、附骨等证，不问已溃未溃，宜用此方。及治痢后脚疾，名曰痢后风。此药祛风顺气，活血壮筋骨，多服最效。

人参无者，或以淮药三五钱炒黄代之，或以时下洋参、条参代之　白术　防风　熟地　杜仲　黄芪各二钱　羌活　川芎各钱半　肉桂　白芍煨　附子　牛膝各一钱　甘草炙，五分

姜引。或加当归。

［批］治鹤膝骨疽。

凡足伤寒湿，为脚气。寒湿郁而为热，湿则肿，热则痛，以汉防己为主药。湿加苡仁、苍术、木瓜、木通。热加黄芩、黄柏。风加羌活、萆薢。痰加竹沥、南星。痛加香附、木香。活血加四物。大便秘加桃仁、红花。小便秘加牛膝、泽泻。痛连臂加桂枝、威灵仙。痛连胁加胆草。又有足跟痛者，属肾虚，不与脚气同论。

［批］统论脚气治法。

脚气疼痛，用羊角一副，烧过为末，热酒调涂，以帛裹之，取汗，永不再发。

［批］治脚气神方。

卷十四

论 妇 科

经 脉 门

月经一

妇人之证与男子无异，惟经、孕、胎、产、崩、淋、带、漏、乳、阴之不同耳。故别著方论，不得浑同。

《经》曰：冲、任、督为奇经八脉之三者，亦一源而三歧也。冲脉自少腹夹脐两旁而上，诸脉朝会，为血之海。任脉当脐中而上，行于腹前，为阴脉之总任。督脉起自少腹，循背以行于后，为阳脉之都纲。夫经本阴血，流行脏腑，归于冲脉，是冲脉为月经之本也。故《经》云：太冲脉盛，则月事以时下。[批] 详三脉源流。然冲脉之所以盛者，又在胃经。《经》曰：饮食入胃，游溢①精气，上输于脾，脾气散精，上归于肺，通调水道，下输膀胱，水精四布②，五经并行。是可知血气之盛衰，本于水谷之盛衰，而阳明胃经，又为冲脉之本也。[批] 明胃为冲脉之本。故凡血病，当用甘温之药以助阳气而生阴血，勿用苦寒以伤胃气，并不使六淫七情，饮食起居，以亏损心脾，生化之源则得矣。[批] 明补血当补脾。

经血者，阴也。女体属阴，其气应月，故三旬而一至，不

① 溢：原作"移"，据《素问·经脉别论》改。
② 布：原作"部"，据《素问·经脉别论》改。

失其常，自无病而有子。一有不调，或前或后，或枯或闭，或数或痛，或带或崩等证生焉。此际调治治法详后，必求其源，庶为有益。

[批] 论血调乃有子。

妇人经血与乳，俱由脾胃所生。谷气入胃，其清纯津液之气归于心，入于脉，变赤而为血。血有余，则注于冲任，而为经水。经水者，阴水也。阴必从阳，故其色赤，禀火之用也。冲为血海，任主胞胎，阴阳合而成孕，则其血皆移荫于胎矣。既产，则胃中清纯津液之气归于肺，朝于脉，流入乳房，变白为乳，是禀肺经之色也。若无男哺，则阳明之窍不通，胃中津液仍归入脉，变赤而为月水矣。

[批] 论血与乳俱由脾胃。

论经先期二

先期而至者，多属血热有火，此固一说。然亦有血虚夹火而预动者，则所重在虚。有中气脱陷，及门户不固而妄行者，则所重在脾在肾。不得尽言为火，过用寒凉。当察脉之虚实，人之强弱，证之过与不及，则得矣。

清热安荣汤新　治血热先期而行，因于火也，脉证俱实。

当归七八分，血热者宜少用，为引　川芎八分　麦冬一钱二分　赤芍一钱二分　生地二钱　青蒿八分　丹皮七分　甘草六分　地骨皮一钱

水煎，热服。若三四剂后不应，服黄连、黄柏、黄芩俱炒等分为末，蜜丸，名三补丸。适病而止，不得过服。若性燥多郁者，加香附童便炒一钱，陈皮去白八分。若血虚，加熟地五七钱，丹参二钱。

[批] 论血热先期而行。

奇效四物汤　治肝经虚热，血沸腾而先期至者。

当归一钱二分　熟地二钱　白芍钱半　川芎一钱　阿胶炒，一钱五分　黄芩一二钱　艾叶八分

若血来而热，加生地、青蒿。

［批］治肝热先期者。

知柏归地汤新　治曾误服辛热暖宫之药而血热者，其冲任有伏火也。

当归　生地　黄柏炒　知母酒浸　木通各一钱　川芎七分　甘草五分　赤芍一钱二分

或兼服三补丸。此凉剂，不得过服，适病而止丸方在前。人多有之，不可不知。

［批］治误服热药先期者。

六味地黄丸　治血虚生热，以至经不及期而先行者。

熟地八两　枣皮　山药各四两　茯苓　丹皮各三两　泽泻二两

蜜为丸，空心白汤下。以滋水可兼补血，补血兼不得滋水也。

［批］治血虚生热先期者。

平补心脾汤新　治心脾气虚，不能固摄经血以致先期者。

当归三五钱，若血热者用钱半　熟地五七钱　白术二三钱　杜仲盐炒，二钱　枸杞二钱　白芍酒炒，二钱　甘草炙，一钱　五味子蜜炒，八分　续断酒浸，二三钱　丹参二钱

水煎服。

［批］治心脾不足经先者。

凡脉证无火，而经先期者，乃心脾之不足也。此辈极多，若作火治，误矣！又有中气下陷而然者，宜四物合补中为妙。

保阴煎　治脉滑多热，经来先期，及一切阴虚内热、动血

等证。

生地　熟地各二钱　山药　续断　黄芩　黄柏各一钱五分　甘
草一钱

水煎服。血热甚者，加黄连。如血滞作痛，加当归。如气
滞作痛，去熟地，加陈皮、香附之类。如少年血气盛者，去山
药、熟地。

［批］治阴虚经先者。

要知此仅可以暂用，但不可以假火作真火，以虚火作实
火也。

所谓经先者，当以每月大概论。所谓血热者，当以通身藏
象论。勿以素多不调，而偶见早期者为先。勿以脉证无火，而
单以经早者为热。

论经后期 三

凡血寒血虚者，俱后期。然血何以寒？非阴寒由外而入，
生冷由内而伤，原由阳气不足，非春和之时，以致津液不能充
盈，故不能如期而至也。彼血虚者，禀赋素弱，饮食减少，其
脉必沉细弦涩，其形必恶寒喜暖，其血自沉黑涩少。此际宜温
之养之，以培根本，而破血行血之药，毫不可用。

理阴煎　治真阴不足，由于阳虚，故经迟也。

熟地五七钱，或一二两　当归五六钱　甘草炙，一二钱　干姜炒
黄，二三钱　或加肉桂一二钱。

水煎，温服。如命门火衰，阴中无阳，内外寒证昭然，加
附子一二钱。

［批］治血亏阳虚后期者。

大约寒则多滞，如姜、桂、吴茱萸、荜茇之类，可择加用，
甚则加附子。

十全大补汤　治气血俱不足，脾胃虚寒，脉弱无神。

人参　白术　茯苓　甘草炙　当归　川芎　白芍酒炒　熟地
黄芪蜜炙　肉桂或等分，或随证以为轻重

姜枣引。如火衰，加附子。如形瘦食少，属脾胃虚弱，用
四君子汤加陈皮、当归、川芎。如肥人痰滞，用六君子汤加归、
芎、香附，或用参苓白术散加归、芎、石菖蒲为末，捣饭，以
荷叶煎水，糊为丸，中时米饮下。

四君子汤

人参　白术　茯苓　甘草

六君子汤

即四君子汤加陈皮、半夏。

加味参苓白术散

人参随用　白术二两　茯苓两半　山药一两五钱　陈皮一两
莲肉二两　当归二两　炙草一两　砂仁八钱　石菖蒲五钱　川芎
七钱

［批］治气血两虚后期者。

香附八物汤　治性急躁怒，气逆血少而后期者。

人参或用山药四五钱代之　白术二钱　茯苓一钱五分　香附童便
炒，一钱　当归二钱，若血热者用一钱　甘草炙，一钱　白芍酒炒，一
钱　熟地二三钱　川芎一钱

或加青皮五六分，水煎服。

［批］治气逆血少后期者。

温经汤　治一切血寒后期者。

当归二三钱　川芎一钱　炮姜五分　白芍酒炒，钱半

水煎服。

［批］通治血寒后期者。

凡阳气不足，血寒经迟者，色不鲜红，或沉黑，或涩少，其脉、其脏、其形必见虚弱无火之证，宜用温养血气之药。

论经乱常四

凡经行原有常期，一或前或后，悉从虚治。若妄用克削及寒凉等剂，再伤脾肾，以伐生气，则惟有日甚矣。

加味四物汤新　治肝脾血虚，微滞微痛，一切经乱之证。

当归二钱　白芍酒炒，一钱三分　川芎一钱　熟地二三钱　陈皮八分　香附童便炒，七八分　丹参二钱　丹皮八分

水煎服。如食少有痰，加白术钱半，茯苓一钱。如血寒，加肉桂钱半。如血热，加生地、黄芩、青蒿之类。如肝不藏血，加阿胶珠钱半。即八珍汤、十全大补汤之类，皆可择用。

［批］治一切经乱。

秘元煎　治脾土虚陷，不能统摄荣血，而为漏、为数等证。

远志八分　山药炒，二钱　芡实炒　枣仁炒，各二钱　白术一钱五分　金樱子去核，二钱　茯苓一钱五分　炙甘草一钱　人参更妙　五味子十四粒

水煎服。如血热，加苦参。气虚，加黄芪，或用四君子汤加川芎，或用归脾汤亦可。

［批］治脾虚经乱。

若阴亏火盛，或夜热盗汗，烦渴咳痰等证，是即劳损之渐，宜速补肾水以济火。若徒知用四物以补血，亦属无益之后著也。

逍遥饮　治所念不遂，沉思积郁，心脾气结，渐成枯闭者。

当归二钱　白芍一钱五分　熟地三五钱　枣仁炒，钱半　茯苓钱半　陈皮八分　志肉五七分　甘草炙，一钱

水煎服。

［批］治心脾气结经乱。

补阴益肾汤新　治房劳伤肾，冲任不固，以致经乱者。

熟地三五钱　山药二钱　菟丝子炒研，三钱　枣皮一钱五分　五味子十五粒　杜仲盐炒，一钱五分　金樱子去核，二钱　续断　当归各二钱　枸杞钱半

水煎，温服。如血不时来，加百草霜、发灰调服。此方若作丸服，更妙。但须节欲，乃得全愈。

［批］治肾伤经乱。

经血无故不止，用莲蓬壳烧灰存性，为末，水调二钱服。

论经期腹痛五

经行腹痛，证有虚实。实者，有因寒滞、热滞，有因血滞、气滞。虚者，有因气虚，有因血虚。然实者，痛于未行之前，经通而痛自减。虚者，痛于既行之后，血去而痛益甚。大都可按者为虚，拒按者为实。或实中有虚，虚中有实，此非言所能悉，当于形气脉息，兼而辨之可也。

［批］当分虚实。

调经饮　治经血阻滞，气逆不调，多痛而实者。

当归三钱　淮牛膝二钱　香附酒炒，一钱　元胡炒，一钱　山楂钱半　茯苓钱半　陈皮去白，一钱

水煎，加酒服。如伤生冷而寒滞者，加肉桂、吴茱萸之类。如兼胀闷者，加厚朴，或砂仁亦可。如气滞，加乌药。如痛在小腹者，加小茴。

［批］治经滞气逆作痛。

导滞汤新　治血因气滞而停，瘀积作痛，拒按属实者。

香附酒炒，二钱　元胡炒，钱五分　归尾二三钱　木香四分　泽泻钱半　红花炒黄，一钱　淮牛膝酒炒　桃仁去皮，各钱五分　苏木一二钱

水煎，加酒服。如血通瘀下，停药，勿得过服。如火盛内热，血燥切痛者，加炒栀子二钱。如微热者，加白芍钱半。如瘀极而大便燥结者，加大黄二三钱，不应，加芒硝、蓬术。如寒凝作痛，加肉桂一二钱，或吴茱萸一钱。

［批］治气滞血停作痛。

以上诸证，必实见其有滞无虚，方可用之。若或兼虚，勿行克伐，以伤脾肾。

决津煎　治虚弱经滞作痛。此用补为泻，若江河一决，积垢皆去之妙剂也。

当归三五钱　牛膝二钱　肉桂二三钱　乌药一钱　泽泻一钱五分
香附一钱五分

水煎服。如血滞，加酒炒红花一钱。如小腹寒而痛极者，加吴茱萸。如大便涩结，加肉苁蓉、威参润之。

［批］治虚弱痛经。

大荣煎　治痛在经后，多由血虚，宜察其寒热，以为佐使。

当归三五钱　熟地三五七钱　枸杞二钱　杜仲二钱　甘草炙，钱半　牛膝　肉桂各钱半

水煎，温服。如气滞，加香附。气虚，加白术。如中气虚寒而呕恶者，加炒干姜。如寒滞在经，气血不能流通而痛，加附子。如兼带浊腹痛者，加骨脂。即四物、八珍加减，因人因证，善用之，自无不效。又须知有瘀积，用上决津煎间服，乃妙，不得泥于偏补一途也。

［批］治经后血虚腹痛。

论经水多少六

经有定期，而其多少，亦素有定规。平日少而忽然多者，不问肥瘦，皆以热论。平日多而忽然少者，非病后体虚，即外

因阻滞也。亦有痰碍经隧者，必其体肥，而脾土或者亏败，不能燥痰也。凡此之类，宜察形、气、脉息以调养之，庶多者不致沸腾，少者不致枯闭也。

清热四物汤新　治经水忽然多者，定属血热。脉洪大而实，宜清热也。

当归　生地　白芍各钱半　熟地二钱　黄芩　知母各一钱　川芎　黄柏各七分

水煎，热服。不应，加黄连一钱，适病即止。

［批］治血热忽多。

补虚四物汤新　治瘦人经水渐少，属血虚也。脉弱无神，宜大补气血。

当归三五钱　川芎八分　熟地五七钱　白芍酒炒，一钱五分　山药二钱　枸杞二三钱　黄芪蜜炒，二钱　杜仲盐炒，钱半　肉桂一钱

水煎，温服。或用十全大补汤、人参养荣汤，大宜多服，以体旺血足为期。

［批］治血虚渐少。

芎归二陈汤　治肥人经水少者，痰碍经隧也，脉息迟滑。

当归　茯苓　半夏各钱半　陈皮　川芎　香附童便炒，各一钱　甘草炙，八分　枳壳一钱　滑石五分

姜引，煎服。

［批］治肥人经少。

论血色七

凡血之色，浓而多者，血之盛也，淡而少者，血之衰也，此固易知者也。至于紫与黑，辨之不真，有如冰炭。紫而红者，或成片成条，是皆新血妄行，多由内热而然。若紫而黑者，或散或薄，或沉暗色败等象，多以真气内损，必属虚寒。由此而

甚，或如屋漏水，或如腐败之宿血，是皆紫黑之变象也。此肝脾大损，阳气大陷之证。如理阴煎、理中汤、补中汤之类可用。若作热治，无不毙矣。凡肠澼便血皆然，学人最不可忽。［批］论紫与黑关系不小。

理阴煎方载上经后期　治脾肾虚寒，血色紫黑，脉或大而无力，及大吐大下，或外假热等证。

［批］治血寒色黑。

理中汤

人参　白术　干姜炒　甘草炙

补中益气汤

人参随用　黄芪蜜炒，二钱　白术　当归各一钱五分　陈皮甘草炙，各一钱　升麻盐水炒，三分　柴胡酒炒，三分

姜枣引。

［批］二方治证同上。

香连四物汤新　治血热色紫而浓，脉洪实者。

香附童便炒　黄连　当归　川芎　白芍　生地　甘草　丹皮赤芍等分

水煎，热服。

［批］治血热色紫。

加味八珍汤　治血虚色淡而少，脉微细者。

人参无者，用山药炒黄三钱代之　白术　茯苓　当归　熟地黄芪蜜炙，各一钱五分　川芎七分　甘草炙，八分　白芍酒炒　肉桂各一钱

姜枣引。须常服七味、八味地黄丸。

［批］治血虚色淡。

论经不行八

凡妇女经血不行，其证不一。有血枯者，其人脾胃伤损，

饮食减少，无以生血，源竭而流绝也，法当补脾胃、养气血，气充血生，经自行矣。若妄用红花、桃仁通经毒药，岂知滞者可通，枯者亦可通乎？［批］论血枯无经水。有气郁者，其人心思未遂，忧愁怨恨，以致气结而血滞，法当调气，则血自行。苟用补剂，则气益结，血益凝，致成癥、瘕、胀满之疾，须宜知之。［批］论气郁经闭。有躯肥脾亏，痰涎壅滞而经滞者，法当行气导痰，斯谓良工。［批］论痰壅经闭。有寒伤者，风、雨、霜、雪伤于外，饮食、生冷伤于内，致血不行。经曰：血得热则行，得寒则凝。医者不知外寒者散之，内寒者温之，反有谓室女血热，用青蒿之类凉之，卒不得而行矣。［批］论寒凝经闭。

温胃散新　治脾胃虚寒，不爱饮食，纵食少许，亦不消化，且作胀满，以致不能生血而经闭者。凡男妇大小皆可服，能健脾也。

白术一两五钱　茯苓一两二钱　陈皮四钱　吴茱萸开水泡一次，焙干，用五钱　砂仁微炒，五钱　扁豆炒，一两　粳米五钱，微火炒黄，冷水淬，再炒　草豆蔻仁五钱，饭包煨

共研细末，荷叶煎水，每日中时调服二三钱，即睡一刻。如肚硬有积，加谷虫三钱。如呕逆，加炒干姜四钱。如有宿食，加神曲炒四钱。

［批］补脾即以生血。

加味参苓白术散方载上经后期　此平补脾胃。多服，以经行为度。或用十全大补汤，须兼服乌鸡丸。

［批］治证同上。

泽兰汤　治经淡渐少，卒至不通，潮热身痛，其脉微数。此阴虚少水，不能制火，宜养血益阴，不得以毒药通之。

泽兰叶二钱　当归钱半　白芍酒炒，一钱　甘草炙，五分

水煎服。

［批］治阴虚血枯。

柏子仁丸

柏子仁炒，去油　牛膝酒炒　卷柏各一两　泽兰叶　续断各三两　熟地五两

先以熟地捣化，加药末，炼蜜为丸。

［批］治证同上。

乌鸡丸　统治妇人脾胃虚弱，冲任伤损，气血不足，以致经候不调，少有子息，服之屡验。

白毛乌骨雄鸡鸡舌黑则骨黑一只，要未镦[1]者，以粳米喂养七日，勿令食虫蚁野物，吊死，去毛并杂细，以一斤为率。用：生地、熟地、天冬、麦冬各二两于鸡肚中，甜美米酒十碗，入砂锅煮烂，取出，去骨，炭火焙干。更以余酒淹尽，待焦枯，研罗为末。再加：杜仲盐水炒二两，人参少者，以山药或以时出条参二两代之、肉苁蓉酒炒、补骨脂炒、炙甘草、小茴炒各一两，白术、丹参、当归去尾、茯苓各三两，川芎八钱，砂仁炒一两，香附酒浸三日，焙干一两二钱，和鸡肉共研末，酒调面糊为丸。空心酒下七八十丸，或米饮下。

［批］治妇人气血不足。

开郁二陈汤　治心思不遂，气郁血滞而经不行。

陈皮　茯苓　苍术　川芎　香附童便炒，各一钱　半夏一钱　青皮　甘草　木香各五分

姜引。如体厚脉实，服此不应，或服香附丸。

［批］治气结经不行。

---

① 镦（dūn 吨）：通"鐓"。阉割。《篇海类编·珍宝类·金部》："镦，与'鐓'同，去畜势。"

四制香附丸　治气结经闭，脉实体旺者可用。否则禁之，以性辛燥也。

净香附片一斤，用酒、醋、童便、盐水各浸四两，三日焙研，山药八两研末，开水泡糊为丸，白汤下。

［批］治气结经闭。

增减八物柴胡汤　治经闭脉虚，骨蒸潮热者。

人参　茯苓　白芍　麦冬各一钱　当归　生地各一钱五分　炙草　知母　柴胡各六分

有汗，加地骨皮钱半。无汗，加丹皮钱半，淡竹叶十五片。水煎服。凡妇人血虚有热者，皆可服。如服此而热反甚者，加黑干姜一钱，神效。

［批］治脉虚经闭。

四物凉膈散　治经闭脉实，发热咽燥者。

归身　赤芍　川芎　生地　黄芩酒炒　黄连酒炒　桔梗　连翘　山栀炒黑，各一钱　生草　薄荷叶各五分　淡竹叶十片

［批］治脉实经闭。

凡血实形盛，脉有力者，皆可服之。但须适病而止，不可过服。

脉候

尺脉滑，血气实，经脉不利。尺脉来而断续者，月水不利。寸关如故，尺脉绝而不至者，月水不利，当患小腹痛。肝脉沉，月水不利，主腰腹痛。

［批］论脉。

《经》曰：二阳之病发心脾，有不得隐曲，故女子不月，其传为风消，为息贲者，死不治。二阳者，足阳明胃也。［批］重在心脾。女子有不得隐曲之事，郁之于心，故心不能生血，血不

能养脾，始焉胃有所受，脾不能运化，继则不能纳受，故胃病发于心脾也。由是水谷衰少，不能化精微之气，而血脉遂枯，月事不能时下矣。阳明主肌肉，血不足，则肌肉不荣，有不风热而消瘦乎！息贲者，风热传于肺，喘息而上贲也。此脾胃虚，而经脉不行也。［批］经不行亦各有因。有因劳心过度，心火上行，不得下通胞脉而不行者。有因中消胃热，善饥渐瘦，津液不上，血海枯竭而不来者。有因冷客胞门，血寒凝泣而不下者。有因躯肥，脂满痰多，占住血海地位，闭塞而不行者。有因或挟寒，或挟热，污血凝滞而不行者。有因食与湿痰填塞太阴，经闭作痛者。寒热虚实之不同者，总不能遁乎脉之迟数，有力无力间也。

［批］统论经闭各有所因。

经行腹痛，寒热交作，下如黑豆汁，两尺沉涩，余皆弦急，此由下焦寒热之邪，抟于冲任，痛极则热，热则流通，因寒湿生浊，故下如豆汁也。宜以辛散苦温之药治之。

［批］论经行腹痛色如豆汁。

气行则血行，气止则血止。故治血病，以行气为先，如香附此味亦须善用，以性燥也之类是也。热则流通，寒则凝结。故治血病，以热药为佐，如肉桂之类是也。至于病后产后，经血不行者，纯属气血两虚，惟宜补脾养血，元气充复，自然流通，此不治之治也。

［批］论调经宜理气暖血。

女子十四岁时，经已下矣。或四季一行，或一二年一行，此为避年，因禀受衰弱耳。但宜顺气养血，切勿攻之。

［批］论禀弱少血。

有年长未配之女，偏房失宠之妾，孀居之妇，庵院之尼，思结而不得伸，多有经闭之病，致成劳瘵。或用四制香附丸、参术大补丸，间服六味以救水。滋水可兼补血，补血兼不得滋水。本末交治，庶几可瘳。此七情之变，轻者可治，重者恐难治也。且芎归辛窜，难到肾家，又须恃一点命门之火为之主宰，以阳和庶能生物也。

[批] 论宜开郁滋水。

备拣古来治无病而经闭者，多由气血之凝滞而然，亦有方法治之。

用当归、没药去油、红花等分为末，酒调服。

又方：用丝瓜焙研为末，酒调服。

又方：用蚕砂炒煮酒，服一盏即通。

又方：用茜草亦名过山龙一两，酒煎服之，一日即通。

凡妇人经停二三月不行者，或结胎，或经闭，不可孟浪。必用试法，方有的见。

探胎饮　用川芎不见火为末，空心，煎艾汤调下二三钱。觉腹中动，则有胎也。脐下动者，乃血瘕也。不动者，血凝也，病也。

论崩九

《经》曰：阴虚阳抟谓之崩。以血虚则热迫而妄行，故令暴下而为崩。崩久血少遂成漏，不时而下，却无止期，属肾水枯也。治此者有三法：初止血，次清热须知止血兼之清热，后补其虚。重在补气。补气乃能生血，庶能收敛。所以古用独参汤补气，后用四君子汤收功。补土以保肺气，职是故耳。

安荣汤新　治血有热，崩漏日久，六脉虚弱，体亏无神等证。

当归去尾，三五钱　熟地五六钱　丹参二钱　淮药三钱　白芍酒

炒，一钱五分　丹皮一钱二分　阿胶蛤粉炒，二钱　川续断二钱　甘草炙，一钱

煎就，加发灰、百草霜、败棕灰、蒲黄炒黑，俱存性，等分，再研，用一钱调服。如实火盛，迫血妄行，口渴，舌黄，便燥，血热，六脉洪滑，加黄柏、黄芩、栀仁之类，或加生地、赤芍、青蒿各二三钱，不应，加黄连。但要见真方用，恐实热者少，假热者多。若误用寒凉，必伤脾胃生气，自日殆矣，挽回莫及，可不慎哉！

［批］治血虚崩漏。

增损四物汤　治脾虚不能摄血，以致崩漏不止者。

人参少者，以山药炒黄四钱六钱代之，或用时下生条参三五钱　当归三钱　川芎一钱　白芍炒，一钱五分　干姜炒，一钱　甘草炙，一钱

水煎服。加茜草三钱更妙。

［批］治脾虚崩漏。

当归补血汤　治凡血大吐大下等证，用此补气以生血。

黄芪蜜炙，一两　当归去尾，三钱

水煎，温服。稍可以代独参汤。

［批］治血大崩。

奇效四物汤　治肝经虚热，崩血不止。

熟地五七钱　当归去尾，三五钱　白芍酒炒，二钱　川芎一钱　阿胶蛤粉炒，二钱　艾叶炒，一钱二分　黄芩二三钱，炒黑

水煎服。如血热，当归止用钱半。或加生地二钱，及上安荣汤四灰之引。

［批］治肝热血崩。

备拣古来治血崩神方，以便取用。

风热血崩，用荆芥穗炒微黑，为末，每服一二钱，童便

调服。

又方：以陈槐花一两，百草霜五钱为末，每服二钱，烧红秤锤，淬酒调服。

又方：败棕烧灰存性，为末，水调服。血热用童便。

又方：条黄芩为末，酒调服三四钱。或加干姜、白芷。

又方：用黄芩、木耳为丸服，治热血。

下虚血崩：白芷一两，海螵蛸二枚略烧，乱发煅灰三钱，酒调二钱服。

血崩赤带，用赤芍、香附等分为末，每服二钱，加盐少许，日三服，十日愈，名如神散。

又方：香附炒黑，煎服。

又方：用艾叶、干姜炒黑、阿胶等分煎服。

又方：莲房、荆芥炒黑，研末服。

又方：棉花子炒黑研末，酒调三钱服。

又方：木贼五钱，水煎服。

立斋曰：前证治法，因脾胃亏损，不能摄血归源者，用六君子加芎、归、柴胡。若因肝经之火，血热下行，用四物加柴、栀、芩、术。若肝经风热而血妄行，及怒动肝火者，用加味逍遥散方见下。若脾经郁结而血不归经，用归脾加柴、栀、丹皮。若悲伤胞络而血下崩，用四君子加柴、栀、升麻。

［批］统论各经治法。

逍遥散

当归二钱　甘草一钱　白芍　白术　茯神各一钱五分　柴胡酒炒，八分

姜引。加丹皮、栀子各七分。

［批］治肝脾血虚妄行。

论崩血心痛十

凡妇人大崩及生产后，去血过多，心无所养，宜用甘温以补荣气，如十全大补汤之类。又有气滞血逆而痛者，宜行之散之。亦有阴血耗散而痛者，宜收敛之。须当凭气象脉息以治之。

温补荣气汤新　治心脾血虚，脉息细数，体亏气弱，心痛潮热等证。

当归三五钱，若血虚有热者宜少用　熟地五七钱　甘草炙，钱五分白芍酒炒，一钱五分　枸杞二钱　山药二钱　枣仁炒，一钱

温服。如心虚有火不可按者，加丹皮钱半，或加生地一二钱。如血寒凝滞，加肉桂钱半。如气胀而滞者，加陈皮、香附之类。如气虚而不能生血者，加蜜炒黄芪钱半，或加人参更妙。如血散而不收敛者，加五味二三分，或用十全大补汤亦妙方见上经后期。有谓痛无补法，不知虚实也。

［批］治血虚心痛。

失笑散　治气滞血逆，心气刺痛，用此行之散之，非治血虚也。

五灵脂有溏心者真　蒲黄等分，俱炒

先用醋熬成膏，再入水煎，热服。或为末，用酒煎服。按：此方用以止痛，蒲黄宜减半。若用以止血，则宜等分。蒲黄炒黑，或五灵脂减半亦可。

［批］治气滞血逆心痛。

论漏十一

或崩久成漏者，或未崩而亦漏者，连年不休，此中气下陷，元气不固也，宜补卫气，兼固下元。若作血热妄行治，是大误也。

加味补中益气汤新　治元气虚损，不时漏血，历年不止者。

人参淮山药炒黄三五钱代之亦可　黄芪蜜炒，二钱　白术　当归　熟地各一钱五分　白芍酒炒　陈皮各一钱　甘草炙，八分　升麻蜜炒　柴胡酒炒，各三分

姜枣引。中时夜间服，早服下丸。

［批］治气虚漏血。

固下丸新　治血道虚滑，不时下漏，须兼服此丸。

当归二两　鹿角霜四两　茯神　龙骨煅　阿胶蛤粉炒，各一两五钱　川芎七钱　杜仲盐水炒，二两　香附醋炒，八钱　甘草炙，一两　补骨脂盐水炒，六钱

共研末，山药五两研末，开水泡糊为丸。每早酒下七八钱。

［批］治下元虚漏。

《脉诀》曰：崩漏下血，脉迟小虚滑者生。疾急实大紧数者死。尺寸虚者漏血。脉浮者死，不治。

［批］论脉。

论热入血室十二

凡妇人伤寒，或劳郁，或暴怒，适遇经行，以致邪热入于血室，或血不行，或血不止，令人昼则明净，夜则谵语狂妄者，何也？盖冲为血海，即是血室。血属阴，主夜，故昼则平安。暮入阴分，邪与血抟，挟阴气而如见鬼状，此为热入血室。治法亦惟和表邪兼清血室之热足矣。若误以为客邪入内，攻之，则伐及无辜，导邪入内矣。故经曰：治之无犯胃气及上二焦，必自愈矣。

静镇汤新　治经行时，因冒风寒，以致热入血室而夜不宁者。

白芍　黄芩　生地　陈皮　柴胡各一钱　甘草　防风　桂枝

紫苏各八分　当归钱半

热服三四剂。如内热，加连翘。如口渴，加葛根。如热甚，加石膏、知母。如寒甚，加生姜。

［批］治经行感寒。

清化饮　治或劳或怒，火由内生，夜躁多汗而无表证者。

白芍　麦冬　石斛各二钱　丹皮　茯苓　黄芩　生地各三钱

水煎，温服。如骨蒸，加地骨皮。如热甚而渴，加石膏。如下热尿赤，加木通、黄柏、栀子之属。

［批］治内热夜躁。

补阴益气煎　治病愈，而元气素弱，热不退、血不止者。

人参少者，或以黄芪蜜炒三钱代之　当归二钱　山药二三钱　熟地五七钱　甘草炙　陈皮各一钱　升麻四分，火浮于上者不用　柴胡一钱五分，如无外邪者不用

生姜引。即用补中益气汤亦妙。如脾气素弱，宜归脾汤。如气血俱虚，宜十全大补汤。如血热多滞者，宜小柴胡汤加丹皮、红花、当归。

［批］治元气虚而热。

枣麦甘草汤　治妇人脏燥，悲哭如祟。

大枣十二枚，去核　小麦炒，二合　甘草三钱

水煎，多服。此方最妙。

［批］治脏燥如祟神方。

论赤带白带白浊白淫十三

四病不同，治亦有异。当分寒热，以脉息形气辨之，庶认证真而取效捷矣。赤带者属热，兼虚兼火治之，以妇人多忧思郁怒，肝火甚，而血不归经，所以病此。法宜补血凉血，以养肝舒肝也。白带者，出于胞宫，精之余也。多由脾肾虚寒而滑，

亦以所思不遂，肝气郁，则木侮土而脾受伤，故湿土之气下陷，不能输为荣血，而下白滑之物，清冷稠粘。法当开提肝气，补助脾元。若有秽气者，须兼湿而有热治之。白浊者，随小便而出，混浊如泔，此胃中浊气渗于膀胱，水之浊也。法当补脾躁湿，加以升提为主。白淫者，在小便之后而来，亦不多，此男精不摄，滑而自出，不须治也。

芩连四物汤　治赤带，脉洪数而实者。

当归　白芍　生地各钱半　川芎八分　黄芩二钱　黄连一钱
升麻五七分　丹皮钱半

水煎，加童便服。

［批］治赤带之轻者。

三补丸　治赤带。服上方不应，服此以治血热之甚者。

黄连　黄芩　黄柏俱炒，等分

共为末，空心白汤下，适病即止。

［批］治赤带之重者。

清白散　治白带之兼有湿热多火者。

当归　川芎　白芍　生地　黄柏盐水炒　樗根皮各钱半　干
姜炒黑　甘草各七分

生姜引。如肥白人，多湿痰，加白术、半夏。如赤带，加酒炒黄芩、荆芥。如久下，加熟地、牡蛎。如气虚，加蜜炒黄芪。如腰腿酸痛，加鹿角胶。如气下陷而多湿者，加升麻、柴胡、苍术、白术。

［批］治湿热白带。

樗皮丸　治赤白带有湿热者。

白芍一两　良姜六钱　黄柏一两，二味烧灰存性　樗根皮二两
五钱

共为末，粥糊丸，空心米饮下。

［批］治赤白带有湿热者。

加味六君子汤　治白带属湿痰而兼虚者。

人参少者，以山药炒黄三钱代之　白术二钱　茯苓一钱五分　炙草陈皮各一钱　半夏钱半　苍术钱二分　升麻盐水炒　柴胡酒炒，各四五分

姜引。兼服下方丸药。

［批］治白带属虚而有湿。

苍沙导痰丸　治湿痰白带。

苍术米泔浸，二两　香附童便炒，一两　陈皮　茯苓各两半　枳壳　半夏　南星　炙草各一两

生姜自然汁糊为丸，淡姜汤下。

［批］治湿痰白带。

加减十全大补汤　治虚弱之人带久不止。

人参少者，以山药炒黄四钱代之　白术二钱　茯苓一钱五分　当归一钱八分　炙草一钱　川芎一钱　白芍酒炒，一钱二分　陈皮一钱半夏一钱五分　干姜炒，八分

姜枣引。或服参苓白术散，加砂仁、石菖蒲方见上经后期，以补脾胃之虚，兼服补宫丸，以固下元之脱。

［批］治白带久下。

补宫丸　治虚弱者下元滑脱。

鹿角霜　茯苓　白术　白芷　山药　白芍酒炒　龙骨煅　赤石脂　牡蛎煅，童便炒，各等分　干姜炒，减半

醋糊丸，米饮下。

［批］治下元滑脱白带。

白芍药散　治赤白带下腹痛，如神。

白芍炒，二两　干姜炒，五钱

共为细末，每服三钱，米汤调下。晚又进一服，十日见效。

［批］治赤白带下腹痛。

固阴煎　治肝肾阴虚，滑泄、带浊、淋遗，及阴水因虚不固等证。

人参随宜　熟地三五钱　山药炒，二钱　枣皮一钱五分　远志七分　炙草钱半　五味十四粒　菟丝子炒研，二三钱

温服。如滑遗甚者，加金樱子肉二三钱，或醋炒文蛤一钱，或乌梅二个。如血热不固者，加续断二钱。如肝肾血虚不归经者，加当归二三钱。如气陷不固者，加炒升麻一钱。如心虚不眠或多汗者，加枣仁二钱炒研。

［批］治一切带浊淋遗。

治带单方

白带神方：用青色无沙眼之牡蛎火煅红，冷定，又煅七次，研细，用腐浆调下二钱，一二服立愈。

又方：用艾叶煮鸡子食。

又方：沙参研末，酒调服。

又方：白术四两，补骨脂二两，共炒研末，入麦面炒一斤，空心，加白糖开水调服。

赤白带下：石菖蒲、补骨脂俱炒等分研末，开水调服。

白带，下部痛：苦楝炒、大茴香、当归等分，酒和丸，酒下。

又方：石灰一两，白茯苓二两，为末，水丸，白水下三十丸，神效。

虚寒白浊：鹿角霜炒为末，每服二钱，酒调下。

论五色带下十四

凡妇人此证，当壮脾胃升阳气为主，佐以各经见证之药。色青者属肝，用小柴胡加山栀。或湿热壅滞，小便赤涩，用龙胆泻肝汤。

色赤者属心，用小柴胡加山栀、黄连、当归。思虑过伤，用妙香散等药。

色白者属肺，补中益气汤加山栀。

色黄者属脾，用六君子加山栀、柴胡，不应，用归脾汤。

色黑者属肾，用六味地黄丸。

气血俱虚，八珍汤。阳气下陷，补中益气。若有湿痰，加半夏、苍术、茯苓、黄柏。

不可拘肥人多痰，瘦人多火，而以燥湿泻火之药轻治之也。

［批］以下五方用法在上。

小柴胡汤

柴胡一二钱　半夏二钱　黄芩二钱　人参一钱　甘草七分　生姜一钱　大枣三枚

辰砂妙香散

黄芪蜜炒　山药姜汁炒　茯苓各一两　木香二钱　茯神　远志各一两　人参　炙草　桔梗各五钱　砂仁三钱，另研

共为末，每服二钱，酒调下，或用麦面汤下。

龙胆泻肝汤

胆草酒炒，一钱　柴胡　木通　当归各钱五分　山栀一钱二分　车前　泽泻　黄芩　生地各钱五分　甘草八分

补中益气汤方见上第七内

八珍汤

人参　白术　茯苓　当归　熟地各钱五分　川芎　白芍酒炒

甘草炙，各一钱

论 瘕十五

瘕者，成形而坚硬不移者也。因血动之时，或内伤生冷，或外受风寒，或暴怒伤肝，气逆而血留。或忧思伤脾，气虚而血滞。或积劳积弱，气虚而不行。余血未净，则留滞而渐成瘕。[批]论瘕有所因。然血必由气，气行则血行，故治血病，则或攻或补，皆当以调气为先。盖养正则邪自除。若调养久而血足，再不消散，方可议下。但须除之以渐，不可峻攻，方无颠覆之患。[批]治瘕良法。瘕者，无形而可聚可散者也，气滞则聚，气行则散。治宜或调或补，当分虚实，诊脉察证，庶无遗误。[批]论瘕属气。然又有痛与不痛之异：痛者联于血气，有所凝滞，气血行则愈，故痛者易治。不痛者不通气血，另结窠囊，药饵难及，故不痛者难治。总之，非在气分，则在血分，知斯二者，则"瘕瘕"二字已尽之矣。若《内经》止有"积聚""疝瘕"之名，"瘕"字为后世增设。又有"痃癖""痞块"之属，亦不过以形见之处不同，故名亦因之而异耳。但血瘕、气瘕各有虚实，宜细辨之。诸经义另详积聚门，所当参阅。

以下治血瘕：

化瘀汤新　治血瘀成形，在脐腹之下，作痛喜按而虚者。

当归三五钱　熟地二三钱　白芍酒炒，二钱　川芎一钱　肉桂二钱　桃仁一钱，去皮　红花酒炒，八分

水煎，加酒服。如气滞，加香附、木香、砂仁、乌药之属，血化而痛自愈。或决津煎方见上第五内亦可，加漆滓炒令烟尽二钱，血化为水，神效。

[批]治瘀血作痛。

元胡索散　治血积小腹疼痛，或因气逆，月经不行，肚腹

作痛者。

当归　赤芍　刘寄奴　没药　枳壳麸炒　元胡索炒，各等分

共为末，酒调服。即失笑散亦可方见上第十内。

［批］治血积并经期腹痛。

良方加味四物汤　治血积坚硬而痛，或不痛者。

当归　川芎　白芍　熟地　蓬术　三棱　干漆炒，令烟尽

肉桂各钱半

水煎服。或加淮牛膝二钱，更效。

［批］治血积坚硬者。

良方桃仁承气汤　治形气强壮而瘀血不行，或大便闭结，或腹胀痛甚，有非下不可者。然须详慎，非实证勿用。

桃仁去皮尖，五钱　大黄一两，炒或酒炒　甘草二钱　肉桂一钱

姜引。

［批］治实证瘀血宜下。

凡养正之法，宜诊脉察证，知何经之虚，专固根本。或虚中带滞者，可少加行气导滞之品可也。如再攻之，祸如反掌。

［批］论养正而邪自除。

逍遥饮　治妇人思郁过度，致伤心脾，经脉不调，留成血积。

当归二三钱　白芍一钱五分　熟地三五钱　枣仁炒研，二钱　茯神一钱五分　远志五分　陈皮八分　甘草炙，一钱

如经行而滞痛者，加酒炒香附钱半。如气虚者，加人参。

［批］调补心脾。

其肝肾脾胃，有一经之虚寒者，有兼二经之虚寒者，宜因人调补，待元气足，自渐磨渐愈，乃为良策。

［批］论各经虚寒。

以下治瘕证附气痛在内：

瘕属气，流行无定，左右大小，忽聚忽散。或近胁肋，而如臂如指，则谓之痃癖。或下脐腹，而为胀为急，则谓之疝瘕。《难经》曰：病有积聚。积者，阴气也，阴沉而伏。聚者，阳气也，阳浮而动。瘕由于积，积在阴分，而有渊薮，故攻之非易。瘕由于聚，聚在阳分，而犹乌合，故散之非难。若气因形滞者，去其积，则气亦顺。止在气分无形者，总不可下，即下亦不去，适足以败正气也，宜切识之。

〔批〕论瘕证治法。

散气之法，止在行气，而行气之法，大有权宜。如气实则壅滞，宜破而行之。气闭则留蓄，宜利而行之。气热则干涸，宜凉而行之。气寒则凝结，宜温而行之。然病此者，必正气虚而后邪气得以乘之而不散。使果气强力健，则流行不息，又何瘕聚之有！〔批〕论治瘕权宜。故治此者，又宜知所以补也。但实者有据，显而易见。虚每似实，隐而难知，此际须当辨真。〔批〕此宜著神。

排壅汤新　治邪气壅滞，刺痛之甚者，此破以行之。

乌药二钱　藿香　香附　枳壳　陈皮去白，各一钱五分　槟榔　木香各七分　厚朴一钱

热服。如气逆之甚者，加白芥子、沉香、青皮之类。如痛在小腹，加小茴。如兼疝者，加荔枝核煨熟，捣碎二三钱。

〔批〕治邪气滞痛。

廓清饮　治三焦气闭，胸膈胀痛，或肚腹单胀，小水不利等证，此利以行之。

枳壳二钱　厚朴钱半　大腹皮洗净，一二钱　萝卜子生捣，一钱　茯苓连皮，二三钱　泽泻一二钱　陈皮去白，一钱　白芥子五七分，或

多用

水煎，温服。如大便闭结，加生大黄三四钱。如肝滞胁痛，加青皮。如气滞胀痛，加乌药、香附。

［批］治气闭胀痛。

清凉散新　治一切气逆暴痛，口渴便燥，喜凉恶热，不可按者，此凉以行之。

黄芩　栀子　黄连　陈皮　牛膝　泽泻各钱五分

温服。如口渴，加生石膏。如大便燥结，加生大黄三钱。如烦躁，加淡竹叶、麦冬。如热在肠胃不得下者，加芒硝以通之。

［批］治气热暴痛。

以上诸方，惟气实癥聚者可以暂用，若元气不足者忌之。

温中汤新　治气寒凝结，胀痛喜按，脉息弦紧者，此温以行之。

陈皮　砂仁　藿香　草豆蔻煨，各一钱　香附　肉桂　干姜各钱五分

水煎。如假热拒膈者，冰冷服。如小腹寒痛，加吴茱萸五七分。如寒甚而栗者，加附子一二钱。如呕逆者，加生姜、半夏，或理中汤加附子亦妙。

［批］治气寒作痛。

凡常人之于气滞者，惟知破之散之，而云补以行之，必不然也。《经》曰：邪之所凑，其气必虚。虚而不补，治与病违，而欲以药济人，盖亦罕矣。如心脾气虚不行，宜五味异功散。如脾胃气虚而滞，宜六君子汤、归脾汤。如脾胃虚寒而滞者，宜温胃饮、理中汤。如脾肾虚寒而气不行，胀满腹痛者，宜理阴煎。如元气下陷，滞而不升者，宜补中益气汤。如元气大虚，

气化不行而痛者，宜十全大补汤。

以上皆补以行气之法，亦不过为之筌蹄耳，而此中之用，惟在人之圆活耳。

［批］论气虚宜补。

［批］以下八方用法详上。

五味异功散

人参　白术　茯苓　甘草　陈皮

六君子汤

即前方加半夏。

归脾汤

人参一钱　蜜芪　白术　当归各一钱五分　甘草一钱　枣仁一钱　远志五七分　茯神一钱三分　广木香三分　元肉三枚　白莲五粒，去心微炒，研

温服。

温胃饮

人参　白术二三钱　扁豆二钱　陈皮一钱　甘草炙，一钱　干姜炒焦，一二钱　当归二钱

如下寒带浊者，加补骨脂一钱。如气滞者，加藿香、丁香、木香、白豆蔻、砂仁、白芥子之类。如痰甚，加茯苓二三钱。如脾胃虚极，大呕大吐者，加生姜或胡椒二分，徐徐服之。

理中汤方见上第七内

补中益气汤方见上第七内

理阴煎方见上第七内

十全大补汤方见上第二内

《脉经》曰：妇人疝瘕积聚，脉弦急者生，虚弱者死。少阴脉浮而紧，紧则疝瘕，腹中痛，半产而堕伤。浮则亡血，恶寒

绝产。尺脉涩而浮牢，为血实气虚，其发腹痛，逆气上行。此为胞中有恶血，久则结成血痕也。［批］辨别"疝"字。子和云：遗溺、阴痿、精滑、白淫，皆男子之疝也。若血涸月事不行，行后小腹有块，或时动移，前阴突出，后阴痔核，皆女子之疝也。但女子不谓之疝，而谓之瘕。

［批］脉法。

备拣古来治癥瘕至简至稳神方于后，以便取用。

［批］以下治气痛。

胸胁刺痛，用五灵脂有溏心者真、元胡索、草蔻仁饭包，加湿纸裹之煨、没药去油各三钱，共研细末，酒调二钱服，立止。

治诸逆气痛，用沉香、乌药、枳实、槟榔、木香共磨酒服。

治一切冷气痛喜热喜按者是，发即昏死，用莪术一两醋煮，广木香五钱煨为末，淡醋汤下一钱，此可断根。

心气痛甚，用胡桃肉一个，大枣一枚去核夹桃内煨熟，以淡姜汤细嚼送下，永不再发。

男女气痛，用威灵仙能去心腹冷滞、韭菜或用根、鸡子煮酒服。

冷气胸痛，用艾捣汁服。又方：用附子煮汁，入沉香末服。又方：用火酒磨广木香服。

以下治血癥：

血癥痛，用蒲黄五钱，五灵脂一两俱炒，酒煎服。或为末，酒调服。

治癥瘕不散，三棱、白术各二两，蓬术、当归各五钱，木香、槟榔各三钱，共为末，每服三钱，沸汤调下。

治血癥，如干漆研炒令烟尽、牛膝、桃仁、红花酒炒、元胡、肉桂、当归尾、生蒲黄、三七之类，可以择用。癥之坚者，如三棱、莪术、枳实、槟榔、姜黄、刘寄奴之属，可以择用。

如胃脘痛剧，诸药不效者，用牙皂烧存性，以烟将尽为度，研末，以烧酒调服钱许，即效。

嗣 育 门

子嗣十六

以下七条俱求子良法。

天地之大德曰生。生育之气，流行遍满，何世之人亦有乏嗣者？其所系非小，予切念之，故以心之所得，历试有验者，详细言之。愿少嗣者阅之，留神于中，自有螽斯①之庆也。其一曰调经：凡妇人之无子者，由经之不调也。或先或后，或闭或枯，其病不一，详上月经条内。须按证用药，俾得应期而来，如期而止者，有子之道也。易曰：坤道其顺乎！承天而生物。承天而不能生物者，由地道之有偏颇也。能用人功，可以挽回造化，只在调经而已。其二曰蓄种：种之不蓄，而不得归罪于妇人之无子也。何以言之？肾中之阴虚，则精不足。肾中之阳虚，则阳易痿。几见谷内无米可以生苗，瓜子无壳可以发芽乎！而究之种之所以不蓄者，由妇人娇媚相依，动人情欲，姬妾充室耗人真元，虽欲种之久蓄，其可得乎！嗣后少嗣者，当远房室以独眠，以待种之蓄而老也则得矣。若夫妇人之经脉既调，男子之真精亦足，而犹无子嗣者，何故？皆由于自误之也。《素问》曰寡欲者多子，此言有精义焉，宜体认之。盖人已经及时交合，犹叶上一滴露水，未曾融结，无何少顷摇之，连日又摇之，其有不堕落者几何矣。又譬之下种子于土，未曾生根，今

---

① 螽（zhōng 中）斯：即蝈蝈，因其多产，遂用为多子之典实。

日也挖，明日又挖，其有不掘出者，未之有也。要知人之所以无子者，或在即日堕焉，或在半月一月之内堕焉。试观百物，一合之后，皆便成孕，而人多不知也，且不能也，其愚也实甚。是知人于一合之后，以待来月，经不行胎已结矣。由是之后，切勿纵欲，不惟胎固，而子亦强壮而无疾矣。万一经再行焉，则种已老，又可为下次之期望也。至于生男生女之辨，古人言之不一，有以精血先后为拘者，有以经尽几日为拘者，有以夜半前后交感为拘者，有以男女强弱为拘者，以予观之，俱非确论。只以交感之时，百脉齐到者分胜负耳。凡男之百脉齐到胜乎女，则成男，是乾道得矣。女之百脉齐到胜乎男，则成女，是坤道得矣。所谓百脉齐到者，畅遂之极，初无一毫勉强者是也。彼夫邪淫苟合者，无心种子，偶意为之，易成胎孕，原以彼此快乐，而缊缊①之气浓密也。安居妙合者，专心种玉，而兢兢业业，每见无功，盖心耗神驰，而缊缊之气反薄矣。此所谓天地之道，阴阳和而后万物育，夫妇之道，阴阳和而后男女生。"和"之一字，生生之精义也。欲得子者，须于上文四条体认，此外似无遗议。

论男女用药十七

天地收藏之后，至阳春靡不发育，此自然之理也。所以少年生子多虚弱者，欲甚而精薄也。老年生子多强壮者，欲少而精厚也。富贵亦有乏嗣者，以富多纵欲，贵每劳心，亦犹是也。然肾经虚耗，由心火妄动，而相火翕然从之，虚火上炎，阴虚内热，劳瘵丛集，燥热甚焉。[批] 伸论上文蓄种之旨。而世之多欲而无子者，不知肾虚，只谓女之血冷，男之精寒，遂用一切

---

① 缊缊：指天地元气。

燥热之药，岂知水亏不能制火，而真精益耗，嗣育之音杳然矣。是知欲种子者，先修阴德，后须清心收敛，复补真阴，则得矣。但肾中有阴阳，补得其宜，则有益无损。辨论治法，已详一卷培补条中，所当参阅。续补男女调补方药于后，以便择用。

[批] 论妄用药饵。

或问双胎者何也？《人镜经》曰：精气盛，则成二男。血气盛，则成二女。精血皆盛，则成一男一女。亦有三胎四胎，犹是而已。至于非男非女，乃精血混杂，得阳道阴道之亏，则成异类，非纯气也。

[批] 论双胎之由。

凡肥盛妇人，禀受甚厚，不能成胎，谓之躯脂满溢，闭塞子宫。宜燥湿痰，如星、半、苍术、台芎、香附、陈皮，或导痰汤之类。所忌者熟地，所爱者补脾，土旺可以克水也。[批] 论肥人多湿痰。若是瘦怯性急之人，经不调，不能成胎，谓之子宫干涩，无血不能摄精。宜凉血降火，如四物加黄芩。养阴补血，如六味地黄丸之类。[批] 论瘦人多血热。凡人气血，各有虚实寒热之异，惟察脉可知。脉不宜太过而数，数则为热。不宜不及而迟，迟则为寒。不宜太有力而实，实者正气虚，而火邪乘之以实也，宜散郁以伐其邪。不宜太无力而虚，虚则气血虚，宜调补气血。务使夫妇之脉，和平有神，不妄用药，乃能生子。若微弱而涩，皆无子也。[批] 论脉虚实。夫妇本属姻缘，而有为乏嗣以续娶者，须宜留心拣取，以薄福之妇，不能裕后也。盖以妇人之质，贵静而贱动，贵重而贱轻，贵苍而贱嫩。故凡唇短嘴尖，耳小轮薄，身细体弱，发焦齿豁，睛露臀削，肉肥胜骨，山根唇口青黑，脉见紧数弦涩之类。此外，如横面竖眉，声如豺狼，心如蛇蝎者，皆不能有子。即有子，非贱即夭。而欲子以母贵，母以子荣，必不得矣。余因人以艰嗣之苦，亦复有有不如无之苦，所以并虑及之。［批］论求子须择妇。

以下治男人方十八

赞育丹　治虚寒年迈，阳痿精衰，无子神方。

熟地八两　白术六两，制法俱载本草　当归　枸杞各五两　杜仲酒炒　仙茅酒蒸一日　巴戟肉甘草汤炒　枣皮　淫羊藿羊脂拌炒　肉苁蓉酒洗，各四两　韭子炒黄，三两　蛇床子微炒，二两　肉桂　附子或各二两，或各三两

上炼蜜丸。或加鹿茸更妙。

［批］治精衰无子。

还少丹　无比山药丸方俱载一卷培补门　治脏气平和，而惟精血不足者。

［批］治精血不足。

培补保元丸方载二卷培补门　治一切肾亏神倦，梦遗精衰等证。

［批］治精衰体弱。

右归丸　治右肾火亏，阳痿精冷，右尺脉虚者。

熟地八两　山药炒　枸杞微炒　鹿角胶蛤粉炒珠　杜仲姜汤炒，各四两　枣皮微炒，三两　当归三两，大便溏勿用　肉桂二两，可渐加至四两　附子二两，可渐加至五六两

蜜丸，淡盐汤下百丸。如精滑便溏，加补骨脂酒炒三两。如飧泄肾泄，加北五味三两，肉豆蔻二两面炒去油用。如腹冷痛，加吴茱萸二两，汤泡半日，炒用。如腰膝酸痛，加胡桃肉连皮四两。如阳痿，加巴戟肉四两，肉苁蓉酒洗三两，或加黄狗外肾一二付，酒煮烂，捣入，更妙。

［批］治阳痿精冷。

左归丸　治阳盛阴虚，精气不足，左尺脉迟弱者。

熟地八两　山药　枸杞　枣皮　菟丝子制　鹿角胶炒珠，各四两　牛膝酒蒸，三两，精滑者不用　龟胶炒珠，三两，无火者不用

炼蜜为丸，淡盐汤下百丸。如真阴失守，虚火上炎者，宜用纯阴之品，本方去枸杞、鹿胶，加女贞子三两，麦冬三两。如火烁肺金，干枯多嗽者，加百合三两。如夜热骨蒸，加地骨皮三两。如小水不清，加茯苓三两。如腰膝酸痛，加杜仲盐水炒三两。如脏平无火，而肾气不充者，加补骨脂三两，胡桃肉四两，龟胶不用。

［批］治真精亏少。

阴阳兼培丸新　治先天不足，精亏阳痿，后天不足，食少体倦，一切不足之证。

熟地八两，制法载本草　枣皮　淮药　茯苓各四两　鹿角胶六两，蛤粉炒成珠，或酒蒸溶合，炼蜜为丸　附子三两，制法载本草　杜仲淡盐水炒，三两　枸杞四两，酒蒸　淮牛膝三两，酒蒸，下焦虚滑者不用

北五味两半，微炒　当归三两，酒蒸　白芍二两，煨，酒炒　菟丝子淘净泥沙，酒蒸晒干，四两

或加肉桂三两。先将地黄、枣皮、枸杞、当归捣如膏，后入药末、鹿胶，量加炼蜜为丸，早用淡盐水送七八钱。如阳痿，加补骨脂盐炒三两，巴戟三两，胡桃肉四两。

［批］治先天后天俱不足。

以下治妇人方十九

毓麟珠　治妇人气血俱虚，经脉不调，或断续带浊，或腹痛腰酸，或虚弱不孕。服一二斤，即可受胎。凡种子诸方，无以加此。

人参无者，以山药四两炒黄代之　白术　茯苓　白芍酒炒，各四两

川芎　甘草炙，各二两　当归四两　熟地八两　菟丝子制，六两　杜仲酒炒　鹿角霜各四两　川椒二两

炼蜜为丸。

淡盐汤遂下百丸。如经迟腹痛，加酒炒补骨脂、肉桂各二三两，甚者，再加吴茱萸一两，汤泡一宿，炒用。如带多，加补骨脂二两，北五味一两，或加龙骨煅，研，醋炒二三两。如子宫寒甚，或泄或痛，加附子、炮干姜随宜。如气不顺，或胀或滞，加酒炒香附二两，或甚者，再加沉香一两。如血热经早者，加白薇、川续断、地骨皮各三两，或另以汤剂暂清其火，而后服此。如男子制服，宜加枸杞、胡桃肉、鹿角胶、枣皮、巴戟肉各三四两。［批］并治男子。

［批］种子仙方。

启宫丸　治妇人肥盛，子宫脂满壅塞，不能胎孕，多湿痰也。

陈皮去白，二钱　半夏一两　茯苓八钱　甘草二钱　川芎七钱白术一两　香附四钱　神曲五钱

粥丸，白汤送下。宜多制服。

［批］治湿痰壅塞无子。

当归建中汤　治妇人一切气血不足，羸瘦无孕。

当归四钱　肉桂　甘草炙，各二钱　白芍五钱，酒炒

姜枣引。

［批］平补气血。

调经种玉汤　治妇人经行之日，服之成孕。

当归身四钱，酒洗　川芎二钱　熟地六钱　白芍酒炒，二钱　茯苓二钱　陈皮钱半　吴茱萸炒，七分　丹皮钱半　元胡炒熟，一钱香附酒炒，七分

姜引。称足分量，作四剂，空心服。经至之日服起，药尽经止，即当入房，必成孕矣。纵未成孕，经当对期，俟经来再服四剂，必孕无疑。

［批］种玉神方。

若过期而经水色淡者，血虚有寒也，加肉桂、炮姜、熟艾各一钱。若先期而色紫者，血虚有热也，加条黄芩二钱，或如白薇二钱。此方稳洽，人人可服，最效。

［批］因寒热加法。

论药各有所宜二十

凡种子之方，各有所宜。寒者宜温，热者宜凉，滑者宜涩，虚者宜补。不知因人而用，而但知传方，见一人偶中，而不论宜否，竞相制服，其遗害不小。［批］论药宜人而用。至于香附，王好古曰乃妇人之要药，多服亦能走气。而人不言走气，但治妇人，不论虚实，无不用之。不知香附气香、味辛、性燥，惟开郁散气，行血导滞，乃其所长，若气血虚者用之，大能泄气耗血。凡今妇人，十有九虚，用之不当，则胎元之气日耗，无望后嗣矣。［批］论香附不得概用。

天时地利二一

凡交合下种之时，必须天气清和，光风霁月，于斯得子，非惟少疾，而且贤明。不知避忌者，犯天地之晦冥，日月之薄蚀，雷霆风雨之惨暴，大热大寒之酷虐，苟思造命而赞化育者，自必于此而竞竞①。至于寝室交会之所，宗枝攸系，诚有所宜知者。如神前庙社之侧，井灶坟枢之旁，及日月照临，沉阴危

---

① 竞竞：小心谨慎貌。

险之地，但觉神魂不安之处，皆不可犯。倘有不谨，则夭枉残疾，不忠不孝之流出矣。验如影响，可不戒哉。

饮食二二

饮食各有所宜，似不必过为拘执，惟酒多者为不可。酒后入房，双斧以伐枯树，为性命忧矣。若欲种子者，虽调养有日，而一时酗醉，则精为酒乱，不惟不能成孕，纵或成孕，而他日痘疹惊风之祸，已胎于此。故与其多饮，不如少饮，更不如不饮。欲为子嗣计者，其毋以此为后着。

备拣求子单方，可以取用。

立春、雨水二节，得天雨，承接，夫妇各饮一杯，入房即孕胎生子。

邻友多子之家，于正月十五日暗取灯盏一个，置卧床下，勿令人见，比年①生子。

无子者，遇有虎鼻，悬门上一年，取熬作屑，与妇饮，便生贵子，勿令妇知，知则不验。又云：已有子，悬于门上，宜子孙必佩印绶②。此与古者胎教欲见虎豹，取其壮勇之义同也。

妇人无子，以白狗骨煎汁，加以米煮粥食，补益有子。

胎 孕 门

胎脉二三

妇人胎脉，阴搏阳别。少阴动甚，其胎已结。滑数不散，胎必三月，但数不散，五月可别。左数为男，右数为女。女胎如箕，男胎如釜。阴搏阳别，寸为阳，尺为阴。搏者，谓尺搏

---

① 比年：每年。
② 佩印绶：指做官。

触而动，与寸阳之脉，迥然各别，此有子也。或两寸脉，独动而甚，胎必结矣此说为的。动者往来流利，不与众脉同也。自一月以至四月，始分男女。左疾为男，右疾为女。左右俱疾，定生二子。男脉多沉实，中满之象，阳在内也。女脉多浮虚，中虚之象，阴在内也。男女孕于胞胎，女面肖①母而怀，足膝抵腹，下大上小，故胎如箕。男面向母而怀，则背脊抵腹，其形正圆，故如釜也。且胎有男女，而成有迟数，男动在三月，阳性早也。女动在四月，阴性迟也。此皆正理，毫忽不爽。

［批］胎脉尺寸滑动。

三月胎脉，滑疾不散。五月但疾而不散，不甚滑耳。至六月以后，不甚疾速，及八、九、十月，血气流通，其脉平和，而如无妊，但两寸活动，稍不同耳。非医者深明脉理，病者直明其故，难以诊而知也。然亦有始终洪数不变者，其气血甚盛，不可以一例拘也。

［批］脉因月异。

凡胎孕之脉数，劳损之脉亦数，大有相似。然损脉之数多兼弦涩，胎脉之数必兼和滑，为不同耳。

［批］论胎脉与劳脉同而异。

《经》曰：身有病而无邪脉者，妊也。身有病，经闭也。经闭之脉，尺中来而断绝。无邪脉者，尺中之脉和匀而无病，故为胎也。［批］当生之脉。《启蒙》曰：欲产之妇脉离经，离经之脉认分明。其来大小不调匀且复歇至，或如雀啄屋漏应。腰疼腹痛眼生花，产在须臾却非病。

［批］再论妊脉。

---

① 肖：疑为"背"之误。

胎前调养免至堕胎二四

妇人受胎之后，最宜调饮食，淡滋味，避寒暑，则胎元完固，生子无疾。若喜啖酸辛煎炒，肥甘生冷之物，脾胃受伤，胎则易堕。寒热交杂，子亦多疾。又如食兔肉，则儿唇缺。食羊血，则儿多白睛。食犬肉，则儿多声喑之类，皆有明验，所宜禁者，不可忽也。

［批］论孕妇宜知饮食。

古者妇人有孕，即居侧室，不与夫接。若不知禁忌，纵情恣欲，有触动胎气而堕者，有败精凝滞而碍产者，有生子多疾，痘疮稠密者。种种有害，所宜深戒。试观百物，有胎之后，并不交合，几有堕胎者，何人之不如物也！

［批］论孕妇宜戒房室。

孕妇七情，宜知自慎。喜怒忧思悲恐惧，一有所过，母气必伤，子气应之。母伤，则胎易堕。子伤，则脏气不完，病斯多矣。盲聋喑哑之类，皆胎养之故也。明哲之妇，庶能慎焉。

［批］论孕妇宜节七情。

古有胎教，言动必端，心思必慎。凡淫声艳色，不留耳目。异端邪教，勿入庭室。并不使之好逸恶劳，贪眠养骄，庶得清纯中正，和平长厚之道，以养胎孕。血气流通，百脉畅适，以便产育，所以生子多贤，临盆亦易，其有赖于胎教也大矣。

［批］论孕妇宜遵胎教。

凡妇人受种之后，不惟勿复交接，以扰子宫，而且勿劳苦，勿食冷，勿疾行，勿数浴，勿饮酒，勿令之怒，勿令之惊，勿登高临深，勿伸身举重。少有触犯，其胎必堕。

［批］论孕妇所宜谨者。

女转男胎二五

凡胎一月二月至三月半，阴阳未定，因感而变，欲生男者，于一月初用明雄黄三两，勿研末，以绸囊佩于左边小衣带上，日夜勿解。或以弓矢挂床左边，身上佩弦，或潜以夫发及手足甲，置妇席上。或潜以旧斧安妇床板下，要与板相贴，用男子左手置，斧口向内，以一三五七单日安之。但安之之时，勿令人看破。或潜以雄鸡尾长毛三皮，置妇席下，勿令本妇知之。此皆外象内感。不信，将斧安于鸡窠试之，则一窠皆雄也。盖胎化之法，亦理之自然，无不验者。

［批］论女胎转男。

又方：晚蚕砂一枚，井水吞之，日三服。

论堕胎二六

妇人受胎，七日一变，今之堕胎者，多不知在一月之内。一月属肝，怒则多堕。喜洗下体，窍开亦堕此人不知，须宜留神。一次既堕，肝脉受伤，下次亦堕。今之无子者，大半如是，非尽不受胎也。又有在三月、五月、七月堕胎者多，在二月、四月、六月者少。盖诸经养胎，脏阴而腑阳，三月属心，五月属脾，七月属肺，皆在五脏之阴，阴常易亏，故多堕耳。如在三月曾堕，后孕至期，必乘其所虚而亦堕，以心脉受伤故也。须预于二月调补心经方法载后，五月、七月亦然，必多服健脾益气养荣之药。一有胎，日不可间，值前堕胎之月，更宜着神。凡上文所载一切损胎之事，毫不可犯，则胎元固，而麟趾呈祥矣。［批］统论堕胎治法。堕胎者，由气血不足以固胎元也。然不足之中，尚有性禀偏阴偏阳，或寒或热之异。如概谓黄芩、白术为安胎之圣药，其贻害不小。惟凭脉调治，乃为当耳。如阴虚内热者，而用艾叶、白术、砂仁温暖之剂，则阴道愈消，如草木之无雨露，自然枯萎也。如阳虚内寒者，而用黄芩、白芍、生地凉血之药，则脾胃虚寒，气血益弱，犹果品春夏易生，秋冬少结也。故辨症合宜，虽寒热俱可益人，经所谓应犯无犯，似乎无犯也。［批］论养胎在凭脉不得泥古。

平补固胎汤新　治种玉之后，即平补气血，以固胎元，免其下堕。

淮山药炒　当归去尾，酒洗　杜仲糯米泔炒　白芍酒炒，各二钱　白术钱半　熟地三钱　益母子一钱，炒　甘草炙，一钱　川续断节节断皮，黄皱如鸡脚，折之有烟尘者真，二钱　升麻盐水炒，三分　黄芪蜜炒，钱半

枣三枚，白莲子去心，微炒，捶碎七粒引。如虚寒作呕逆者，加生姜一钱。如体虚兼热，口渴便燥等证，加黄芩一钱五分，或加生地二钱。如气逆多滞者，加去白陈皮八分，或加童便炒香附七分，即砂仁亦可。如有所触而动血者，加阿胶二钱。此方和平，有孕者宜常服。

［批］保养胎元。

养血舒肝汤新　治受胎一月，系属肝经。前此或堕，后孕至期亦堕，宜于交合之后，即生血养肝。肝安，则木不侮土，脾亦安，而胎元之根本固矣。

当归身二三钱　熟地三五钱　白芍酒炒，钱半　甘草炙，一钱　阿胶蛤粉炒　白术　杜仲盐水炒，各钱半　枸杞二钱　淮山药炒，二钱

枣引。如怒后伤肝，气逆胁痛，加青皮六分，柴胡酒炒七分。

［批］一月初养肝固胎。

加减归脾汤新　胎至三月，心经养之。前此或堕，心经受伤，后孕宜预于二月调补之。必须大剂，不宜间断，保过三月，可无虞矣。

人参或以山药炒黄四钱代之　白术三钱　黄芪蜜炒，二钱　茯神二钱　当归二三钱　枣仁炒研，钱半　远志三分　甘草炙，一钱　陈皮八分　杜仲盐水炒，钱半　川续断酒浸一钱　升麻三分

莲肉七粒去心，红枣三枚。如津液短少，咽干便燥，加熟地三钱。如腹冷便溏，不爱饮食，加干姜炒黄钱半，或加砂仁。

［批］三月养心固胎。

加味四君子汤新　胎至五月，脾经养之。前此或堕，脾经受伤，后孕宜预于四月调补之。必须大剂，不可间断，保过五月，则无虞矣。

人参随便　白术二钱半　茯苓钱半　甘草炙，一钱　山药炒　当归　扁豆炒，各二钱　芡实炒研末，三钱，调药服

姜枣引。或加杜仲、续断各钱半。或以此方加倍，研细末，加白糖，每日中夜用米饮调服三钱，即睡一刻，更妙。

［批］五月补脾固胎。

加味补中益气汤新　胎至七月，肺经养之。前此或堕，肺经受伤，后孕宜预于六月调补之。必须大剂，不可间断，保过七月，则无虞矣。

人参随便　黄芪蜜炒，二钱　白术　当归各钱半　炙草　陈皮各八分　柴胡酒炒　升麻蜜炒，各三分　杜仲　续断　淮山药炒，各钱半　百合二钱　五味子十五粒

姜枣引。如肺虚有热，或口渴溺赤，或咳嗽喉燥，加麦冬一二钱。如脾寒泄泻，加炮干姜一钱。如气滞而胀，加伏毛八分，或加枳壳七分。

［批］七月补肺固胎。

千金保孕丸　治妊妇腰背痛，善于小产，服此可免堕胎。

杜仲八两，用糯米煎汤炒，去丝，姜水炒亦可　川续断黄皱如鸡脚，折之有烟尘者真，四两，酒洗

上为末，用山药十两研末，开水泡糊为丸，绿豆大，每服百余丸，空心米饮下。忌酒、醋、恼怒。此丸宜与上按月水药同服。或用红枣一斤，水浸蒸烂，取肉糊丸亦妙。

［批］治堕胎神方。

泰山盘石散　治妇人气血两虚，肝脾素弱，倦怠少食，屡有堕胎之患。此方平和，可以多服，保固无虞。

人参随便　黄芪蜜炒　当归　川续断各钱半　川芎　白芍酒炒黄芩细而实者佳　熟地各一钱　白术二三钱　甘草炙　砂仁各五分糯米一撮

水煎服。但觉有孕，三日一服。如值曾经堕胎之月，预半月调治，一日一服，不得少间，若临期则不及也。如气血觉有热者，倍黄芩。如胃弱者，多用砂仁，少用黄芩更宜。切戒欲事及酒醋辛热之物，可保无堕。每日得与上千金保孕丸并进更妙。

［批］保胎妙方。

安胎二七

凡妊娠胎不安者，其证非一，治亦不同。但当随证随经，因其病而调治之，乃为至善治法详列于后。若执古方，未必适合。

温胃饮　治胎气因寒而不安者。其证或吐酸呕恶，或下寒泄泻，脉见沉细，全无火证，皆属阳虚。温中而胎安矣。

人参随便　白术二三钱　扁豆二钱　陈皮八分　干姜炒，一二钱

甘草炙，一钱　当归一二钱，滑泄者不用

温服。如气胀痛，加藿香、丁香、白蔻、砂仁、白芥子、木香之属。如脾虚呕吐，加胡椒二三分，或用理阴煎方载上第三内，温胃散方载上第八内加减主之，亦妙。

[批] 治胎寒不安。

清热安胎汤新　治胎因热而不安者。其证或烦热、口渴、便燥，或漏血尿赤，或暴动上冲，或六脉滑数等证。

当归一钱　白芍　生地各二钱　黄芩钱半　黄柏　续断　甘草各一钱

水煎，热服。如小水赤涩，加炒栀子一钱。如气滞胀痛者，加陈皮、青皮、香附、木香之属。如血虚有热者，加熟地、山药。如热甚，加知母、青蒿之属。

[批] 治胎热不安。

胎元饮　治气血两虚而胎不安者。六脉微弱，神昏气倦，一切不足之证，当加减用之。或间日一服，或常服之。

人参随便　当归　杜仲姜炒　白芍酒炒　白术各二钱　熟地二三钱　甘草炙，七分

食远服。如气分虚甚者，倍白术，加黄芪。但芪术气浮，能滞胃口，倘胸膈有饱闷不快者，须慎用之。如下元不固而兼遗浊者，加山药、补骨脂、五味之类。如虚而兼寒多呕者，加炮姜七八分。如虚而兼热者，加黄芩钱半，或加生地二钱，去杜仲。如阴虚小腹作痛，加枸杞二钱。如多怒气逆者，加去白陈皮、香附、柴胡，或加砂仁。如有所触而血动者，加川续断、阿胶珠各钱半。如呕吐不止，去熟地，加半夏姜汁炒钱半，生姜一钱。如十全大补汤方载上第三内、八珍汤四物合四君俱可择用。

［批］治体虚胎动。

安胎和气饮　治跌扑触动，胎气不安。

归身　白芍　黄芩各一钱　白术钱半　苏叶　炙草　砂仁各五分

姜枣引。如动血者，加阿胶珠、川续断、艾叶，不应，用八珍汤送知母丸。其丸，用知母二两炒，研末，枣肉蒸烂糊丸又方：用川芎末二钱，酒下二三服。胎生即安，若胎死，立下。又方：竹茹五两，酒煎服。

［批］治跌扑动胎。

归地阿胶汤　治入房触动，胎气不安者。

归身　熟地　阿胶蛤粉炒，各钱半　炙草　砂仁各七分　竹茹三钱

水煎。调男子裤裆灰一钱服，更宜切禁房事，不致再堕。

［批］治入房动胎。

加味四物汤　治七情过伤，胎动不安者，以四物汤为主。

当归　熟地各二三钱　川芎一钱　白芍钱半

如因怒伤肝者，加柴胡、黄芩、炙草各一钱。如因悲伤肺者，加阿胶、黄芩、苏叶各一钱，五味子十二粒，炙草五分。如因惊伤肾者，加川续断、黄柏炒、杜仲炒各一钱，五味子十五粒。如因思伤脾者，加白术钱半，陈皮、香附各一钱，炙草五分。如因喜伤心者，加条芩、黄连、白术、麦冬各一钱，炙草五分。

又有安胎，用六味加杜仲、续断、五味、阿胶，安胎之圣药也。又方：用白术、熟地各一两，水煎服。

［批］治七情伤胎。

凡胎之不安而有堕者，大抵不外乎属虚、属火二者之间。能知清热养血，无不安矣。此外又有因母病动胎者，但疗母病，

则胎自稳。有因触伤动胎，而病及母者，当知安胎，而母病亦愈。

［批］总论胎之不安。

妊娠伤寒二八

凡妊娠伤寒，专以清热和胎为主，各随六经所见表里之证治之。务宜谨慎，不可与常病伤寒同治，以致损胎，遗害不小。

凡得伤寒，勿拘日数，但见恶寒、发热、头痛，病在表也，宜用紫苏和胎饮为主，后照各经之证，加味治之。

紫苏　条芩　白术各钱半　甘草一钱

［批］病在表。

如恶寒，头痛，项强，腰脊痛，此病在足太阳膀胱经也。本方加羌活、藁本、川芎、防风各一钱，连须葱三根，姜引，热服，得汗而解。

［批］足太阳病。

如恶寒却不发热，只头痛，鼻干，或项强，此病在阳明胃经也。本方加葛根、白芷、防风各一钱，葱白三根，淡豆豉钱半，热服。

［批］足阳明病。

如寒热往来，头眩，或呕，或心烦胁满，此病在足少阳胆经也。本方加柴胡、人参。呕，加半夏。胸胁满，加枳壳、桔梗各一钱。头眩，加川芎八分，姜枣引。

［批］足少阳病。

如发热，恶寒，咳嗽甚者，此病在手太阴肺经也。本方加麻黄去节、杏仁去皮各一钱，葱白三根，姜引，以汗而解。

［批］手太阴病。

如恶寒无热，腹中痛，吐泻不渴，手足厥冷者，此病在足太阴脾经也。本方加干姜炒钱半，白芍酒炒一钱，姜枣引，热服。

[批] 足太阴病。

如恶寒，倦卧，发热，手足冷者，此病在足少阴①肾经也。本方加独活、熟地各钱半，北细辛八分，姜枣引。

[批] 足少阴病。

如恶寒，手足厥冷，唇口青，遍身头项痛，此病在足厥阴肝经也。本方加归身、吴茱萸炒、羌活各一钱，北细辛五七分，连须葱白三根，姜引，热服。

[批] 足厥阴病。

凡得伤寒，勿拘日数，但无恶寒，无头痛，只发热、口燥、咽干而渴者，此病入里，用黄龙汤为主，各随所见之证加减用之。

柴胡　人参　甘草　黄芩各一钱

[批] 论伤寒入里。

如发热口渴，小便不利者，此小肠膀胱病也。本方加白术钱半，猪苓、赤苓、泽泻、木通各一钱。

[批] 病在小肠膀胱。

如发热大渴者，此胃与大肠病也。本方加知母、石膏各钱半，淡竹叶十五个，粳米一撮。

[批] 病在胃与大肠。

如大热，大渴，烦躁，大便不通者，此病在胃也。本方去人参，加枳壳、大黄煨各钱半，姜引，若不应，加芒硝一二钱，以利为度。

---

① 阴：原作"阳"，据眉批改。

［批］病在胃。

如发热，口干而渴，心烦不得眠者，或干呕者，此病在胆也。本方加麦冬、花粉、山栀、枣仁各一钱，竹茹二钱。

［批］病在胆。

如发热而渴，腹痛自利者，此病在脾也。本方加白术、白芍、阿胶炒、茯苓各钱半，姜枣引。

［批］病在脾。

如发热而渴，利下脓血，手足冷者，此病在肝也。本方加归身、白芍酒炒、白术、茯苓各钱半，乌梅二个引。

［批］病在肝。

凡伤寒愈后，调理失宜，复发热者，此劳复也。用黄龙汤加知母、麦冬各一钱，石膏二钱，淡竹叶十五个，粳米一撮。

［批］治劳复。

如饮食失节，复发热者，此食复也。用上紫苏和胎加枳实、陈皮、神曲各一钱。如有热证，加黄连炒，姜枣引。

［批］治食复。

和胎败毒散　治天行时气，传染初起，服此解之，亦是妙方。

人参　羌活　前胡　柴胡　白苓　甘草　川芎　枳壳　桔梗　黄芩　白术　苏叶　葛根　葱白各一钱

姜引，热服，得汗而解。

［批］治时疫初起并一切感冒。

加味化斑汤　治伤寒热不解，遍身发斑，赤如红锦者。

人参　知母一钱　石膏三钱　甘草　黄芩　栀仁　生地各钱半　淡竹叶七皮　豆豉一合

水煎服。

［批］治伤寒发斑。

胎漏二九

胎漏者，谓既有孕，而复下血也。属气虚血虚，胞中有热，而下元不固也。法宜四君子以补其气，四物以补其血，黄芩、黄柏以清其热，胶、艾以止其血，杜仲、续断以补下元之虚，病自愈矣。

安荣养胎汤新　治孕妇气血两虚，六脉微弱，不时下血者。

人参少者，以山药四钱炒黄代之　白术　归身　熟地　杜仲姜炒
阿胶蛤粉炒，各钱半　艾叶八分　条芩酒炒　黄柏炒　白芍各一钱
炙草七分

姜枣引。或加三七根二钱。如血热甚者，加生地、青蒿、丹皮之属。如骨蒸多汗者，加地骨皮钱半。如热甚而渴者，加石膏二三钱。如五心热，加元参钱半。如下热便涩者，加栀子一钱。如脾虚不能统血，用加减归脾汤方见上堕胎。如气虚不能摄血，用补中益气汤方见上血色加阿胶、艾叶、五味子。

［批］通治胎漏。

秘元煎　治冲任气虚，不能约制，血滑易动而无火者。

山药炒　芡实炒　枣仁炒，捣碎，各二钱　白术　茯苓各钱半
远志七分　炙草一钱　金樱子去核，二三钱

如气虚，加黄芪二钱，或加阿胶、艾叶。

［批］治血滑下漏。

安胎散　治妊娠偶然伤触下血，或腰痛难忍者。

熟地　当归　白芍炒　黄芪蜜炒　阿胶炒，各钱半　甘草炙
艾叶　川芎　地榆炒黑，各一钱

姜枣引。

［批］治触动下血。

有一种妇人，受妊二三个月，经脉如常，但较前略少，脉息滑数，并无病证，是血气旺，而荫胎有余，生子仍不弱，此不必治也。待三月后，经脉方止，至七八个月而生子者，人但以血止为度，谓不足月，不知妊妇壮实，间有是耳。

[批] 论养胎亦有余血。

安胎圣方　治气血不足，以致胎漏胎动，宜峻补之。

人参　白术三钱　杜仲姜炒，二钱　枸杞　茯苓　甘草炙，各一钱　山药炒　归身　枣皮各二钱　熟地三四钱　麦冬钱半　五味五分

[批] 治胎漏胎动。

又方：治胎漏如神，名止漏神丹。

白术五钱　熟地一两　三七根末三钱

此方用三七根，乃止血神品，补而兼止，故奏效如响。又方：五倍子研末，酒服钱半，神效。

[批] 补血止漏。

妊妇中风三十

此证有三：或外中风邪，寒热身痛，或肌肉顽痹，或拘挛强直，口噤不语，六脉必浮大有力，皆由表虚，所以虚风得以袭之也。宜以安胎为本，少加搜风之味。又有血虚不能养肝，木动风摇，阴火上炎，鼓动其痰，或僵仆，或昏迷，或发搐，脉必浮滑而数。此由血虚生热，热生风，皆内起之风火。凉血养血，而风火自息也。仍以安胎为主，勿过用中风之药。又有左脉微数，右脉滑大，忽然晕倒，口噤莫言，状如中风，须臾复醒，醒而复发，此名子痫，乃气虚挟痰、挟火而然也。治宜补虚清热，以化痰为主。

加味八珍汤　治体虚冒风，寒热昏迷等证，六脉浮数。

人参少者，以山药四钱炒黄代之　白术　熟地　当归　秦艽各二钱　茯苓　黄芪蜜炙，各钱半　白芍酒炒　抚芎　甘草炙　羌活　防风　黄芩各一钱

姜枣引，水煎速服，以平为度。

［批］治风邪外中。

养血祛风汤新　治血虚生热，热生风，以致拘挛、昏迷等证。

当归　山药　生地　沙参　勾藤勾　麦冬各二钱　熟地三五钱　枸杞钱半　元参　青蒿　阿胶蛤粉炒，各一钱

水煎。加竹沥半杯，姜汁四五匙，合服。如痰盛，加胆星二钱，海石二钱，陈皮去白钱半。如火盛而痰不降，加童便。

［批］治血虚生风。

子痫三一

清神汤　治孕妇忽然眩晕卒倒，状如中风。脉与证详上中风条。

人参随便　白术　茯苓　黄芪炙　甘草炙　麦冬　归身各二钱

姜枣引。如痰盛，加南星二钱。

［批］治子痫。

养血清热汤新　治风木为热，痰涎壅盛等证。

当归二钱　川芎一钱　白芍酒炒，钱半　熟地二三钱　陈皮去白　半夏姜炒　茯苓各钱半　炙草一钱　黄芩酒炒，钱半

加竹沥、姜汁。

［批］统治风热子痫。

子烦又三一

孕妇烦闷不安者，多由阴血养胎，孤阳独旺，心肺虚热，

是以撩乱不宁，或心惊胆怯，谓之子烦。

人参麦冬散主之。

人参　茯苓　生地　麦冬各钱半　黄芩酒炒　甘草炙，各一钱
竹茹二钱

食前服。此外又有呕吐痰沫而烦者，又有血积停饮、寒热相搏而烦者，又有时当盛夏，君火乘肺，而烦躁胎动者。宜诊脉察证，不得一概视之。

子烦，竹沥、茯苓服之即效。

［批］治心肺虚热而烦。

子悬三二

孕妇五六个月以后，胎气不和，上凑心腹，胀满疼痛，谓之子悬。此证挟气者居多，能疏气养血，而胎自降而安。然邪之所凑，其气必虚，当知补正，而邪自除。又有由腹内气寒，致令停饮，与气相争，故令腹胀，须以脉之迟数辨之。

紫苏饮　治胎气上胀，似子悬立而不安者。

紫苏钱半　陈皮去白　大腹皮洗净　川芎　白芍酒炒　归身
人参各一钱，少参者，或以山药炒黄四钱代之，或用时下条参、沙参四钱亦可　炙草五分　姜一钱　葱白七寸

水煎服。

［批］治胎气上胀名子悬。

子肿三三

孕妇腹大，胸腹胀满，或手足头面浮肿，或小水不利，此由胸中蓄水，名曰胎水。一时发胀，顷刻难安。

千金鲤鱼汤　治胎中水胀如神，或胎死腹中皆效。

当归　白芍　白术各钱半　茯苓二钱　陈皮去白，八分

用鲤鱼一尾，不拘大小，去鳞脏，白水煮熟，去鱼，用汁煎药，加生姜五片，空心服。二三服，水尽胀消，神效。若脾虚不运，佐以四君。

［批］治胎水胀神方。

子气三四

孕妇有六七个月，两足肿大，行步艰难，或脚指间有黄水出，此名子气。与子肿在上半身者不同。轻者待子生后即消，不治亦可，重者须为调治。

天仙藤散　治孕妇下身肿胀，或足指间出水，似有水气。

天仙藤洗，略炒　香附炒　陈皮　甘草　乌药各二钱

加生姜、木瓜、苏叶各七分，日三服。若因脾胃虚弱，恶食便泄，宜兼六君子汤。如中气下陷，用补中加茯苓。

［批］治妊妇下身水肿。

茯苓汤

白苓　白术　乌药各钱半　香附　陈皮各一钱　炙草　苏叶各五分　木瓜八分

姜引，空心服。

［批］治证同上。

如妊妇至八九个月，胫腿俱肿，非水气比小便短，属蓄水。小便清长，不属水，不可以水病治，宜用上方。凡有此者，必易产，因胞脏中水血多，不能燥胎故也。初妊即肿，是水多，儿未成，恐胎坏也。

［批］论是水非水须看小便。

子满三五

孕妇至八九个月，胎大满腹，坐卧不安，谓之子满。

束胎饮

白术二钱　子黄芩　苏叶　枳壳　大腹皮洗净，各一钱　砂仁和壳略炒研，五分　炙草四分

姜引，空心服。

［批］治胎大胀满。

要知此证系富贵之家奉养过厚，而胎大难产者，可早服十余剂。若体虚弱，及淡薄家，决不可用。

［批］论不得概服。

子淋三六

孕妇小便少，点滴涩痛为子淋，膀胱、小肠虚热也。虚则不能化气，热则不能通利，由气血聚养胎元，不及敷荣渗道，遂膀胱郁热所致，宜滋肾以清热也。

安荣散

当归　白芍　人参　麦冬　石斛　通草各一钱　山栀七分

空心服。此方内原有滑石，恐下坠，故更之。

［批］治子淋。

或改用木通、生地、条芩、甘草稍、麦冬、沙参、赤芍各钱半，淡竹叶十五皮，灯心四分，水煎服亦可。

［批］治证同前。

孕妇尿闭三七

附：遗尿。

古来谓此证为转胞，多用滑利药，鲜效。因思胞不自转，为胎堕所压，胎若举起，胞系自疏，水道自通矣。宜补中益气汤，服后探吐，以提其气，气通而小便自下矣。但贫家不能办参，即三五七分，不能有力探吐法，载小便闭门。余有一法，试之即愈。有胎堕而小便闭者，此属急证，一刻难过，用板一块，将孕妇仰卧板上，头上用枕，于脚头渐渐贴高七八寸不等，以

胎系圆物，自必旋转而上，离开一二寸，则膀胱不压，小便即通矣。用药者，恐不能如此之捷而妙。通后即当大补元气，恐胎又堕也。［批］治孕妇尿闭妙法。

大补元气汤新　治胎下坠，宜急服多服，乃妙。

黄芪酒多炒，一两　人参或以山药五六钱炒黄代之　白术二钱　甘草炙，一钱　升麻淡盐水炒，一钱二分　杜仲姜水炒，二钱

姜枣引。若气滞，加陈皮。或兼血虚者，加当归二钱，酒炒白芍钱半。

［批］治胎下坠。

凡妊妇遗尿不知，用白矾五钱，牡蛎煅一两，共研末，酒调服二钱。

又方：鸡毛烧灰，米酒服一匙。

又方：桑螵蛸蒸焙二钱，益智仁五钱，共为末，米饮下。

此证若脬中有热，用加味逍遥散方载上第九内。若脾肺气虚，用补中益气汤方载上第七内加益智仁。若肝肾阴虚，用六味地黄丸方载上第二内加五味、牡蛎、益智仁。

［批］治妊妇遗尿。

子鸣三八

九个月，十个月，胎气已足，子在腹中鸣者，此由母或欠身，向高处取物，子在腹中失脱口所含吃膌，故啼。治法，或令母拜状一刻，或以豆撒地，令母逐一拾之，子复含着，则止矣。又方：鼠窟门土取大块含之。

［批］治子鸣。

子喑三九

喑者，谓有言无声，非绝然之不语也。肾脉入肺，循喉咙，

系舌本，而为声之所由出也。因胎气肥大，阻肾上行之经，故间有之。十月分娩后，而自能言也，不必加治，人亦勿虑。

尿血四十

妊妇劳伤经络，热乘于血，血得热，则渗入脬，故尿时痛而下血。宜四物加山栀、发灰，或加阿胶、熟地、麦冬、五味之类。

［批］治尿血。

妊妇恶阻四一

恶阻者，心有所恶而食呕阻也。其证：脉息平和，心闷头眩，恶食嗜酸。因气血积聚以养胎元，而五味不化，中气壅滞，秽腐之气上攻于胃，以致呕逆。法当散郁清热，不可过用辛药。若愈止愈吐，仲景法，停药月余自安，以为妊妇常病。

加味茯苓半夏汤新　治妊妇恶阻。

陈皮去白，一钱　半夏二钱，姜炒，则不动胎，为健脾化痰主药　茯苓三钱　甘草炙，一钱　砂仁炒研，八分　白术钱半

姜枣引。或只用茯苓、半夏、白术各二钱亦可。姜一钱，枣三枚。若瘦人兼热，加麦冬、竹茹。或脉滑数之甚，加黄芩。

［批］通治呕逆。

参橘饮　治呕逆不能食者，六脉虚滑，须补气清热以保胎也。

人参一钱　白术二钱　炙草一钱　橘红　紫苏　麦冬　黄芩　竹茹　生姜各一钱　广香五分　茯苓钱半

枣引。或加半夏二钱姜炒。《经》云：有故无殒，又谓胎前须顺气者，是也。

［批］治呕逆之甚。

和中理脾汤新　治恶阻兼腰痛者，防胎下堕，宜以和中理脾为主，不可升举。盖呕逆气已上升，药再上升，则犯有升无降。上更实，而下更虚，益促其堕矣。

当归　熟地姜汁炒，各二钱　白芍酒炒，钱半　川芎一钱　陈皮　甘草　黄芩各一钱　半夏姜炒，钱半　白术　杜仲盐炒，各二钱　茯苓钱半

姜三分，枣三枚，水煎，空心服。

［批］治呕逆兼腰痛。

妊娠腹痛四二

此病或素有冷疼，或新触风寒，邪正相击而并于气，气上则冲心，气下则攻腹。若脉证俱有寒邪，须照上伤寒治法，否则为胎痛或小腹重坠。洁古、丹溪，俱以血虚治之，用熟地六钱，当归二钱，水煎服。若不应，加参、术、陈皮。或中气下坠作痛者，用补中益气汤。［批］治血虚胎痛。如偶有所伤，胎动切痛，喜热喜按者，用带壳砂仁和皮炒淡黑色，为末，酒下二钱，不饮酒者，米汤下。腹中觉热，胎安痛止，极效。若小腹寒甚，如扇风之凉，加附子二三钱，以温下焦。勿疑动胎，以有病当也。［批］治胎因寒痛。

妊妇霍乱四三

此病因寒热之感，邪正交争，故心腹绞痛。如邪在上胃脘，则心痛而吐。邪在下胃脘，则当脐痛而利。若在中，则腹痛，而吐利俱致。吐多伤气，利多伤血，气血俱伤，子母不安，此危证也。

加味紫苏和胎饮

紫苏叶红者真　条芩　甘草各一钱　白术钱半　陈皮　藿香须

梗连叶者真，各八分　砂仁五分

热服。若痛而不吐不泄者，名干霍乱，杀人。须参阅霍乱门救法在十五卷。

［批］治妊妇霍乱。

妊妇泄泻 四四

此证虽不无风寒暑湿之外感，饮食生冷之内伤，然属于脾亏者，乃其本也。盖血统于脾，血拥胎元，则脾阴虚，而食不运化，故作泄也，总以补脾安胎为主。

加味四君子汤

人参少者，用山药四钱炒黄代之　白术二钱　茯苓钱半　炙草一钱
白芍一钱

如脉实而热者，必烦躁、舌黄，加黄芩一钱。如脉虚尿清，或腹痛喜按，谷食不甚化者，加干姜炒五七分，乌梅一个，或加肉豆蔻一钱。如小便短少，口渴，属湿热者，加萆薢四钱，广香煨三分。至于扁豆、藿香、诃子之类，俱可加用。

［批］治妊妇泄泻。

妊妇痢疾 四五

此证或伤生冷，或伤湿热，致令腹痛。伤血则赤，伤气则白，血气俱伤，则赤白相杂。至若胎坠而不能升举者，中气下陷，大用补中汤而自安，切勿用顺气行气之药以耗气也。况有似痢非痢者，由脾气虚不能渗湿，肾气虚不能闭藏，勿以有形之假滞而伤无形之元气，则得矣。

归芍汤新　治妊妇腹痛下痢，里急后重，脉洪有力，证属热者。

当归二钱　白芍钱半　黄芩　黄连　陈皮各一钱　广香三分

如痛甚则下，加大黄钱半，空心服。

［批］治一切妊妇痢病。

黄连阿胶汤　治妊妇久痢，以清热和胎为主。

黄连炒　阿胶炒　白术　茯苓各一钱　木香　干姜炒，各五分
炙草七分　乌梅二枚

姜枣引。如脉实有热者，减干姜，或加当归、白芍各钱半。

单方　治妊妇绞痛下痢，用鸡子一枚，乌鸡子更妙，开孔去白留黄，入黄丹一钱，纸封煨干为末，米汤下。一服愈者是男，二服愈者是女。

［批］治妊妇久痢。

妊妇咳嗽四六

此证有因外冒风寒者，发热恶寒，鼻塞流涕，宜用发散。

加减参苏饮

人参　紫苏　陈皮　茯苓　甘草　枳壳　桔梗　前胡　黄芩各一钱　生姜六分　薄荷叶三分

水煎，热服，得微汗而解。

［批］治外感初咳。

人参阿胶散　治久咳不已，谓之子咳。引动其气，恐防坠胎。

人参　白术　茯苓　炙草　苏叶　阿胶蛤粉炒　桔梗各一钱
水煎食后服。

［批］治久咳。

百合散　治妊妇咳嗽，心胸不利，烦满不食，胎动不安。

百合　紫菀　麦冬　桔梗各钱半　桑白皮一钱　甘草八分
竹茹一钱

水煎去滓，入蜜二匙，再煎一二沸，食后温服。

［批］治久嗽胎动。

妊妇疟疾四七

此因气血虚损，风寒得以乘之。风为阳邪，化气而为热。寒为阴邪，化气而为寒。阴阳并挟，寒热互见。治宜轻解表邪，以大补气血为主。

清理汤新　治疟疾寒热。

柴胡钱半　桂枝　知母　黄芩　归身　甘草　白豆蔻肉微炒，研，各一钱　白术二钱　生姜钱半

水煎，疟前二时服。若寒重，桂枝、生姜各加一钱。若热重，黄芩、知母各加一钱。头到①轻煎，服后煎二到，加常山酒重炒钱半，草果仁饭包煨，研八分，乌梅二个，半水半酒重煎，疟前一时服。若早服，药性已过，若迟服，疟疾已发，俱不得效。此际须当酌量为妙，凡病疟者，于此留神。

［批］治疟神方。

妊妇中暑四八

凡盛暑时，中其暑热之毒，六脉迟弱，发热自汗，口渴气短，精神昏愦，四肢倦怠，宜作虚治，勿用凉药。

清暑安胎汤新　人参　白术钱半　炙草一钱　黄芪蜜炒，二钱　当归　山药炒，各钱半　麦冬一钱　五味子十三粒

姜枣引。或用清暑益气汤亦妙方载暑证门。

［批］治妊妇中暑。

妊妇腰痛四九

此证多属劳力所致。盖胞系于肾，伤则腰痛，或至小产，故宜以安胎为主，胎安而痛自愈，痛愈而胎能安。

---

① 到：量词。犹"道"。

加减六味丸新　治肾虚腰痛，或入房不节，致伤胞系而痛者，必脉大而空，两尺更甚。

熟地三五钱　山药二钱　茯苓一钱　枣皮钱半　杜仲盐水炒，二钱　枸杞二钱　五味三分

空心服。

［批］治肾虚腰痛。

如脉缓，遇天阴而痛者，湿热也。腰重如带物而冷者，寒湿也。脉涩而日轻夜重者，气血凝滞也。脉浮者，风邪所乘也。脉实者，闪挫也。临月腰痛如脱者，将产也。详言所因，宜照脉照证治之。

［批］论腰痛不一且分治之。

妊妇失血五十

血以壅养胎元，或七情六淫，一有所感，则气逆而火上乘，血随而溢也。然有虚实之分：实火当清热以养血，虚火当滋阴以补水，则血可安而胎可固。若泛用行血、消血之剂，祸不旋踵。

清热养荣汤新　治血热妄行，或吐或衄或下，皆可频用急服。

生地二钱　熟地五钱　白芍酒炒，钱半　麦冬　阿胶蛤粉炒青蒿　当归血虚有热者宜少用，各一钱

水煎。调发灰、棕灰、百草霜、蒲黄炒黑等分研匀，共二钱，或再加童便半杯更佳。

［批］治血热妄行。

归地滋阴汤新　血虚妄行，胎动不安，可以多服，以平为度。

熟地五七钱　当归去尾，三五钱　白芍酒炒，钱半　蜜芪二三钱

杜仲　白术各钱半　山药二钱　枸杞　阿胶炒，各一钱

煎就，照上方发灰等四味调服。

［批］治虚火动血。

妊妇气喘五一

此证有外感风寒，而客邪胜者，宜发散自愈。若脾虚四肢无力，肾虚腰痛膝软，猝然气喘，此脾肺素亏，母虚子亦虚，肾气不归元，而上乘于肺也，宜以补肺为主。而一切辛辣破气者，决不可用。

参苏饮　治妊妇一切风寒外感，至稳神效。

人参　苏叶　干葛　前胡　陈皮　枳壳　半夏姜汁炒　茯苓各一钱　桔梗　甘草各八分　木香五分

姜枣引，热服。

［批］治外感气喘。

补中汤　治脾肺虚，而肾气不归元，以致气喘者。

人参少者，重用沙参四钱　当归　蜜芪　白术各钱半　炙草八分陈皮八分　五味十五粒

姜枣引。如气滞作胀，加砂仁、香附之属，或沉香亦妙。

［批］治气虚喘急。

妊妇悲伤五二

妊妇脏燥①，无故悲伤，像如神鬼所凭，此属肺病。脏燥者，肺之脏燥也。胎前气血，壅养胎元，则津液不能充周，而肺为之燥，当补母，以脾为肺之母也。若作实证治，一刻危亡。

枣麦甘草汤　治脏燥悲泣。

大枣十枚　小麦一碗　甘草三钱

---

①　燥：《仲景全书·金匮要略方论卷下》作"躁"。

水煎，温服。或用八珍汤加竹茹、麦冬、小麦，姜枣引，亦妙。前方，仲景用大枣、甘草以补脾，后方，立斋用八珍以补气血，加竹茹、麦冬以清热，更发前人之所未尽也。

［批］神治悲泣。

鬼胎五三

鬼属虚无，岂能袭人胞宫，而得成形者乎！此由本妇邪思蓄注，血随气结而不散，或冲任滞逆，脉道壅瘀而不行，是即血癥气瘕之类耳，宜以癥瘕之法治之详见本条。凡妇人经候不调，即为调补，必无是病。若其既病，亦宜以调补元气为主，而继以去积之药乃可也。

此外如狐魅异类，变为人形而遇者，则实有所受，其脉乍大乍小，时有时无，其人独言独笑，悲思恍惚。先以癥瘕之类治之，不应，继以治邪之法治之自愈。

决津煎方载经期腹痛　此补中兼行，可泻假胎而不伤元气也。

［批］治血虚凝滞。

通瘀煎　治血凝滞，致成胀满，欲去而不峻猛，可无虑也。

归尾三钱　山楂　香附　红花新者，炒黄，各钱半　乌药一二钱
青皮　泽泻各一钱　木香五分

酒引。如寒滞者，加肉桂。如火盛者，加炒栀子。微热者，加白芍。血滞者，加牛膝。血瘀滞者，加桃仁，或加苏木、元胡之类。如大便燥结者，加大黄，或加芒硝、蓬术亦可。

［批］治瘀血胀满。

夺命丹　治血癥既已调补，而欲直除其病者，用此立下。

附子炮，五钱　干漆碎之，炒令烟尽　牡丹皮各一两

共为细末，另用大黄末一两，以醋一碗，熬成膏，和前药

为丸，温酒吞五七丸。一方：治妇人血虚者，加当归一两。此方亦能下死胎胞衣。

［批］神下血癥。

治邪祟法五四

［批］此下三方俱治邪祟。

除邪方　治妇人与邪交通，言笑畏人，心神昏迷，用雄黄研末二两，松脂四钱，溶化为丸，于火笼烧烟，令病者坐于上，去衣，以被蒙之，露头在外，不过三剂自断。仍以雄黄、防风、五味等分为末，或加人参更妙，每旦用井水调服。

又方：用绳扎缚两手一把，以艾揉熟，于两大指甲与肉连处，在指甲内角上共烧，一炷至三五炷，自作鬼哭求退。此名鬼俞穴，最灵最妙。

又方：妇人设与邪交，用鹿角磨汁，酒调服，其精自出。

卷十五

胎 产 门

胎产神法 五五

凡妇人有孕者，每日不拘早晚，默念"无上至圣化，生佛"数十遍，或百余遍，愈多念，愈神灵。及至当生时，至易至速，有吉无凶，千准万灵。并望四方君子共传，或将此刊刻，印送遍贴，功德无量。

弄胎试胎 五六

胎至八九个月间忽然胎动腹痛，三两日前，或痛或止，即胎水已下，而腰不甚痛，脉未离经离经之脉一呼一吸或五六至，此非产也，名曰弄胎。或一月前，或半月前，忽然腹痛，如欲产而不产者，名曰试胎，亦非产也。但当宽心候时，不得误认。

产听自然 五七

生产本造化自然之理，原非难事，原非险事。试观草木鸟兽，初未有艰难者，何独至于人而异之！况人为万物之灵，其玲珑寻路而出，当必有十倍于百物者矣。然而世亦有生产而危者，其故何也？盖由自己致之，而稳婆亦不能无其责也。何以言之？如妇腹痛，儿方破胞而出，自无主见，而稳婆又催云"快着力，快逼气"，则儿直下而逆生矣。儿方转身，又着力，又逼气，则儿横下而手出矣。儿之转身未正，又着力，又逼气，则儿不偏左即偏右，抵住头而不得下矣。若听其自然，或迟至一日二日，即三五日无妨。安心定气，要坐则坐，要行则行，要睡则睡，勉强忍痛，进其饮食，以保养精神为第一。［批］明逆生横生由误用力。莫听稳婆逼迫，莫听旁人言语，或速或慢，自有时候。而自己亦要思生产人之常事，勿求速于离身，总不着力，不逼气，自无有逆生、横生之祸也。再看百物生产时，不知着力，不知逼气，便物物好，子母安，何反人之不如物乎！妇人或不能知，前辈一一讲明为妙。［批］听其自然自必平安。

难产源流五八

共九条。

凡将产，最戒曲身侧卧。腹痛时，宜强为站立。若稍缓，便散步行动，或凭几①立，庶儿得以舒展寻路。倘曲腰则身难转，侧卧则门遮闭，再转再闭，则子必无力，自至难产。试观不正之妇，当产时痛如未痛，行立坐卧，令人莫知，痛极转热，百节松活，一刻即产，胞衣随下，何尝有难产者乎！［批］曲腰侧卧难产。

凡生产以气为主，以血为辅，气行则血行，气滞则血滞。富贵之家，惟恐劳动，怠惰自安，所以气滞而血亦滞，胎不转移，以致难产。即如贫家之人，勤动劳苦，生育甚易，非明征乎！［批］身逸难产。

凡产育之时，气以行之，血以濡之，然后子宫滑溜，犹之鱼必得水而后行也。胞浆未下，但只候时。若胞浆破后，一二时辰不生，必其胎元无力，或体素虚弱，或时当中年，或生育烦多，或遇病后气血不足。愈迟则浆必愈干，力必愈乏。［批］气血虚难产。此际惟有大补气血，正是催生妙药，多多益善。更须以母鸡煮汤，加粳米作稀粥与食，不得多食肉食。由是气血

---

① 凭几：靠在几上。

充畅，精力健旺，不期下而自下矣。倘不知此，而妄用行气重坠之物，多致血亏气陷，反为大害。［批］补气血进饮食是催生妙法。

生产有迟缓而不下者，举家忧疑，或问卜祷神，使产妇惊恐忧虑。盖惊则神散，忧则气结，产亦艰难。人当明其时候未至，惟宽心以候之，不必仓皇以自误也。

［批］惊忧者难产。

古者妇人有孕，即居侧室，不共夫寝，以淫欲最所当忌。盖情欲一动，气血随耗，火扰于中，血气沸腾。三月前犯之，则胎动小产，三月后犯之，不惟胞衣厚而难破，而且子夭，而多痘毒疾厄。试观物类，一受胎后，牝牡①绝不与交，所以胎产俱易，而人则不能禁绝，以致多有艰难之事。

［批］多欲者难产。

胎之肥瘦，气通于母，母之所嗜，即胎之所养也。如恣食厚味，不知节减，故致胎肥而难产。常见糟糠之妇，易产可知。［批］受冷难产。冬月天冷，产妇经血，得冷则凝，致儿不能下，此害最深。务令下部衣裙宜厚，满房有火，令产妇向火，脐下腿膝间，暖则血行，儿易生也。

［批］养厚者难产。

盛夏天热，不可冲风取凉，以犯外邪。又不宜热甚，致令烦渴血晕。房中宜洒凉水，产妇或可少与凉水，暂以解热，自必易产。

［批］伤热产晕。

临产时，凡丧服秽浊人，尼姑孤寡人，莫令入房。惟老成

---

① 牝（pìn 聘）牡：鸟兽的雌性和雄性。

解事，曾经生长者，一二人足矣。俗忌多一人入房，则多一时迟延。

[批] 忌人多入房。

稳婆五九

凡产时之用稳婆，原欲扶持产妇，及儿产接生，原非可以催生者。而亦有无良之人，一进屋时，有多少科派①。一近产妇，有多少做作。揉之夺之，使之努力。不知时候未至，用力罔然，且有逆生横产之祸。又有故为哼讶之声，或轻事重报，以显己能，以图酬谢。因致产妇惊疑，害尤非小。所以凡用稳婆，必先择老成忠厚者，预为嘱之。及至临盆，务令从容镇静，不得用法催逼。更有稳婆害人者，私以手指掐破水衣，极要关防。思欲急完此家，恐有他家邀者，极误大事。

[批] 稳婆非以催生。

产候六十

夫肾系于腰，胞系于肾，所以产时必痛极连腰。产妇手中指本节跳动，眼中如火，谷道迸急，胞水或血俱下，脉见离经，或沉细而滑，此是当生时候。待儿头已至产门，的的确确，可以用力送出。否则惟有静待，即迟些亦不妨事。如数候未至，切不可性急乱事。

[批] 明当产证候。

进饮食戒喧闹六一

凡将产时，须进饮食，戒喧闹。盖进饮食宜母鸡汁煮粳米稀粥，则气充胆壮，免至饥渴乏力。或临产时，大慌小乱，闲杂

---

① 科派：谓摊派力役、赋税或索取（钱财）。

人往来，交头接耳，言三语四，孕妇恐怖，以致难产。嗣后但令一二惯熟稳婆，嘱令在房扶持。平素所用催生术法，毫不可用。[批] 切勿恐怖。又要知不用他法，恐防丧心贻害，此事亦有，不可不知。[批] 此害宜防。

备拣生产良方六二

佛手散亦名芎归汤　治妊妇腹痛将生。或先期依方多服，自无产厄。

川芎二钱，大而里白，亦名真芎，此川产也，小者名抚芎，系江南产者，非是　当归用身，五钱

水煎，频服。

[批] 治一切妊妇当生。

若难产，或三五日不下垂死者，加男女生发一握烧灰存性，龟壳一个酒炙黄，二味研末，前药煎就，下末三钱调服。

[批] 治妊妇难产。

达生散　治妊娠临月，服十剂则易产。或稍加砂仁、枳壳。

人参　白术　当归各钱半　白芍酒炒　陈皮　紫苏　炙草各一钱　大腹皮酒洗，晒干，钱半

水煎服。若无参，加蜜芪一两。

[批] 服此易生。

加减八珍汤　治浆水来多，胎干不得下，肢体倦怠。

人参　白术三钱　茯苓钱半　炙草一钱　当归三钱　白芍钱半，酒炒　熟地三钱　黄芪蜜炒，五七钱　肉桂一钱　干姜炒黄，八分　牛膝二钱　红花三分　益母草一两

姜枣引。次煎浓葱汤，令稳婆洗产户，使气上下通畅。更用菜油、滑石涂产户。

[批] 治浆干难产。

大补荣卫汤　治气血虚弱，或胞浆下而不生者，干枯所致。

人参随便　黄芪蜜炒，三两　当归去尾，二两　川芎三四钱　益母章用赤花者，一两

浓煎汤，频频服之。如无参，加附子一钱，以助药力。

［批］补气血即以催生。

滑胎煎　治胎气临月，宜常服数剂，以便易生。

当归三五钱　川芎七分　杜仲盐水炒，二钱　熟地三钱　枳壳七分　山药二钱　白术　益母草各钱半

或加连根葱白为引。

［批］补胎滑胎。

脱花煎　治临盆不下，或产难经日，服此催生最佳。

当归七钱　肉桂八分　川芎　牛膝各二钱　车前子钱半

热服。或加红花三分，或加滑石末二钱。

［批］补以兼催。

催生保产万全汤　以补气血为主，而佐以温中散瘀下降之品，则力能健运，此不催之催也。

人参随便　当归身去尾，三钱　川芎一钱　桃仁十三粒，不去皮　干姜炒焦，钱半　甘草炙，六分　牛膝梢二钱　红花酒炒，三分　肉桂去皮，七分

枣引，水煎，温服。

［批］亦补以兼催二方意同。

论生产凶证六三

妊妇生育，依前方论，自无凶险之证。间有气血不足，未曾调补于先，临事无主，或者错误在后。古圣垂法救人，须当明析胸中，乃能备用，而有济于人也。

凶证六四

共七条。

其证之凶，因坐草太早，或胞浆虽破，儿身未转，或转未正，被母努力一逼，以致足先来者，谓之逆产。手先来者，谓之横产。或漏其肩与耳与额者，谓之侧产。或被脐带缠绊，不得下者，谓之碍产。此外又有盘肠生，及死胎、停衣诸证。能一一救之，乃为胞与天下之仁者也。

逆产者，儿方破胞而出，被母努力一逼，所以直下，或者气血不足，儿无力转身，亦或有之。此际儿直下，不少停留，宜稳婆即时抢出，以救其母。若脚出而不即下，宜令产母仰卧，定心定神，不可惊怖。却用惯熟稳婆，剪去手甲，以香油润手，将儿足轻轻送入，又再推上，儿必转身。随服大补荣卫汤，身转头正，然后扶掖起身，用力一送，儿即生矣。母子俱全，此在稳婆之良。若粗蠢人，不可用也。古有以针刺足心，及盐涂之法，决不可用，儿痛上奔，母命难存。

［批］救逆产法。

横产者，儿方转身，被母努力一逼，所以横下而手出矣。宜令产母仰卧如前法，将儿手轻轻送入，又再推上，摸定儿肩，渐渐扶正，令头顺产门，随服大补荣卫汤，然后扶掖起身，用力一送，儿即生矣。忌用针刺，勿泥古法。

［批］救横产法。

侧产者，因儿未顺生路，被母努力一逼，所以儿头偏在一边，虽似露顶，实额角也。亦照前法，以手轻轻拨正，仍服前方，起身用力，儿即生矣。

［批］救侧产法。

碍产者，儿身虽顺，门路虽正，但不能下，乃因儿转时，脐带绊肩而然。令产母仰卧，以手轻推儿上，乃用中指按儿两肩，理顺脐带即生。

［批］救碍产法。

盘肠产者，临产母肠先出，子产而肠未收，故曰盘肠产。盖由平日气虚不能敛束，血热易于流动，下元不固，关键不牢致于此。救治之法，于子下衣来之后，令产妇仰卧，稳婆先将子肠温水洗净，然后托起，轻轻送入，推而上之，却令产妇两足夹紧谷道，其肠自安者，上也。或用萆麻子四十丸粒，去壳捣烂，敷在顶心，待肠收尽，而急去之者，次也。或用冷水和醋喷面，一喷一收，渐次取之，又其次也。［批］嗣后调理方免后患。嗣后宜于无孕时，多服地黄丸，加五味子两半，肉桂二两，以固下元之关键。及有孕之时，宜服补气凉血之剂。于八月之时，再服八物汤加诃子、瞿麦、粟壳十余剂，庶可免有后患。如滑胎瘦胎之药，毫不可服。

［批］救盘肠产法。

子死腹中六五

凡子死腹中者，或儿当生时被母护痛，两足不开，夹其头而死者。或扶掖之人，紧抱其腰，伤胎而死者。或因产难，胞浆已干，生路渐塞，子不得出，气闭而死者。或因生路不顺，若横侧等证，稳婆粗率，用手莽撞，反伤其子而死者。但察产妇，唇红舌黑，母活子死。腹中阴冷重坠，或秽气上冲，子死腹中的矣。急用加味五苓散、夺命丹，取去死胎，以保其母，随加调补，自愈。若舌青，而唇面俱青，则子母皆危之兆也下胎方载后。

胞衣不出六六

胞衣不出，或因产母力乏，气不能传送者。或因血少，干涩而难下者。有以恶露流入胞中，胀滞而不出者。此惟老成稳婆以手循脐带而上，摸觉胞衣，稳撼带下，甚不费力。若未下，可寻路上破草鞋一只，将脐带仔细系定，外加绳线再扎，务宜紧固又要知脐带脆而滑，须当斟酌，然后断脐洗儿。若先断，倘带一缩入，其害不小。嘱令产妇，任其坐卧，胞衣自下。有过旬日而烂下者，屡试不误。若不断带，使子气贯入衣中，衣转浮胀难出。倘天寒之时，更不便于子也下衣方载后。

备拣能救生产凶证良方六七

附：下死胎、下胞衣方。

大补荣卫汤方载上　治逆产、横产等凶证。稳婆已经推儿向上而正，须补气血，产妇方能送下，子母两全。

［批］救一切凶证。

加味地黄丸　治盘肠生后，无孕时，宜服此以固下元。

地黄八两，用砂仁四钱研末，用酒蒸晒九次，忌铁　山药　枣皮酒蒸，各四两　茯苓三两　丹皮两半　泽泻一两二钱，盐水浸晒　五味子两半，微炒　肉桂二三两

先将地黄、枣皮捣化，然后加药末，炼蜜为丸，每早用淡盐水送八钱。

［批］大补下元。此三方俱治盘肠生后之妇。

气血双补汤新　治盘肠生后，有孕时，宜服此以补气血。

黄芪一二两，蜜炒　白术七钱　当归五钱　白芍醋炒，二钱　五味三分　杜仲盐炒，二钱　川续断钱半　升麻蜜炒，四五分

如血分有热，加生地酒浸钱半，分量称足。须多服为妙。或加附子五分。

［批］补气血免下坠。

加味八物汤　治胎至八丸个月，服十余剂，免再有盘肠

生者。

人参少者，以蜜炒黄芪一两代之　白术　当归各二钱　茯苓　炙草　川芎各一钱　熟地三钱　诃子煨　瞿麦各钱半　粟壳八分　白芍酒炒，钱半

水煎，多服。

[批] 补兼涩肠。

加味五苓散　治子死腹中，用此下之，并下胞衣。

白术　茯苓各三钱　泽泻　猪苓　肉桂各二钱

半酒半水水须顺流取之煎就，加朴硝四钱再煎二三沸，热服。死胎立下，并下胞衣。

或单用朴硝三钱研末，以热酒热童便调服，立下。

[批] 下死胎并下胞衣神方。

又方：用蓖麻子四粒，巴豆一粒，麝一分研贴脐中并足心，死胎即下。

又方：胎死腹中，急迫时用水银二两吞之，立出。

又方：用斑蝥三枚，略烧研末，水服，立下。

又方：用桂心二钱为末，童便酒调服，神效。若加麝三分，更快。

夺命丹　下死胎，并治胞衣瘀血胀满难下。此方有回生之功，用之必效。

附子炮，五钱　干漆研之，炒令烟尽　丹皮各一两

若下死胎，加当归一两。上为细末，用大黄末一两，以醋熬膏，和前药为丸，温酒下三四十丸。其丸勿令泄气。

[批] 下胞衣并下死胎仙方。

牛膝散　治胞衣血胀不下，腹中痛，用此腐化而下，缓则不及。

牛膝梢三钱　　川芎　　蒲黄　　生地各二钱　　当归　　肉桂各钱半
朴硝三四钱

姜引。

［批］治胞衣胀满不下。

备拣古来治产难至简至稳神方，以便取用六八

［批］以下治产难方。

产难，用鳖甲烧存性，研末，酒服三钱，立生。

又方：于路上捡破草鞋一只，用前半节，洗净焙干，烧灰存性，酒服二钱，即产。如得左者，生男，右者生女。覆者儿凶，侧者有惊，名千里马。最效最快。

又方：十二月兔脑髓去皮膜，研如泥，母香丁、明乳香各研末一钱，麝二分，共三味，以兔脑和为丸，作八粒，阴干，油纸密包，温汤下一丸，即产。丸在儿手握出，洗净，下次可复用。

又方，蝉脱烧灰存性，水服一钱，即下。

又方：桃仁一个，劈开，一片书"可"字，一片书"出"字，吞之即生，奇方。

又方：用乳香五分拣通明者为末，腰痛甚时，以新取顺流水勿逆取，煎一大盏化下，醋引。产妇两手各握石燕一枚，须臾遂生，神方。

又方：用兔毫败笔头一枚烧灰存性，生藕汁一盏调服，立产。

又方：用兔毫败笔头三个烧灰存性，金箔二十张，以黄蜡和丸，酒服，第一方也。

又方：用生附子为末，醋调涂右足心，即生。

又方：用冬季兔头烧灰存性，葱白汤调下一钱，立生。

又方：于欲产时，用黄蜀葵子三钱研末，酒调服，遂产。

下死胎，用鸡子黄一枚，姜汁一合和服，立下。

备拣古来下胞衣至简至稳神方于后，以便取用六九

［批］以下下胞衣方。

本条上有加味五苓散、夺命丹二方，下衣最妙。

又方：用报母桐树根皮其树三月发叶，叶上间有小泡，乡人采叶养猪，取流水水下流，依水顺取，煎服。或将根皮破至二块三块，衣亦照块而破下，大奇。

又方：用旧扇烧灰，酒调下。

又方：用产妇鞋底炙热，熨腹上下，即出。

又方：用皂角刺烧为末，每用一钱，温酒调服，立下。

又方：以本妇头发梢吞入喉中作呕，则衣自落，亦能下胎，甚效。

衣不下，将来欲死，用吐狗一枚煮灌，即出。

又方：以本妇所着衣秽衣不用笼灶上，即下。

又方：以草纸烧烟熏鼻，即下。

又方：饮热童便一碗，立下。

论产门不开不闭子宫不收又六九

产门不开，由交骨紧也。缘阴不足，则气不达，所以不开，产必艰难。宜加味佛手散方载上六二内，补而开之，大有奇效。加柞木枝五钱，妙。

［批］治产门不开。

产门不闭，由气血大虚，不能收摄，用十全大补汤方载上第三内加五味子一钱。或痛而觉热者，宜：

加味逍遥散

当归　白芍　白术　茯神　甘草　柴胡酒炒，各钱半

加丹皮、栀子各七分。

［批］治产门不闭。

子宫不收而外坠者，乃元气之下陷也。宜补中益气汤方载上第七内加醋炒白芍，敛而举之，外以黄芪煎汤熏洗。

又方：用荆芥、藿香、臭椿根皮煎汤熏洗，神效。

治产后子肠不收，用枳壳、诃子、五倍子、白矾煎汤熏洗，若不收，灸头顶中为百会穴数壮。

又方：用萆麻子仁十四粒研烂，涂顶心，入即洗去。

［批］治子宫不收共四方。

硫黄汤　治产门不敛，阴户挺出。

硫黄三钱　菟丝子　吴茱萸各二钱　蛇床子钱半

煎汤频洗，外用硫黄、乌贼骨、五味子等分研末，掺患处，日三易。

又方：用石灰炒红，淬水熏洗。

［批］外治产门不闭。

产　后　门

产后脉论七十

寸口脉，洪疾不调者死，沉微附骨不绝者生。胎前脉当洪数，产后脉当细小。胎前之病，其脉贵实，产后之病，其脉贵虚。

［批］论脉吉凶。

产后气血两虚，脉宜缓滑。缓则不因气夺而急促，滑则不因血去而枯涩。最忌实大弦牢。实为邪实，大为邪进，弦为阴敛，宣布不能，牢为坚着，近乎无胃，皆非吉兆。

论产后调治七一

丹溪云：产后当大补气血。即有杂证，以末治之。一切病，属气血虚。盖以产后气血俱去，诚多虚证。然有虚者，有不虚者，有虚中夹实者，但当随人随证辨其虚实，不得执其偏见，概行大补以贻害也。

补虚生荣汤新　治产后气血两虚，无神无力，不时昏迷等证。

黄芪蜜炒，三五钱　当归去尾，二三钱　白术二钱　茯苓一钱
熟地三钱　益母草二钱　甘草炙，二钱　干姜炒黑透心，三五分　白芍煨，酒炒，钱半　荆芥穗炒黑，七分

[批] 产后圣方。

水煎，少加酒、童便和服。若不得力，黄芪可加至两余，再加附子七八分，以助药力。如有血气痛，名儿枕血，加山楂二钱，一剂愈，即去之，余药不可增入。可服数剂，气血易于复元，日后自体旺而百病消除矣。人能有力加参，更妙。

[批] 治血气痛。

生化汤　善化恶血，骤生新血，为产后稳协最效之方。

当归五钱　川芎钱半　甘草炙，五分　干姜炒黑，三五分　桃仁十粒，去皮尖　熟地二钱

枣引，温服。如胞衣不下，加益母草研末调服三四钱。如血晕，加荆芥穗五六分。如产后气脱无神，加人参一二钱，黄芪蜜炒一两，或加附子七八分。如阳虚厥逆，加附子、肉桂各一二钱。如脉虚烦渴，加麦冬钱半，五味三分。如气壅有痰，加陈皮、竹沥。如血燥便结，加生威参二两，苁蓉五钱。如汗多不眠，加茯神、枣仁、黄芪。上体多汗，加麻黄根二钱，下体多汗，加汉防己钱半。或口噤中风，反张瘈疭者，加荆芥、

防风各四五分。如恶露未尽，腹内有块胀痛，加山楂二钱。如伤寒湿，加苍术、白术。如下血不止，或色黑，或如水，此气血大虚之候，不可用寒凉。其脉浮脱者，可加附子及诸阳分之药，否则无救矣。

［批］产后稳方照证加入。

论治产后仍宜因证七二

凡产妇用药，宜因时制宜。如有表邪，则当解之。有火邪，则当清之。内有停滞，则消导之。且人有强弱，脉有虚实，病有真假，治有逆从，固不可以同日语也。观《六元正纪大论》曰：妇人重身毒之何如？曰：有故无殒，亦无殒也。但除邪之中，仍以辅正为主，则正气旺而邪气易逐，邪气除而正气亦易复也。［批］辅正除邪宜有权衡。

产后当知七三

凡产毕，饮热童便一盏。迟二时，用酒半杯，合童便半杯服。约一日服三次。产后不得便卧，宜背后高安衣被，伴以仰坐，不宜侧坐。宜竖膝，不宜伸足。厚铺裀褥，遮围孔隙，免致贼风。烧红砖石，沃之以醋，使鼻常闻醋气，自无血晕。勿勤梳头洗足。三日内不可食盐，盐止血，恐无乳汁。三日后，可食新腈肉汤、羊肉汤，入盐少许。夏天忌贪凉用扇，及食生冷。切不可当风坐卧。产妇血裙，不可日晒。儿湿衣，不可夜露。［批］此法要紧。古以一月为小满，两月为大满，此两月内，勿暴怒，少劳苦，禁淫欲，终身无病，而且多子。［批］二月内宜留神三者。

产后忌药七四

产后当服补药，但须加一二暖血行瘀之味，盖血行其气乃复，特不可行之过峻耳。凡产后危证，莫如三冲三急：三冲者，败血冲肺、冲心、冲胃也。三急者，呕吐、泄泻、多汗也。其用药则有三禁：禁佛手散，以川芎辛散，能发汗走泄也。禁四物汤，以生地寒冷，能作泻而凝血也，白芍酸寒，伐生气也酒炒后，宜用以敛阴。禁小柴胡汤，以黄芩性寒，能阻恶露也。更有三禁：不可汗，不可下，不可利小便。并勿犯胃，及上下焦。虽有杂证，于补气血药中带以治之。

产后血晕七五

产后气血俱去，忽而眼黑头眩，神昏无知，此际轻轻扶坐，宜用有嘴壶，入醋一杯，烧红瓦石，入于壶内，将壶嘴向产妇鼻下，熏之即醒。然后用大补气血之药，如补虚生荣汤方在上七一内，或用十全大补汤方在上第三内。此证多由气血亏损而然，然血逆上冲者亦间有之。其证必胸腹胀痛，形气脉气俱属有余。用：

[批] 救血晕神方。

失笑散　治产后败血攻心，晕迷不省，腹胀刺痛，亦消瘀血下衣。

五灵脂有溏心者真　蒲黄等分，俱炒

共为末，每服二三钱，用酒煎，热服。

一方：用醋熬成膏，再入水煎服。

按：此方用以止痛，蒲黄宜减半，用以止血，宜等分，蒲黄炒黑。

[批] 治败血攻心下衣。

又方：救血晕，或以漆器，或用干漆。烧烟熏之。人能于将生之前，用醋熏或漆熏，免有血晕之病。要晕醒，方可服药有益。

［批］又救血晕方。

古方每用童便治血晕，因败血则可，若元气欲绝，岂能挽回乎！有是证者，速用醋熏醒之后，宜大补气血，庶可无虞。

回元汤新　治血晕醒后，可回元气。

黄芪蜜炒，一两　当归二钱半　益母草三钱　黑干姜五七分

煎就，冲热童便服。即用补虚生荣汤亦可方在上七一内。

［批］治血晕后佳方。

黑神散　治血去少，恶露未尽，腹中有痛而昏眩者。

黑豆一合，炒　熟地　当归各二钱　肉桂去皮　炙草　白芍酒炒　蒲黄各一钱　干姜炒，八分

水、酒各一盏，煎就，入童便一杯服。如瘀血作痛，加山楂二钱，即化而愈。

［批］治瘀血痛晕。

恶露不绝七六

产后冲任损伤，气血虚惫，旧血未尽，新血不敛，相并而下，日久成劳，惟宜大补气血，不可轻用固涩之剂，使败血凝聚变为癥瘕，反为后害。

十全大补汤方载上第三内　治气血两虚，不能收摄，以致下血不止。如数服不应，恐下遗路滑，少加发灰、棕灰、荆芥灰、百草霜各等分再研。每用一二钱，调药服以上烧灰，俱要存性。如阴虚内热，热搏血分，加生地、丹皮、青蒿之类。如小腹刺痛，加元胡、蒲黄炒、干姜炒各等分。如元气下陷，加升麻或用补中汤。如纵欲以伤冲任，血久不止，六味地黄汤加阿胶、麦冬、五味子。

［批］下血各有所因治法。

止血单方：用蒲黄炒黑，水调服。

肝经风热下流者，用防风为末，白汤调服一钱。

产后头痛七七

气为阳，血为阴，平匀则无病。产后血去阴亏，阳气失守，头为诸阳之会，孤阳上凑，故为头痛。但补阴血，则阳气得从，而头痛自愈。或有身热恶寒之候，不可用羌独等药。此内起之邪，当滋阴以配阳，非外人之邪可表而散也。

归地滋阴汤新　治阴虚阳燥，头痛不止。

当归　熟地各三五钱　白芍酒炒，钱半　川芎一钱　干姜炒透，六七分　甘草炙，一钱　荆芥穗六分

水煎服。

［批］治血虚头痛。

黑神散方载上七内　治败血停留子宫厥阴之位，其脉上贯巅顶而痛者。

［批］治瘀血头痛。

产后腹痛七八

产妇气虚不能行血，故或闭而不来，或来而不尽，致令腹痛，乍作乍止，其痛如刺，手不可近，其血成块，时见而痛，时隐而止，此为儿枕痛，俗谓血气痛者是也。

山楂益母草汤新　治儿枕血痛，即化而愈。

山楂二三钱　益母草　当归各二钱　川芎　陈皮去白，各一钱　香附酒炒，六分　干姜炒黑，三分

煎就，加酒、童便各半杯，合服。

［批］统治儿枕血痛。

补虚生荣汤方在上七一内　加山楂三钱治体虚年衰、产后儿枕血痛。

［批］治体虚儿枕血痛。

当归建中汤　治产后血虚，外受风冷之气，内伤寒冷之物，以致腹痛。得按略止，或热物熨之即止者是也败血腹痛与伤风伤食之痛，其辨在手不可近与按之即止。

归身二钱　白芍酒炒　肉桂去皮　甘草各二钱

姜枣引。

［批］治产后感寒腹痛。

产后胁痛七九

此败血流入肝经，厥阴之脉，循行胁肋。然亦有虚实之分。如胁下胀痛，手不可按，是瘀血也，宜去瘀以平肝。

芎归泻肝汤　治肝经瘀血，胁肋胀痛。

归尾　川芎　青皮　枳壳　香附童便炒，各钱半　红花　桃仁各八分

水煎，入酒、童便各一钟服。适可即止。

［批］治肝经瘀血胁痛。

当归地黄汤　治胁下痛，喜人按者。此去血太多，肝脏虚也。

归身二钱　白芍酒炒　人参各钱半　熟地二钱　陈皮去白　甘草　肉桂各一钱

姜枣引。或用四物加肉桂、柴胡酒炒各等分。此证若不用姜桂辛温，助脾肺以行药力，不惟无以施功，反助其胀矣。

［批］治肝虚胁痛。

产后腰痛八十

女人之肾胞脉所系，腰属于肾，产后下血过多，则胞脉虚必肾气虚，故令腰痛。

补肾地黄汤　治肾经虚损。其证腰重，隐隐而痛。

熟地　当归　杜仲青盐水炒，去丝，各二钱　独活　桂心　续断各一钱

姜枣引，空心服。

［批］治肾虚腰痛。

加味复元通气散　治败血流入肾经，带脉阻塞，其腰胀痛如刺，时作时止，手不可近。

归身二钱　川芎　小茴炒　补骨脂炒捶　牛膝　桂心　丹皮各一钱　木香三分，磨水合服

更调乳香、没药去油各五分，为末服。

［批］治败血腰痛。

产后身痛八一

产时骨节开张，血脉流散，遇气衰弱者，则血多凝滞，骨节不利，筋脉不舒，故腰背不能转侧，手足不能屈伸而痛也。勿作风寒用汗之剂治之。

趁痛散　治气虚，以致败血凝滞经络，而遍身疼痛。

当归　桂心　白术　牛膝酒炒　黄芪蜜炙，各钱半　独活　生姜各一钱　炙草　薤白各五分

水煎，热服。

［批］治败血凝滞身痛。

白茯苓散　治产后虚损，四肢疼痛，寒热自汗，名曰褥劳。勿作伤寒，误投汗剂。

茯苓　归身　黄芪蜜炙　熟地各二钱　川芎　桂心　白芍酒炒　人参各一钱

獖猪腰子一对去脂膜，切片，煎汤一碗，去肾，加姜枣，同药煎服。或改用人参养荣汤方在一卷内，加黑姜主之。

［批］治虚损身痛。

产后气喘八二

产后气急喘促者，因荣血下多而竭，卫气无主，独聚肺中，故令喘也。此名孤阳绝阴，最为危证。若作痰火实证治之，即刻毙矣。盖人生于气，气壮则根本固，而藏源者敛纳于下，运行者强健于中，而何有喘胀之虞！

人参生化汤　治产后喘促，补气以生血也。

人参少者，以蜜炒黄芪一二两略可代之　当归五钱　川芎钱半　甘草炙，八分　干姜炒黑，五七分　熟地二三钱

枣引，温服。或加附子一钱，以助药力。外以鞋底炙热，于小腹上下熨之。若肺感风寒而喘者，用下除邪清肺汤。

［批］治产后气喘。

产后咳嗽八三

肺主气，气为卫。产后气虚，皮毛不充，腠理不密，风寒袭之，入于肺而为咳嗽。其证发热恶寒，鼻塞声重，或流清涕。

除邪清肺汤新　治肺冒风寒，寒热咳嗽等证。

当归二钱　白芍酒炒，钱半　前胡钱半　半夏　陈皮　杏仁　茯苓　甘草各一钱　荆芥穗八分　麻黄留节，四五分，有汗者不用，加桂枝八分。以内有归芍佐阴，不得疑为过表也

姜枣引，热服。

［批］治产后外感咳嗽喘促。

二母汤　治产后败血，流于肺经。其证胸膈胀满，不时咳嗽。

知母　贝母　茯苓　桃仁　杏仁各钱半　沙参二钱

水煎，食后温服。

［批］治败血入肺咳嗽。

加味甘桔汤　治久咳不止，涕唾稠粘，宜清肺宽中。

桔梗　茯苓各二钱　甘草　款冬花　贝母　麦冬　枳壳各一钱　五味三分　前胡钱半　淡竹叶十五个

水煎服。如产后吃盐太早太多而咳者，难治。宜知自禁。

［批］治产后久咳。

加味地黄丸　治产后虚羸久咳。虽肺病，而实肾病也。子令母虚，宜滋肾以纳气，乃为司命上乘，而火不得上炎也。

熟地三五钱　枣皮　淮山药各二钱　茯苓钱半　丹皮二钱　泽泻八分　麦冬钱半　五味三分

炼蜜为丸，早夜用淡盐水送八钱。

［批］治产后肺虚火克而咳。

补土保金汤新　治肺病而补脾者，以土旺生金，而肾水亦源远而流长也。早夜服上方丸药，中时宜服此方水药。

人参随便　白术　茯苓各钱半　炙草　麦冬　贝母　款冬花各一钱　山药炒　扁豆炒　苡仁炒，各二钱

姜枣引。

［批］土旺生金。

产后心痛八四

心者血之主，产后血亏，心无以养，宜归脾汤主之。亦有其人宿寒内伏，复因产后虚寒，血凝不行，上冲心之络脉，故心痛也。脉必弦紧，须用热攻寒，然必佐以阴药，方能制其僭越也。若以为败血攻之，则虚极寒益甚，其误大矣。

归脾汤　治产后心血虚损，心无所主而觉痛也。

人参　当归身二钱　黄芪蜜炒　白术　茯神各钱半　枣仁炒研，一钱　远志六分　炙草八分　陈皮七分

元肉、莲肉引。

［批］治心血虚痛。

大岩蜜汤　治产后因虚寒心痛。

生地　归身各钱半　独活　吴茱萸开水泡一次用　白芍酒炒
干姜炒　炙草　桂心　生甘草各八分　北细辛三分

热服。

［批］治心因寒痛。

凡产后寒气上攻则心痛，下攻则腹痛，兼血块者，宜服生
化汤加桂方在上七一内。心痛，用郁金烧存性，为末，米醋调下，
即苏。

产后发热八五

产后血虚，则阴虚生内热。其证心胸烦满，呼吸短气，头
晕闷乱，日晡转甚，与大病后虚损相似，宜补阴以配阳也。

滋阴补血汤新　治产后阴虚，阳无所依，浮散于外而为
热也。

当归三五钱　熟地五七钱，或两余　白芍酒炒，二钱　干姜炒黑，
一二钱

盖炮姜辛热而兼苦咸，能引血药入血分，有阳生阴长之道，
体《内经》以热治热之旨也。如五心热，加元参一钱。如烦渴
便燥，是内有虚热也，加麦冬、淡竹叶、生地之类。如肌肤发
热，面目俱赤，此血脱发燥，宜用当归补血汤。若误作火证，
投以凉剂，祸在反掌。

［批］治血虚发热。

当归补血汤　治血脱发燥，有似乎狂也。

蜜芪一两　当归三钱

水煎，温服。此补气以生血也，八珍、十全俱可择用。若
热甚而脉微者，宜急加桂附，此火不归源，故假火外浮耳。

［批］治血脱发燥。

产后发狂八六

产后发狂者，此阴血暴崩，肝虚火炎之极也，宜养心生血，则得矣。

济火养心汤　治阴虚火炎，似狂非狂，不得认为实证也。

熟地五七钱　当归身二三钱　泽兰叶四五钱　怀牛膝酒蒸　茯神　枣仁炒研，各钱三分　远志七分

［批］治血虚假狂。

煎就，加童便一杯合服，或加柏子去油一钱。如因恶露未下，败血攻心，加苏木浓煎汁合服，或再加桃仁去皮、红花酒炒各五六分于此补剂内亦可。若因肾虚阴火上迫而为如狂者，宜八味地黄汤。要知产后大虚，而继诸病，则当以虚为本，而病为标也。如血虚内热，脉洪滑，舌黄便燥，少加清火之品，如生地、白芍、丹皮、麦冬、淡竹叶之类可也。

［批］宜照证加药。

芎归泻心汤　治败血停积，上干于心，胸膈胀闷，烦燥昏乱，狂言妄语，如见鬼神。若视为邪祟，误矣！

归尾　川芎　元胡　蒲黄　丹皮各一钱　桂心七分

水煎，调五灵脂另研末一钱，食后服。

［批］治败血干心似狂。

产后呕逆八七

呕逆之证有二。因败血滞于胃者，则脉弦涩，不恶食，而呕多血腥者是也。

消瘀清胃汤新　治瘀血犯胃，作呕逆者。

陈皮去白，钱半　法半夏二三钱　茯苓二钱　炙草一钱　泽兰叶二三钱　生姜二钱　荆芥七分

水煎，热服。

［批］治败血作呕。

加味平胃散　治饮食宿于胃者，则脉弦滑，而呕多食臭者是也。

苍术　厚朴姜炒，各钱半　陈皮　香附醋炒，各一钱　炙草一钱　生姜钱半　神曲炒，钱半

水煎，热服。

［批］治宿食呕逆。

加味六君子汤　治产后伤食，呕吐腹胀，照后加入。

人参　白术　茯苓　半夏各钱半　炙草　陈皮　枳实曲炒　山楂各一钱　姜黄六分　生姜八分

食远服。或加神曲、麦芽俱炒各一钱。如胃寒者，加炮姜、煨木香。如木旺侮土者，加肉桂。如命门火衰，不能生土者，八味丸重用桂附。呕吐泄泻，手足冷，肚腹痛者，乃阳衰也，急用附子理中汤。

［批］治宿食呕吐。

八味地黄丸　治命门火衰，不能生土，以致呕吐者。

熟地四钱　山药　枣皮　茯苓各二钱　丹皮　泽泻各一钱　肉桂　附子各二钱

［批］治相火衰土虚呕吐。

附子理中汤　治脾胃虚寒，呕吐泄泻，厥逆腹痛等证。

人参　白术二三钱　干姜炒一二钱　炙草钱半　附子二三钱

水煎服。

［批］治胃寒吐泄。

产后寒热往来八八

产后半月内外寒热往来，其证有二。一由于败血留滞，必

小腹刺痛，而荣卫不通。滞于荣，则血凝而寒。滞于卫，则气郁而热。荣卫俱滞，寒热交作，宜以去滞为主。

卷荷散　治败血为病，小腹刺痛，寒热往来。

初出卷荷焙　红花　归尾　蒲黄　丹皮　生地各一钱　生姜七分　童便一碗

水煎，热服。即服黑神散亦妙方在上七五内。

一由于阴阳不和，产后气血亏损，阴阳俱虚。阴虚则阳胜而热，阳虚则阴胜而寒。阴阳俱虚，则乍寒乍热，宜以补虚为主。

[批] 治败血为病寒热。

增损八物汤　治阴阳两虚，寒热往来。

归身二钱　白芍酒炒，钱半　川芎　干姜炒黑，各一钱　人参或以山药炒黄三钱，或以时下条参三钱代之　炙草七分　生姜五分　红枣二枚

水煎服。如寒多者，加肉桂一钱。热多者，加柴胡酒炒八分，干姜减半。烦渴者，加知母、麦冬各一钱。食少者，加陈皮、白术各一钱。虚倦甚者，加黄芪蜜炒一钱。乍寒乍热，似疟而实非疟也。似疟者，寒不战栗，热不躁烈，发作无时，或日晡更甚，亦不甚苦，此正气虚，而无邪气也。真疟者，寒则汤火不能御，热则冰水不能解，发作有时，烦苦困顿，此正气虚而邪气相搏也。

[批] 治气血两虚寒热。

产后疟疾八九

产后气血两虚，荣卫不固，脾胃未复，或外感风寒，内伤饮食，皆能成疟，只以补虚扶正为主。正气胜，则邪气自退。不可用截药，重虚正气，为害甚大。

辅正除邪汤新　治产后疟疾。

北柴胡　陈皮　半夏　茯苓　甘草各钱半　川芎八分　归身二钱　干姜炒　肉桂　黄芩各一钱　白豆蔻肉一钱，微炒研　生姜一钱

头煎要轻，先三个时服，次煎加鳖甲醋炙二钱，先一个时服，则药性发，而疟适来，两相遇而即止矣。此治疟秘传，最效最捷。如寒多者，重加姜桂。如热多者，重加黄芩，并加知母。如久疟汗甚者，加蜜炒黄芪一二钱。若一二剂不应者，加酒炒常山一钱。

［批］治产后疟疾。

产后出汗九十

汗本血液，属阴。产后去血过多，阴亡阳亦随之而走，故曰亡阳。此危证也，宜急治之，以固元气。

加味大补汤新　治产后荣血不足，卫气失守，不能敛皮毛，固腠理，汗易泄而出也。

人参　黄芪蜜炒，三钱　白术二钱　当归二钱　附子一钱　防风八分　麻黄根蜜炒，钱半　白芍酒炒，一钱

以浮麦一合煎就，去麦，入药煎之，调牡蛎煅，研粉三钱顿服。

［批］治产后自汗。

即改用十全大补汤亦妙。

人参　白术二钱　黄芪蜜炒，三钱　熟地　当归各二钱半　茯苓　川芎　炙草　白芍酒炒，钱半　肉桂钱半

加防风一钱，五味三分，姜枣引。如不应，加附子一二钱。

［批］治证同前。

如汗不止，风邪乘之，忽然闷倒，口眼㖞斜，手足挛曲，

此凶兆也，急用：桂枝、葛根、白芍酒炒，各钱三分、炙草八分、蜜芪、当归各二钱、熟附一钱。斡开口灌之。

[批] 治汗后感邪。

产后中风九一

风证有二：有外中者，由产后正气暴虚，百节开张，调理失宜，风邪乘之，不省人事，口目蠕动，手足挛曲，此外中之风也。又有产后去血过多，内则不能养神，外则不能养筋，以致神昏气少，汗出肤冷，眩晕卒倒，手足瘈疭，此肝无血养，虚则生风，此风自内生者也。能分内外，庶治疗可以合宜。

愈风汤　治外中之风，以固表为主，而治风之药，亦略兼之。

当归　黄芪蜜炒，各二钱　白芍酒炒，钱半　川芎　肉桂　天麻　秦艽　防风各一钱　羌活七分

姜枣引，热服。

[批] 治外中之风。

加味当归建中汤　治内生之风，肝虚掉眩，血海干也。

当归二钱　蜜芪钱半　桂枝　炙草　生姜各钱半　白芍三钱胶饴两半　人参

姜枣引。即用十全大补汤，加附子亦妙。

[批] 治内生之风。

养肝活络汤新　治血虚不能养肝，以致木动风摇，角弓反张，神昏朴①倒，即痉证也。

当归二钱　白芍酒炒　肉桂各一钱　蜜芪钱半　熟地二三钱秦艽　防风　木瓜　阿胶炒，各一钱　白术钱半

---

① 朴：疑为"仆"之误。

以此温养之。如不应，加附子、人参。如血虚有热者，加生地二钱，丹皮钱半。如风甚不退，四肢拘挛，加勾藤勾二钱。犹未应，乃药力未到，宜多用之。

中风昏迷，用荆芥穗为末，童便加酒调服二钱，神效。愈后，当服上方。

［批］治肝虚生风。

交加散　治产后不省人事，口吐痰涎，或瘛疭战振等证。

当归　荆芥各二钱

水煎，加酒少许灌服，神效。

［批］治证同前。

产后伤寒九二

产后气血俱虚，荣卫不固，起居失节，调养失宜，伤于风，则卫受之，伤于寒，则荣受之。总以补虚为主，随证加味治之。

五物汤　治产后外感主药。

人参　当归身二钱　白芍酒炒　川芎　炙草各一钱　生姜五分
葱白三根

［批］治产后外感。

水煎，热服。如有汗，为伤风，加防风、桂枝。如无汗，为伤寒，加麻黄、苏叶。头痛，加藁本、北细辛。身痛，加羌活、苍术。但热而不寒，加柴胡、葛根。发热而渴，加知母、麦冬、淡竹叶无参，宜用补虚生荣汤，炒①内有荆芥七分不必炒用。此方在七一内。

［批］无参者须防重表。

---

① 炒："炒"在此句于文义不通，疑衍。

产后浮肿九三

产后败血，乘虚流入经络，留滞日久，腐化为水。若作水治，用渗利之剂，病虚而药又虚之，多致夭枉，宜使气血流行为妙。

小调经散　治产后遍身浮肿，血行而病自愈。

归身　赤芍　丹皮　桂心　赤苓　炙草　陈皮各一钱　干姜炒　细辛各五分

生姜引。

［批］治产后败血作肿。

加味五皮汤　治产后外受风湿，遍身浮肿。

桑白皮　陈皮　生姜皮　茯苓皮　大腹皮　汉防己　枳壳炒　猪苓　炙草各钱半

生姜引。

［批］治产后风湿作肿。

产后不语九四

心气通于舌，产后败血闭其心窍，神志不能明了，故多昏瞆，而舌强亦不能言也。

舌乃心之苗，产后心血虚弱，不能上荣于舌，萎缩卷短，故语之不出，而含糊蹇涩也。

七珍散　治败血闭塞心窍，神昏舌强，不能言语。

人参　菖蒲　生地　川芎各一钱　细辛二分　防风五分　辰砂五分，另细研

煎就，调辰砂末服。

［批］治败血闭心难言。

加味参麦散　治心血亏损，舌短难言。

人参　麦冬　归身　生地　炙草　菖蒲各一钱　五味十三粒

猪心一个，劈开，水二碗，煮至碗半，去心，入药，煎至一碗服。［批］又治怔忡。又治怔忡有效。

［批］治心血亏损难言。

产后泄泻九五

产后脾胃虚怯，寒邪易侵。或内伤生冷，流入大肠，洞泻肠鸣，腹内胀痛，宜补脾暖胃为正治。若用利水取滞之药，误矣！

暖胃调中散新　治产后脾胃虚寒，腹痛泄泻。

白术二钱　白芍一钱　干姜炒　甘草　肉蔻面裹煨，各八分
肉桂一钱

共为末，枣汤调服。甚则加附子一钱。

［批］治产后腹痛泄泻。

苓术健脾散新　治脾胃虚寒，一切泄泻。男妇大小皆治。

白术两半　茯苓　扁豆炒　苡仁炒　山药炒，各一两　白豆蔻去壳炒研，五钱　肉豆蔻煨　炙草各六钱　陈皮四钱　神曲炒，二钱

如腹痛喜热，加干姜炒五钱，或加附子六钱，共为末，姜枣汤调服二三钱。或加广木香湿纸包煨三钱，更效。或加米四钱炒黄同研。小儿，少加白糖为引。

［批］治证同前。

神效参术散　治产后泄泻，及痢疾日久，积秽已去，滑泄不止。

人参　木香煨，各一钱　肉蔻煨　茯苓　扁豆各二钱　陈皮三钱　罂粟壳去蒂，醋炒，四钱

共为末，每用钱七，米汤下，收涩如神。

［批］治产后滑泄。

产后痢疾九六

痢属湿热。赤属热，白属湿有谓赤属热，白属寒者非也，无湿不变热，无热不变痢。其证不一，有冒时气之湿热者，有伤饮食之湿热者，须以清利为主。而察证诊脉，变化用之，乃为上工。产后虽曰无实证，而亦有脉实体实者，宜以治病为急，而扶本之药，或兼用之，或后用之，不得偏执专于补也。而脉虚证实者，以固本为急，而治标之药，或重用之，或轻用之，不得偏执一味泻也。其中又有宿食者，有虚寒者，有肠滑者，有败血者，务宜详审施治，庶不误人。

清热导滞汤新 治产后痢疾，里急后重，腹痛舌黄，脉滑实者。

当归二钱，下纯血而热者用一钱 白芍生用，钱半 川芎 黄连 槟榔 陈皮去白，各一钱 广香三分，用煎

水煎，热服。不应，加大黄酒炒钱半。内有补药，放心用之，中病即止。愈后，用四君子汤加陈皮和之。

［批］治产后痢疾实证。

补中益气汤下香连丸 治产后脉虚痢疾，里急后重，腹痛，或不痛，或日久神倦，及年衰体弱之人。

人参一钱，或以时下生条参三钱代之 白术钱半 黄芪蜜炒，二钱 当归钱半 陈皮 茯苓 炙草各一钱 升麻盐水炒 柴胡酒炒，各三分

姜枣引。

［批］治产后脉虚痢疾。

香连丸 治里急后重，以气滞而热伏也。

黄连一两，吴茱萸炮汤炒干 广木香五钱

共为末，蜜丸，或浆糊丸。用前药煎就，送丸三钱，日

三服。

[批] 治后重用前药送下。

消化汤新　治宿食痢疾，腹痛腹胀，恶闻食气，或食后更痛。

白术　藿香　厚朴姜汁炒　神曲炒　白芍　陈皮　砂仁炒枳实炒，各一钱　木香三分

水煎，热服。予有化食方，在腹痛门，可参用。

[批] 治宿食痢疾。

加味四君子汤　治产后久痢，积垢去而不止，此脾虚肠滑也。

人参少者，或以山药三钱炒黄代之　白术二钱　茯苓钱半　炙草一钱　白芍钱半　乌梅二个　罂粟壳七分

水煎，温服。此方宜酌量，恐用之太早有害。

[批] 治产后脾虚滑痢。

化瘀方　治产后恶露不下，以致败血渗入大肠而利鲜血者。腹中刺痛，但里不急，后不重者是也。

枳壳面炒，钱半　荆芥穗略炒，二钱半

水煎服，神效。

[批] 治产后败血似痢。

产后大便闭涩九七

人身之中，大肠为传导之官，其能腐化糟粕者，气也，滋润肠胃者，血也。产后气虚而不运，故饮食壅滞而不行，血虚而不润，故肠胃干涩而不流，大便不通，乃虚而燥也。不可误用下剂，反虚其虚，其闭涩自必甚矣。

润燥汤　治产后血虚便燥，润以通之，非同强下也。

人参五分，少者以生威参一两代之　甘草五分　归身梢　生地

枳壳各一钱　火麻仁去壳捶研，二钱　桃仁捣如泥，二钱　槟榔五分，磨汁

先将上六味煎就，后入桃泥，槟榔汁调匀服。

［批］治产后大便燥闭。

苏麻粥

真苏子一合　火麻子三合

共擂烂，以水一盏滤汁，又擂取汁，渣尽为度。用汁入米煮粥食之。老人尤宜，以虚闭也。或腹内急胀而不得下，用猪胆汁从谷道灌入，自润而下。若不胀，虽日久不妨，不必用也。

［批］与上方同用。

产后不用大黄，然大便结秘不通，可用酒炒大黄，于补血药中润之。但利后当以芪、术、芎、归等大剂补之，防元气下脱也。

产后小便不通或短少九八

膀胱州都之官，津液藏焉，气化则能出矣。产后气虚，不能运化，故小便不通，虽通而亦短少也。勿用渗利药，以益其虚也。又有恶露不来，闭塞水渎，小便不通，其证小腹胀痛，乍寒乍热，烦闷不安者是也。

益卫运化汤新　治产后气虚，膀胱不能运化，小便闭塞。

人参少者，或用沙参　蜜芪二钱　桂心七分　麦冬　车前子各一钱　小茴盐炒，五分　升麻盐炒，四分　茯苓钱半　怀牛膝八分

水煎，顿服。

［批］治产妇气虚小便闭。

此证最急。上药服后，用手指探喉取呕，譬之注水之器，上窍开，则下窍自通也。恐急时无药，用盐二三钱炒红至味苦，淬水一杯，味微咸，服之，亦用手指探喉取吐。有外治多方，

详载八卷小便不通门，当参阅用之。内有一妙方，用葱数茎捣纳阴户中，外用皂角、葱头、王不留行各六七两，煎水一盆，令产妇坐浸其中，熏洗小腹，热气内达，便即通矣。

［批］外治产妇小便不通。

加味五苓散　治产妇败血闭塞水沟，小便不通。

白术　茯苓　猪苓　泽泻　肉桂各一钱　桃仁钱半　红花酒炒，八分

水煎服。

二仙丹　治证同上。

瞿麦四钱　蒲黄二钱

水煎服。

［批］治产妇败血塞闭小便。

灸脐法　凡产后不通，盖由平日内积冷气，遂致产时尿胞转动不顺。用盐填脐中，却以葱白剥去粗皮，二十根作一缚，切一指厚，安盐上，用大艾揉熟，炷满葱饼上，以火灸之，觉热气入腹内，即时便通，神验。积冷者用此，所谓气化则能出矣。

［批］治产后尿闭神方。

产后淋证九九

产后血去阴虚，生内热证也。盖肾为至阴，主行水道，血亏阴损，水不足以配火，故内热，小便成淋而涩痛也。前言小便不通，属气虚不通。淋属内热涩痛，以此不同。

加味导赤散　治产后阴虚内热，小便涩痛，为淋证也。

生地　赤芍　木通去皮　甘草梢　麦冬　黄柏炒　知母盐水浸　桂心各一钱　灯心三分

调益元散滑石六钱，甘草一钱，共研细末，又名六一散二

钱服。

[批] 治产后淋痛。

产后尿血一百

小腹痛者，乃败血渗入膀胱。小腹不痛，但尿时涩痛者，乃内热也。

小蓟汤　治上二证，无论痛与不痛，但尿血悉效。

小蓟根　生地　赤芍　木通　蒲黄　甘草梢　淡竹叶各一钱
灯心三分　滑石二钱

水煎服。小腹痛者属败血，加归尾二钱，红花一钱酒炒。如内热者，加黄芩、麦冬各一钱。

[批] 治产后尿血。

单方：治尿血，用发洗净烧灰存性，米汤调服一钱。

又方：用滑石、发灰共研末，生地加水捣汁调服。

产后遗尿不禁兼损脬漏尿百一

产后有遗尿不自知者，有频来不能禁者，此气血俱虚，不能制也。宜阴阳两补，而且以肾为主。以肾开窍于二阴，命门火不足，则关键不紧，不得徒用闭涩之剂也。

大补阴阳汤新　治产后气血两虚，遗尿莫禁。

黄芪三钱，蜜炒　白术　益智仁　山药炒，各钱半　当归去尾
熟地　益母草各二钱　牡蛎煅，研粉，三钱　甘草炙　白芍酒炒，各
一钱　干姜炒，六分

姜枣引，速进二三剂。或加附子七分，以助药力。早服补先天药。

[批] 治产后遗尿。

补肾益键汤新　治肾中之阳不足，不能关键，以致小便

失常。

　　熟地四钱　　山药　　枣皮　　益智仁　　补骨脂盐炒，各二钱　　杜仲
盐炒　　肉桂　　附子制，各钱半

　　此早服，上方中时服，得每日同进为妙。

　　或补中益气汤方载第七内加益智仁，亦良。

　　[批] 治火衰遗尿。

　　历验单方　　治产后小便不禁，用益智仁微炒，研二钱，水
煎，加盐少许服。

　　又方：白薇、白芍等分为末，温酒调下二钱。

　　又方：用雄鸡胦胵①一具，并肠洗净，烧为末，温酒调服
二钱。

　　又方：用鸡尾毛烧灰存性，酒下一钱，七日三服。

　　又方：真桑螵蛸蒸焙四钱，龙骨煅、牡蛎煅各六钱为末，水
调三钱服。

　　[批] 治产后遗尿莫禁。

　　千金补脬饮　　治产时被粗率稳婆损伤尿脬，小便漏出，淋
沥莫何。

　　生黄绢一尺，剪碎　　白牡丹根皮肉白者是也　　白及各二钱

　　研末同煎，至绢烂如饧②，连滓服之。[批] 留神勿声。服
此不得见人作声，作声即无效。愈后服八珍汤，并参阅小便不
禁门在八卷③，可拣而用之。

　　[批] 治产后损脬漏尿。

---

　　①　胦胵（bìchī 毕吃）：指鸡的胃。
　　②　饧（xíng 行）：用麦芽或谷芽熬成的饴糖。
　　③　在八卷："小便不禁门"在卷十一，疑误。

产后大便血百二

大便血者，其因不一，须分微甚源流治之，不可概视。有肠胃虚弱，六君加升麻、柴胡。若虚寒，加干姜、肉蔻。如元气下陷，用补中加茯苓、半夏。若大肠血热，四物加黄芩、槐花。若血虚，四物加升麻。若气血俱虚，用八珍加升麻、柴胡。若因膏粱积热，用加味清胃散。若怒动肝火，加味小柴胡汤或逍遥散。若郁结伤脾而不能统血，归脾汤。若脾气虚寒，加炮姜，或加附子。如病源已得，而或血滑下走，凡止血涩血之味亦须拣用，如发灰、棕灰、百草霜及蒲黄炒黑、莲蓬灰与艾叶、阿胶之类，可用之而无伤损，加入随证药中，自有其效。

加味清胃散　治因膏粱积热，大便下血。

当归身二钱　生地　丹皮各钱半　黄连八分　升麻四分　石膏三钱

水煎服。其余六君、四物等方，随在常用，不必复载。

［批］治产后因胃热便血。

产后二便不通百三

产后血水俱下，津液燥竭，肠胃痞涩，热气内结，故令大小便不通也。治宜补血以润肠胃，补气以通膀胱，则得矣。若作实证下之、利之，则虚者益虚，不惟无益，而且有害。其法在先通小便，而大便可徐通焉。

益卫运化汤方载上九八内　治小便闭塞，乃气虚不能运化膀胱故耳。须照上小便不通治法，或取呕，或熏洗，或灸脐，不可少缓。待小便一通，用：

润燥汤方载上九七内以通大便，外用猪胆汁从谷道灌入之法，妙而捷也。悉详九七条内，宜照法治之。

［批］二方补气润肠二便自通。

以下并治有方，可拣而用之。

［批］以下五方兼治二便不通。

金钥匙散　治产后二便不通、腹胀等证。用滑石、蒲黄等分为细末，酒调下二钱。

又方：用陈皮、苏叶、枳壳、木通等分，水煎服。

又方：木香二钱，枳壳、麻仁炒、大黄酒煨各一两，蜜丸，温水下三十丸。

又方：治膀胱气滞血涩，二便闭塞，桃仁、葵子、滑石、槟榔等分为细末，每服二钱，葱白煎汤调下。

又方：饮人乳、牛乳而通，仙方。

产后崩血百四

产后冲任已伤，气血未复，或因劳役，或因惊恐，宜补心脾以统之。或因房劳，伤动胞脉，或食辛热，鼓动相火，或恶露未尽，固涩太速，以致停留。一旦复行，须要详审。崩非轻病，产后更为重也。

补养心脾汤新　治产后崩血，属劳役惊恐，致伤心脾，而不能统血者。

人参　黄芪蜜炒　白术　茯神　当归　枣仁炒，各钱半　柏子仁去油，八分　白芍酒炒　阿胶炒　山药炒　炙草各一钱

加发灰、棕灰、百草霜、蒲黄炒黑等分研匀，前药煎就，每调钱半服。

［批］治心脾虚崩。

四物汤　治血虚暴崩，用为主治。后照其所因而加之。

当归三五钱，若血虚有热者，只用身钱半　熟地五七钱　川芎　白芍酒炒，各钱半

如因房劳者，加黄芪蜜炒二钱，炙草、阿胶炒、艾叶各一钱。如因食辛热者，加白术钱半，甘草、黄连各一钱。如因涩早者，加香附、桃仁各八分。煎就，仍加前发灰等四味为引。或俱加三七研末二钱调服。

［批］治产后崩血照所因加用。

产后霍乱吐泻百五

脾胃者，气血之本也。产后血去气损，脾胃亦虚，风冷易乘，饮食易伤，少失调理，即为霍乱。但有阴阳之分，不可概视。

加味理中汤　治产后心腹绞痛，手足逆冷，吐泻并作，此霍乱之属阴者。

人参　白术　炙草　干姜炒　陈皮　藿香梗圆、色白、气香者真　厚朴姜炒　生姜各一钱

水煎，温服。如伤食者，加神曲、麦芽之类。如泻甚者，加肉豆蔻一钱，煨木香三分，或再加白扁豆二钱，草薢四钱。如中寒厥逆之甚者，加附子二三钱，或再加吴茱萸开水泡，焙干八分。

［批］治阴寒霍乱。

清和汤　治湿热霍乱，或吐泻，或不吐泻，一切腹痛暴甚等证。

陈皮　半夏　茯苓　甘草　苍术　白芍　厚朴姜炒　黄柏炒，各一钱

水煎，热服。或用温中散滞汤方载霍乱门内照证加入，详载本方，不得轻用生姜。若急救吐法单方，详载霍乱门，所当参阅。

［批］治湿热霍乱。

产后积聚瘕块百六

积者阴气也，五脏所生。聚者阳气也，六腑所成。阴性沉伏，故痛不离其部。阳性浮动，故痛无常处。瘕块者，谓浮假成形，无定处也。皆由气血虚弱，风冷所乘，搏于脏腑，与气血相结而成者也。又有产后恶露未尽，补涩太甚，不用活血去瘀之剂，以致败血停留，久而结聚成块，依附子宫，为害不小。

益气养荣汤新　治产后气血虚弱，风冷所乘，搏于脏腑，积聚为患者也。

人参　当归四钱　香附醋炒，二钱　干漆捶碎，炒令烟尽，钱半　干姜炒　肉桂各一钱　陈皮去白，七分

水煎服。如无参者，加黄芪蜜炒三五钱。如坚结不能化者，加三棱醋炒钱半，莪术火炮钱半。或多服不应，须用丸药渐磨之法。

［批］治产后风冷乘虚结聚。

丸药　治积块坚结，渐磨自化。

熟地　香附醋炒　归身各二两　枣皮　肉桂　川芎　三棱煨，醋炒　莪蒁醋炒　鳖甲醋炙　桃仁去皮　元胡　补骨脂各一两　五灵脂两半　广木香六钱　丹皮两半

共为末，蜜丸。用去白陈皮汤下五十丸。

［批］治产后积块。

产后呃逆百七

经曰：呃逆者，胃寒所生。产后气血俱损，风冷乘虚而入，则气逆上冲。又有脾虚胃冷，因食热物相为冲击而然者。又有中气大虚，下焦阴火上冲而致者。宜因证诊脉以治之。若用降气之药则危矣。

香柿理中汤　治产后胃虚气寒，呃逆之声上冲。

人参　白术　炙草　干姜炮　陈皮各一钱　丁香二分　柿蒂二钱

水煎，温服。如有热证热脉，去丁香，加竹茹二钱。如阴火上冲，加肉桂、附子各一钱，引火归源，不致游移上逆也。

产后惊悸百八

产后脏虚，心气不足。阴虚，邪热乘心，以致惊不自安，悸动不定，目睛不转，而不能动。诊其脉，动而弱者惊悸也，惟宜养血，佐以安神。血生则神有所依也。

养血安神汤新　治产后心血不足，以致神魂不安而惊悸也。

当归身二钱　熟地三五钱　白芍酒炒，钱半　茯神　枣仁炒　生地　炙草各一钱　远志六分　五味三分　干姜炒黑，三四分　柏子仁微炒去油，七分　白莲五粒，去心，微炒，捶碎

水煎，温服。或用天王补心丹亦妙方载怔忡门。

［批］治产后血虚惊悸。

产后口渴百九

胃者水谷之海，津液之腑也。产后去血过多，津液内耗，胃气暴虚，顿生内热，故口燥咽干而渴也。治宜以滋阴清热为主。若作实看，误矣！

人参麦冬汤　治产后阴虚内热而口渴也。

人参　麦冬　生地　花粉各二钱　炙草一钱

先以淡竹叶十枚，粳米一合煎汤已就，去竹叶与米，入前药，加生姜八分，枣二枚煎服。或少人参，以威参五六钱代之。若大便溏泄者不用，以沙参代之。

［批］治产后血虚口渴。

产后蓐劳百十

蓐，草荐也，谓产妇坐草艰难，以致过劳心力，故曰蓐劳。此即产后之劳瘵也。其证或寒热如疟，或午后热，五心热，或自汗，喘促，饮食不甘，体瘦神昏，皆其候也。当以培补气血为主，若作标治，危亡立至。

清热养血汤新　治产后血虚发热，午后更甚，羸瘦无神等证。

当归钱半　熟地三钱　生地二钱　白芍酒炒　阿胶炒　青蒿
麦冬各一钱　丹皮钱半

水煎，温服。如五心热，加元参一钱。如咳嗽，加川贝母钱半，款冬花一钱。如吐血，加紫菀钱半，丝茅根捣汁半杯，童便半杯合服。如骨蒸，加地骨皮钱半。如热甚，加龟胶二三钱。或用六味地黄加麦冬、龟胶、阿胶各二两为丸服亦可。若作水药，决不可六味地黄方见第二。

〔批〕治产后血虚发热。

猪腰汤　治产后劳热、咳嗽、自汗、头痛、腹痛俱效。

猪腰一对　当归　白芍酒炒，各一两

以药煎就去滓，次将猪腰细切，同米一合，香豉一钱，煮稀粥，加葱、椒、盐，空心，日服一次，神效。

〔批〕治产后虚劳。

黄雌鸡汤　治证同上。

当归　白术　熟地　黄芪　桂心各五钱　黄雌鸡一只，去头足
肠翅，细切

用水七碗煮至三碗，每用汁一碗，煎药四钱。日二服。

〔批〕治证同上。

羊肉汤　治产后气血虚弱，及寒气入于子门，脐下胀痛，

手不可犯，此寒证也。并治寒疝腹痛及胁痛里急者。

精羯羊肉一斤　当归三两　生姜四两

用水七升，入药煎至三升，去滓，入羊肉，加葱、椒、盐久煮。日三服。

若寒甚者，加生姜。若痛多而呕者，加橘皮二两，白术一两。如气虚者，加黄芪三两。

［批］治产后虚弱一切寒证。

母鸡汤　治产后褥劳，虚汗不止。

人参随便　黄芪蜜炒　白术　白茯苓　麻黄根　牡蛎煅，各三钱

上用母鸡一只，去毛杂，水六碗同药煮至三碗，任意服之。

［批］治产后虚汗。

十全大补汤方载上第二内　治产后气血俱虚，一切不足等证。

［批］治产后气血俱虚。

补中益气汤方载上第七内　治产后虚弱，或兼外感发热者。

［批］治产后虚弱兼感外邪。

理阴煎方载上第三内　治产后阳虚内寒，及外邪皆寒者。

［批］治产后寒证。

黄芪四物汤　治产后气血虚弱，为补养妙药。

黄芪蜜炒，三钱　当归二钱　熟地三五钱　川芎钱半

水煎，温服。如气虚，加参、术、茯苓、炙草。如发热，加炮干姜五分。如自汗，少用川芎，重加黄芪。如口渴，加麦冬一钱，五味二分。腹痛，加白芍酒炒钱半。

［批］治产后气血两虚。

当归建中汤　治产后虚劳腹痛、身痛、自汗、不思饮食

等证。

当归二钱　白芍酒炒，钱半　肉桂一钱，研末调服　黄芪蜜炒，钱半

姜枣引。水煎就，加饴糖一块再煎，温服。如呕，不加饴糖。如崩中衄血，加阿胶炒、生地各钱半。

［批］治产后虚劳。

乳　病　门

乳少百十一

妇人乳汁，乃冲任气血所化，故下则为经，上则为乳胃中津液之气入于肺，变赤为白，禀肺金之色也。有乳迟乳少者，并有无乳者，由气血之不足也。外有肥胖妇人，痰气壅盛，乳滞不来者。虚者补之，如十全大补汤方载上第三内、八珍汤方载上十四内之类是也。滞者疏之，如瓜蒌仁、天花粉、葵子、木通、漏芦、猪蹄汤之类是也。其有乳汁自出者，属胃气虚，宜补胃以敛之。若未产而乳自出，谓之乳泣，生子多不育。若产妇劳苦，乳汁涌下，此阳气虚而厥也，宜以补气为主，用补中益气汤方载上第七内加附子。

猪蹄汤　治气血不足，乳汁不下。

用八珍汤料一服，加黄芪、漏芦、陈皮、木通，先以猪蹄煮汁二碗，煎药服之，或加花粉。

又方：用猪蹄一对，通草、川芎各一两，甘草一钱，川山甲十四片炒同煎，加葱、姜、盐料，取汁饮之。夏月不可失盖。时用葱汤洗乳亦佳。

乳少，用黄芪一两，当归五钱，白芷四钱，以七孔猪蹄一对，煮汤去油，煎药服之，覆面睡，即效。若初生无乳，只用

水与酒煎服。体壮者，加红花三分。

［批］补气血而乳自下。

涌泉散　治乳将至，而未得通畅者。

王不留行　川山甲炮　瞿麦　麦冬　龙骨各二钱

共为末，用猪蹄汤加酒调服二钱。以木梳于乳上梳下。或用猪蹄煎服亦妙。

［批］治乳汁塞滞。

乳病百十二

乳病不一，有吹乳者，因儿饮乳，为口气所吹，致令乳汁不通而肿痛者。不急治之，多成乳痈。

栝蒌散　治吹乳肿痛。

瓜蒌仁　当归　甘草各三钱　乳香　没药各一钱

以水与酒各半煎服。外以手揉之，更令儿吮之。

［批］治吹乳肿痛。

有妒乳者，因无儿饮乳，或儿未能尽饮，余乳蓄结，作胀而痛，寒热交至等证，用麦芽二两炒熟，水煎服。

又方：用陈皮一两，甘草一钱，水煎服。

又方：用猪牙皂炒为末，酒服一钱。

又方：用皂角烧灰、蛤粉各二钱，酒调一钱服之。

一切乳病，用贝母为末，每服二钱，酒调下。

［批］四方治妒乳。

有乳痈者，属胆胃二经热毒壅滞。初起肿痛，肉色焮赤，寒热头痛，宜急散之，否则成脓而不易愈矣。

人参败毒散　治乳痈初起，发热恶寒，用此散之。

人参　茯苓　枳壳　甘草　川芎　羌活　独活　前胡　柴胡　桔梗

姜引。或用瓜蒌散方在本条，或加味逍遥散方载上第九内。

[批] 治乳痈。

有乳岩者，属肝脾二脏，郁怒后气血亏损，初起小核，结于乳内，肉色如常，或三年五年发作，其人内热，肢体倦瘦，月经不调。用加味逍遥散方载上第九内、瓜蒌散方在本条，多自消散。若积久渐大，巉岩色赤，内溃深洞为难疗。但用归脾汤等补药，多服可愈。若误用攻伐，危殆迫矣。

是病初起，用青皮、甘草为末，以白汤或少加姜汁调服，以消为度。

外治仙方：于初起时，急用葱白寸许，生半夏一枚捣为丸，以绵裹之。患左塞右鼻，患右塞左鼻，每日更换，日久可消。

乳头生疮，汁出切痛，用鹿角三分，甘草一分为末，和以鸡子黄，于铜器中温热敷之。日再易即愈。

乳悬奇证：产后瘀血上攻，忽两乳伸长如肠，痛不可忍，用当归、川芎各一斤，浓煎汤，不时温服，以瘥为度。或再二斤三斤可也。

大凡乳证，因恚怒者，宜疏肝清热。

㶴痛寒热，宜发表散邪。

㶴肿痛甚，宜清肝消毒，并隔蒜艾灸。

不作脓，或脓不溃，补气血为主。

不收敛，或脓稀，补脾胃为主。

脓出反痛，或发寒热，补气血为主。

或晡热内热，补血为主。

饮食少思，或作呕吐，补胃为主。

饮食不化，或作泄泻，补脾为主。

有孕妇患此，名曰内吹，所致之因则一，惟用药不可犯其胎耳。

[批] 统论乳病治法。

备拣古来治乳病至简至稳神方于后，以便取用。

吹乳肿痛：瓜蒌一个，乳香二钱，酒煎服。外用南星为末，温水调敷。

乳痈：贝母二钱研末，酒调服，令儿吮之。

又方：脂麻炒研，灯盏油脚调敷。

又方：蔡叶烧灰，酒服二钱。

又方：用葱汁、酒引顿服。

以下五方，治乳汁不通：用贝母、知母、牡蛎粉等分研末，猪蹄汤调服二钱。

又方：僵蚕为末，酒调服二钱。少顷，以脂麻煎茶一盏投之，并梳头数十遍。

又方：用老丝瓜连子烧灰存性，研末，酒调服二钱，被覆取汗。

又方：用川山甲炒研末，酒服。

又方：用牛鼻作羹，食之。

无子饮乳作胀，内服麦芽汤方在上。外用裹脚布，勒乳一夜。

乳头绽裂，用白茄子烧灰敷之。

一切乳病，用真广陈皮去白，面炒为末，每用二钱，少加麝，酒调服，初终皆效。

凡吹乳、乳痈，用连根葱捣饼贴患处，以瓦器盛热水，熨葱上，汗出即愈。

前 阴 门

阴挺 百十三

妇人阴中挺出，或数寸，或如菌如芝之类，此有因郁热者，有因气陷者，当凭脉之虚实而治之。

龙胆泻肝汤 方载上十四内　治湿郁而热，以致下坠者。或用加味逍遥散。

［批］治肝经湿热阴挺。

固阴煎　治阴虚滑脱，以致下坠者，补肝肾以升提之。

人参随便　熟地三五钱　山药炒　枣皮钱半　远志炒七分　炙草一钱　五味十四粒　菟丝子炒，三钱，磨末

水煎，空心服。如虚坠而不应者，加金樱子肉二钱，炒升麻一钱。

［批］治肝肾虚脱阴挺。

水杨汤　治阴中生物，或痒或痛，甚而牵引腰腹痛者。

金毛狗脊　五棓子　枯矾　鱼腥草　水杨根　黄连各一两

共研末，分四剂煎汤熏洗，内服治挺诸药。

［批］熏洗阴挺。

阴肿 百十四

妇人阴肿，大都即阴挺之类。然挺者多虚，肿者多热。

加味逍遥散 方载上第九内　治肝肾虚热而肿者。

［批］治肝肾虚阴肿。

补中益气汤 方载上第七内　治气虚陷而肿者。或加赤芍、生地各二钱。

［批］治气虚阴肿。

一方：用枳壳半斤研末，炒热，以帛裹熨之，又用乘热裹少

许纳阴中，冷即易之，三次愈。

又方：用小麦、朴硝、五棓子、白矾、葱白煎汤浸洗。

又方：用甘菊苗叶捣烂，以百沸汤淋汁熏洗。

又方：牛膝煮酒服，外用蛇床子煎水熏洗，炒盐，帛裹熨之。

产后肿痛，桃仁略烧，捣烂敷之。然亦不必治肿，但调气血而肿自退。

［批］外治阴肿。

阴疮百十五

此证多由湿热下注，或七情郁火，或中淫药热毒。其病或生虫湿痒，或内溃肿痛，或体倦发热，或饮食不甘，或小腹痞胀。凡治此之法，以燥湿、清热、解毒为主。

芍药蒺藜煎　治湿热阴疮，及遍身疮疹，红肿热毒，或内溃烂者，无不神效。

胆草　栀子　黄芩　木通　泽泻各钱半　白芍　生地各二钱
白蒺藜连刺捶碎，五钱，甚者一两

水煎服。如火不甚者，去胆草、栀子，加当归、茯苓、苡仁之属。如湿毒之甚者，加土茯苓五钱，或一二两。或用四物汤加栀子、丹皮、胆草、荆芥。或用加味逍遥散亦可。

［批］治湿热阴疮。

蛇退散　治妇人阴疮。先用荆芥、蛇床子煎汤熏洗，挹干①敷药。

蛇退烧存性，一条　枯矾　黄丹　扁蓄　藁本各二钱　硫黄
荆芥穗　蛇床子各一钱三分

---

① 挹（yì忆）干：吸干。

共为细末，香油调搽，湿则干掺。

又方：海螵蛸、人中白煅等分，研末掺之。干则以麻油调敷，或以蜜水调敷。若痛甚者，加冰片少许。若脓水甚者，加陀僧等分，或煅制炉甘石更佳。

［批］外治阴疮。

阴痒百十六

阴痒由湿热生虫，微则痒，甚则痛，或为脓水淋沥，名之曰䘌。

龙胆泻肝汤方载上十四内　治肝经湿热，以致阴痒。及加味逍遥散亦效方载上第九内。外用杏仁用红灰煨、大枫子肉各二钱捣化，少加麻油数滴，纳入阴中，二三次即愈，仙方也。若甚而有虫，用猪肝、鸡肝，以麻油煎熟，纳阴中，引净其虫，乃愈。

阴痒突出，用臭椿树皮、荆芥穗、藿香等分煎水熏洗，痒止而突入。

治疳虫下蚀：鹤虱煎汤熏洗，随用水银、蒲黄，研匀纳入。

又方：用桃叶捣纳阴中，日易三次。

又方：用蛇床子一两，白矾五钱，煎汤洗。

又方：用花椒、吴茱萸、蛇床子各一两，藜芦五钱，陈茶一撮，炒盐一两煎汤，乘热熏洗，三次愈。

阴蚀，用海螵蛸研末敷之。

又方：用荆芥、皂角、墙头上腐草煎汤洗，内用各肝煎熟纳入。

阴冷百十七

阴冷，有真寒证，阳虚畏寒，小便清长者，是也。有假寒证，小便黄涩，大便燥结，口舌干苦者是也。

真寒者宜补其阳，如理阴煎方载上第三内，或用：

十补丸　治肾脏虚冷，及足寒耳聋，膝软腰痛等证。

附子制　五味微炒，各二两　山药　枣皮　桂心　鹿茸各两半
丹皮　茯苓各七钱　泽泻六钱

蜜丸，盐汤下。

［批］二方治真寒阴冷。

假寒者宜清火，宜龙胆泻肝汤方载上十四内及加味逍遥散方
载上第九内，均治假热阴冷。

［批］二方治假热阴冷。

大营煎　治肝肾虚寒阴冷，及妇人经迟血少，腰膝筋骨
疼痛。

当归二三钱　熟地五七钱　枸杞二钱　炙甘草　杜仲盐炒　牛
膝酒蒸，各钱半　肉桂一二钱

寒甚者，加附子二三钱，水煎服。假热拒格者，冰冷服。
外治如吴茱萸、川椒，或丁香、蛇床子之类，皆可炒热，绵裹
塞之。

［批］治阴亏寒冷。

阴吹百十八

阴中有气，从内吹出，乃胃气下泄也，用猪膏煎乱发至化，
服之，病从小便出。药若难服，用开水参清可也。

［批］治阴吹。

下胎断产百十九

下胎断产，本非仁者之事，然有妇人临产艰危者，或病甚
不胜产育者，或有欲自下而庶可以得生者，则下胎断产之法，
有不得已，亦不可废者也。古有用水银、斑蝥之属，母亦伤矣，

决不可依。

下胎方

桂心散　治妊娠因病，胎不能安者，可下之。

桂心　瓜蒌　牛膝　瞿麦各钱半　当归三钱

水煎服。

［批］下病妇之胎。

扶羸小品方　治虚弱人欲下胎，宜用此。

人参　甘草　川芎　肉桂　干姜　桃仁　黄芩　蟹爪各一钱二分

水煎服。未动再服。

［批］下虚人之胎。

下胎单方：桂心二钱，麝香三分，共为末，酒调下，死胎亦下。

又方：麦芽四两擂碎，水四碗，煮二碗，服之立下，神效。

又方：用牛膝一两，酒煎服，即下。

又方：用牛膝五六根，安麝香二三分于中，纳阴户一夜，自下。

又方：用萆麻仁二个，巴豆一个，麝香一分，研贴脐中并足心，生胎、死胎俱下。

又方：用茶汤入沙糖二钱，露一宿服，胎至三月亦下。

断产方

四物汤　一大剂，加芸台子一撮即油菜子或加红花四五分，水煎，经后服，则不受胎。

又方：蚕退纸约一二尺烧灰存性，为末，空心酒调服，终身不受胎。

又方：白面曲五两，酒煮，滤去滓，分作三服，经至日晚、五更及天明各吃一服，可终身无孕矣。

又方：于脐下二寸三分阴动脉处，灸三壮清油灯火，可以断产。

又方：用水银五钱，麻油五钱，火煎老，空心服枣大一丸，永断，又不损人。

又方：用水银五钱，以人涎磨碎，不见星，合黄芩末二两，蜜丸服，永不成孕。

又方：剪衙门有印纸，烧楮实子吞之，神效。

本草凡例

古今本草不一，多者太繁，少者太简，求其药性与病情，指示适中，而令阅者朗然无疑，未之有也。即如痰症，有燥痰、湿痰之异，而诸书第以除痰概之。热证，有内伤外感之殊，而诸书第以退热括之，此皆病证相反，未可混施。举此二端，其余可以类推。纵其中间有论及，而亦未必在在①明析也。且有一味药，言能治二三十种病者，虽古人著书，以是药有一毫之长，不忍遗漏，而岂无轻重之用？亦不明其何以能治某病之理，使用者无所适从，不惟无益，而且有害。余于是道，阅历已五十余年矣，合览群书，稍有所得，详明是药所以能治某病，以味之或酸或辛，气之或升或降，性之或补或泻之类，各言其由，庶令人明其主治之理，取用之宜，使用者无误，而病者易痊，亦卫生之一助云耳。

古人著本草，原以济人为心，如参芪、归术之类，即治世之贤臣，用以辅理元气者也。如麻桂、硝黄之类，即乱世之良将，用以剿除寇贼者也。至于有之不以为益，用之反以为害者，如天灵盖、紫河车，是以人食人，大伤仁人忠厚之道者也。如水蛭、矾石，用之不得其法，反致遗害于无穷也。如蛤蚧、腽肭脐②，性之不正，适以引人损精耗神者也。如此类者，难以尽举。余著是集，或删之而不录，或录之而辨其不必用，亦以应用药物，和平而神良者不少，何必舍其万全，而用此伤心害

---

① 在在：处处。
② 腽肭脐：海狗肾的古称，始载于宋代《开宝本草》。

身之物邪！后之人，倘谓古人已用之于前，今人何妨用之于后，又岂知因病用药，固有不能如古人之神圣者哉！

医之为道，因病立方，固贵精明，而用药亦须详审，如地道不真，市肆多伪，收取非时，存贮过久，头尾误用，制治无法，不能随手奏效，或归咎于药之无功，譬之兵不精练，思以荡寇克敌，适以覆众舆①尸也。治疗之家，可不留心欤！

凡药制造，贵在适中。不及，则我之所欲不遂，太过，则彼之气味反失。酒制，上升，去寒性。姜制，发散，除寒滞。入盐，走肾脏，仍仗软坚。用醋，注肝经，且资收敛。童便制，除劣性，降下。米泔制，去燥性，和中。乳制，润枯生血。蜜制，甘缓益元。陈壁土炒，借土气以补中州。麦麸皮炒，抑酷性，免伤上膈。乌豆甘草汤渍，解毒，致令中和。羊酥猪脂涂炙，渗骨容易脆断黄连、香附，制法不一，各注本草。去穰者免胀，去心者除烦。制治各有所宜，不可不如其法也。

每味药，先辨其气味形色，次于有毒者标之，后著所入经络，乃为发明其功用，而以主治之症具列于后，其所以主治之理，字笺句释，明体辨用，俾阅者朗然。

药品产于异域遐僻者，必详其地道形色，如习见习知之药，则不加详注。

生药先增分量，候制造成，而后秤用之，恐生多而熟少也。若君臣轻重不合，未必有效。

药有五味，并各有所用也。酸属木，入肝，用之能涩、能收。苦属火，入心，用之能泻、能燥、能坚。甘属土，入脾，用之能补、能和、能缓。辛属金，入肺，用之能散、能润、能

---

① 舆（yú 于）：车中装载东西的部分，后泛指车。

横行。咸属水，入肾，用之能下、能软坚。淡者，能利窍、能渗泄。又有药之头入头，干入身，枝入肢，皮行皮，亦须知之，以便取用。

卷十六

草部上卷

人参一

味甘温微苦，入脾、肺二经。茯苓为使，畏五灵脂，反藜芦。其色黄，大而润者，佳。

大补虚劳气弱。止自汗阳虚，喘咳属肺虚者可用，泻火，退热虚劳者，内虚寒而外假热，合黄芪、甘草之甘温而退大热，故亦谓之泻，健脾保肺，添精神，除烦渴泻火，故除烦，生津，故止渴，定眩运元气足也，通血脉气行则血行，破积，消痰以气旺也，疟痢，滑泻初痢宜下，久痢宜补，治疟亦然，血脱凡大吐大衄，须重补气而血自止，气旺则能生血也，胀满正气不足，中暑，中风，痘疮下陷皆元气虚也。按：人参补气性阳，若真阴亏竭，邪火炽于表里，内外枯燥，以及肺脉洪实，血热妄行，痧疹初发，而班点未形，伤寒始作而邪热方盛，不得误投。

［批］大补气血。

黄芪二

味甘微温，入脾、肺二经，茯苓为使，恶龟甲、皂荚，反防风，须知黄芪得防风，其功益大，蜜炙用。

补元阳，实腠理，治劳伤以阳气虚也，长肌肉气生血，故肉长，无汗能发表虚邪闭，生用发汗，自汗能止补气固表，排脓内托脓成，则毒化，气虚痘陷宜黄芪、人参、甘草、糯米，止血崩血淋气固而血自止，除泻痢带浊气升而陷自除，解渴泻阴火也，定喘补气虚也。**按：性味俱浮，彼气滞中满，表邪未散，怒气伤肝者，俱禁用。**

［批］补气。

当归三

味甘辛，微温，入心、肝、脾三经。畏生姜、菖蒲、海藻。酒洗用。

头止血，身养血，尾去血，全用活血。能引诸血各归其经，血滞能通，血枯能润，血乱能抚，去瘀生新其气辛温，能行气分，使气调而血和也。**治虚劳、寒热、头痛、腰痛**血不足也。**舒筋活瘫**血足养肝，**润肠**性滑，**止痢**活血，**心腹诸痛**散寒和血，**风痉无汗**辛散风，温和血，产后痉者，以血脱无以养筋也，**排脓止痛**血和则痛止。凡妇人崩漏调经，胎前产后，俱宜用之，诚血中之圣药也。**按：当归辛温，血虚有寒者，宜多用，血虚有热者，宜少用。凡阴虚火动，大便不固者，忌之。入吐血、衄血剂中，须用醋炒，以其辛能动血也。**

［批］补血。

甘草四

味甘气平，入脾经。白术为使，反甘遂、海藻、大戟、芫花，恶远志，忌猪肉，犯者阳痿。生用凉，炙用温。

补脾胃，泻心火火急甚者，以此缓之，**益三焦，散表寒，解诸毒**解毒药须冷饮，热则不效，**和百药**姜附加之，恐其僭上，硝黄加之，恐其大下，**止泻痢**补土，**生肌止痛**土主肌肉，甘能缓痛，**除咳嗽、咽痛、肺痿**益阴退热。**梢，止茎中作痛。节，消肿毒诸疮。助参芪，补气虚，助熟地，疗阴亏。随气药补气，随血药补血，无往不利，故称国老。**须宜重用，而今人只用二三分，何也？但其性和缓，若病势急，欲见速效，可不必用。按：甘草味甘，凡中满者，呕逆者，俱忌用。

[批] 补脾解毒。

白术五

味甘苦温，入脾、胃二经。糯米泔浸一日，饭上蒸熟，切片土炒，蜜水拌匀，防其燥也。荷叶包蒸，借其阳也。

补脾甘也，燥湿苦也，和中温也。消痰水、肿胀、黄疸、湿痹、泄泻土能胜湿。进饮食脾健，祛劳倦脾主四肢，虚则倦怠，已呕吐暖胃，止汗湿从汗出，湿去汗止，且性涩也，安胎胎气系于脾，脾健则蒂固不脱，且能化湿热也，消痞脾运则积化。按：白术燥湿，脾虚而寒湿者可用，湿而兼热者勿用。古方君枳实以消痞，佐黄芩以安胎。枳实破气，黄芩寒胃，亦宜辨其可否，不得概用。至于痈疽得之，必多生脓。奔豚遇之，恐反增气。其阴虚燥渴，便闭气滞，肝肾有动气者，俱当禁用。

[批] 补脾燥湿。

苍术六

味苦辛温，入脾、胃二经，畏恶同白术。生茅山，坚白有朱砂点者良。糯米泔浸，同芝麻炒，以制其燥。

燥湿消痰苦也，发汗解郁辛也，调胃进食。止呕吐、泻痢湿去，则脾健，除水肿土能胜湿，散风寒湿痹，为治痿要药合黄柏、川牛膝逐下焦湿热痿躄。辟一切山岚瘴疫、邪恶鬼气得天地之正气也。按：苍术燥烈，凡阴虚燥热，大便闭结，表疏自汗者，俱忌用。

[批] 燥湿。

丹参七

味甘性涩，微热，心、脾、肝、肾四经血分之药。畏咸水，反藜芦，忌醋。

养阴活血，去瘀生新瘀去则新生。安生胎养血，下死胎去瘀。血崩赤带可止，经脉不匀能调。治冷热虚劳、骨节疼痛、手足不随皆血不足。化癥瘕癥者有块可征，瘕者聚散无常，皆血病也，除烦燥血虚发热，甚则烦躁，妇人产后更多。古云丹参一味当四物，又云丹参养神定志，通利血脉，实有神验，为女科之要药也。但能补血，又长于行血，妊娠无故勿服。

［批］养血补心。

沙参八

味甘苦，性微寒，入肺经。恶防己，反藜芦。

补肺气，清肺热，凉肝养血，兼益脾肾脾为肺母，肾为肺子，久嗽肺痿金被火克。散皮肤风热瘙痒、头面肿痛，止惊除烦清肺热也。按：沙参虽能补五脏之阴，然气轻力薄，不堪重任，非人参比也。若脏腑无实热，及寒客肺中作嗽者，勿服。

［批］补肺清热。

元参九

味苦甘微咸，气寒，入肾经，尤走肺脏。恶黄芪、干姜、大枣、山茱萸，反藜芦，忌铜。蒸过晒干，黑润者佳。

苦能清火，甘能滋阴，咸能补肾。益精明目，退骨蒸，除痰嗽壮水之效，清手心足心之热此属无根浮游之火，惟元参清除甚捷，解烦渴，利咽喉肿痛，治阳毒发班皆肺受火伤，补水可以制之，化瘰疬寒散火，咸软坚，妇人产后余疾亦属阴虚。按：性寒滑，脾虚呕逆、泄泻者，禁之。

［批］滋阴清火。

苦参十

味苦性寒，入肾经。元参为使，恶贝母、菟丝、漏芦，反藜芦。

泔浸蒸过晒干用。

除热寒也，燥湿苦也，生津止渴，安五脏湿热去则血气和平，津液生而五脏安。治温病、血痢、肠风、溺赤皆凉血之效、黄疸，明目止泪，杀虫，解疮毒湿热之愆。按：苦参大苦大寒，损胃寒精，非大热者，勿用。

[批] 燥湿清热。

川芎十一

味辛微甘，气温，入肝经。白芷为使，畏黄连、硝石、滑石，恶黄芪、山茱萸，反藜芦。蜀产为川芎，里白者胜。秦产为西芎，江南产小者，名抚芎。

其性善走，为血中气药。润肝燥，补肝虚肝以泻为补，所谓辛以散之，辛以润之。治风湿头痛、血虚头痛，破瘀蓄，通血脉，祛胁痛，调经候因辛散也，目泪多涕肝热，理崩带眩运以气升也。疗痈疽疮疡痈生六腑，疽生五脏，皆阴阳相滞而成，芎、归能和血行气而通阴阳，抚芎止利开郁，亦上升辛散之功也。按：川芎补不足而散有余，以辛多而甘少也，若单服久服，令人走散真气，能致暴亡。至于阴虚火炎，及三阳火壅于上而头痛者，得升反甚。若不明升降，而但知川芎治头痛，谬亦甚矣！

[批] 行气。

白芍药十二

味苦甘酸，微寒，入脾、肝、肺三经。恶石斛、芒硝，畏鳖甲、小蓟，反藜芦。生用寒，煨熟酒炒，以制寒性。治血脱者，醋炒。

泻肝火味酸敛肝。肝以敛为泻，以散为补，安脾肺，固腠理，止虚汗木得敛而不克土，则脾安。土旺能生金，则肺安。肺主皮毛，肺安则腠理固，而汗自止。治热泻、痈肿目疼、胁痛鼻衄，除烦安胎、血虚发热性沉阴，能入血分，补虚凉血，除痢疾后重属胃中湿热，若冷痢忌用，**止血虚腹痛**能治血虚，又能行气安脾，消中满喘咳肺安，凡一切肝血不足之证。按：白芍仍补药之稍寒者，古人戒产后勿用，似乎太执。若产后血虚而热，阴气散失者，正当用之。

赤芍　尤泻肝火，治肠风、疮疖、目赤，通经破血能散泻也。产后忌之。

[批] 敛气凉血。

生地黄十三

味甘苦大寒，入心、肝、脾、肾四经。恶贝母，忌铜铁、葱、蒜、萝卜、诸血。

滋阴退阳，凉血生血。治血虚发热阴虚生热，滋阴退火，通二便泻大肠小肠火，平诸血逆、吐衄崩中、伤寒阳狂、痘证大热热甚者，用生地捣汁服，去烦燥骨蒸、劳伤咳嗽，妇人血热经枯，三消热渴凉血之功。按：性寒凉，或酒浸一夜用。若胃虚食少，脾虚泄泻者，禁用。

[批] 凉血。

熟地黄十四

性味畏忌同生地黄。熟则甘温。怀庆所产大本支，其色黄而不黑，中系菊花心，外有小直纹而无横痕。每两用缩砂仁炒研四分，同好米酒拌匀，入砂锅内，盖好莫出气，蒸半日，却不用煮，取出晒干，如前加酒，蒸晒九次为度，令中心透熟纯黑乃佳。

滋肾水，填骨髓，益真阴，利血脉，为补血补精之仙品。治阴虚发热，头疼口干，舌焦喉燥，咳痰气喘，劳伤风痹。或虚火炎于上焦而吐衄，肾水泛于皮肤而浮肿。或阳浮烦躁，阴脱仆地。入散剂能发汗，以汗化于血，无阴则汗无以作也。入温剂能回阳，以阳生于下，无阴则阳无以生也。《经》曰：精化为气。得非阴生于阳乎？至于聪耳明目，胎前产后，皆深赖焉补血。黑发乌髭，所必需也补髓。按：性微滞，若痰多气郁，胸膈窒凝，当斟酌用之。

[批] 补真阴。

五味子十五

皮甘肉酸，核中苦辛，有咸味，故名五味。苁蓉为使，恶葳蕤。嗽药中生用，补药微妙，或蜜浸蒸用，俱宜捶碎。辽东肥润色红者佳。

收肺气，生肾水肺以酸收，金旺则水生，涩精，收汗，固肠酸也。肺与大肠相表里，肺敛则肠固，除热水足，解渴肺敛生津，益气肺主气，敛故能益，收瞳子散大收耗散之气，故能明目，虚劳咳嗽肺气咳嗽宜人参、五味，补元阳，助命门辛温，壮筋骨肾足。按：五味子性主收敛，若感寒初嗽，肝旺吞酸，肺脉滑实者，禁之。

[批] 敛肺保肾。

天门冬十六

味甘苦大寒，入肺、肾二经。地黄、贝母为使，忌鲤鱼。取明亮肥大者，去心皮，酒蒸用。

清金滋水肺为肾母，热退则水生，治肺肾虚热，定喘止嗽，解渴消痰，退骨蒸劳热、吐血衄血以其甘寒养阴，清金降火、肺痈肺痿痈为邪实，咳吐脓血，治宜泻火解毒。痿为正虚，咳嗽短气，治宜养血保肺，疗热淋热结苦寒。骨痿苦能坚肾，寒去肾家湿热。按：天门冬性寒而滑，脾寒泄泻恶食者，忌用。

[批] 保肺滋肾。

麦门冬十七

味甘微甘微寒，入心、肺二经。地黄、车前为使，恶款冬，畏苦参、青葙、木耳。入补药，去心，酒蒸或拌米炒。

清心火，退肺热，止渴除烦火降则津生。治血虚客热、干咳吐衄燥金清也，消浮肿肺清则水下行，故肿消，疗痿蹷肺热叶焦、肺痈肺痿功同天冬，生脉脉绝垂死，同人参、五味用，明目，经枯乳闭益水清火。按：麦门冬与天门冬功用相似，寒性稍减，若脾虚泄泻恶食者，仍宜忌之。

［批］清心润肺。

款冬花十八

味甘性温，入肺经。杏仁为使，恶元参，畏辛夷、麻黄、黄芪、甘草、黄芩、贝母。须知得贝母反良。蜜水炒。

止咳嗽，疗肺痈痿，解唾血清肺，消痰、除烦泻热，治咳逆、上气、喘、渴肺虚夹火，为治嗽要药。寒热虚实，皆可施用能使肺邪从肾顺流而出也。十一二月开花未大舒者良。生河北关中，世多以枇杷蕊伪之。

［批］泻热止嗽。

远志十九

味苦辛温，入心、肾二经。畏珍珠、藜芦，杀附子毒。冷甘草水浸透，去心，焙干用。

功补心肾。治惊悸健忘心血足也，强志益智，聪耳明目肾精足也，止梦泄，健筋骨肾足之效，疗痈毒苦泄辛散。按：远志味辛，宜少用为佐，若火实上焦者避之。

［批］补心肾。

羌活二十

味辛苦，性温气雄，上升而散，入小肠、膀胱、肝、肾四经。

辛温能散，气雄善走。治风寒湿邪、头痛项强、遍身百节骨疼、刚痉柔痉、眼目赤肿、邪闭憎寒，壮热无汗。小无不入，大无不出，为拨乱反正之主药，且奏效甚捷以辛温而气雄也。按：羌活性猛，轻重量用，若血虚体弱，表松自汗者，忌之。

［批］发表。

独活二一

味苦气香，性微凉，入肾与膀胱二经。川产润而香者良。

有风不动，无风反摇。善行滞气，专理风湿、拘挛湿痹、通身湿痒肿毒风胜湿也、本经头痛同细辛用、奔豚、疝瘕肾积曰奔豚，风寒湿客于肾家所致。疝瘕亦然。按：独活可理伏风，羌活可理游风，皆主风疾。若因血虚头痛，及遍身肢节痛，不可误服。

［批］祛风湿。

防风二二

味甘辛，气温，入肺、小肠、膀胱三经。畏萆薢，恶干姜、芫花。色白而润者良。

治风邪头痛项强、周身尽痛。又能随诸经之药而至各经得葱白能行周身。行脾胃凡补脾胃非此引用不能行，疗风眼，止冷泪，除湿疮，为去风胜湿之要药凡风药皆能胜湿。同黄芪、白术又能实表，止自汗。按：防风泻肺能散上焦元气，若病不因风湿而肺气虚者禁用。

［批］散一身风湿疼痛。

细辛二三

味大辛，气温，入心、小肠二经。恶黄芪、山茱萸，畏滑石，反藜芦。产华阴者真。

辛散诸风，治百节拘挛疼痛。祛阴分寒邪性温能发少阴之汗、少阴头痛独活为使、口疮、喉痹少阴火也，以辛散浮热、口臭、牙虫煎水含漱，通鼻、开关为末吹之，除头面游风、风眼目泪风也。按：细辛燥烈，不可过用，过一钱，闷绝而死死亦无伤可验。

［批］散风邪。

白芷二四

味辛气温，入肺、胃、大肠三经。当归为使，恶旋覆花。

辛散风，温除湿，芳香通窍发表，逐阳明经风寒邪热。止头痛、头风、目痛、齿痛、眉棱骨痛阳明之脉营于头面，除皮肤班疹燥痒、鼻渊、大肠风闭、肠风尿血皆肺经风热，味辛，故入肺，疮科止痛排脓疮溃宜少用、女人赤白带漏炒黑用。按：白芷辛散，血热有虚火者禁之。

［批］散风走表。

麻黄二五

味苦辛温，入心、肺、膀胱、大肠四经。厚朴为使，恶辛夷、石韦。去根节大表，留节微表。水煮去沫。

体轻扬，味辛温生麻黄之地，冬不积雪。善达肌表，走经络体轻，除风邪风属寒，祛寒毒辛温。治表实无汗脉浮紧者正用、憎寒壮热、头痛身疼太阳病，通九窍，开毛孔散肺邪，咳嗽风寒入肺、痰哮、气喘哮喘宜泻肺气，服麻黄不出汗。即寒邪深入少阴、厥阴筋骨之间，亦能同肉桂以逐之。且兼气药以助力，可得卫中之汗。兼血药以助液，可得荣中之汗。兼温药以助阳，可逐阴凝之寒毒。兼寒药以助阴，可解炎热之疫邪。能善佐使，无往不利，实伤寒家第一要药也既受寒邪，四季皆可用，不得疑夏不用。按：麻黄走表，虽可汗之证，不宜多服。若不当汗而汗，与可汗而过汗，或血溢，或亡阴，为害不小，可不慎哉！

［批］大表寒用。

麻黄根二六

味甘平微涩，蜜炒。

止一切汗证，皆可加用。盖其性能行周身肌表，引诸药至卫分，而固腠理也。

［批］止汗。

葛根二七

味甘寒，入脾、胃二经。生葛汁大寒，解温病大热，吐衄诸血。

轻扬升发。退热止渴凡热而兼渴者，此为最良，以能升胃气入肺而生津耳，开腠发汗麻黄太阳经药，兼入肺经，肺主皮毛。葛根阳明经药，兼入脾经，脾主肌肉，二药皆发散寒邪，而所入不同。阳明头痛阳明头痛，脉浮缓而洪长，可用葛根为君，若太阳初病头痛而即用之，反引邪入阳明也。止肠风血痢清胃热，发痘疹凡痘疹已见红点，勿再服升葛，恐表虚反增斑烂，散郁火火郁则发之义，解酒毒葛花更良，为治脾胃虚泄之圣药清气在下，故泄，葛根能升阳明清气。按：葛根性凉，胃寒者禁用。

［批］清胃热。

升麻二八

味微苦气浮，入脾、胃、肺与大肠四经。忌火，蜜炒。

善散阳明风寒、肌表邪热同葱白，散阳明风邪。同葛根，发阳明之汗。能引甘温之药，上行补气而实表同参芪用。治阳明头痛、齿疼、喉痹同石膏用、下痢后重、大小便闭气滞于中必上行，而后下降。凡久泄、脱肛、梦遗、崩中、带下、痈疽、痘疹、阳虚下陷之类，用佐补剂，皆所宜也。按：升麻性阳气升，凡诸火上炎，吐衄咳嗽，阴虚气逆者，并不可投。

［批］升阳明清气。

柴胡二九

味苦微辛微寒，入肝、胆、三焦、心包四经。前胡、半夏为使，恶皂荚，反藜芦。生用走表，酒炒能佐补剂。

能引肝经清气上升。治伤寒病传肝经，寒热往来若病犹在太阳，即用柴胡则引贼入门，如病已入阴经，复服柴胡，是重虚其表、**胸痞胁痛**属肝木有余。宜小柴胡汤加川芎、青皮、白芍、**口苦耳聋**肝胆之邪、**呕吐心烦**邪在半表半里、**诸疟寒热**邪伏半表半里，适在少阳所主之界、**头眩目赤**肝胆之火。按：柴胡味薄气升，善泄善散，凡阴虚劳热，及初感风寒，皆禁用。外有银州生者，根长尺余，色微白而软，另是一种，可佐补药。能退劳热疳热。北产者如前胡而软，可用。南产者强硬，不可用。

［批］散肝胆邪热。

前胡三十

味苦辛微甘，气寒，入肺、脾、胃、大肠四经。半夏为使，恶皂荚，畏藜芦，皮白肉黑，味甘气香者食。忌火。

性阴而降气，气降则火降，而肝胆风热之痰自消气有余便是火，火则生痰。解肺经风寒辛也，理胸腹痞满甘也，泄肺经之热苦也，散太阳之邪寒也，除哮喘、咳嗽肺邪、呕逆，安胎，霍乱安脾，疗风热头痛、小儿疳热。按：前胡治火热风痰，凡阴虚火动，及不因外感而有痰者禁之。

［批］散外感风痰。

紫苏三一

味苦气温，入肺经。宜橘皮，忌鲤鱼。色紫气香者良。

味辛入气分，色紫入血分。祛风去寒，解肌发汗辛也，开

胃益脾，下食消胀气香而温。梗能顺气安胎，子能消痰定喘紫苏
同陈皮、砂仁，行气安胎。同藿香、乌药，温中止痛。同香附、麻
黄，发汗解肌。同川芎、当归，和血散血。同桔梗、枳壳，利膈宽
肠。同莱卜子、杏仁，消痰定喘。同木瓜、厚朴，散湿解暑，治霍乱
脚气。按：气虚表虚者忌用叶，肠滑气弱者忌用子，多服泻人
元气，慎之！

［批］温中散寒。

桔梗三二

味苦辛微凉，入肺经，兼入心、胃二经。畏白及、胆草。

开提气血，表散寒邪，能退肺热，清利头目引药上行。治痰
壅、喘促、鼻塞肺气滞也、喉痹、咽痛心火、口疮、齿痛胃火、
肺痈、干咳肺火、胸痛火郁上焦、下痢、腹痛、肠鸣、腹满肺火
郁于大肠，排脓行血气畅，下气消痰肺气清，浊气自下行耳。按：
桔梗为舟楫之剂，引诸药上于至高之分以成功，若攻补下焦药
中，不可入也。

［批］清肺散寒。

大黄三三

味苦大寒，入脾、胃、大肠、肝四经。黄芩为使，无所畏忌。欲
速下者生用、汤泡即服，欲缓效者，与药同煎。

其性专入血分，走而不守，能涤肠胃燥结、宿食、瘀血。
治伤寒温疫大热、阳狂、发黄、谵语大肠有燥粪，故谵语，下之
则止、下痢赤白、里急后重、癥瘕血积、积聚或痰食瘀血不等，
消痈肿，化痞满，通二便。损伤积血，及一切实热伏火，无不
荡净峻下之功。佐甘草、桔梗，其行则缓。助芒硝、厚朴，其下
更速。上焦实病，酒炒、酒煨。若腹内热积便燥，酒润，九蒸
九晒，丸服，最效而不伤胃。按：大黄苦寒，病在气分，胃虚

血虚，六脉不实者禁用。

[批] 下实热。

黄芩三四

味苦性寒，入肺、大肠二经。山茱萸、龙骨为使，畏丹皮。中虚者名枯芩，泻肺火。内实者名条芩，泻大肠火。欲上行，用酒炒，欲泻肝胆火，用猪胆汁炒。

苦入心，寒胜热。枯者**清中上二焦之火**，**消痰**痰因火动，当先降火、**止嗽**、**定喘**肺火，**退寒热**往来邪在肝经，**除头痛**属风热湿热、**喉腥五臭**，肺为腥、**目赤**、**咽肿**、**肺痈**、**班疹**、**疮疡**退肺火。实者**解下焦之热**，**除澼痢**便血曰澼痢，热者可用、**五淋涩痛**热蓄膀胱、**大肠闭结**肺与大肠热、**便血漏血**下焦热，炒黑用。**胎因火盛不安**，酌佐砂仁、白术。**腹因火郁为痛**，可加黄连、厚朴。**按：性苦寒，胃虚滑泄。虚胎不安者，均忌之。**

[批] 退诸热。

黄连三五

味大苦，性大寒，入心经。龙骨、连翘为使，恶元参、菊花，畏款冬、牛膝，忌猪肉。解巴豆、附子毒。出宣州者粗肥，出四川者瘦小。状类鹰爪连珠者良。治心火生用，虚火醋炒，肝胆火猪胆汁炒，上焦火酒炒，中焦火姜汁炒，下焦火盐水炒，或童便炒，食积火黄土炒。治湿热在气分，吴茱萸汤炒，在血分，干漆水炒。

泻心火，凉血热凡治血，防风为上部之使，黄芩为中部之使，地榆为下部之使，**除痞满**同枳实用，**治痢疾**热郁可用，若本无火邪，而寒湿伤脾者忌用，**热泻土炒**，**惊痫镇肝**。**消心瘀**去心窍恶血、**呕吐姜汁炒**、**烦渴**同花粉用，单服治消渴、**火郁腹痛**同吴茱萸用、**心痛伏梁**心积、**目痛**，**安蛔虫**得苦而伏，**止盗汗凉心**，**退疳热**同猪肝蒸为丸、**吞酸名醋心**，同吴茱萸用，**疗恶疮痈肿**诸疮痛痒皆属心火、吐衄痔漏_{凉血解毒}。按：黄连苦寒，虚寒为病者忌之。

［批］泻心脾实火。

胡黄连_{三六}

味苦性寒，畏恶同黄连，功用略似黄连，但此入肝、胆二经。折之尘出如烟者真。

治虚家骨蒸、五心燥热、三消五痔、女人胎热、小儿疳热惊痫，明目疗痫。按：胡黄连虽退虚热，必佐补药可用，否则虽见上证，不可施用。

［批］退热。

龙胆草_{三七}

味苦涩大寒，入肝、胆二经，恶地黄。酒浸炒。

禀纯阴之气，能涤肝胆实热，兼入膀胱肾经，除下焦湿热。退骨蒸_{肾主骨}，治惊痫_{肝经风热}，去目赤泻肝胆火，可佐柴胡，但目疾初起，宜发散，忌用寒凉，杀肠内诸虫_{苦也}，除小儿疳热_{凉也}、咽痛、痈肿，一切肝肾有余之火。按：胆草性寒，非气壮实热者禁用。

［批］泻肝胆火。

香附_{三八}

味苦辛微甘，入肺、肝二经。生用走表，酒炒行经络，童便炒入血分，补虚，且能下行，盐水炒入血分，润燥，醋炒消积聚，姜汁炒化痰饮。

能行诸经气分。开郁同川芎、苍术，解表同紫苏、葱白，散滞同木香，理气同檀香，清热同栀子、黄连，消胀同厚朴、半夏，消积同三棱、莪莁。治血气，暖子宫同艾叶，止诸气痛气行，散痈疽_{一味末服}，止失血炒黑用，调月经气顺则血调。按：香附辛燥，惟气实血足者宜之，若泥于女科仙药之一语，而概用之，误矣！

［批］理气。

砂仁三九

味辛性温，入肺、脾、胃、大小肠、肾六经。炒用。

开脾胃芳香而性温，润肾燥辛也。若肾虚，气不归元，宜用此向导，和中气辛温。治腹痛、噎膈、呕吐、霍乱，祛痰，逐冷，消食、消胀悉属胃寒，赤白泻痢湿热滞于大肠，砂仁亦能入之，安胎、止痛因其气滞，气顺则胎安，气行则痛止，但须连壳炒研。不可过用，多服耗气，必致难产，散咽喉口齿浮热，醒酒，凡一切虚寒凝结气滞之证所必须也。按：砂仁性燥，若肺热咳嗽，气虚肿满，火热腹痛，血热胎动，皆所禁用。

［批］暖胃和脾。

附子四十

辛甘有毒，畏人参、黄芪、甘草、绿豆。制法：刮净黑皮及肚脐，切作四片，童便浸三日，洗净，米泔浸二日，俱每日更换，后用甘草煎汁待冷，浸一日，滤干铺于碗内，蒸熟，不得过熟，薄咀片，微火焙干，忌日晒。若中寒阴甚，宜湿纸包煨，开拆即用。

气味大热纯阳，其性走而不守，通行诸经。能助补气补血药，一时成功。引发散药，以逐在表之风寒同干姜、桂枝用。温暖药，以祛在里之寒湿同白术、干姜用。治伤寒传变三阴，及阴证似阳此论已详伤寒阴证门。凡中寒、中风、气厥、痰厥虚寒厥逆、咳逆风寒、呕哕胃寒、噎膈胃冷、脾泄命火不足、冷痢、霍乱转筋寒客中焦为霍乱，寒客下焦肝肾为转筋。若霍乱属热者忌用、拘挛、癥瘕、积聚、小儿慢惊、痘疮灰白、痈疽不敛、寒疝、胀满、蛔虫、麻木、格阳喉痹、阳虚二便不通，暖腰膝，坚筋骨，一切沉寒冷痼之病，无论在表在里，但脉细无神者，所宜急用。按：附子退阴益阳，祛寒湿之要药也。若误用于阴虚内热，及妇人有孕者下胎甚速，祸不旋踵。

乌头　即附子之母也，性轻疏，温脾以去风。寒证用附子，风证用乌头，均补下焦，治各稍异。

天雄　细而长也，治主寒湿冷痹，历节拘挛，开关利窍，辛热善窜，与乌头同功。

乌附尖　以浆水磨服，大吐风痰，治癫痫有效。

侧子　旁生而不圆者，治手足风湿诸痹，善于发散。

［批］能救阴寒。

半夏四一

味辛温有毒，入心、脾、胃三经。水浸七日，逐日换水，沥去涎，切片，姜汁拌。得姜而功愈彰。反乌头。

其质润滑大便燥者宜用，其性燥湿痰涎不生。和胃，健脾去湿，止呕脾健。治咳逆除痰、头眩痰升则眩，发表开郁味辛，痰厥、头痛、眉棱骨痛风热与痰、痰疟不眠胃不和也。半夏能和胃气，而通阴阳、咽痛喉痹辛以散之、反胃吐食痰膈，散痞除瘿多属痰者，老人虚秘滑润，利二便辛走气兼滑润。按：半夏主治多宜脾湿之证，俗以为燥，不知湿去则土燥，痰涎不生，非其性燥也。若血家、渴家、汗家及阴虚咳痰、孕妇，悉忌之若孕妇胃不和，呕吐不止者，加姜汁微炒，用之无妨。

［批］燥湿痰。

南星四二

味苦辛温，有毒，入肝、脾、肺三经。冬月研末，入牛胆中，悬风处数次，佳。

平肝疗风木动风摇，身强口噤、麻痹、惊痫、头眩皆风痰也，**破坚消痈，利膈散血**辛散，小儿急惊须用胆制。按：南星专主风痰，半夏专主湿痰，其用不同。若阴虚燥痰及孕妇，皆忌之制用白矾汤，或入皂角汁，浸三日，每日换水，晒干用。

［批］消风痰。

贝母四三

味辛苦微寒，入心、肺二经。去心，糯米拌炒。

泻心火苦也，**散肺郁**辛也。**治虚劳痰咳**心火降则肺宁、**肺痿**、**肺痈**、**吐血**、**咯血**、**喉痹**、**消渴**皆君相之火、**瘿瘤**、**乳闭**、**产难**、**乳痈**散结除热，**敷恶疮**人面疮能饮食，治之即愈，**敛疮口**火降邪散。按：贝母润，治肺经燥痰。半夏燥，治脾经湿痰，误用有害。若胃寒脾虚，恶心泄泻，及肾虚水泛为痰者，均忌之。大粒者名土贝母，其解毒化痰、散郁除热之功居多。小者名川贝母，而润肺化痰之力则优耳。二者俱反乌头。

［批］清心润肺。

天麻四四

味辛，入肝经。酒浸，煨熟，焙干用。但性缓力轻，用须加倍。

入肝经气分。**治眩运**、**头旋**、**麻痹**、**语塞**、**小儿惊痫**诸风掉眩皆属于肝，用此和肝，诸疾自瘳，**利腰膝**，**强筋骨**此皆属肝，宜此补之。按：天麻是治风神药，但能燥血，须兼养血药用之。

［批］疗肝经风证。

香薷四五

味辛气温，入肺、胃二经。

治夏热乘凉饮冷，阳气为阴寒所遏，以致头痛发热，烦躁口渴，吐泻霍乱六脉浮紧，用此以发越阳气，如冬月之用麻黄也。若中热者忌之。详暑证门皆治之。**清小便**治暑者，必利湿，**消湿肿**

小便清则肿消，治口臭煎汤含漱。按：香薷乃夏热受寒解表之剂。若劳役受热，大渴大寒，而元气伤者，宜用清暑益气汤之类，误用香薷，是重虚其表，而济之热，其危也必矣味辛温，宜凉服。

［批］治夏时感寒。

荆芥四六

味辛苦而温，入肝经气分，兼入血分。

发汗散风。逐瘀血，破结气辛也，清头目，利咽喉，解肌清热性浮味苦，助脾消食气香而温，故入脾经。治产后中风、强直昏迷研末酒服，并吐血、衄血、肠风、崩中、血痢用穗炒黑，散瘰疬、疮肿破结清热、痘后痈肿余热，疗痘痒湿痹辛散而苦。为疮病、风病、血病圣药。但风在皮里膜外者宜之，非若防风之入人骨肉也。

［批］散风热。

藁本四七

味辛气雄而温，入足太阳经。

治本经头痛连脑者宜藁本、防风，酒炒升麻，脊强而厥属太阳经督脉，妇人阴肿作痛皆太阳经阴寒，胃经风湿泄泻辛温能除风湿，解酒齇粉刺和白芷作面脂。按：本气雄味辛，若内热头痛，及春夏温暑之病，不宜进也。

［批］除风寒头痛。

怀牛膝四八

味苦酸平，入肾、肝二经。酒蒸用能补，生用散血。

强筋骨，利腰膝，解拘挛肝为血海而主筋，肾主骨，肝肾得补，诸疾咸安，理下焦骨痛足痿血行痛止、阴痿筋衰、失溺肾虚。

生用破癥结血行则结散，治淋痛尿血化膀胱蓄热、经闭难产下行之效，误用坠胎，出竹木刺捣烂敷之，纵口合自出，疗喉痹齿痛引火下行。同麝捣纳阴中，下胎甚速。按：牛膝性下行，上焦药中勿入。且性滑，若梦遗失精，气虚下陷血崩，因而腿膝肿痛者禁用。

川牛膝　去脚膝风湿，非补剂可用。

［批］下行肝肾。

车前子四九

味甘寒，入肝、小肠二经。酒拌蒸，曝用。

利小便，除淋沥涩痛渗膀胱湿热也，散目赤障翳能除肝热，止暑湿泄痢湿去泻止。强阴益精，有子，明目肾有二窍，车前子能利膀胱湿热之水窍，而不入命门真阳之精窍，精足则目明。人久服补肾固精药，服此交合即有子。但性滑下行误用下胎，若阳气下陷，肾气虚脱者勿用。根叶甘寒，凉血除热，治鼻衄、尿血、热痢、下血，通淋捣汁饮之，兼除小虫。

［批］利水。

泽泻五十

味甘咸，入肾、膀胱二经。利水宜生用。入滋阴药，盐水炒用。建产者佳。

去肾经伏火，泻膀胱湿热。止消渴渴因小水短黄，湿热去则清长而渴止、泻痢、肿胀、尿血、淋痛湿热之害，行痰饮，除呕吐湿也，收阴汗肾湿。按：泽泻性降善泻，多服昏目泻肾。若肾虚精滑，目不明及无湿者禁用。至于地黄丸中用之，以泻肾中湿热，则补药得力，庶无偏胜之害，但分量宜轻，不得如古方之用二三两也。

［批］泻相火湿热。

木通五一

味辛甘而淡，入心包、心、肺、大小肠、膀胱五经。怀产者佳，体轻而松，两头皆通。

降心火，清肺热肺金为水源，火降肺清，则津液化而水道通矣，**通大小肠**凡利小便者必燥大便，木通能导诸湿热从小便出，故兼通大便。**治胸中烦热大渴**中焦火、**淋沥不通**下焦火也，心与小肠相表里，心移热于小肠，并膀胱湿热则淋秘、**口燥舌干**舌为心苗、**喉痹咽痛**上焦火、**遍身拘痛**身热足冷，伏热伤血，血属心，木通以通心窍，则经络流行，**除水肿利小便、耳聋**肾火泻则窍通、**失音清金、催生、行经、下乳**下行之效。若君火为邪，宜用木通，相火为邪，宜用泽泻，利水虽同，用各有别。按：木通性寒通利，凡精滑气虚，内无湿热，汗多者及妊娠均忌。

［批］泻君火湿热。

石菖蒲五二

味苦辛气温，入心、脾二经。石上生，一寸九节者佳。米泔浸，饭上蒸用，或炒用。忌铁。

芳香利窍，辛温达脾，可聪耳明目，开心长智。治风寒湿痹，止小便温也、**咳逆、上气**辛也，**开胃宽中，疗噤口毒痢**同参苓白术散研末，米饮下，胸次一开，自然思食，然后治痢，**避邪逐鬼**端午挂门，叶似剑，根芳香，**疗恶疮，散痈肿**宜捣汁多服，**开耳聋**作末炒热，绢包塞耳，**发声音通窍，去头风，止小便**辛也，**安胎，并止产后下血**。按：菖蒲香燥，阴血不足者忌之。

［批］开胃利窍。

山药五三

又名薯蓣，味甘微咸，性涩，入肺、肾、脾三经。生用滋阴，炒黄补脾。

治诸虚百损，五劳七伤。清虚热补阴，固肠胃味甘，止泻痢、遗精性涩、带浊同骨脂用。补中益气色白入肺，补肾健骨味咸入肾，同菟丝用。按：山药和平，无往不宜，但性缓，非多用无益，且难图近功，忌与面同食。

[批] 滋补脾肾。

延胡索五四

味辛气温，入肺、脾、肝、心包四经。酒炒行血，醋炒止血，生用破血，炒用调血。欲上行酒炒，下行盐水炒。

能行气中血滞，血中气滞。调月水，气血凝滞而痛气血不和，因不以时至。治产后血逆上冲用酒煮或用酒磨，通经疗疝，化癖舒筋、心腹小腹诸痛，除折伤积血皆活血化气之效。按：延胡索走而不守，惟有瘀滞者宜之，若血亏气虚，妊妇者，均忌之。

[批] 活血化滞。

白豆蔻五五

味辛气温，入脾，肺二经。去衣微炒。

行三焦，暖脾胃辛温，利肺气，除呕逆。治翻胃、宿食、膨胀、噎膈胃寒气滞，祛疟疾脾虚生痰，去白睛翳膜白睛属肺，能散肺滞，解酒毒，胃口冷痛除寒燥湿。按：白豆蔻辛温，火升作呕、因热腹痛、肺火痰嗽者忌之。

[批] 除脾胃冷滞。

草豆蔻五六

味辛性温，入肺、脾、胃三经。闽产者是，容如砂仁，辛香气和。或饭包煨，或面拌炒熟，研碎用。

破滞气，除寒气，止心腹冷痛温也。治胀满吐酸，积聚噎膈，霍乱泻痢辛热香散。按：草豆蔻虽能暖胃健脾，但性辛燥，不得过服。若阴虚而血不足者禁之杀鱼肉毒、嗽除口臭。

［批］暖胃破滞。

草果五七

味辛气猛，入胃经。饭包煨熟用。

辛烈气雄。治瘟疫初起瘟疫，毒在膜原，宜治以达原饮，同槟榔、厚朴用，可除伏邪盘踞，祛岭南瘴气，截疟消痰佐常山能截疟，或与知母同用。草果治太阴之寒，知母治阳明之热，取其一阴一阳。按：草果辛烈，若疟疾者，气不实，邪不盛，须当酌用。

［批］除疫截疟。

肉豆蔻五八

味辛性温，入胃、大肠二经。面包煨透，去油。忌铁。

理脾暖胃辛温气香，下气调中脾得补而善运，气自下也，非若陈皮、香附之泄耳，逐冷祛痰。治大肠虚冷滑泄性温而涩，初泄者忌用，开胃、进食，除霍乱腹胀挟痰挟食者并宜之，消食，解酒。并治小儿吐逆、乳食不下胃寒，行滞止痛气香而辛。按：肉蔻性温而涩，若湿热积滞，火热暴注泄泻者禁用。

［批］暖胃固肠。

补骨脂五九

辛苦大温，入心包、命门二经。酒蒸，或盐水炒用。忌芸苔、羊血，恶甘草。

固下元，暖水脏。治下焦无火、肾冷精流、五更肾泄脾虚发泄，补相火即所以补脾，缩小便，疗遗尿、阴冷囊湿皆属命门火衰，除腰膝冷痛肾足，纳气定喘以其性降，妇人血脱气陷亦犹男子之肾冷精流。按：补骨脂能补相火以通君火，脾土自旺。但性燥，凡血虚有热，非其所宜，妊妇禁用。

［批］暖肾固下。

益智仁六十

味辛性温，入心、脾、肾三经。去壳，盐水炒，研碎用。

主君相二火，如三焦、命门阳气衰弱者皆宜。温中进食土中益火，摄涎唾。治泄泻、呕吐、腹痛属胃冷者宜之，缩小便，止遗精崩带温肾之功，开郁散结辛也。按：益智仁，其性行多补少，须兼补剂用之，若独用，则散气。

［批］暖胃固肾。

使君子六一

味甘性温，入脾、胃二经。忌热茶，犯之作泄。

健脾胃甘温，治疳积脾胃虚弱，以致乳停食滞而然，杀蛔虫每月初一至初五，虫头向上，空心生食，或煨食数枚，虫皆死而下。余日不效。按：使君子性滑，多食伤脾。出闽蜀，内仁新鲜者良，久而油黑者不效。若无虫积者，不必服。

［批］补脾杀虫。

刺蒺藜六二

味苦微辛微温，入肺、脾、肾三经。酒炒，去刺。

治虚劳腰痛，遗尿泄精苦温补肾之功。泻肺气而散肝风，除目赤翳膜肝以散为补，凡补肝药皆能明目，疗白癜瘙痒，破癥结积聚辛以散之，疗肺痈、乳岩、湿疮能消风解毒。妊妇忌用。

［批］明目补肾。

沙苑蒺藜六三

绿色似肾，强阴益精，止遗沥、尿血，缩小便补肾。但兴阳涩精，宜酌用之，不得自误市多伪者。状似肾子，咬之作生豆气者真。

[批] 补肾。

肉苁蓉六四

味甘酸微咸，性温，入肾经血分。重斤许而鲜红者良。酒浸一宿，刷去浮甲，劈破，除内筋膜，酒蒸半日用。忌铁。

大补命门，能益水中之火甘温，润五脏，益精髓。治男子绝阳不兴、遗沥泄精、女人绝阴不产、血崩带下补阴助阳，理劳伤，暖腰膝，坚筋骨，广子嗣补肾之效，除茎中涩痛、大便干燥性滑。按：苁蓉温而不热，补而不燥，故有苁蓉之名。但性滑，若泄泻及阳易举而精不固者忌之。

[批] 滋肾。

锁阳六六

味甘咸，性温，入肾经。

补阴益精，润燥滑肠、养筋、壮骨补肾。治痿弱不举。按：锁阳与苁蓉相仿，功用禁忌亦同。

[批] 补阴益精。

巴戟天六七

味甘微温，入肾经，兼入心经。酒浸去心，微炒用。

强阴益精。禁梦遗、精滑、虚损劳伤。健筋壮骨。阴痿腰疼，及夜梦鬼交，小腹阴中，相引疼痛补肾之功。养心神，安五脏精血足也。若相火炽者勿用。

[批] 补肾虚寒。

胡芦巴六八

味苦性热，入肾、膀胱二经。出岭南，是番地莱菔子。酒浸或蒸或炒用。

苦温纯阳，入右肾命门。治肾经虚冷同附子、硫黄用，疗膀胱疝气同大茴、巴戟、川楝、吴茱萸用。寒湿成疝，肝疾也，元脏暖，则筋自和而疝愈。此肝肾同治，乙癸同源之理也。**按：胡芦巴性阳，若相火炽而阴血亏者，禁之。**

［批］补相火。

菟丝子六九

味甘辛微温，入脾、肾、肝三经气分。淘净泥砂，拣去杂子，酒蒸晒干，磨末即用，勿使出气。若用古法制饼，则失性无功矣。

温而不燥，不助相火，诚补肾中精髓之圣药也。治精冷淋沥暖肾、腰痛膝疼，坚齿明目，强阴茎，止梦遗肾足之效，健筋骨，续绝伤能补肝肾，益气力，肥肌肤补脾，疗口苦燥热脾虚肾燥，而生内热，菟丝益阴清热。**按：菟丝性温，强阳不痿者忌之。**

［批］补肾元阳。

覆盆子七十

味甘酸气温，入肝、肾二经，去蒂酒蒸。

起阳固精，补肾伤，缩小便益肾而助封藏，明目，舒筋补肝，女人多孕温补肝肾。**按：覆盆子强肾而不燥，固精而不涩，金玉之品也。若小便不利者禁之。**

［批］补肾固精。

蛇床子七一

味辛苦而温，入脾、肾二经。微炒去毒，以生地黄汁拌蒸半日，晒干用。

去脾经之湿，补肾经之虚，益阳滋阴。治阳痿阴汗，缩小便，广子嗣，健腰膝温补肾脏，利关节，除顽痹辛能散风祛寒，止带浊补脾燥湿，疗男子阴囊湿痒、女人阴痛阴痒湿生虫，同矾煎汤洗、子脏虚寒、产门不闭炒热熨之。妇人无娠，最宜久服。凡湿癣疥癞杀虫止痒，大风身痒，作汤熏洗。按：蛇床子温燥，肾家有火忌用。

[批] 补肾杀虫。

仙茅七二

味辛气温，入肾经。有毒，用糯米泔浸二日，去赤汁，则毒去矣。忌铁器，禁牛乳、牛肉。

助命门相火，填骨髓，强筋骨，暖腰膝温肾之功。治心腹寒痛，开胃口，消宿食益火生土，耳目聪明，心神强记肾足，上交于心。按：仙茅补火，男子精寒，妇人子宫虚冷不孕，最宜多服。若阴虚火盛者忌用加于各补药中，为丸服之，无所不可。

[批] 补相火。

知母七三

味苦性寒，入肺、肾二经气分，黄柏入二经血分，二者相须而行。上行酒浸，下行盐水浸。忌铁。

上清肺火，下润肾燥。消痰火降则痰消，定咳清肺火，止渴兼清胃火，退有汗之骨蒸泻肾火。治伤寒烦热、久疟、下痢，安胎清热之用，利二便，消水肿小便利则肿消。按：知母寒滑，用以泻肾家有余之火则可，如丹溪用以补阴，则大伤胃气，发泄不食而死。故阴虚火炎者，切不可用。

[批] 泻肺肾实火。

紫菀七四

味苦辛温，入肺经血分。款冬花为使。洗净，蜜水蒸，焙用。白者名女菀，入肺经气分。

辛温润肺，苦温下气，补虚调中，消痰止渴。治痰喘上气、咳吐脓血辛温入肺，能开喉痹辛也、小儿惊痫虚热。按：紫菀其性辛温，惟肺实气滞、郁火刑金而致咳唾脓血者，乃可用之。若劳伤肺肾，水亏金燥，而咳喘失血，则非所宜，当细辨之。

［批］治肺热吐血。

萎蕤七五

一名玉竹。味甘平，入肺、脾、肝、肾四经。

滋益阴精，增长阳气，不寒不燥，和平之品也。可止嗽痰润肺，能去湿热补脾。治眦伤泪出养肝、除腰痛茎寒益肾、大便干燥。日用二两煎服性润。按：萎蕤阴阳并资，未有专功，性缓力薄，难图急效。倘证属迫促，虽用斤许，不及参、芪数分。若大便溏者，更为忌之。或生用，或蜜水拌蒸，随宜。

［批］阴阳两用。

广木香七六

味辛气温，形如枯骨者佳。入肺、脾、肝三经。行积化滞，宜另磨冲服，若借以调气，宜和剂同煎。煨熟止泄。

辛温入三焦气分，能升降诸气，泄肺气辛以泄上焦肺气之滞痛、和脾气香以运中焦脾气之滞疼、疏肝气通以疏下焦肝气之郁结。治一切心腹胸胁气逆诸痛，疗热痢同芩连用、后重属大肠气滞，同槟榔、癃闭属膀胱气不化，同小茴、五苓之类，止吐泻霍乱和胃，除胀痛呃逆散寒、癥积恶逆顺气，调经安胎气逆则不安，宽中消食健脾。按：木香香燥而偏于阳，肺虚有热，血枯而燥者，慎勿犯之。

［批］调治诸气。

藿香七七

味辛微温，入脾、肺二经。枝叶同用，以叶多伪也。

禀清和芳香之气，为脾肺快气要药。温中开胃，止呕进食胃弱、胃热而呕者，大非所宜。治霍乱吐泻、心腹绞痛冷也、肺虚有寒、上焦壅滞右寸脉紧，用以运脾肺之气。健脾胃同乌药用，除口臭同四君用。若阴虚火旺而呕逆者禁用。

［批］暖胃快气。

大茴香七八

味辛微苦性温，入心、肾及胃、小肠、膀胱五经。出宁夏，自番舶来，形八瓣。炒黄，得酒良，得盐则入肾。

暖丹田，补命门。治小肠冷气疝痛、阴肿腰痛性温宜肾，暖命门也，调中止痛，平霍乱吐逆辛香入胃，并理干湿脚气。按：大茴辛温，若阳旺及得热则吐者，均戒。

小茴香　如粟米而扁者，功用与大茴略同，亦治疝痛。凡化膀胱之气，而使小便通畅，为更优耳。

［批］治疝病暖胃。

黄精七九

味甘平，入脾经。九蒸九晒。

补脾益气味甘。除风湿，下三虫土旺之用，安五脏，润心肺，填精髓，耐寒暑得土之冲气，味甘气平，久服方效。按：黄精和缓之品，值急迫之顷，而欲恃为补益，不能也。

［批］温补脾胃。

蒲黄八十

味甘微寒，入心包、肝二经。

为厥阴血分凉血、活血之药。生用性滑，行瘀血，通经脉，祛腹痛同五灵脂治血气痛，疗扑打去瘀生新，治舌肿用蒲黄少加干姜末，频掺即消。舌为心苗，心包相火，乃共臣使，得干姜，是阴阳相济也。**炒黑性涩，止吐血、衄血、崩血、肠风、胎漏、一切血热妄行。**然外因从标之血，可建奇功，若内伤不足之吐衄，不能收效也。

［批］生用行血炒黑止血。

何首乌八一

味苦甘涩微温，入肝、肾二经。茯苓为使，忌猪血、无鳞鱼、萝卜、葱、蒜、铁器。选大者赤白二种，合用泔浸，竹刀刮皮切片，用黑豆煎汁，拌湿，九蒸九晒。

填补真阴，增长阳气，强筋骨温补肝也，广嗣续苦坚肾、涩敛精也，**疗风淫**甘益血，血足则风散，**并治虚劳崩带、疮痔痈肿、胎前产后等证**由温涩收敛之功，则真元复而邪自散也。**止疟疾**益阴补肝，疟疾要药，**乌髭发**精血足也。按：何首乌性效稍缓，必久服之，乃知为滋生益寿之食品也。

［批］补养气血。

牡丹皮八二

味苦微辛，心经正药，兼入肝、肾阴分。白者补，赤者利。生用泻实热，胃虚者，宜酒浸炒。

泻血中伏火即相火也，人知用黄柏，不知丹皮之功更胜，**和血凉血而生血**血热则枯，凉则生，**去瘀生新**瘀不去，则新不生。**治一切血热、吐衄妄行**血属阴，本静，因相火逼而动之、**中风、虚劳、烦热**血虚则热、**惊痫、瘈疭**筋脉伸缩抽掣为瘈疭。手足乱动，口眼㖞斜，卒然眩仆为痫病，皆阴虚血热，风火相搏，痰随火涌也，**下胞胎，退无汗之骨蒸**与地骨皮退有汗之骨蒸不同。若经行过期而不净者勿服。

［批］退血中伏火。

艾叶八三

味苦气辛微温，入肺、脾、肝、肾四经。苦酒、香附为使。陈久者良。

生用微温，熟用掌中揉如绵者谓熟艾微热。其性纯阳，能通十二经脉。善理女人气血寒滞，温中开郁，调月经，暖子宫，使孕早结辛温之用，安胎止漏胎动、腰痛下血，四物汤加阿胶、艾叶。治崩带要药，疗腹痛、冷痢、霍乱、转筋皆理气血，逐寒湿之功，杀蛔，治癣醋煎搽，下部疮苦温燥湿及一切冷气为患。或捣汁，或煎汤，或揉熟灸火凡灸艾火，痛则易之，勿至伤皮起泡，总以多灸数十壮，连日灸为妙，能透诸经而治诸毒百病。或炒热敷熨，可通经络。脐腹冷痛，寒湿脚气，以熟艾装袋、装袜温之，甚效。若血热生燥者忌之妇人欲为丸散，去筋醋煮，捣饼焙干，入茯苓数片再研为末，易细。

[批]　去寒灸毒。

红花八四

味甘微苦微辛，入心、肝二经血分。

润燥行血酒炒行血之要药也。少用可活血，同当归则生血。多用能破血，佐肉桂则散瘀瘀行则血活，紫黑血吐尽为好，吐未尽，加桃仁、红花以行之。大抵鲜血宜止，瘀血宜行。下死胎，疗产后血晕止用三四分，达痘疮及血热难出。治经闭行血，消肿痛凡血热血瘀则作肿作痛。按：红花性多行血，若过用，能使血行不止而毙。

[批]　活血行血。

菊花八五

味甘微辛，入肺、肾二经。去蒂用。

备受四气冬苗，春叶，夏蕊，秋花，饱经霜露，能益金水二脏肺肾。金以平木肝也，水以制火心也，木平则风息，火降则热除，故能养目收泪，去翳膜与枸杞蜜丸服，永无目病，治头风、头痛、眩晕风热。性轻故能上巅。疗毒危急者，以叶捣烂，入酒绞汁服之，其滓敷于毒上，神效。多收花作枕，除头风，保目。黄者入阴分，白者入阳分，紫者入血分。可药、可饵、可酿，仙家重之。

〔批〕去头目风热。

萆薢八六

味甘苦，性平淡，须重用乃效，入脾、肝二经。

祛风去湿湿入脾虚，主肉。风属肝虚，主筋。治筋骨挛痛、腰膝冷疼此风寒湿痹也，惟此治之。既可去膀胱宿水，又能止痢止泻膀胱有出水之路，无入水之路，由红丝引入，因湿热秘塞，水不从小便出，而从大便出，所以泄痢。予每用萆薢四五钱于和脾利水药内，一刻立愈。疗小便频数，茎中切痛此与淋证小便涩而痛者不同，有治法载于淋癃门。按：萆薢利湿，如阴虚火炽，及无湿而肾虚腰膝痛者勿用有黄白二种，白而虚软者佳。

〔批〕去湿。

土茯苓八七

一名仙遗粮。味甘淡，性平和，入脾、肝二经。

分清去浊淡能渗也，扶脾健胃甘能补也。治周身寒湿诸痹，利关节，强筋骨去风湿之功，分水道，止泄泻，疗疮肿湿郁为热，荣卫不和，则生疮肿，此能去湿，尤解杨梅恶毒土茯苓一两，同苡仁、银花、防风、木通、木瓜、白鲜皮各五分，皂角子四分。气虚加参芪，血虚加当归，多服久服，纵先用过轻粉劫剂而齿烂，毒伏经络而拘挛，罔不全愈。按：土茯苓主治与萆薢同，服此者忌茶及酒、牛、羊、鸡、鹅等物亦有黄白二种，白者良，可煮食，亦可生啖。

[批] 善解疮毒。

旱莲草八八

俗名墨斗菜。味甘咸而平，入肾、肝二经。汁出即黑，纯阴之品。

性凉。滋阴以汁黑也，止血凉也，乌须发，坚牙齿汁黑补肾。但阴寒坏胃宜姜汁、椒红同用，否则必腹痛作泻。

[批] 补肾凉血。

秦艽八九

味辛苦微温，入肝、胃二经。酒浸用。

苦能泄，辛能散，微温能通利。祛风去湿，养血舒筋。治周身挛急、骨节疼痛风也。黄疸、便涩、肠风下血湿热也、骨蒸劳热养血，止牙痛齿下龈属阳明、大肠，能入胃清热。按：下部虚寒，及小便不禁，大便溏泄者忌用。

[批] 养血去风。

青蒿九十

味苦微寒，入胆、肝、肾、三焦四经。童便浸一夜，曝干用。

禀天地少阳之气以生二月生苗，故入少阳胆肝血分。除阴分伏热，故治骨蒸劳热童便浸叶，捣汁熬膏更良、蓐劳产后劳虚热芬香入脾，凉血而不伤胃，杀鬼疰传尸伏内庚日，采蒿悬门庭，可避邪鬼。冬至元旦各服二钱，良。按：青蒿苦寒，善治血虚发热，若寒而泄泻者，仍当避之。

[批] 治血虚有热。

金银花九一

味苦平，入脾经。

甘寒清热解毒_{清热即是解毒}。治痈疽肿痛杨梅、一切风湿诸毒_{花叶同功，花香尤佳}。治恶毒初起，用花五两，甘草一两，煎就，再入酒略煎，日二剂，服至大小肠通利，则药力到矣、瘰疬用一两许，时常煎服、_{血痢清热之用}，疗毒安后发渴_{同黄芪六一汤服}，补虚_{味甘能补}。疽未成，能拔毒而散，已成，能托毒而穿。或捣汁和酒顿饮，或研烂和酒厚敷。生藤力更大。一名忍冬花，又名鹭鸶藤。

［批］解诸疮毒。

石斛九二

味甘平，入胃、肾二经。酒浸蒸用。

退火养阴，除脾胃之热_{颇有苦味}，除烦止渴，清胃。理脚膝痹弱_{补肾}，安神定惊_{肾足，上交于心}，长肌止泄_{入胃利湿}。按：石斛如金钗，股短而中实，生石上，味甘者良。但体瘦味淡，煎难见功，熬膏乃效。若长虚味苦，名木斛，误用损人。

［批］养阴除胃热。

薏苡仁九三

味甘微寒，入脾、肺二经。生用走肺门、足门，炒用入脾门、虚门。性缓，宜重用。

甘能补脾，淡能渗湿。治水肿泻痢_{补脾渗湿}、肺痿、肺痈、咳吐脓血_{土益则金生，性凉则热清，一切肺病}，以猪肺蘸苡仁末多服，自愈，除脚气疝气，利小便，疗热淋_{性降而去湿}，祛风热痿弱拘挛_{扶土所以抑木}。筋寒则急，热则弛，湿则纵。苡仁去湿要药，因寒因热者，皆宜用。按：大便燥结，因寒转筋及妊娠均忌。

［批］补脾除湿。

百合九四

味甘微寒，入心、肺二经。

润肺宁心。**治虚劳久嗽**劳嗽肺必虚，百合之甘敛，胜于五味之
酸收，**定惊悸**心宁，**止涕泪**涕为肺热，泪为肝热，**疗肺痿**清热保
肺，**利二便**微寒解热，**除百合病**行住不宁，如有神灵，谓百合病，
仲景以百合汤治之，亦清心安神之效也。按：百合气平功缓，难图
速效，若中寒者勿用。

[批] 保肺宁心。

天花粉九五

味酸甘，微苦寒，入心、脾二经。

酸能生津，苦能降火，润肺滑痰。**治**膈上热痰、时疾热狂
性苦寒，**止消渴**、**疸黄**、**口燥**胃经实热，**疗肿毒**、**乳痛**，**排脓生
肉**苦能退热。按：天花粉气味清寒，可以治渴，但宜于有余之阳
证。若汗下后亡阳作渴，阴虚火动，津液不升作渴，病证在表
作渴，及脾胃虚寒泄泻者，并宜深戒。

[批] 解热渴热痰。

瓜蒌仁九六

味甘性寒，入肺经。微炒，去油用。

性降而润，能清上焦实火。**治痰嗽**肺受火逼，失下降之令，
故生痰作嗽，**生津止渴**，**开郁通乳**，**疗结胸胸痹**仲景小陷胸汤用
之。又云：少阳症口渴者，小柴胡汤。以此易半夏，**通大便**润下小
便焙研，调米汤下。炒香酒服，**止一切血热妄行**寒降火。按：瓜
蒌仁气味悍劣，善动，恶心吐及中气虚寒泄泻者勿用。

[批] 清实火痰嗽。

续断九七

味苦辛，微温而涩。用川产节节断皮、黄皱如鸡脚、折之有烟尘
者真。入肝、肾、脾三经。酒浸用。

滋阴益气，养肝辛温，补肾苦温，兼入脾经。养血活血，补劳伤甘也，理筋骨折伤以功命名，消痈痔肿毒味苦，止上下一切血溢，缩小便、肠风血痢、遗精带浊、胎漏味涩，暖子宫性温。女科外科要药。补而不滞，行而不泻，佐之以甘草、地黄之类，其效尤捷。

［批］滋阴养血。

扁蓄九八

味苦性凉，入膀胱经。

杀蛔虫，利小便，治癃淋，理虫蚀下部皆去湿热之功。按：扁蓄直逐，不能益人，不宜恒用。

［批］利水杀虫。

灯心九九

味甘淡，性寒，入心、小肠二经。

其质轻通，清肺热，降心火心能入心，利小便，使心经蕴热从小便而出心与小肠相表里，心火清则肺清，小肠亦清，为上焦伏热，治五淋之圣药。消湿肿利水，除喉痹烧灯草灰吹之，止小儿夜啼灯心烧灰涂乳头，令咂之，疗金疮烧灰敷之，血止肌生，除消渴败席煮服，更胜，治下疳疮亦用烧灰，加轻粉、麝香为末掺之良。若虚脱证，小便不禁者忌之。

［批］清心火利小水。

白鲜皮一百

味苦寒，性燥，入脾、胃、小肠、膀胱四经。

解热苦寒。除湿利小水也。治诸黄热黄、酒黄、急黄、谷黄皆属湿热，疗筋挛死肌受地湿气之害，善理一切疮疡、眉发忽落、女人阴中肿痛湿热乘虚客肾与膀胱所致、小儿风热惊痫、时行大热、饮水狂燥苦寒之效。按：下部虚寒者，虽有湿证，勿用。

[批] 除湿热。

益母草百一

味辛甘，微寒微温，入心包、肝三①经。

补而能行，辛而能润，总调胎产诸病。去死胎，安生胎活血行血，治血风、血运、血淋、胎漏、崩中带下白带属气虚，用补中益气而兼补脾燥湿。赤带属血虚，用滋阴养血而兼调气，调经瘀血去则经调，化乳痈散瘀解毒，退浮肿，下水气，通二便取其滑利。按：性辛散，惟血热、血滞及胎产艰涩者当用。若气血素虚，寒而下陷者不宜，不得谓妇人所必用也。瞳子散大者，亦忌服。子名茺蔚，主治略同，但子味甘稍温，故能凉血补血根茎花叶专于行，子则行中有补，令人有子有补阴之功，明目血滞病目者宜之。忌铁。微炒用。

[批] 治胎产血滞。

薄荷百二

味辛，微苦微凉，入肺经。

辛能散，凉能清，消散风热。治伤寒头痛寒热升浮能发汗解表，舌苔语涩含漱或和蜜擦之，疗头风、脑痛，中风失音，皮肤瘾疹，咽喉、眼目、口齿诸病辛能通窍，凉能散风清热，除胀满、霍乱、宿食辛香开气，疗血痢血痢属凝滞，辛能散，凉能清，小儿风涎惊痫凡治惊药，宜用薄荷汤调。按：薄荷辛香伐气，虚弱者勿服。

[批] 清上焦风热。

---

① 三：疑为"二"之误。

郁金百三

味辛苦性寒，入心、肺、肝、胃四经。

纯阴之品，凉心热，散肝逆，解肺金之郁故名，善降逆气，破血中之滞，治吐血衄血血上行，皆属火炎，此能降气，气降即火降，而性又入血，故能导血归经、产后败血攻心，癫狂迷心，痘毒入心郁金一两，甘草二钱半，煮干，焙研末，入冰片四分，每用一钱，加猪血七滴，新汲水调下，治斑痘始有白泡，忽擂入腹，紫黑无脓，下蛊毒同升麻用，不吐则下，疗妇人经血逆行用郁金末加韭汁、姜汁、童便，其血自下。痰中带血者，加竹沥。如阴虚火亢吐血，非气逆者勿用。

［批］降气调血。

姜黄百四

味苦辛温，入肝、脾二经。

色黄入脾，兼入肝经，破血下气。治心腹气结、气胀、冷气、食积、疼痛辛温下气，疗癥瘕、血块，通月经，及扑损瘀血，散肿消痈皆破血之用。别有一种片姜黄，止臂痛有效。若血虚腹痛臂痛，而非瘀血凝滞者，忌用。

［批］破气理气。

三棱百五

味苦辛甘，入肝、脾二经血分。醋炒用。

苦能泻，辛能散，能行血中之气。治一切有形之血积如癥瘕之类，善破气滞从气药则破气，消宿食胀满、肿痛辛能散，通乳堕胎。按：三棱泻真气，东垣五积诸方，皆有人参赞助，如专用克削，脾胃愈虚，不能运行，积安得去乎！

［批］能化血积。

莪 百六

味苦辛气温，火炮入气分，醋炒入血分。肝经血分药。

善破气中之血能通肝经聚血，消瘀血，通月经，疗扑伤滞血作痛、妇人癥瘕、男子疝癖小腹积也，治气滞膨胀、气肿水肿香烈行气，同三棱用，治积聚诸气。但其性刚气烈，非有坚顽之积不宜用，兼以参术，乃得无损，亦须适可而止。

[批] 能化积聚。

白茅根 百七

味甘寒，入心、肺、脾、胃四经。

除内热甘寒，性入血分，下达州都，引热下行。治吐、衄诸血心肝火旺，逼血上行则吐血。肺火盛则衄血。茅根甘和血，寒凉血，故效、扑损瘀血捣汁服，亦治鼻衄、血闭寒热血瘀则闭，闭则自作寒热、淋沥、崩中血热则妄行、伤寒呃逆，解喘急肺热、烦渴胃热、黄疸水肿清火行水、疗疽毒疖毒。用根捣敷，或酒煮服，俱效。按：茅有数种，白者为胜，春生芽，布地如针，溃痈酒煮服，一针即溃一孔，大奇。按：血有因于虚者，非所宜也。

[批] 治血热妄行。

白前 百八

味甘辛，微温，入肺经。甘草汤泡去须，焙用。形似白薇，特脆而易折，不若白薇之软而难折也。

甘能缓，辛能散，温能下气。治气逆咳嗽，不能睡卧气壅膈也，疗喘呼欲绝气冲喉也、喉中作水鸡声气塞咽嗌。总之，能清肺家湿痰停饮、体肿胀满，大有神功。按：白前无补益，肺实邪壅者宜之，否则忌用。

[批] 治肺邪气逆。

白薇百九

味咸而寒，入胃经冲任之药。

利阴气，下水气。治中风身热昏迷阴虚火旺，则内热生风，故身热。痰随火涌，故昏迷、**血厥**汗多后，少阳旺，气塞不行而厥，妇人尤多此症、**温疟**、**寒热酸痛**寒热作荣亏，故一身酸痛、**妇人淋露**、**胎前产后遗尿不知**白薇、白芍等分为末，酒调服，**调经多子**妇人不孕，因血虚而热，阴不足而阳胜也，白薇益阴清热，而有子矣。须佐以归、地、白芍、杜仲、苁蓉等药。**按：性寒，脾虚作泻者忌用。似牛膝，短小而柔软，去须，酒洗用。恶大黄、山茱、姜、枣。**

［批］益阴清热宜于妇人。

白及百十

味苦辛平，微寒，入肺经。反乌头。

辛为金味，收为金气，得秋金之令。治肺损吐血、肺痈肺痿白及末，米汤调服，疗恶疮败烂、鼻衄火伤，去腐生新，排脓止痛俱可为末敷之，**跌打折骨**酒调末服二钱。**按：白及性寒，痈疽溃后，不宜用苦寒药服。**

［批］治肺病吐血。

连翘百十一

味苦辛性寒，入心、肺、胃、胆、大肠五经。去心与间用。

泻心经客热，除脾胃湿热，为治十二经疮毒圣药血凝气滞，兼有心火，乃生疮毒，连翘俱能治之。凡肿而痛者为实邪，肿而不痛者为虚邪，肿而赤者为热结，肿而不赤者为留气停痰。并能利水苦也，通经辛也。**按：连翘苦寒，多饵坏胃减食，慎之！疮溃后及虚热者忌投。**

［批］清心火治疮毒。

夏枯草百十二

味苦辛，性微寒，入肝经。

禀纯阳之气冬至生，夏至枯，补肝血，缓肝火。治瘰疬、瘿瘤、鼠瘘辛散结也，疗目珠夜痛如神目眦白珠属阳，故昼痛，点凉药则效。黑珠属阴，点凉药则剧，用夏枯草纯阳之品而胜浊阴，且散厥阴郁火，同香附各二两，甘草四钱为末，茶调服，下咽即愈，及郁怒所成乳岩乳痈，一切肿痛俱效解内热，散结气。按：夏枯草辛寒，久用亦损胃家。

［批］治瘰疬及黑珠夜痛。

大蓟、小蓟百十三

味甘温，入心、肝二经。

凉血行血补血。治吐血、衄血、唾咯诸血、沃漏崩中，安胎凉血之效，及妇人痘疹、经血妄行。但小蓟力微，能破瘀生新，退热补虚，不能及大蓟之消痈肿也。按：二蓟理血之外无他长，不能益人大蓟茎高叶皱，小蓟茎低叶不皱，皆用根。

［批］凉血理血。

旋覆花百十四

一名金沸草，味咸甘，微温，入肺、大肠二经。

咸能润下软坚，辛温能通行破结，化痰结坚痞、留饮辛温、噫气俗作嗳。胸中气不畅，故嗳以通之，属不足，亦有挟痰挟火者，属有余，须凭脉证辨之，利湿痹，润大肠，消水肿辛能下气行水。然走散之药，冷利大肠，虚寒人禁之。

［批］化痰破结。

三七百十五

味甘气温微苦，入胃、肝二经血分。

散血定痛。治刀伤、箭伤军中宝之、跌扑杖疮杖时先服二钱，则血不冲心。凡一切血出不止，嚼烂涂之，或为末掺之。亦治吐血、衄血、血痢、崩漏、经水不止、产后恶血不下，俱宜自嚼，或为末，米汤调下。疗痈肿痛醋磨涂之即散，已破者为末掺之。按：三七近时始出，有似竹节者，有似人参者，俱可用，但以末掺猪血中，血化为水者真。

［批］止血。

地榆百十六

味苦寒，入肝经。

味苦厚，性沉降。治下焦血证，兼去湿热，止吐衄崩中血虚忌用，除肠风详载便血、血痢血热，敛盗汗性涩，止赤肿疮毒疼痛苦寒。按：地榆寒而下行，凡虚寒下血，及崩带者，并宜禁之。似柳根，取上截炒黑用。梢反行血。

［批］凉血止血。

瞿麦百十七

味苦寒，性滑利，入膀胱经。

降心火，利小肠心与小肠相表里，故心火从小肠下。除五淋淋多属湿热，利水故湿除，消目肿痛同凉药用，通经破血，下胎性滑。凡下焦湿热疼痛者皆可用之。疗产后淋同蒲黄。按：瞿麦虽逐膀胱邪热，但小肠虚者忌服。

［批］利水去湿热。

茵陈百十八

味苦性寒，入膀胱经。

燥湿苦也，除热寒也，泻脾胃湿热。佐五苓，为治疸黄之主药黄者脾之色，由湿热而成，须分阴阳。阳黄多热，佐以栀子、大黄，阴黄多寒，佐以附子、干姜。疗天行时疾热狂苦寒之功，利水，散结，化痰燥湿。若过用，损伤元气。

［批］利湿治黄。

海金沙百十九

味甘寒，入小肠、膀胱二经。

入二经血分。治小便癃闭、热淋、膏浊血淋、石淋、茎中痛，疗肿满淡渗，解去湿热及伤寒热狂同栀子、牙硝用，利小便则热自去。或丸或散用。

［批］通淋泻湿热。

木贼草百二十

味苦微苦微温，入肝、胆二经。

中空而轻，去节能发汗，有升散之力。治目疾，退翳障翳属肝邪郁遏，木贼能平肝，止肠风下血，赤痢、崩带，脱肛、风湿疝痛俱属肝经病。但多服损肝，不宜久用。

［批］发汗退目翳。

谷精草百二一

味辛微温，入肝、胃二经。

治目翳膜星障、隐涩多泪、雀盲至晚不见、诸疮伤眼、痘后星障补益肝气，疗风火齿痛喉痹辛能散也。小儿雀盲者，羯羊肝一具，不洗竹刀割开，入谷精煮熟食之，或作丸，茶下。按：谷精去星障，木贼去翳障，兼补肝肾药，乃效，其功在菊花之上。星即目中之白点也。

［批］明目退翳。

决明子百二二

味苦咸平，入肝经。

治一切目疾。凡风热眼赤多泪，及肝虚有火昏暗，可为佐使，惟多服乃效。作枕善治头风，此马蹄决明。另有草决明、石决明，与之同功，而各为一种。

［批］泻肝明目。

青葙子百二三

一名草决明，野鸡冠子也。味苦寒，入肝经。

治目青盲障翳、赤肿昏花去肝风热，去风热，镇肝明目。但瞳子散大者，忌服能助阳火。

［批］泻肝明目。

牛蒡子百二四

味辛苦，入肺、胃二经。酒炒研。

辛能散结，苦能泄热，润肺金而退风热。解咽痛疮肿，治班疹、诸瘘风热。疗痘红紫，热盛便结若出不快而泄泻者，痈疽已溃者均忌用。按：牛蒡子性寒而滑，虚寒者勿服。

［批］泻热解毒。

葶苈子百二五

味辛苦，大寒，入肺经。酒炒。

善逐水气，不减大黄。大黄能泄血闭，葶苈能泄气闭。治肺气喘急难卧同大枣用，补土所以制水，除痰嗽肿胀水湿泛溢之害，通经利水性能下行。凡气虚者不可轻用。第此有甜苦二种，甜者性稍缓耳。

［批］破气行水。

射干百二六

味苦性寒，有毒，入肺经。泔浸，煮干用。

散血消肿，解痰结。治喉痹咽痛皆泻实火之功，消瘀血，除疟母散结泄热之效。但有泻无补，不可久服。

[批] 泻火解毒。

山豆根百二七

味苦寒，入心、肺二经。

解毒清热。治咽喉肿痛，消疮疽，化痘毒_{凡毒必热，得凉即}化，退内热喘满_{研末服}、龈肿齿痛_{含之咽汁}，疗人马急黄_{血热极}_{所致}，及诸虫热毒所伤。若虚火上炎，食少泄泻，而咽喉肿痛者忌服。

[批] 泻热解毒。

冬葵子百二八

味甘寒，入膀胱经。

气味俱淡薄。利水、通淋、催生、落胎，下乳汁，润大肠_{寒润滑利之功}，消水肿_{利水之效、同榆皮等分煎服}。蜀葵花，赤者治赤带赤痢，亦治血燥，白者治白带白痢，亦治气燥，黄者并治恶疮、脓水不瘥。为末敷之。为疮家要药。浸油，可涂汤火疮。按：性寒野，无故服之，必有损真之害。

[批] 寒滑利下。

贯众百二九

又名管仲。味苦寒，有小毒，入肝、肾二经。去毛焙。

寒泄热，苦杀虫。治邪热腹痛_{寒也}、湿热所生诸毒_{以毒攻}_毒、诸虫_{苦也}，解时行疫气_{以此置水缸中，令人饮之，则不传染}，破癥化硬_{能软坚}，产后血气胀痛_{去瘀生新}。根似狗脊而大者。

[批] 泻热解毒。

狗脊百三十

味苦甘，性温，入肝、肾二经。去毛酒蒸。

苦坚骨，甘益血能补肝，温养气。强筋壮骨。治腰脚软痛、失溺不节肾虚，强机关，利俯仰滋肾益肝，疗寒湿周痹《经》曰：内不在脏腑，而外未发于皮，独居分肉之间，真气不能周，命曰周痹，是补而能走之药也。若肾有虚热，小便不利、口苦舌干者，忌之。

［批］平补肝肾。

荜茇百三一

味辛性热，入脾、肺二经。去挺，酒浸一宿，焙，刮净皮粟。

温中下气。除呕逆、吐酸，消宿食，祛冷痰。治水泻气痢用牛乳煎服、虚寒肠鸣霍乱皆脾胃寒冷之害。又散阳明之浮热辛也，疗头痛齿痛方载头齿门。按：荜茇大辛，须同参、术、归、地诸甘温补药用之，大效。多用能动脾肺之火，损目，宜加酌量。

［批］暖胃温脾。

良姜百三二

味辛性温，入脾、胃、肝三经。土炒。

暖胃散寒。治心脾疼痛寒者用至二钱，热者亦用四五分于清火剂中，取其从治，清火止痛，最神，治冷逆翻胃、阴寒霍乱、呕吐宿食、胃脘冷痛，疗噎膈、瘴疟皆胃寒病。虚者宜于参术同用，庶不犯冲和之气。子名红豆蔻，醒脾消食，散寒燥湿，又解酒毒，余治同前。然动火伤目，不可常用。

［批］暖胃散寒。

紫草百三三

味苦咸，气寒，入心、胞络、肝三经。去根取茸。血热生用，脾虚酒焙。

性寒而利。能凉血、活血、滑血，通二便咸寒能滑，托痘疹凡痘疹血热毒盛，或黑或紫，大便燥结者用之，否则忌用，恐脾气虚者，反能作泄。同粘米用，能制寒性，并解黄疸，消肿疗胀，一切恶疮取其利水去湿凉血而然也。泻者忌之。

[批] 凉血滑肠。

防己百三四

味苦辛，性寒，入膀胱经。有木、汉二种，木者有黑点，色黄而腥，专治风，汉者通心有花纹，根大而虚，专治水。酒洗焙用。

能行诸经通腠理，利九窍，泻下焦血分湿热实证之圣药。治脚气肿痛湿热，利大小便，退膀胱、肝、肾湿热汉防己之功。疗肺气喘嗽、中风挛急、膈间支满、风寒湿疟木防己之效及热毒诸疮虫蛊等证皆湿热之病。按：防己苦寒，若虚证及热在上焦气分，胎前产后，俱忌用。

[批] 泻下焦血分湿热。

骨碎补百三五

味苦温，入肾、肝二经。铜刀刮去毛，蜜拌蒸晒用。

此物好生阴处，入肾而主骨折伤，粥和敷之。治骨中毒气、风热疼痛、五劳六极、手足不收、上热下冷，或痢后下虚，或远行，或房劳，或外感风湿，以致两足痿弱，俱宜补阴之药佐之成功。并治肾虚耳鸣久泻肾主二阴而司禁固，久泄，乃属肾虚，用此为末，入猪肾中煨熟，空心食之。二证俱宜、牙痛炒黑为末，擦牙咽下为良。又能活血止血去瘀生新。按：《经疏》云：勿与风燥药同用。

[批] 补肾治折伤。

钩藤百三六

味苦微寒，入心、肝二经。

心主火，肝主风，风火相搏，则为烦热瘛疭音炽纵。筋急而缩为瘛，筋缓而弛为疭，伸缩不已为瘛疭，俗谓之搐搦是也。此药甘寒，直走二经，所以能治大小头旋目眩、惊痫夜啼、口眼抽掣、胎风客忤以风静火息而诸症自平。因性微寒，小儿科珍之。大人无热者，不宜多服。按：此药久煎无力，俟别药煎好后，投入沸一二即止，自有功也。去梗纯用钩，其功十倍。

［批］去风热定惊痫。

淫羊藿百三七

味辛温，入肾、心包、肝三经。每一斤，以羊脂四两同炒，油净为度。或单用浸酒，或佐丸散俱可。

辛香甘温，大补命门。主阳虚阳痿，益精气，坚筋骨，暖下部，补腰膝。凡男子阳衰，女子阴亏，难于嗣者，皆宜服之水火同补。但虑久服，相火易动，耗散阴精，反致无子，又宜深知。

［批］峻补肾命。

大戟百三八

味苦辛大寒，有毒，入脾经。惟采正根，水煮软，去骨，用旁根发泻。反甘草。

苦能下走，辛能横行。能泻脏腑水湿，控痰涎痰之本水也、湿也，得气与火，则结而为痰，消肿胀、腹痛、积聚、癥瘕、颈腋痈肿，通二便，下恶血，通经堕胎。然大能泻肺，损真气，非体之坚实者勿用。若中其毒，惟菖蒲可以解之杭产紫者为上，北产白者伤人。浆水煮去心，得大枣则不损脾。

［批］泻脏腑水湿。

甘遂百三九

味苦气寒，有毒。皮赤肉白，作连珠实重者良。反甘草。面包煨熟用。

苦善泄，寒胜热。水属阴，故从其类，直达水气所结之处，以攻决为用，为下水之圣药仲景大陷胸汤用之，治水结胸也。治湿热积饮、水肿水蛊腹肿、疝瘕，消阴囊肿胀，去面目浮肿主去十二种水，从谷道而出。按：甘遂攻逐极效，损真元亦速，非大实大水，不得轻投。

［批］泻经络水湿。

商陆百四十

味辛性平，有大毒，入脾经。铜刀刮去皮，水浸一夜，黑豆拌蒸。

入脾行水，有排山倒岳之势。治水肿胀满，泻湿热蛊毒，敷恶疮，堕胎孕，利小便，破疝癖白根可用，赤者杀人。白专利水，赤惟贴肿，并臻奇功。虚弱者禁用。

［批］行水。

芫花百四一

味苦温，有毒，入肺、脾、肾三经。反甘草。陈久者良，好醋煮过，晒干，则毒减。

散皮肤水肿同大戟、甘遂能直达水饮窠囊隐僻之处，消胸膈痰沫，驱疝瘕痈疽，除鬼疟蛊毒。按：毒性至紧，取效极捷，虚人误用，多致伤折。

［批］行水。

青黛百四二

味咸寒，入肝经。

色青入肝，性寒散热。治时疫头痛，疗伤寒赤班，除小儿一切疳病、惊痫、烦热、消瘦、鼻赤、唇焦、口舌生疮等证皆属肝经郁火。**并治诸热疮毒**同马齿苋捣敷。虽凉而不伤脾，若中寒泄泻者勿用。

〔批〕清肝火。

王不留行百四三

味苦辛甘平，气温，入大肠经。水浸焙。

王不能留，喻其走而不守也。**通血脉，疗产难，下乳汁**同川山甲用，**利小便，行经滞**行血之力，**消乳痈、外肿**辛散，**治金疮、鼻衄**又能止血。但失血崩漏、孕妇忌之。

〔批〕通行血。

豨莶草百四四

味苦寒，入肝、肾二经。

能宣能补，善理风湿。治肢节不利、肌体麻痹、口眼歪斜、腰脚痿痛，并散恶毒疮肿悉除风湿之功。**生者酒煎，疗破伤风如神**生寒、熟温。以五月五日、六月六日采者尤佳，去粗茎，留枝叶花实，酒拌，蒸晒九次，蜜丸。若痹痛属肾虚血亏。不由风湿者忌服。

〔批〕去风湿。

苍耳子百四五

味甘苦，性温，入肝、肾二经。去刺，酒拌蒸。

苦以燥湿，甘以和血，温以通行，为驱风除湿之圣药。治头痛风寒、周痹湿也，**明目养血，瘰疬、疮疥、遍身瘙痒**风湿。**亦治鼻渊**炒熟为末，白汤服二钱，久之乃效。忌猪肉，**暖腰膝，疗诸痔**煎汤熏洗。按：苍耳性轻，善发汗，表虚者勿用。

〔批〕散风湿。

马兜铃百四六

味苦性寒，入肺经。

体性轻扬，其形类肺，能清肺热。治痰嗽喘促清热降气，疗痔瘘肿痛肺与大肠相表里，肺移热于大肠，故肠风痔瘘，清脏热则腑热亦清矣。即烧烟熏之亦妙。或蛊毒蛇毒，于饮食中得之，咽不下吐不出者，以一两煎服，则吐多用于汤剂，则吐。按：嗽痰属寒者勿用。

[批] 清肺热。

青木香百四七

即马兜铃之根也。味苦性寒微辛，有毒。

能吐能利，不可多服。煮汁服，可吐蛊毒鬼疰。捣末水调，涂疔肿、热毒、蛇毒，日三次，立瘥。亦可敷瘑痒秃疮。又能散气，故疝家必需。

[批] 毒能攻毒。

白蔹百四八

味苦辛甘，性寒。形如卵而长。反乌头。一种赤者性同。

苦能泄，辛能散，甘能缓，寒能除热。敷一切痈疽恶毒，及面上疮泡、刀箭伤凡金伤入肉者，同丹皮或半夏为末，酒服，杀火毒，搽冻耳同黄柏末油调，生肌止痛。敛疮方多用之每与白及相须。亦治妇人阴肿，系外科要药。若痈疽已溃，不宜服，以其性寒也。

[批] 生肌止痛。

白头翁百四九

味苦辛寒，入胃与大肠血分。

能外治温疟、寒热、瘰疬诸疮，内治热毒、血痢、牙疼、鼻衄、诸血皆辛散除热之功也。并疗阳狂、癥瘕、积聚、腹痛、阴疝、偏肿、百节骨痛寒凉血，苦坚肾而然。有风反静，无风则摇，近根处有白茸。得酒良。

［批］泻热凉血。

常山百五十

味辛苦大寒，有毒，入肝、脾二经。多酒炒透，用一二钱亦不吐。

其性暴悍，能逐老痰积饮，善散山岚瘴疠之气，所以疗痰饮有灵，截疟疾必效疟成于痰。其苗茎叶，名蜀漆，功用略同古方有蜀漆散，取其苗，性轻扬，发散上焦邪结。同甘草水拌蒸。按：二物能损真气，弱者慎用。

［批］截疟除痰。

牵牛子百五一

又名黑丑。味辛有毒，入肺、大、小肠三经。酒蒸研细。

属火善走，入肺经，泻气分之湿热肺主气。火能平金而泄肺。治水气在肺、喘满肿胀，及大肠风秘气秘。利大小便，杀虫有毒，堕胎辛热。若湿热在血分，胃弱气虚者禁用。诸证应用药物，和平而神良者不少，何必用此毒物哉！东垣戒人勿用宜信。有黑白二种，黑者力速，取子舂①去皮用得木香、干姜良。

［批］泻肺经湿热。

威灵仙百五二

味苦辛咸，气温，入膀胱经。忌茶茗、面。

辛泄气，咸泄水，此风药之善走者也，能宣五脏，通行经络。治痛风顽痹一味可治、中风、头风辛能散邪，去腹内冷滞、心膈痰水、一切黄疸浮肿湿证咸能泄水，化癥瘕积聚咸能软坚。

---

① 舂（chōng 冲）：用杵臼捣去谷物的皮壳。

凡病风湿痰饮采得根，阴干捣末，空腹酒调服二钱，可加至六钱，微利两行，则病除停药，其性峻利，气壮者服之，有捷效。久服损真气，虚弱者宜以调补药兼之，否则走气耗血。

　　［批］行气祛风。

百部 百五三

味苦微温。取肥实者，竹刀劈去心皮，酒浸焙用。

　　润肺散热，清痰下气，诚久嗽寒嗽之要药天冬治肺热嗽，此性温，治肺寒嗽，为不同也。治传尸骨蒸、疳积、疥癣皆有虫，味苦能杀、发虱同秦艽为末，烧烟熏之。脾胃虚者须同补药用。

　　［批］润肺杀虫。

茜草 百五四

亦名过山龙。味苦酸，微寒，入心包、肝二经。忌铁。

　　色赤入荣，血中要药。其性凉，故止动血。治劳伤吐衄时来，虚热崩漏不止。其味苦，故行滞血，疗乳痈、跌扑血凝，消瘀通经酒煎一两，通经甚效。若气虚脾寒及血少者，勿用气虚不能摄血，脾虚不能统血，以苦寒伤胃也。

　　［批］行血止血。

海藻 百五五

味苦咸寒，入肾经。反甘草。

　　咸润下而软坚，寒行水以泄热。消瘰疬、瘿瘤、阴㿉、结核腹病曰疝，丸病曰㿉，音颓、一切坚聚咸以软坚，通癃闭，除水肿行十二经之湿邪。略洗咸水用其用在咸，不得过洗。

　　［批］泻热软坚。

海带 百五六

下水消瘿，功同海藻，而多用可以催生。

［批］下水消瘿。

昆布_{百五七}

破顽痰、结气，消水肿、瘰疬、阴㿗、噎膈含之咽汁。按：昆布之性雄于海藻，若多服，令人瘦削。

［批］破结滞。

蓖麻子_{百五八}

味甘辛，性热，有毒。

其力长于收吸，故拔病气出外，追脓取毒，能出有形之滞物。涂口眼歪斜牵正即去，久则反损，下胞孕胞衣捣涂足心下，速洗去，不尔，则子肠出，即以此膏涂头顶。只可捣膏外贴，决不可服食用此奏效者甚多。方载本门单方。

［批］拔毒出有形滞物。

凤仙花_{百五九}

俗名指甲花。其色不一，有小毒，味微苦，性微温，有毒。

子名急性子。治产难，下胞胎，开噎膈，化骨哽俱研末，水调服。

［批］性急能开。

白附子_{百六十}

味辛温，有毒，入胃经。皱纹有节，长寸许，炮去皮尖用。

性热纯阳，能引药上行，去头面游风_{阳明之脉萦于面}，消面斑疵作面脂用。治中风失音、风痹痰厥，去湿逐寒，小儿急惊之要药也。但性温燥，凡阴虚似中风证，小儿脾虚慢惊，并宜切忌。

［批］祛风湿面疾。

天名精 百六一

味甘辛寒，入肺经。根名杜牛膝，同功。

辛能破血，寒能止血。治吐衄、痰热、乳蛾、喉痹、小儿牙紧、急慢惊风痰热血热之患。解毒杀虫，砂淋血淋方载本门，下瘀血血癥破血，而血亏体弱者忌用。

［批］泻热破血吐痰解毒。

鹤虱 百六二

味苦辛，有小毒。

大能杀五脏虫，凡蛔、蛲虫啮腹痛面白唇红，时发时止为虫痛，肥肉汁调末服。是天名精子，炒熟则香，研末，任合丸散用。

［批］杀虫。

藜芦 百六三

味苦微寒，入脾、胃二经。反细辛、芍药诸参、诸酒，若同酒即杀人。畏葱白。

有宣壅导滞之力，邪气热痰，闭塞膈上，昏迷不省，用此以吐之苦为涌剂，入口即吐，吐不止者，服葱汤即止，即一时获效。疗蛊毒喉痹亦须用吐。按：藜芦有毒善吐，凡上焦有老痰，或中蛊毒，止可借其宣吐，不然，切勿沾口，以致大损津液也。

［批］引吐。

续随子 百六四

一名千金子，味辛温，有毒，入肾经。研细，纸包捶出油。

性主攻击，刻不容缓。能行水破血，消积聚胀满，利二便，通经滞辛温之用，治蛊毒鬼疰、疥癣恶疮以毒攻毒。以上诸证，各有成病之由，当求其本，不可概施。按：脾虚便滑者，服之必死此大戟、甘遂之属，长于利水，用之得法，乃为要药。

［批］行水破血。

泽兰百六五

味苦甘辛，入肝、脾二经。

苦泄热，甘和血，辛散郁，能入血分，行而带补，为妇科要药。治胎前产后诸血不调，破瘀血，理月经，化癥瘕，除腹痛，及产后血沥腰痛去瘀生新之效，散水肿防己为使，疗扑损、头风目痛血虚有热，追痛肿疮脓，长肉生肌行血和血。气味和平，诸病悉效，服之无偏胜之患。

［批］行血和血。

蒲公英百六六

一名黄花地丁。味甘平，入脾、胃二经。

化热毒，解食毒，散滞气，消肿核。专治乳痈乳头属厥阴，乳房属阳明。同忍冬煎，少入酒服，外用捣敷。亦为通淋妙品。

［批］解毒治乳。

萱草百六七

花叶气味甘而凉，入心经。

《诗》作谖草。树此玩此者，可解忧思，孕妇佩其花，可以生男。能利水快膈，除烦渴酒疸，根治沙淋带浊捣汁服，疗吹乳乳痈肿痛擂酒服，以渣封之。

［批］解忧生男。

山茨菇百六八

味甘辛寒，有小毒，入胃经。

散热解毒。治痈疽、疔疮，瘰疬、结核醋磨频涂，内用酒煎服，解诸毒，蛇虫狂犬伤用酒调服。根与茨菇、小蒜相类，去壳用出处州遂昌县洪山，无毛，有毛者伪也。

[批] 泻热解毒。

漏芦 百六九

味咸苦，性寒，入肺、胃、大肠、小肠四经。

咸软坚，苦下泄，寒胜热。治一切风热恶疮、痈疽、痔瘘等毒，排脓生肌苦寒，通经、下乳，疗折伤，续筋骨，止遗溺、泄精，及预解时行痘疹毒以寒胜热，又能入阳明也。若孕妇与阴证疮疡平塌下陷者，禁用出闽中，茎如油麻、枯黑如漆者真。

[批] 散热解毒。

刘寄奴草 百七十

味苦辛温，入血分。

苦能降，辛温能行。主破血下胀，通经除癥。治产后余血、小便血淋、损伤瘀血行瘀迅速，用为散，或茶或酒调服。捣敷金疮出血不止，疗汤火伤凡汤火伤，先以盐末厚铺，则护肉不坏，次以糯米浆调寄奴末，鸡翎扫上，不痛且无痕，大效。按：气血两虚，脾胃虚泄者勿服。

[批] 破血止血。

马勃 百七一

味辛，气平。

体性轻虚，清肺解热东垣普济消毒饮用之。治喉痹久嗽肺热。外用敷一切毒疮生湿地朽木上，状如肺肝，紫色虚软，弹之粉出，取粉用。

[批] 泻热疗疮。

蕺 百七二

俗名鱼腥草。味辛气温，入肺经。

生下湿之地，得阴中之阳。治痰热壅肺，发为肺痈，吐脓吐血之要药清肺。疗大肠湿热盛则为痔疮用此煎汤熏洗，淬敷患处，以肺与大肠相表里也。但辛温散气，多服令人气喘。

［批］内治肺痈外治痔疮。

孩儿茶百七三

味苦涩，气寒，无毒。

清膈上烦热，化痰生津味苦。治金疮流血，及一切诸疮，生肌、定痛茶苦本凉，又得土中之阴气，能凉血清热。又主渗湿收敛苦能燥，涩能敛。用细茶末，入竹筒中，埋乌泥沟中，日久取出，捣汁熬成，润者良。云南暮云阳造之。

［批］清热生津。

败草百七四

墙上朝东，或茅屋上陈草，久受寒暑雨露、日月精华之气，解毒渗湿，最效。

善解痘毒，或痘烂，脓水不干，痒痛不止用草，或晒或焙，研细敷疮，或衬席间睡于上，毒解而疮即愈。

［批］外解痘毒。

蚤休百七五

味苦寒，有毒，入肝经。

其根似肥姜。治惊痫摇头弄舌，一切湿热疮毒或磨酒饮，或磨醋服。歌云：七叶一枝花，深山是我家。痈疽如遇此，一似手拈拿。观此，善治痈疽之功见矣。

［批］善治肺痈。

卫矛百七六

一名鬼箭羽，乃天麻之苗。

遣邪祟，隔瘟疫故名鬼箭，通月经，破癥结，下胎妊，消风肿，去白虫。但无补益，不可多服。

［批］除邪化滞。

马鞭草百七七

味苦寒，无毒，入肝、肾经。

破血通经，消胀化癥。治一切杨梅痈疽恶毒，杀诸虫，除阴肿煎汤熏洗，捣敷患处。按：此草以驱逐为长，疮证久溃而虚，及脾胃弱者，斟酌用之苗叶似菊，穗抽似鞭，花紫。

［批］破血解毒。

水萍百七八

味辛无毒，入肺经。

轻浮入肺，能发扬邪汗发汗甚于麻黄。治一切风湿瘫痪浮萍一味，蜜丸酒服，利小便，消水肿气化及于州都，止肤痒疮癫煎汁浴。背面俱青而小者名藻，面青背紫者名萍。入药用萍，七月半采，晒干研末用。**体虚者禁用。**

［批］发汗利水。

茵芋百七九

味辛苦微温，有小毒。

治风湿拘挛痹痛辛散风，苦燥湿。古方治风痫风痹，多用之。茎赤，叶如石榴短厚，茎叶炙用。按：血虚似中风者，宜与温补药同用。

［批］去风湿。

大青百八十

味苦咸大寒，入心、胃二经。

治天行时疾、热狂阳毒发斑热甚伤血，里实表虚则发斑，同犀角用，疗黄疸、热痢、痈肿、丹毒、喉痹、烦渴寒胜热也。脾胃虚弱泄泻者勿用处处有之，高二三尺，茎圆叶长，叶对节生，八月开小红花成簇，实大如椒，色赤，用茎叶。

［批］泻心胃热毒。

黄药根百八一

色黄味苦，无毒，入肺、肝二经。

外科多用治咽喉痹塞《经》曰：一阴一阳结为喉痹。一阴者少阴君火也，一阳者少阳相火也，解君火则相火自不妄动而愈，疗诸恶疮疽、蛇犬咬伤生捣取汁，可含可涂。子肉味酸，消瘿甚捷浸酒饮，见效即止，否则项缩。

［批］泻火治喉痹诸疮。

荠 百八二

味甘性寒，入肺、胃二经。

和中止嗽寒利肺，解百药毒甘也。治消渴强中渴症下消，茎长兴盛，不交精出，名强中。消渴之后，发为痈疽、痈肿疔毒。

［批］和中解毒。

山柰百八三

味辛气温，入胃经。

温中辟恶。治心腹冷痛、寒湿霍乱、风虫牙痛。生广中，根叶皆如生姜，入合诸香。

［批］温中除寒。

紫花地丁百八四

味辛苦而寒。

治痈疽、发背、疔肿、瘰疬、无名肿毒。

［批］泻热解毒。

甘松香 百八五

味甘气温，入脾经。

芳香理气，能开脾郁。治腹满痛、齿、脚膝气肿煎汤淋洗。但芳香散气，多用晕人。

［批］理气醒脾。

地肤子 百八六

味苦寒，无毒，入脾经。

益精强阴。入膀胱，除虚热，利小便，疗淋疝，散恶疮，去皮肤风热煎汤洗。苦燥湿，寒胜热，治目雀盲涩痛频频煎洗，滋阴之效。叶如蒿，茎赤，子类蚕砂。

［批］补阴利水。

石韦 百八七

味苦甘微寒，入肺经。

清肺金以滋化源，故通膀胱而利水道。治五劳清热、崩淋、发背炒末、冷酒调服。生石阴柔韧如皮，背有黄毛，去毛炙用。

［批］补劳通淋。

天仙藤 百八八

味苦气温，青木香藤也。

疏气活血，治妊娠水肿天仙藤散，治妊娠子肿。叶似葛而小，有白毛，根有须，四时不凋。

［批］活血消肿。

烟草 百八九

味辛气温，有小毒。

治风寒湿痹，行滞气停痰，辟山岚瘴雾。其气入口，即周一身，令人通体俱快，似乎通气血而畅荣卫者矣。人以代茶代酒，终身不厌，厌则病来，嗜则病去。然火气熏灼，阴亏者，更损神耗血，人自不觉耳。

[批] 快气辟寒。

苎麻根百九十

味甘气寒而无毒。

补阴解热，破瘀凉血。治时疫热渴狂叫、胎动下血、诸淋血淋寒能胜热，凉血之功、赤游丹毒、痈疽发背、金疮折伤内煎服，外捣贴。汁能化血为水。皮与产妇作枕，止血晕，安腹上，止血气痛散瘀之功。服金石药燥热，饮下立除。

[批] 泻热散瘀。

凌霄花百九一

味酸气寒，入心包、肝经。一名紫葳。

入厥阴血分，能去血中伏火。治崩带癥瘕、产后余疾、血闭、血淋、风痒破血去瘀、凉血、活血之功。女科多用，孕妇忌之藤生花，开五瓣，黄赤有点，不可近鼻，闻能伤脑。

[批] 泻血热。

景天百九二

一名慎火草。味苦酸，无毒，入心经。

大寒纯阴之品，入离宫而清热毒。疗火疮，治游风煎汤浴、金疮蛇伤俱效，热邪蛊毒并除。按：中寒者服之大害，惟外涂不妨耳。

[批] 泻热治火疮。

芦荟百九三

味苦寒，无毒，入心、肝、脾三经。

禀阴寒之气，能除一切邪热。明目，除惊泻火。疗五疳，杀三虫湿热所致，寒除热，苦燥湿。**按：** 性寒，脾虚者禁用。

［批］大能泄热。

芦茅根 百九四

味甘寒，无毒，入脾经。

甘益胃，寒降火。治噎膈、反胃、消渴、呕逆皆胃热之患、伤寒内热，止小便频数亦有属热者。**按：** 性寒，以上诸证属寒者，切勿误用根取土之中者，若露出水面者损人，笋性更佳。花白，名蓬茸，主霍乱危急，煮汁吞饮即安。

［批］泻胃火。

卷柏 百九五

俗名万年松。味辛甘温平，微寒。

通经脉。治癥瘕淋结宜生用以破血，疗脱肛肠风及一切血热妄行宜炙用以止血。生石上，拳挛如鸡足。

［批］生行血炙止血。

兰叶 百九六

味辛平，无毒，入肺经。

开胃清肺，散瘀消痰肺气结，辛平散之。胃痰癖，芳香除之，利水止渴肺气清也，生津润肤火不克金之效。**按：** 兰清芳，能清辛金，建产为上，江浙次之，但今不恒用耳。

［批］清金开郁。

王瓜 百九七

即土瓜根。味苦寒，无毒，入心、肺、膀胱三经。

泻热，除毒，燥湿。治天行热疾发狂、遗尿黄疸捣汁饮，化血结坚癥，瘀血月闭破血，去湿脾，散痈疽、下痢赤白杂来湿热，利二便利水，下乳汁单服。以上俱宜根煎服，疗伤寒发斑调伏龙肝末服。根似瓜蒌，味如山药，根子通用，惟少为奇，多则吐下。

[批] 泻热利水行血。

卷十七

竹木部中卷

淡竹叶百九八

味甘淡，微寒，无毒，入心、脾二经。

气味轻清。除上焦烦热叶生竹上，故治上焦，疗咳逆喘促，消痰止渴凉心经，清肺胃，解热狂喉痹、虚燥不眠，止吐血，利小水寒凉之效。心热退，故小水亦清，中风失音，小儿惊痫痰热。竹能损人，中病即止，多服坏胃。

［批］泻上焦烦热。

竹茹百九九

味甘微寒，入胃经。

虽与竹叶同本，然得土气居多。治噎膈呕逆、胎前恶阻因胃热者宜用，疗吐衄崩中血热、肺痿唾脓、小儿癫痫清火、胎动不安凉胎气。按：皮入肺，主治上焦刮去青皮，用第二层。

［批］泻热凉血。

竹沥二百

味甘，性寒而滑。

养血补阴，消风降火竹之有沥，犹人之有血也，故补阴清火。治中风口噤、小儿惊痫由阴虚火旺，煎熬津液成痰，壅塞气道经络，以致拘挛。仗此流利清凉，则热痰去，而诸证自痊。为中风要药、胸中烦闷口渴、孕妇不安妊娠苦烦名子烦，服竹沥或加茯苓。若胃虚肠滑、寒痰、湿痰，不可用，即用加姜汁佐之。

［批］清火润燥。

天竺黄二百一

味甘微寒，入心、肝经。

凉心经，去风热。治中风不语、客忤惊痫化风痰热痰，养心明目寒除虚火。功与用竹沥相仿，但性稍缓，无寒滑之患。出海南，大竹之津气结成即竹内黄粉，片片如竹节者真。

［批］清痰凉血。

雷丸二百二

味苦寒，有小毒，入胃、大肠经。

惟治男子，不治女人。消积杀虫小儿宿食生虫，作膏与食，并疗胃中实热、痰火癫狂、百邪恶气禀竹之余气，得霹雳而成，故名雷丸。择肉之白者可用，赤者杀人。甘草水浸一夜，去皮，酒拌蒸。

［批］消积杀虫。

荆沥二百三

味甘平，入胃经。

除风热，化实痰虚痰用竹沥，开经络，行气血。治中风失音、痰迷寒痰，惊痫、眩运烦闷，为去风化痰妙药热多用竹沥，寒多用荆沥，并宜姜汁助送，则不凝滞。牡荆俗名黄荆，截取一尺，用火炙，取汁用。

［批］行经络除痰迷。

肉桂二百四

味辛甘，性大热，有小毒，入肝、肾、命门三经。

益阳消阴，补相火两肾中间乃真火也，人有此火，则糟粕化而脾肾旺矣。治沉寒痼冷、脐腹腰足冷痛，通血脉，导百药辛能散，热能行，抑肝扶脾木盛克土，辛散肝风，甘益脾土，脾虚恶食命火不足，不能生土，**湿盛泄泻**土为木克，不能防水。**降虚火，补下焦元阳**同参附、地黄用，**化产后瘀血腹痛，及痘疹虚寒不起**同当归、川芎用。**利关节，托痈疽**能引血成脓，**截疟疾**将发时钱余噙口中，**通经堕胎**辛热能动血也。出交趾者为上，次出岭南桂州。以肉厚气香、色紫、甘多辛少者佳。去粗皮用其毒在皮。忌生葱。临用方剉，见火无功。

［批］大补命门相火。

桂心二百五

入心、脾二经，用桂重去外皮，取肉用。

苦入心，辛走血。治腹内冷痛辛热、**九种心疼**邪正相激，故令心疼。**托痈疽痘疮**灰塌凶证同丁香用，**补劳伤，健腰膝**胃肝两足，**疗风痹**养肝，**化噎膈**补火。功用与桂相同，惟入心脾为多。

［批］补阳活血。

桂枝二百六

味辛甘，气温，入膀胱、肺二经。

味薄体轻，升浮树巅，故上行头目，横行手臂。治伤寒寒热无汗调和荣卫，邪无所容，遂自汗而解，亦惟有汗者宜之。若无汗，当以发汗为主。故曰：无汗不得服桂枝，有汗不得服麻黄也、**中风自汗**此属阳虚，用之为君，佐以白芍、甘草，加姜枣为桂枝汤，能和荣实表，非桂枝能闭汗孔也。**疗手足痛风**痛风有风痰、风湿、湿痰、湿热、瘀血、气虚、血虚之异，随证立方，加桂枝作引经、**胸胁疼痛**胁属肝，桂能平肝。按：桂性偏阳，不可误投。如阴虚及一切血证无表寒者，均当忌之。

［批］治伤风寒。

茯苓二百七

味甘淡平，无毒，入心、肾、脾、胃、小肠五经。

假松脂之余气，得坤厚之精英，为脾家要药。益脾甘温，除湿淡渗，入肺泻热色白入肺，而下通膀胱以利水上行入肺，以清化源，而后下降利水，使热从小便出也。调荣血理卫气，定魄清肺以藏魄，安魂养肝以藏魂。除咳嗽保肺、惊悸心肝不足、心下结痛、膈中痰水脾虚、呕吐胃经湿热，口燥胃火。疗水肿、淋沥、泄泻渗湿、遗精益心肾之功，若肾水亏寒者，又所忌用。小便结者能通，多者能止湿除自止。生津止渴湿热去则津生，补阳安胎胎系于脾，脾健则胎安。按：茯苓补少利多，多服损目。阴虚者，久弱者，不宜服。若多用人乳拌晒，以减淡渗之势，亦能补阴。

茯苓皮　功专行水。治腰以下水肿肤胀五皮散用之。

赤茯苓　专利湿热，全无补益。痘疮灌浆时，赤白二种俱忌服。

［批］补脾利水。

茯神二百八

主治略同茯苓，惟入心之用多。开心益智，安魂养神。治心虚惊悸、怔忡健忘。即茯苓抱根生者以其抱心，故能补心，去木用。茯神心木，名黄松节，疗偏风喎斜、诸筋挛缩心木一两、乳香二钱，石器炒研，每服二钱，木瓜汤下，治一切筋挛疼痛。乳香伸筋，木瓜舒筋也。

［批］补心。

琥珀二百九

味甘平，入心、肺、脾、小肠四经。

松脂入土，千年而成，宝也。宁心定魄成于坤象，消瘀血，破癥瘕色赤入血，同辛温药用，生肌肉敛涩，利小水味淡清肺，治五淋淡渗也，燥脾土甘能补土，明目磨翳。以摩热拾芥者真市人以青鱼枕伪之，亦能拾芥，宜辨。用柏子仁末入瓦锅同煮，捣末用。

[批] 安神散瘀。

松节二百十

味苦，性温。

主治骨节间风湿作痛以节入节。浸酒更良。

松脂　苦甘性燥，祛风去湿，生肌止痛，熬膏多用之。塞牙孔杀虫。

松毛　煮汁酿酒，亦治风痹脚痛，能生毛发。悬挂辟瘟疫气。

子　味甘气温，性和无毒。补少气虚弱，兼驱风痹，补精味甘，补形气温。久服轻身延年，惟此足以当之。

[批] 燥湿去风。

柏子仁二一一

味甘性平无毒，入心、肝、肾三经。畏菊花，炒去油。

芬芳则脾胃所喜，润泽则肝肾俱宜。养心、滋肾、助脾、舒肝香能舒脾，又入肝经气分。益智宁神，平惊辟邪养心，聪耳明目肾足，益血止汗养心生血，汗为心液，悦颜色，泽皮肤心肾交灌，润大肠，利虚秘润滑。按：柏子仁虽能滋阴养血，若欲培补根本，乃非所长。若痰多与泻者勿服。

[批] 补心润燥。

侧柏叶二一二

味苦性寒，入肝经血分。

滋阴凉血。凡血热妄行、吐衄崩淋，服之立止柏属金，可以制木。须炒黑用，可以止红。疗历节疼痛日轻夜重名白虎历节风，亦风寒湿所致。**取侧者**，宜酒木皆向阳，柏向西，坚劲不凋，多寿之木，故元旦饮椒柏酒，以增寿辟邪。

〔批〕阴寒凉血。

枸杞子二一三

味甘微温，入肝、肾二经。

味重而纯，故能补阴，阴中有阳，故能补气。添精髓补之以味，**强筋骨**肝主筋，肾主骨，**补劳伤**同地黄用，**去风养肝，明目**目为肝窍，瞳人属肾，**利大小肠**阴润，**治嗌干消渴**滋肾水足。但性滑润，脾弱泄泻者，必以苓术相佐。以甘州所产红润少核者良，酒浸捣用。叶名天精草，苦甘而凉，清上焦心肺客热，代茶止消渴。

〔批〕温补肾肝。

地骨皮二一四

味甘寒，入肝、肾、三焦、胆四经。

补正气，凉血及骨，使精气充足，而邪火自退与芩连、知柏苦寒伤胃者不同。**治五内邪热、有汗骨蒸**丹皮退无汗骨蒸，**除在表风邪**肝热生风，非外感之风也、**头风**热退风息，肝肾同治，**胁痛**清肝，**疗咳嗽**清肺，**退肌热**凡风寒散而未尽，作潮往来，非柴葛能治，用地骨皮走表，又走里，而浮游之邪自散，一切血虚劳热佐以青蒿。甘草水浸用。中寒者忌之。

〔批〕泻热凉血。

山栀子二一五

味苦寒，入心、肺、三焦四①经。

---

① 四：疑为"三"之误。

轻飘象肺，圆赤似心，泻心肺之邪热，使之屈曲下行，从小便出非利小便也，乃肺清而气化行矣。治实热，同三黄之类暂宜生用。肺热鼻衄，同生地、丹皮之类宜炒黑用。劫心胃火痛宜姜汁拌炒用、胸中郁热、懊憹不眠去皮用、肌表邪热留皮用。疗吐血、血淋、血痢凡血证不可单用寒凉。治实火之血，能顺气则血自归经。治虚火之血，能养正则气自摄血，解消渴热郁、风热目疾肺热、热厥厥有寒热二证、黄疸加茵陈，去湿热、呕哕属胃热者姜汁炒、瘀血腹痛同元胡索用。亦外治面赤、汤火疮疡肿痛皮腠属肺。按：苦寒损胃，无火邪者勿用。

［批］泻心肺三焦之火。

黄柏二一六

味苦大寒，入肾经。

沉阴下降，泻膀胱有余之相火尺脉洪大有力，可炒黑暂用。除湿清热，治诸痿瘫痪，遍体疼痛合苍术，名二妙散，为治痿妙药。若病在腰膝以下，加川牛膝，名三妙散，水肿、黄疸湿热，便闭用利水药不效者，所谓无阴则阳无以化也。东垣制滋肾丸，黄柏、知母各一两，酒洗焙研，加肉桂一钱二分为丸，妙方，疗热痢、痔血、肠风皆属湿热，宜炒黑用、诸疮痛痒，头疮研末傅之，口疮蜜炒研含，不效，宜用反治之法，参、术、甘草加干姜，甚者加附子或嚼桂、附，引火归元，杀虫安蛔苦也。按：黄柏苦寒，昔人称其补阴者，以热去则阴不受伤耳。乃不问火之虚实，见龙雷之相火一发，以知柏为滋阴，而不知天阴则雷火愈发，得太阳一照，火皆潜藏，当从其性而伏之，正所谓甘温能除大热也。或上焦有热证以拒之，宜用桂附冷服，下咽之后，热性发，可引火以自归也。若元阳既虚，而又用此苦寒，则脾胃坏，饮食减，泄泻作，生机遏绝，可悲也乎！

［批］泻相火清湿热。

山茱萸 二一七

即枣皮。味酸微温，入肝、肾二经。酒润，微火焙研。

味厚固精，味酸滋肝，性温而润，故于水木多功。强阴助阳肝肾足也，定五脏，通九窍精气足则九窍通利，暖腰膝，缩小便肝肾足也，止遗泄味酸涩，聪耳耳通肾，明目瞳人属肾，精气充满，涩带浊，调经收血酸以敛之。惟便涩阳旺者忌之。

［批］补肝肾涩精气。

杜仲 二一八

味辛甘，入肝、肾二经。恶元参。制法详下。

甘温能补，微辛能润，色紫入肝经气分，润肝燥，补肝虚。子能令母实，故兼补肾健筋肝充，壮骨肾足。治腰膝酸痛腰者肾之腑，膝者筋之腑，二者软痛属肾虚。每日用杜仲一两，半酒半水煎服，待瘥方止，永不复发，暖子宫，止梦遗，疗小便余沥、胎漏、胎堕方载保胎门，皆气温性固之效欲补肾，盐水炒。欲补筋骨，酒炒。欲祛湿痹，姜汁炒。按：杜仲性温而不助火，可以久服。功专补肾肝，直走二经气分，牛膝直走二经血分，熟地补二经精髓之内，续断补二经曲节之间，故数味相须，为筋、骨、气、血佐使以成功也。若肾经火炽者勿用。

［批］补肝肾健腰膝。

女贞实 二一九

味苦性平，入胃、肾二经。

禀天地至阴之气，凌冬不凋。益肝肾能养阴气，解烦热、骨蒸，虚汗、消渴能平阴火，安五脏，强腰膝，乌髭发，明耳目肾足之效。冬至采，酒蒸用。按：脾胃虚寒，久服作泄。

［批］平补肝肾。

桑白皮二二十

味甘微辛，气寒，入肺经。蜜炙用。

泻肺经有余之火邪火去则肺安，故云益气。止咳嗽、喘满、唾血、热渴皆肺火也，利二便肺与大肠相表里，又系水之高源，肺清则二经自安，宽肿胀水利，行水清痰肺中有水，则生痰而作嗽，除水气正所以泻其子也。但气虚及风寒作嗽者慎用。分之为线，可缝皮破。

［批］泻肺热。

酸枣仁二二一

味酸平，入肝、胆，兼入心、脾四经。

甘酸而润凡仁皆润。补肝胆而醒脾土炒熟酸温，香则醒脾。治胆虚不眠，心虚自汗肝虚则胆亦虚，肝不藏魂故不寐。汗为心液，心虚则惊悸而易汗，解渴除烦敛阴生津，安神养血补心，补脾嗜食补心火，生脾土，并疗多眠多眠，胆实有热，宜生研末调服。不眠，胆虚有寒，宜炒用。按：肝胆二经，实而有热，勿用，以其能收敛也炒研用，若经日久，走气不效。

［批］宁心补脾。

猪苓二二二

味甘淡平，入肾、膀胱二经。去皮用。

甘助阳，淡利窍。通淋，消水肿，除湿，理脚气，解伤寒湿热、胎肿子淋皆利湿之功。然耗津液，多服昏目。

［批］行水。

厚朴二二三

味辛苦，气大温，入脾、胃二经。姜汁炒。

辛散结，苦泻热，温散寒。泻实满同枳实、大黄用，消痰下气，苦以降也，散湿满同苍术、橘红用，平湿土之太过，辛而温也，治反胃、呕逆、泻痢、冷痛霍乱俱胃经寒湿之患，温胃暖脾，化宿食，去结水，破瘀血辛温散滞之功。然但可施于元气未虚、邪气方炽之时，若虚人、孕妇，并所忌耳。

［批］下气散满。

槟榔二二四

味苦辛气温，入胃、大肠二经。忌见火。

辛破滞，苦伏虫，温散邪，坠气至于极下。攻坚，去胀，消食，杀虫，下水，截疟。治痰癖、癥结、瘴疠、痢疾、水肿、大小便气秘、里急后重悉辛温之功。形如鸡心，破之作锦纹者良岭南多瘴气，以槟榔代茶可解。若地无瘴气及气虚下陷者，所当避之。

［批］泻气破胀攻坚。

川椒二二五

味辛性热，有毒，入肺、脾、胃三经。闭口者杀人。

禀纯阳之气，下达命门，益下而不冲上。盖导火归元，温脾暖胃。治三焦沉寒冷痼，消食除胀。疗心腹冷痛、泄泻、呕吐、水肿、痰饮。暖腰膝，缩小便皆补火之效、阴汗、泄精下焦虚寒，坚齿，明目能去翳膜，通血，安蛔，肾气上逆性能下行，温补下焦每日吞二十粒，最妙，最杀传尸劳虫研为末，每日米饮下三钱，服至斤许虫自吐出。去目微炒用。若阴虚火旺，肺胃热者忌服。

［批］补火散寒。

椒目二二六

即川椒子。味苦辛。

专行水道，不行谷道。治水蛊，除胀，定喘行水，敛汗。可塞耳疗聋。

[批] 利水。

胡椒二二七

味辛大热，有毒，入胃、大肠二经。

辛热纯阳，暖胃快膈，善走气分，温中下气。治寒痰、食积、肠滑冷痢、阴毒腹痛、吐酸水、呕逆、胀满胃寒之患。杀一切鱼肉毒。食料宜之。多食动火，发痔疮脏毒，齿痛目昏。

毕澄茄　一类二种，主治略同。

又一种花椒，肉薄色黑，专于杀虫。治干疥虫癣。外科用之，不作汤服。

[批] 燥热暖胃。

吴茱萸二二八

味辛苦，大热，有小毒，入脾、胃、肝三经。盐汤泡数次用。

辛散燥热，润肝暖脾。治肠胃久泻、心腹寒痛、及小腹阴毒切痛、厥阴头痛、呕逆吞酸亦有宜降火清痰，俱用此作向导。以上诸证，悉属寒。疗痞满、食积噎膈胃冷、脚气水肿苦燥湿、口舌生疮为末，醋调贴足心，引热下行。陈者良。止呕黄连水炒，治疝盐水炒，治血醋炒。

[批] 祛寒湿。

皂角二二九

味辛咸温，有小毒，入肺、肝、胃三经。去粗皮及弦与子，酥炙用。

辛温能散，咸能软坚，通上下关窍用末吹鼻。搜风金胜木，燥胜风，善吐风痰皂角末五钱，白矾二钱半，每用一钱，温水调灌，即昏迷者吐痰而醒，可下结粪以末入蜂蜜炼紧，捏成导箭，插入谷道，即下。治咽喉痹塞为末吹之，辟邪逐疫合苍术焚之，散肿消毒涂之敷之，杀虫下胎，疗脱肛肿痛烧烟熏之。可入丸散，不入汤药。若似中风，由于阴虚者禁之。

皂角刺　治溃疡。能引诸药直达疮处成功。其性钝利，为痈疽、妒乳、疗肿未溃之神药。凡疮已溃，及孕妇俱忌之。嫩刺，米醋熬，涂癣有效。

皂角子　功用与皂角同，通大便燥结。煅，存性用取辛以润之之义。

又有一种皂，小如猪牙者，功用与大皂角同，但逊猛烈耳。治齿，取积。作散熬膏。可疗肿痛。

皂角树　性能消铁，不可烧爨①。若不结皂角者，凿孔，入铁封之，结而不落者，以草绳缚之。

［批］通窍搜风。

肥皂二三十

味辛气温。

除风湿，去垢腻澡身妙。疗一切无名肿毒，有奇功凡肿毒用生肥皂，去子弦，捣烂，以酽醋②和敷，不愈再敷，奇验。若疮卒无药者，取用甚便。

［批］解肿毒。

棕榈二三一

即棕也。味苦性涩。

苦能泻热，涩可收脱。烧黑存性，善止血凡红，见一切黑者

---

① 爨（cuàn窜）：灶。
② 酽（yàn燕）醋：浓醋。

即止。**治吐衄下血**同侧柏、卷柏烧黑，或饭丸，或煎服，能止远年下血、血痢崩带。一切失血久而多者，初起未可遽用年久败棕尤良。宜与发灰同用。棕子九月采，阴干入剂，其功用与棕同。亦宜炒黑用。

[批] 止血。

枳实 二三二

味苦酸，微寒，入肝、脾二经。麸炒。

性实暴猛，功能破气。除心腹痞满、停痰，消宿食坚积，逐瘀血，祛滞气，解伤寒结胸，去胃中湿热悉气行之效。佐白术，治虚胀，助大黄，下实邪。但损真元，无宿滞而气虚者勿用。

[批] 大破滞气。

枳壳 二三三

气味功用，与枳实同，但性稍缓耳。

枳实性重，多主下行破坚。枳壳气轻，多主上行破气。利关节，止呕逆、痰结、咳嗽，开胸胁胀痛，水肿、湿泻、痢疾后重，疗肠风食积气行俱瘥。但苦泄辛散，惟利肺气之有余，宽大肠之壅滞而已。若虚怯者，最忌之。

[批] 破气行痰。

槐角 二三四

味苦酸寒，入肝、大肠二经。微炒用。

苦寒纯阴，兼清心、肺、脾、肝、大肠之火。治心腹热痛、目赤热泪清肺止泪，止吐衄舌出血，为舌衄，炒研掺之、肠风、崩漏、痔疮下血，赤痢凉血之效。疗疳虫，阴疮、湿痒，一切杨梅痈疽恶毒血热生风之患。堕胎而善催生酒吞七粒。

花　味更苦，功用与槐角同，而清热尤效。

枝　主洗疮。

皮　主浴烂疮。

根　主噙喉痹。

叶　煎汤，治小儿惊痫、壮热、疥癣、疔肿。

按：槐性阴寒，脾胃虚寒作泻、阴虚内热者忌服。

［批］泻风热凉大肠。

苦楝子二三五

味苦寒，有毒，入脾、肺二经。

性苦寒，能入肝舒筋，引心包相火，从小肠而下，为疝气要药去湿热也。杀三虫疗癞，亦治瘟疫狂躁苦寒。脾胃虚寒者大忌。

根　味更苦，杀诸虫，尤善逐蛔。苦酒和涂疥癣甚良。川产者良，酒蒸寒因热用。

［批］泻湿热治疝杀虫。

蔓荆子二三六

味苦辛，入肝、膀胱二经。

气清体轻，所主者在风木之脏。治头痛、脑鸣太阳脉络于脑，目赤肝热、齿痛上下龈，属阳明。风热故痛，筋络拘挛筋属肝，能去寒热湿痹。按：上诸证，因于血虚有火者，宜慎用之。

［批］散上部风热。

五加皮二三七

味辛苦温，入肾、肝二经。

除风湿温也，壮筋骨苦也，顺气化痰辛也。治四肢拘挛、两脚痹痛养肝、阴痿囊湿、小便遗沥、女人阴痒湿生虫，明目肾足，疗疝温去湿。酿酒良。久服可以长生。按：下部无风寒湿，及肝肾虚而有火者，皆忌之。

［批］去风湿壮筋骨。

干漆二三八

味辛温，有毒，入肝经。炒至烟尽为度。

功专行血杀虫，削结积滞化肠胃一切有形之物，辛温散结，破凝结瘀血味兼咸，可入血分，瘀血化为水，杀传尸劳虫毒以攻毒，续筋骨绝伤损伤必有瘀血停滞。外中其毒而生漆疮者，惟杉木汤、紫苏汤、蟹汤浴之可解。或用香油调铁锈涂之。

［批］化瘀消积。

密蒙花二三九

味甘平，微寒，入肝经。

甘能补血，寒能除热，专入肝经，养荣和血。治一切目病，凡青盲、赤肿、赤脉、多泪、肤翳、畏日、小儿痘疳、风热、糜烂、云翳遮精①等证，俱疗此为肝家正药，肝开窍于目，目得血而能视，故诸证皆愈。产蜀中，叶冬不凋。拣花，酒浸候干，蜜拌蒸三次，日干用。

［批］养肝血治目疾。

丁香二四十

味辛温，入肺、胃、肾三经。

温中快气，辟恶除邪。治胃冷壅胀、呃逆、霍乱、呕吐、泄泻、心腹冷痛、腰膝寒疼诸证皆属阴寒，疗齿疳，痘疮灰白。按：丁香暖胃，辛热而燥，非虚寒者勿用。有二种，小者力小，

---

① 精：通"睛"。《荀子·解蔽》曰："瞽者仰视而不见星，人不以定有无，用精惑也。"

大者名母丁香，力最大也。忌见火。

［批］暖胃。

诃子二四一

味苦酸温，入肺、大肠二经。酒蒸去核焙用。

泄气消痰肺气上逆，苦以泄之，**敛肺降火**酸以敛之。治冷气腹胀同陈皮、砂仁用、**虚寒滑泄**佐白术、莲子用。因湿热者忌之、肠风、脱肛、崩带同乌梅、倍子用，皆取其酸涩，开音肺敛，止渴火降，除痰嗽喘急肺挟痰水或被火伤宜用苦酸、肠澼痢也，便血同樗皮用。然苦多酸少，虽涩肠，而泄气。若气虚及嗽痢初起，喘因火冲者皆忌。从番舶来，番名诃黎勒，岭南亦有。六棱、黑色肉厚者良。生用，清金行气，煨熟，温胃固肠。

［批］敛肺涩肠。

乌药二四二

味辛温，入胃、膀胱二经。

辛温香窜，善行诸气。能疏胸腹邪逆胀痛、喘急、霍乱、反胃宿食气逆之患。治中风、中气气顺则风散、膀胱冷气攻冲、女人血气凝结辛温。凡七情郁结，气不流畅悉效。亦止小便频数能温膀胱，并疗猫犬百病磨汗灌之。按：气血虚而内热者勿用。

［批］调气。

乳香二四三

味辛温，入心经。箬①上烘油用。

去恶气，调气血，辛温通十二经络。能去风舒筋筋不伸者，

---

① 箬（ruò若）：竹名。

敷药加用，**解诸疮之毒**，**活血调气**，**托里护心**香彻疮孔，能使毒气外出，不致内攻，**恶痢腹痛**活血。亦治癫狂方载本门。**诸疮痛痒，皆属心火，乳香生血主心，托毒外宣，大有奇功**。但辛香走窜气血，疮已溃者勿服，脓血多者勿敷。出诸番，明亮者良市人多以枫香伪之。性粘难研，用钵①坐热水中研之，或用灯心同研。

［批］活血解毒。

没药二四四

味辛苦微寒，入肝经。制法同乳香。

苦能泄，辛能散，寒除热。**散血平肝**，**破结气**，**通滞血**，**消肿解毒**，**定痛生肌**。治一切恶疮、金伤跌折血滞则气壅，发为肿痛，金跌亦有瘀血，没药能行血，则气畅而痛自止、目赤晕翳肝经血热，**破癥堕胎**。按：乳香活血，没药散血，故二者相需为用。凡身痛不由血瘀而因血虚，产后恶露去多，腹内虚痛，疮毒已溃，皆禁用之出南番，色赤类琥珀者良。治同乳香。

［批］散瘀解毒。

枫脂香二四五

即白胶香。味辛苦，入肝经。

活血解毒，外科敷贴要药。治一切痈疽恶疮、瘾疹风瘙，齿痛、金疮或煎洗，或末掺，俱效。色白微黄，能乱乳香，功颇相近。

［批］调血解毒。

大枫子二四六

味辛苦，性热，有毒。

---

① 钵（bō 播）：洗涤或盛放东西的陶制器具。

辛能散风，苦能燥湿杀虫，热能通行经络。世人用以治大风、厉疾及疥癣、癞毒诸疮，悉此意耳。但不宜多服常饵性热而燥，伤血损阴。用之外治，其解毒杀虫之功最验。出南番，子中仁白色，久则油黄无用或入丸药，压去油用。

[批] 外用治疮。

没石子二四七

味苦温，入肺、肾二经。

禀春生之气，兼秋收之性，生精安神。治梦遗精滑、阳虚乏嗣、腹冷虚痢。擦牙固齿补肾固气，外收阴汗，可染髭须合他药用。出诸番，颗小纹细者佳，炒研用，虫食者去之。忌铜铁。

[批] 涩精。

芜荑二四八

味辛苦温，入肺、胃经。

辛散满，苦杀虫，温燥湿化食虫因湿而生，食因寒而滞。治心腹冷积、癥痛、鳖瘕嗜酒人，血入酒为酒鳖。多气人，血入气为气鳖。虚劳人，败血杂痰为血鳖。如虫之行，或上侵人咽，下蚀人肛，或隐胁背胸腹，惟用芜荑炒，兼暖胃理气益血之药乃可杀之。杀三虫，去寸白，除疳积，幼科取为要药，寒痢收为上品同诃子、肉蔻用。疗胃有虫、食即作痛和面炒黄为末，米饮下。然多服损胃。陈久气膻者良，经火煅过用。

[批] 消积杀虫。

木鳖子二四九

味苦甘大寒，有大毒。

散血热，除疮毒。治痈疽、乳肿、痔漏、一切无名肿痛用醋磨频敷，及喉痹毒肿磨醋噙漱，引痰吐出，不可咽下。但宜外用，不可内服。试看毒狗者，能使毙于顷刻，人之肠胃，安能受此毒乎。

番木鳖 大寒大毒，功用与木鳖同。形较小，而毒性更甚。

[批] 外治疮毒。

巴豆二五十

味辛热，有大毒，入肺、脾、胃、大小肠五经。畏大黄、黄连、冷水。去心膜，火焙研细，去油用。

性刚气烈，无处不到，能攻脏腑一切沉寒有形积聚与大黄同为攻下，但大黄性寒，走血分，腑病多热者宜之。巴豆性热，走气分，脏病多寒者宜之。破痰癖、血瘕，通秘结，消宿食，下活胎，烂死胎，诚有荡涤殆尽之能。然滞塞虽开，真阴随损。以少许着肌肤，须臾起泡，况肠胃柔薄之质，能不溃烂乎！万不得已，亦须炒熟，或醋煮，或烧用，研去油名巴豆霜，入少许，不得多用有二种，紧小者为雌，有三棱及两头尖者又名刚子，为雄，性更峻耳。用之得宜，皆有功力。若中毒而泻不已者，服凉水即止。

[批] 大热大泻。

五倍子二五一

味酸涩，微寒，入肺、胃二经。

酸能敛肺，寒能降火，止上下之血，收阴阳之汗。疗肺虚久嗽、肠滑久泻酸涩，生津化痰火降，痔漏脱肛、脓水湿疮、子肠坠下、眼目赤肿俱煎水洗。治齿宣疳、面鼻疳疮苦以杀虫，敛疮口，解消渴寒以散热。按：性主收敛，嗽由外感、泻非虚脱者禁用。

[批] 敛收虚散。

百药煎二五二

即五倍子酿造者。味酸涩，微甘。

其功与五倍子同，但经酿造而成，其味稍纯。能清痰解渴止嗽。凡耗散诸病，俱能收敛。作丸噙化尤佳。及治下焦滑泄，亦更优也。

［批］收敛耗散。

沉香二五三

味辛温，入脾、胃、肝、肾四经。

诸木皆浮，而沉香独沉，故能下气亦能上升，而诸气悉调辛也。抑阴助阳，补益相火温也。治转筋霍乱、喘急胀满、气淋癥癖调气之力。疗呕逆、翻胃、噤口泻痢、冷痰寒涎芳香气温，能补脾胃，诸证自痊。消水肿，除麻痹脾旺燥湿，驱恶气香以隔之，则脾胃安，平怒气怒则气上，辛温下降。按：沉香行气而不伤气，温中而不助火，但非命门火衰，不宜多用，气虚下陷者，一概禁止色黑沉水者佳，香甜者性纯，辛辣者性热。入汤剂磨汁用，入丸散咀片，纸包置怀中，待燥，碾之，忌火。鹧舌斑者名黄沉，牛角黑者名角沉，咀之软、削之卷者名黄蜡沉，难得。浮者名栈香，半沉者名煎香，若鸡骨香，心空，俱不堪用。

［批］调气补阳。

檀香二五四

味辛温，入肺、胃二经。

调上焦滞气在胸膈咽嗌之间，大有奇功。引胃气上升，进饮食，止腹痛，疗噎膈，除毒肿醋磨汁涂。以上皆辛温之效，辟秽气，逐鬼魅诸香多助淫火，檀香不然，故释氏焚之。又治面生黑子，每晚以热水洗拭，磨汁涂之甚良。但香能调气，亦能散气，若气虚及阴虚火盛者，疮毒溃后脓多者，俱忌之。

［批］理气。

降真香二五五

味辛温，入血分。色红者良。

和荣气，辟一切恶气不祥，焚之能降设真辟天行时气、宅舍怪异，小儿佩之，可避诸邪。疗肝伤吐血折伤金疮，止血定痛，生肌灭瘢凡血出不止，为末掩之，即愈。自番舶来者色红，甜而不辣为良，若色深紫者不佳沉香色黑，故走北方而理肾。檀香色黄，故走中央而理脾。降真香色红，故走南方而理血，用宜分别，妄用无益，且有害也。

［批］辟恶止血生肌。

冰片二五六

又名龙脑香。味辛苦，微温，先入肺，传于心、脾二经。

气雄力锐，善走能散，通诸窍，散郁火。治风在骨髓若风在血脉肌肉，妄用之，反引入骨，不得出也、肢节疼痛、惊痫痰迷消风化湿，驱逐鬼邪芳香，目赤肤翳乳调频点，取其拔出火邪，火郁发之，从治法也。世人不知大辛、大热，误以为凉，而常用之，遂致积热害目，故云眼不点不瞎者此也、喉痹舌出为末治之，善于散火、小儿风热急惊、痘疮黑陷用一二厘，以猪心血或猪尾血作引，紫草汤调服，化鼻瘜点之，除恶疮、下疳、痔漏疼痛末药中用之、妇人气逆产难研末，新汲水调服，立下。至于脾虚慢惊、肝肾两虚之目疾，俱属忌用出南番，云是老杉脂，白而作梅花片者良。以杉木炭收之，则不耗。今人以樟脑升打乱之。

［批］通窍散火。

樟脑二五七

味辛微苦。

善通关窍，破滞气性热，除湿，辟中恶邪气芳香。治疥癣，杀虫除蠹^{书虫}，烧烟熏衣筐、席簟，断蛀虫、蚤虱，疗腋臭^{同枯}矾研匀擦之妙，以樟木切片，浸水煎成，升打得法，可乱冰片。

［批］通窍杀虫。

苏合香油二五八

味甘，性温。

捷于走窜，通窍、开郁，辟一切邪恶不正之气。杀鬼魅，亦通神明，可除梦魇。出天竺国，合众香之汁煎成，以筋挑丝不断者真。

［批］通窍辟邪。

大腹皮二五九

即茯毛。味苦微温，入脾、胃二经。

开心腹气胀，逐皮肤水肿，通大小便，理脚气胎气^{气虚者忌}用，佐调补药用之，亦可成功。子似槟榔，腹大形扁^{故与槟榔同}功，但破气之力为少缓耳，鸩鸟多集树上，恐遗涎有毒，宜以大豆汁多洗，火焙用，去外黑皮及内粗硬者为妙。

［批］下气行水。

楮实二六十

味甘寒，入脾经。

主治水肿^{土旺克水}。益气力，充肌肤^{土坚之验}，强阴痿，助腰膝^{脾实则能生精，而灌注于肾之功也}，补虚劳，明眼目，悦颜色^{脾健则五脏皆实也}。久服轻身延年，平补之品也。脾胃虚寒泄泻者勿用^{李时珍曰：《别录》《大明》皆云补益，而《修真秘书》又云久服令人骨痿，《济生秘览》治骨哽用之煎汤，岂非软骨之征乎？}大约同补药用或者有功。取子，浸去浮者，酒蒸用。皮善行水，治水肿气满。

[批]平补脾胃。

茶茗二六一

细者名茶，粗者曰茗。味甘苦微寒，入心、脾、肺、胃四经。

禀天地清肃之气，除垢，涤秽，降热，消食。去痰止渴，清利头目热下降则上自清，醒昏睡清神，解烧炙热毒苦寒，利大小便火下，止赤白痢同姜连煎，敷汤火伤香油调末，消脂瘠体最能去油，坏胃减食。虽能释滞消壅，却损多益少，若空心多饮，直伐肾经，且败脾胃，虚寒者慎之。

[批]泻热清胃。

血竭二六二

一名麒麟竭。味甘咸平，有小毒，入心、肝二经血分。

甘主补，咸主消，去瘀生新，为和血之妙品。治内伤血积、跌扑金伤皆有瘀血，止痛生肌，善结疮口。妇人血气凝滞作痛俱可为末酒服。然性急，能引脓，不可多用。凡血病无瘀积者不必用血竭单入血分，乳香、没药兼入气分，皆木脂也。出南番，磨之透指甲，烧灰不变色者佳，用之须另研，若同他药研，化为飞尘。

[批]和血敛疮。

金樱子二六三

味酸涩，入脾、肾二经。

固精秘气，善于收敛。治梦泄、遗精涩可治脱，和芡实为丸，及崩淋带浊、小水不禁涩肾。生津液，益骨髓，筋骨壮，魂魄安固肾之效。止泄泻、滑痢、吐血、衄血涩脾，补五脏，养血气脾肾两足，平咳嗽，定喘急土旺保金。此固阴养阴之佳品脾肾皆属阴，而人宜珍之也取半生者，有酸涩之性，若熟则纯甘。去刺核与内毛用。熬膏全失涩味。

［批］涩精固脾。

郁李仁二六四

味酸平，入脾、大肠二经。汤浸去皮研。

入脾经气分，性降，下气行水，破血润燥。治水肿癃急、大肠气滞不通。凡有燥结属实热者可用。然下后恐津液亏损，燥结愈坚，故为治标救急之药。若津液不足，而大便燥结者，慎勿轻用。

［批］润燥降气破血。

苏木二六五

味甘辛咸，微温，入心、肝、脾三经。忌铁。

三阴血分药也。少用则和血清血。多用则行血破血性同红花。治妇人月经不调，将行而止，或腹胀而痛，产后瘀血胀闷势危者宜多用，煮汁服之，或加乳香末，酒引。疗痈肿、血瘕、扑伤，排脓止痛活血之功。若治破伤风，宜为末酒服，立效。散表里风邪同防风用，血足风自灭也，解口噤风迷同乳香用。按：此去瘀生新之药，若无瘀血及血虚体弱者，勿用。

［批］行血解表。

辛夷二六六

味辛温，入肺、胃二经。去外皮毛，微炒用。

肺窍在鼻，胃脉环鼻上行，凡中气不足，清阳不升，则头痛鼻塞，九窍不利，辛夷能助胃中清气，上达高巅，故诸证悉愈。除头风、脑痛、眩冒、面肿、鼻塞、鼻渊、目昏、齿痛皆风热之患。疗鼻疮，及痘后鼻烂为末，加麝少许，以葱白蘸药频点良。按：辛香走窜，体虚者、鼻塞属外感者、头痛属血虚火炽者悉忌之。

［批］散上焦内生风热。

蕤仁二六七

味甘温，微寒，入肝经。汤浸去皮尖，水煮过，研膏。

治目疾有专功。消风散热，益水生光。凡目赤肿痛，眦①烂泪出，化胬肉，退翳膜，俱效肝为风木之脏，开敫②于目。风热乘肝，则血虚而目病。此药温能散风，寒能除热，甘能补血，肝气和则目疾瘳矣。并破心下结痰、腹中痞气痰痞皆属热邪，可以并治。按：目不因风热而因于虚者勿用丛生有刺，实如五味，圆扁有纹、紫赤可食。

［批］补肝明目。

桑寄生二六八

味苦甘，入肝经。忌火。

苦坚肾，助筋骨，固齿，长发齿者骨之余，发者血之余。甘益血，主崩漏，下乳，安胎三者皆由血虚。利关节，疗痹痛苦以燥湿，及产后血热诸疾。他树寄生不堪用，惟桑上者良。

桑椹　入肾补水，益血除热。晒干蜜丸，安魂镇神，聪耳明目。取熟者绞汁熬膏，入蜜炼稠，点汤和酒并妙。入烧酒，经年愈佳。

桑叶　采经霜者，煎汤洗目，去风泪每年九月二十三日洗之，到老目明如幼。洗手足，去风痹。为末服，止盗汗。

［批］补筋骨散风湿。

---

① 眦（zì自）：通称眼角。
② 敫：疑为"窍"之误。

杉木二六九

味辛，气温。

去恶气，散风毒。治脚气肿满、心腹胀痛，洗漆疮。

［批］散肿胀。

芙蓉花二七十

味辛平，入肺、肝二经。

性滑涎粘，清肺凉血，散热止痛，消肿排脓，治一切痈疽肿毒有功用花或叶或或根，生捣敷，或干研末，蜜调涂四围，中间留头，干则频换。凡毒初起即消，成者即脓出，溃者即易敛。或加赤小豆末，或苍耳烧存性为末，加入尤妙。

［批］凉血解毒。

海桐皮二七一

味苦平，入脾、胃二经。

祛风去湿，能行经络。治风蹶顽痹、腰膝疼痛风湿者可用、疥癣牙虫苦虽杀虫，须与他药同用。亦治目赤煎洗。出广南，皮白坚韧，作索不烂者真。按：上诸证，不由风湿者不用。

［批］去风湿。

樗根白皮二七二

即臭椿树根皮。去粗皮。味苦涩微寒，入血分。

治湿热为病、久痢滞气未尽者，勿得固涩、带漏崩中、肠风精滑、便数虚泄，有断下之功。

椿白皮即香椿树根皮。去粗，取白者为佳 治痔止血，与樗皮功同。只堪丸散，不入汤煎。但泄泻由脾虚、崩带由阴亏、及滞下积气未尽者，两种皆不可用。

［批］涩肠燥湿。

榆白皮二七三

味甘气平，入大小肠、膀胱三经。

性滑而下降，行经脉，利诸窍。除五淋，通二便，滑胎产或胎死腹中，服汁能下，下有形留滞之物。敷赤肿，疗不眠。有赤白二种，去粗皮，取白用。

［批］滑利下降。

秦皮二七四

味苦，入肝、胆、肾三经。

色青性涩，补肝脏而益肾。治目赤肿翳膜，煎汁频洗平肝除热。疗崩带下痢性寒而涩，痢初起者忌用，能益精有子涩而补肾，若只知治目，几失其良也。出西土，皮有白点渍水碧色者真。

［批］涩而补明目。

阿魏二七五

味辛温，入脾、胃二经。

杀诸虫，除邪气臭味殊常，破癥积，化蛊毒辛则能散，温则能行。按：人之血气，闻香则顺，臭则逆。人有痞积，不可轻用。当养胃气，胃气强，则积自消矣阿魏之真，以臭能止臭，置于铜器，其铜白如银。

［批］消积杀虫。

山茶花二七六

味甘辛，微寒。

色赤入血。治吐衄、肠风，并为末，入童便及酒调服。

［批］凉血。

木槿二七七

味苦气寒，入心、肺、脾、胃四经。

活血润燥，清热滑利之品。治肠风泻血湿热、痢后作渴余热在经，津液不足、夜卧少睡心经虚热。用根皮，炒焦。川产者治癣妙浸汁磨雄黄涂。即今之栽作篱者。

［批］泻热。

水杨柳二七八

味苦平。

生于涯涘之旁，得水土之气。治痘疮顶陷因气凝、血滞，或风寒外束。用叶或用枝，煎汤多浴。虚者只洗头面手足，浴时忌风，内服助气血之药。此方有燮理之妙，不得忽过。

［批］宣行气血。

柞木枝二七九

味苦平。

能催生善开交骨，治黄疸苦以除湿。其木直，一叶一刺者是。

［批］下行利窍。

石南叶二八十

又名石南藤。味苦辛，入肝、肾二经。

辛散风，苦坚肾。补内伤阴衰，利筋骨，泽皮毛，健脚软补肾之功，治风淫湿痹辛苦。按：石南补阴祛风，不助相火，男妇可服。出关中者佳，炙用。

［批］去风补肾。

紫荆木皮二八一

味苦气寒，入肝经血分。

寒胜热，苦泄结，紫入荣。能活血破血，消肿毒用为末，酒调箍住，自然撮小而散，并五淋，皆当服之。

[批] 活血。

谷　部

粳米 二八二

粳，硬也。味甘凉，入胃经。

得天地中和之气，和胃补脾。除烦清热 仲景白虎等汤用之，以清热而补不足，滋五脏，生气血。外而肌肉，内而精髓，无不赖是充足者也。《经》曰：安谷则昌，绝谷则亡，职是之谓欤？

陈年米　味更冲淡，尤易消化，善调脾胃，止泻痢烦渴，健脾进食，更除胃热。

谷芽　化食，与麦芽同，而温中更良。

[批] 甘淡养生。

糯米 二八三

糯者，懦也。味甘气温，入脾、肝二经。

禀土中之阳气，补脾肺之虚寒。坚大便，缩小便 脾肺足也，发痘疮 解毒化脓，或便泄五六日不起发灌浆，用以煮粥最宜。但性粘滞，病人及小儿忌之 糯米熬饧即饴糖，润肺和脾，化痰止嗽。仲景建中汤用之，取其补脾缓中。多食糯米，昏五脏，令人贪睡。

[批] 温补脾肺。

麦芽 二八四

味甘咸温，入胃经。炒黄用。

善于化食，除胀，散结，消痰，破癥 咸能软坚，补脾宽肠，和中行气，通乳下胎 同蜜服，下胎神验。妇人丧子胀，用二两炒服之即消，其破气散血如此。虚人慎用。按：人若无积，即消肾气，不得单用久用。

［批］开胃消积。

神曲二八五

味甘辛温，入胃经。研细炒黄。陈者良。

健脾暖胃，消宿食，心腹胀痛，逐痰积，破癥瘕性专消导，除霍乱调中，泻痢性涩，化小儿腹坚因积、妇人产后欲回乳者炒研，酒服二钱，日二次即止。制神曲法：五月五日或六月六日，用白面百斤，以象百虎。苍耳汁三斤，以象勾陈。野蓼汁四斤，以象腾蛇。青蒿汁三斤，以象青龙。杏仁去皮尖，捣烂四斤及北方河水，以象元武。赤小豆煮烂三斤，以象朱雀。六味合匀，再加豨莶汁尤妙，作饼，如造酱法，待生黄衣，晒干收之。古用酒曲，如此更加消痰利水、暖胃下气之药，得效较神。按：脾阴虚、胃火盛者勿用。能坠胎孕。

［批］化痰消食。

红曲二八六

味甘气温，入肝、脾、胃三经。

性温色赤，入荣而化血。燥胃消食，活血和伤。治赤白下痢、跌打损伤、产后恶露作痛以赤色治血，同气相求。消食健脾与神曲同功，而活血治痢，有独长也。

［批］治血消食。

酒二八七

味苦甘辛热，有毒，入肺、胃二经。

酒者水谷之精，其性烈，其气悍，无所不至，畅和诸经，善助药力以之制药，取其行捷。病在四肢筋骨，使能横行。少饮，和血益气，壮神御寒，辟邪逐秽，遣兴消愁。过饮则伤神耗血，损胃烁金，发怒纵欲，生湿热痰嗽，且成痰膈，助火乱兴，诸病萌焉脾因火而困倦，胃因火而呕吐，心因火而昏狂，肝因火而善怒，胆因火而忘惧，肾因火而精枯，以致吐血、消渴、劳伤、痈疽、失明，甚则减寿夭丧，为乱无穷，可不戒哉。**醇而陈者良。**畏葛花、赤豆花、绿豆粉、咸卤得咸则解，水制火也。**烧酒虽能燥湿散寒，而耗精燥血，损人尤甚。**

［批］少饮补益。

醋二八九

一名苦酒。味酸，入肝经。

酸能敛，又能散。下气消食。治产后血晕以火淬醋，使多闻其气、**肠滑、泻痢，散坚积痈肿**外科敷药多用之，取其敛壅热，**散瘀解毒、胃脘血气作痛**磨木香服、**口舌生疮**含漱，**伤损积血**和面涂能散瘀，**开胃气令人嗜食，杀鱼肉菜蕈诸虫毒。多食伤筋**收缩太过、**软齿**齿属肾，酸属肝，木气强，水气弱故也。**按：醋酸敛多散少，助肝贼脾。倘风寒外感及脾病者，俱忌之。米造陈久者良。**

［批］敛气血消痈肿。

小麦二九十

味甘，微寒，入心经。

养心除烦，止唾血，利小便。

面甘温 助五脏，厚肠胃。**然性热动风。**

浮小麦即水淘浮起者，味咸气凉 **止虚汗、盗汗、劳热骨蒸**汗为心液，麦为心谷，麦之凉在皮，故面去皮即热，浮麦无肉，故能凉心。麦麸同功。

麦麸 之功凉。外治能散血止痛，凡折伤湿痹脚气醋拌蒸熨之，**疗疮疡痘疮溃烂**用麸装褥，卧之性凉而软，诚妙法也。

［批］养心止血。

荞麦二九一

味甘寒，入胃经。

补精力，实肠胃。治腹内历久沉积。不宜久食。

［批］补胃实肠。

粟二九二

味甘咸微寒，入肾经。

养肾益气。治胃热消渴、反胃吐食用粟米粉，水丸梧子大，煮七枚，纳醋中，细吞之。

［批］补肾开胃。

罂粟壳二九三

味酸涩，入肺、肾、大肠三经。水洗去蒂，醋炒透。

性涩，敛肺固肠。治虚嗽久泻、遗精脱肛、筋骨诸痛涩精固气，能入肾，故治骨病尤宜。按：风寒作嗽、泻痢初起者勿用。

［批］涩肠敛肺固肾。

黑豆二九四

味甘平，入肾经。

色黑属水，肾之谷也，补肾以镇心。活血炒熟酒淋服，下产后余血，散风沃豆酒亦治产后中风危笃，明目，散热肾水足而目明火退，解毒捣涂，消肿古治水肿每单用，或加他药，可稀痘疮煮食。紧小者良每晨用盐水吞或盐水煮食，补肾。凡小儿未满十岁者，炒豆与猪肉同食，壅气致死，十有八九。忌厚朴犯之动气。

白豆　补脏暖胃，益气和中。磨作豆腐，和脾胃，去胃火，清热散血。但性寒，脾胃虚者忌食。若痘疮不起，用此，极攻脓解毒。如无药者，煮食极妙。

黄豆壳　烧为末，善掺豆烂。

［批］平补肾经。

赤小豆二九五

味甘酸平，入心、小肠二经。

色赤属火，心之药也。其性下行，入阴分，通小肠。治有形之病，消瘕散肿。凡一切痈疽疮疡，虽溃烂几绝，为末敷之立效性极粘，入苎根末则易揭。治泻痢、脚气用袋盛，朝夕踏之，行水消肿同鲤鱼煮汁服，通乳下胎性下降，止渴清热小便清也。按：渗津液，久服令人枯瘦，以其行降太过也。

［批］行水散血。

绿豆二九六

味甘寒，入肝、胃二经。

通行十二经，性属水，通肝经为重，而解毒之功过于赤豆一切草木、金石、牛马、砒霜毒皆治之。清火清痰，烦热，消渴，吐逆属胃火者，上下血热妄行，湿热泄痢，肿胀，利水其凉在皮，宜连皮用。以上皆甘寒清热之功。疗痈肿痘烂用粉扑之、汤火伤、扑跌伤绿豆粉炒紫色，井水调，厚敷纸贴，杉木扎定，其效如神。用囊作枕，明耳目，治头痛头风。按：胃寒者不宜食。

［批］清热解毒。

白扁豆二九七

味甘气温，入脾、胃二经。生用清暑养胃，炒用健脾止泻。

通利三焦，升清除浊。专治中宫之病，调胃暖脾，消暑除湿土强湿去，正气自旺。治霍乱、吐泻、痢疾湿热，带下脾湿、血崩脾不统血，同紫花焙干为末，米饮调服三钱，其血顿止。子圆白者入药，去皮用，多食壅气。

［批］补脾除湿消暑。

淡豆豉二九八

味甘苦寒，入肺、脾二经。

苦泻肺，寒胜热。豆性平，既经蒸罨①音庵，入声，故能升能散。治伤寒寒热头痛，发汗解肌葱引，呕逆、烦闷宜吐，同栀子能吐虚烦，祛风酒煎，疗痢同薤服，止血佐蒜，又能收汗炒熟煎服，去瘴气，安胎孕。但伤寒直中三阴，与传于阴经者勿用。热结胸烦闷，宜下不宜汗者忌之。造法：于六月间，用黑豆，水浸一宿，蒸熟，摊匀，蒿覆，候上黄衣，取晒，水拌干湿得中，安瓮中，筑紧，桑叶厚盖，泥固七日，取晒，又水拌入瓮，如此者七次，再蒸晒干，坛取用。

［批］解表除烦。

刀豆二九九

味甘，气平。

温中止呃煅存性服，胜于柿蒂。

［批］温中。

脂麻三百

一名巨胜子。味甘气平，入肝、脾、肾三经。

不寒不热，益脾胃，补肝肾之佳品也。润五脏，益气力，填骨髓，坚筋骨，明耳目肝肾足也，利二便性润，逐风湿入肝益血，血活风散，泽肌肤血足，治头疮小儿头疮，生嚼敷之。久服轻身延年，但令人肠滑，须以白术佐之。

麻油 滑胎血枯难下者，用麻油五钱，蜂蜜一两，煎数十沸服之。磨疮肿，生秃发，熬膏用之凉血解毒。皮肉俱黑者良，栗色

---

① 罨（ǎn庵）：覆盖。

者名鳘虱胡麻，更佳。九蒸九晒用。

［批］补肝肾。

火麻仁三百一

味甘平，入脾、胃二经。

益血补阴，补脾润燥。治大肠风热、结涩便难。催生逆横易顺，下乳，利水，破积血皆性滑下行之效，并疗汗多便燥汗多则津枯。多食损血、滑精、痿阳，妇人发带疾，以其走而不守也。即作布之麻之子也，极难去壳，帛包置沸汤内，待冷，悬井中一夜，晒干，新瓦上挼①去壳，捣用。畏茯苓、白薇、牡蛎。

［批］润燥滑肠。

果　　部

陈皮三百二

味苦辛温，入肺、脾二经。

辛散苦泄，温能通行。统治百病，由于理气燥湿之功气顺湿除，百病不生。调中快膈，导滞消痰同枳壳用，利其气而痰自下，利水破癥气行，止嗽利肺，除呕，霍乱泄泻脾湿气逆。凡补泻升降等药，俱能佐助成功。多服损元气。留白补中，去白消痰白反生痰。

核　治疝气酒调末五钱服。

叶　散乳痈二者皆行肝气，消肿散毒，腰背冷痛，橘核炒，酒服良。

广产陈久者良。去白，名橘红，除寒发表皮能及皮。治痰

---

① 挼（ruó 捼）：指揉搓。

咳，童便浸炒。治痰积，姜汁炒。治下焦，盐水炒。核炒，去皮用。

［批］理气燥湿。

青皮三百三

味苦辛微酸，入肝、胆二经。

苦泄辛散，性复克削，破坚癖结积。治左胁肝经积气胀痛<small>柴胡疏上焦肝气，青皮平下焦肝气。同枳壳、肉桂、川芎用</small>，泻肺<small>泻肺即泻气</small>，破滞，除痰消痞<small>辛散</small>，下饮食，截疟疾<small>入肝散邪，入脾除痰，疟家必用</small>。然性峻削，大损元气，即肝为东方生气，岂可轻伐，用者慎之！

［批］泻肝破气。

桃仁三百四

味苦微甘，入心包、肝二经。

血者阴也，周流一身，一有凝滞，为病不少。桃仁苦以去滞，甘以生新，治诸经之瘀血、经闭、血膈、血瘕，热入血室<small>冲脉而谵语</small>，血燥大肠而闭结，及蓄血发热如狂、血痞血痢<small>味苦能散</small>，疗扑伤有瘀血，杀虫<small>苦辛</small>，血热肤痒<small>润也</small>，辟邪杀鬼<small>桃为五木之精</small>。若血不足，及经枯血闭者，禁用。行血连皮尖生用，润燥去皮尖炒用。双仁有毒，勿用。

桃花　带露采取阴干，杀鬼疰，疗风①狂，下大肠粪干胀痛。用桃花湿者一两，和面二两，作饼蒸熟，空心食之，自腹鸣而下恶物也。

叶　能发汗<small>凡伤寒风痹，发汗不出，以火煅地，用水洒之，铺桃叶三寸厚，席卧温覆，自大汗出而瘥</small>。

---

① 风：疑为"疯"之误。

枝　煎汤浴，不染时疫。凡中邪癫狂，最畏桃条鞭打。

[批] 破血润燥。

杏仁三百五

味苦甘温，入肺、大肠二经。

性润利而下行，味苦温而散滞。温能解肌，苦能泄热，除风散寒同麻黄用，发表解邪。治头痛咳嗽、上气喘急、瘟病脚气味辛入肺，疗胸腹气满胀痛，消痰下气，除惊痫烦热、大肠气秘干结味苦性降。去皮尖，消痰润肺，连皮尖，发散表邪。元气虚陷者勿用，恐沉降太泄。

[批] 发表润燥。

木瓜三百六

味酸温，入脾、胃、肝三经。忌铁，去穰。

禀东方之酸，故多入肝治筋。筋急能舒温能通行，筋缓能利酸能收敛，并行而不悖也。理霍乱暑湿伤脾，阳不升，阴不降，则挥霍撩乱，上吐下泻，甚则肝木乘脾而筋为之转也。此时，呼木瓜名，泻①"木瓜"字于患处则愈，可见神于治筋者也、暑泄去湿和胃、消渴酸能生津、脚气湿痹故曰理筋骨之湿者莫如木瓜。合筋骨之离者莫如杜仲。按：木瓜气脱能固，气滞能和，平胃滋脾，益肺去湿有功之品。但多食损齿伤骨，病癃闭酸收太甚，世用治水肿腹胀，误矣。

[批] 和脾舒筋。

山楂三百七

味酸平，入脾、胃二经。

---

① 泻：疑为"写"之误。

健脾行气，消肉积聚与神曲消谷食者不同。凡煮老鸡硬肉，投数枚则易烂，其化肉积可知。**治儿枕作痛**产后恶露未净，留腹作痛名儿枕痛。煎就，少加砂糖服，效，**行结气，散宿血**以酸入肝，去其肝脏之血滞也，**理痘疹毒**由血热气滞，借酸味入肝，熔化其血毒为脓水也，**治疝佐茴香，化痰补脾。核可催生，汁洗漆疮。按：胃中无积及脾虚恶食者，忌服**去核用肉。

［批］消肉积化宿血。

乌梅三百八

味酸涩，气温平，入肺、脾二经。

脾肺血分之果也。治肺虚久嗽初嗽忌用，**生津止渴**酸也，**止泻痢**初起勿塞、**便血、崩淋、遗精、梦泄**酸涩，**截疟**方载疟门，**安蛔厥**蛔畏酸，**蚀恶肉**疮愈后，有肉突起，乌梅烧敷二日愈，神方也。

白梅 功用略同乌梅，**治痰厥牙紧**取肉擦牙龈，即开，**捣敷乳痈。**

青梅 熏为乌梅，盐渍为白梅。《经》云：筋病无多食酸，及病当发散者，咸忌之。

［批］涩肠敛肺。

芡实三百九

味甘平，入脾、肾二经。

性涩气温菱花背日而寒，芡花向日而暖。**补肾固精，健脾去湿。治梦遗精滑**同金樱膏为丸，名水陆二仙丹、**带浊便数、腰膝酸痛。令耳目聪明，强志益神**肾足之验，**祛泄泻，嗜饮食**湿去脾健。**多服耐老。**或丸散，或煮食，入煎剂无力，但性缓，难收捷效。

［批］补脾涩精。

大枣三百十

味甘温，入脾、胃二经。

甘能补中，温能益气。后天生气，借此充溢，久服可轻身也。调荣卫气血，生津液，止泄泻补脾和胃，助血脉，安神志润养心脾，和百药甘也，悦颜色脾经血足。同生姜发脾胃升腾之气伤寒表药，凡补阳分药俱用之。经曰脾病宜食，又曰脾病无多食，毋乃相反邪？不知宜食者，以脾虚泄泻而言也，毋多食者，以脾实中满肿胀之类也。凡用药者，当因其虚实而变通之，乃获神功。按：枣虽补脾，然味过甘，中满者、小儿疳病者、痰热者、齿痛者齿肾余，土克水也，俱忌之。北产肥润者良，红枣差不及耳。

［批］补脾润肺。

莲子三一一

味甘平，入心、脾、肾三经。泡去皮心，炒研用。

禀清芳之气，冲和之味，补中养神，益气血，滋五脏，果中之仙品也。交水火而媾①心肾，君相之火自靖。治心虚梦遗、白浊、崩带涩精气，止泄泻久痢厚肠胃。多服轻身延年。但大便燥者勿食。

［批］补脾固精。

石莲子三一二

九月经霜后，坚黑如石，坠水入泥多年者佳。清心虚邪热遗于小肠，致病梦泄心与小肠相表里也，除烦，开胃，治噤口

---

① 媾（gòu够）：会合。

痢、淋浊诸证今市中石莲子，味大苦，产广中树上，不宜入药。

［批］清心邪热。

莲花须 三一三

味甘涩温，入心、肾二经。

清心益肾。治吐衄诸血清心火，止梦泄遗精固涩，黑须发肾足，除泻痢性涩。与莲子同功，而涩精独长。

［批］益肾固精。

藕 三一四

味甘寒，入血分。

凉血散瘀。治一切血热，九窍妄行血淋痛胀，用藕汁同发灰服二钱，止渴除烦，下产后血积产后忌生冷，惟藕不忌，为能去瘀也。煮熟益胃补心多孔象心，止泻能实大肠。久食令人心快而不怒益心之效。生藕汁和蜜服，肥腹脏，不生诸虫。澄粉更佳，安神益胃。

藕节　治吐衄诸血同地黄捣汁，入酒、童便，效更速。

莲房　即莲蓬。烧灰，止血甚捷。生用煎酒，催生下衣。

荷鼻　即蒂。安胎甚良。逐瘀血，留好血，并治血痢。

［批］生止血熟开胃。

荷叶 三一五

味苦平，入肝、胆二经。

色青形仰。助脾胃而升发阳气，能散瘀血，留好血。治吐衄、崩淋损伤、产瘀一切血症。固精安胎，止泻止渴，发痘疮倒靥①僵蚕等分为末，胡荽汤下，胜于人牙、龙脑，雷头毒风方载

---

① 靥（yǎn 眼）：黑色的痣。

头病，有清震汤。凡补脾药，或煎汤，或烧饭为丸。

　　[批] 暖胃散瘀。

龙眼三一六

味甘温平，入心、脾二经。

　　养心保血甘能益血，君主强矣。治怔忡健忘，安神长智，且甘能补脾，治思虑劳伤心脾脾得补则中气足而化源裕，五脏悉安矣，并疗肠风下血血不归脾。按：龙眼不寒不热，养肌肉，美容颜，久服轻身不老。人能用肉细嚼，待满口津生，和津汩汩咽下，此即服龙泉法也。劳症者于五更时、辰巳时、未甲时、临卧时，每日四次，每次用九枚作九口服，服时则气和心静，且漱津纳咽，是取坎制离之法。勤行一月，无有不愈，可胜服药千千矣。勿轻视之！

　　[批] 补心脾。

荔枝三一七

味甘酸气温，入肝、肾二经。

　　益血助荣甘温。止烦渴酸生津液，长智慧，美容颜血足。过食，助火生热生于南方，熟于夏月。

　　核　甘涩而温。长治癫疝卵肿煅研酒服，或加茴香、青皮，各炒为末、妇人血气痛煅研醋汤下，或加香附末，或盐汤、米汤下。

　　壳　发痘疮。

　　[批] 肉补血核治疝。

胡桃三一八

味甘平，入肺、肾二经。

　　性润而热。上利三焦之气，下补命门之火命门者，三焦之本源也。在两肾中间，脊骨第七节中一点小心，下通两肾，上通心肺，为生命之源，相火之主。**治虚寒喘嗽**温肺化痰、**腰脚虚痛**补肾、**心腹诸痛**、**诸疮肿毒**调中和荣。**服之令人肥健**过食脱眉，热极则生风也，**润肌肤，乌须发，固精气强阴起阳**。佐补骨脂，大补下焦而广嗣育胡桃属木，骨脂属火，有木火相生之妙。加以杜仲蜜丸，名青蛾丸，大补肾虚无嗣。**去皮，养血润燥，连皮敛肺涩精**男女交媾，皆禀此命火而结胎，火衰者，精滑易泄，所以不结。夜间，用酒连皮细嚼三枚，能补阳固肾。**按：肺家有痰、相火易炽者勿服。**

〔批〕补相火肉润皮涩。

榧子三一九

味苦平寒，入肺、胃二经。

苦寒能泻湿热，为肺家之果。除五痔去根，杀诸虫化水悉肺脏腑湿热之病，**亦壮筋骨，除咳嗽**泻肺热。榧子反绿豆，能杀人。炒食甘美，但经火则热，多食引火入肺，大肠受损。

〔批〕杀虫治痔。

石榴皮三二十

味酸涩温，入肝、脾、肾三经。

性酸而涩，有断下之功。止泻痢、下血煅，末服、**崩带、脱肛、漏精**虚滑可用，若兼他证，及服之太早，反有害也。**洗眼止泪，煎服下蛔。**

子　味甘酸，生津止渴，过食伤肺损齿。

〔批〕兜涩滑下。

柿三二一

味甘寒，入肺、脾二经。

甘能益血，寒能除热，虽种类不一，总之能清上焦火邪，兼有益脾之功。**止渴疗嗽润肺，消痰开胃**有人三世死于反胃，后得一方，用柿饼同干饭食之，不用水而愈。**治肠风、痔漏**肺清则大肠亦清。柿霜乃其精液，生津化痰，善清上焦心肺之热，故治劳嗽甚效，并解咽喉口舌疮痛。忌蟹同食。

　　柿蒂　止呃逆或单用，或加丁香、生姜，亦从治之法。但中寒者禁之。

　　［批］润肺宁嗽涩肠。

枇杷叶三二二

味苦平，入肺、胃二经。去毛宜净。治胃病，姜汁涂炙。治肺病，蜜水涂炙。

　　性凉而善下气，气下则火降痰消气有余便是火，火则生痰。**治热嗽、呕逆、口渴**火降痰顺，则咳、呕、渴皆瘥矣。**按：性降火，则肺清胃和而诸症自愈。若胃寒呕逆，及风寒咳嗽者，忌之。**

　　［批］泻肺热降气。

橄榄三二三

味酸涩甘，入胃经。

　　味先酸而后甘，肺胃之果也。**清咽喉，止消渴，厚肠胃，除泄泻**清肺补脾，**消酒伤，解鯸鲐**①**毒**即河豚鱼也。人误食肝与子，必迷闷，惟橄榄煮汁服，或用核研末，急流水调服，能解。凡鱼骨鲠喉，亦如此治。盖其木作檝②，拨着其鱼，鱼皆浮出，物之相畏如此。

　　［批］清肺补脾。

---

① 鯸鲐（hóutái 猴台）：河豚的别名。
② 檝（jí及）：船桨。

梨三二四

味甘酸寒，入心、肝、脾三经。

润肺消痰，降火除热，外可散风人知清热，不知散风之妙，内可涤烦。生用，清六腑之热，熟食，滋五脏之阴。解渴止嗽，润咽喉干燥，却心肺烦热，利二便，疗痰喘、中风失音捣汁频服。以上皆客热之患。切片，贴汤火伤。但产妇及脾虚泄泻者禁之，以其过于冷利也与莱菔收藏相间则不烂，或削梨蒂插莱菔上。捣汁熬膏亦良加姜汁、蜂蜜佳，清痰止嗽。

　　［批］泻火润燥。

甘蔗三二五

味甘平，入肺、胃二经。

甘寒泻火。捣汁入药，能和中助脾，止渴消痰，除心胸烦热、大便燥结、呕哕反胃蔗汁、姜汁和服、天行时热皆除热生津润燥之功。按：胃寒中满者勿用。忌用酒食。

　　［批］补脾润燥。

白沙糖三二六

一名石蜜。煎甘蔗汁为之，味甘气寒，入脾经。

补脾和中，消痰治嗽，缓肝润肺。多食损齿生虫。

黑沙糖乃蔗汁之清者，炼至紫黑色　功与白沙糖同，而润燥和血、消瘀化滞之功过之产妇用此冲汤，和酒服之，取其消瘀也。多食损齿消肌。

　　［批］补脾消痰。

白果三二七

味甘苦，入肺经。

熟食温肺益气色白属金，定痰哮，敛喘嗽，缩小便，止带浊。生食降痰，解酒，消毒，杀虫花夜开，人不得见，阴毒之果，食千枚者死。用者勿得过多，小儿更忌，发惊动痾。

［批］敛肺去痰。

荸荠三二八

一名乌芋。味甘微寒，入肝、胃二经。

益气安中，开胃消食补脾肺，除热生津，止消渴。治黄疸脾湿，疗下血甘以益气，解噎膈，能毁铜或单食，或同胡桃食，使铜即化，可见为消坚之物，故能开噎膈，消宿食也。然寒凉克削，孕妇忌之。

［批］补中泻热。

海松子三二九

味甘气温，入肺、胃二经。

温能助阳而通经，甘能补血而润燥。治骨节中风、因风头眩血足风灭、肺燥咳嗽松子一两，胡桃二两，炼蜜丸服，或研膏，食后沸汤点服、大便虚秘同柏子、麻子仁等分，溶白蜡和丸，黄芪汤下。散水气，润五脏，养肺温胃，乌须黑发。仙方饵食，以能轻身而延年也。

［批］润燥除风。

菜　部

生姜三三十

味辛热，入肺、胃二经。要热去皮，要冷留皮。

辛温，行阳分而祛寒。治伤寒头痛身疼、畏寒无汗生能发表、伤风鼻塞、咳嗽辛散肺邪。开胃下食，祛痰止呕，腹胀疟症悉除热可温中。疗痢疾热痢留皮，冷痢去皮，以茶等分煎服，救暴卒凡中风、中暑、中气、中恶、中毒等症，用姜汁和童便服，以姜汁开痰，童便降火也，辟雾露山岚瘴气早行含之。按：阴虚火盛、汗症、血症、心气耗散、火热腹痛，并切忌之。

姜皮　辛凉，和脾行水，治浮肿胀满以皮行皮，五皮散用之。

［批］散寒发表止呕开痰。

干姜三三一

味辛热，入脾、胃二经。

生用辛温，逐寒邪而发表，炮则辛苦大热干姜水浸，火炙焦黄色，除胃冷而守中辛则散，炮之稍苦，故止而不移，非若附子走而不守。去脏腑沉寒痼冷，逐风湿冷痹、阴寒诸毒，使阳生阴长。若阴盛隔阳，火不归元，及阳虚不能摄血，而为大吐、大衄、下血，宜炒黄留性用之，最为止血之要药。引以熟附甚者宜生用，入肾而祛寒湿，能回脉绝无阳仲景四逆、白通、姜附汤皆用之。疗寒嗽同五味、寒痞、反胃、滑痢。多用损阴，孕妇忌之辛热动血。服干姜必僭上，用大枣辅之，甘草缓之。

［批］固阳。

黑干姜三三二

干姜切片，炒红，以器闷息为炭，辛辣变为苦咸，专入血分。

辛热之性虽无，辛凉之性尚在。凡血虚发热，产后大热者宜之此非有余之热，乃阴虚生内热也，忌用表药凉药。黑姜引血药补血，去恶生新，有阳生阴长之意。且黑为水色，血不妄行，凡吐血痢血悉治之。血寒者可多用，血热者不过三四分为向导而已。

煨姜生姜去皮，湿纸包煨　治胃寒泄泻吞酸。

［批］入阴生血止血。

葱三三三

味辛平，入肺、胃二经，忌枣、蜜、犬雉肉。

辛能发散，出汗解肌，疏通骨节，以通上下阳气用白不用青，白冷而青热。治伤寒头痛身疼、时疾狂热、鼻塞声重散肺寒邪。除阴毒腹痛阴症厥逆，用葱白安脐上熨之，通大小便，疗下血、下痢葱煮粥食。以气通则血活、折伤出血火煨研封，止痛无瘢、乳痈、风痹、通乳、安胎孕妇伤寒，葱白一物，发汗而安胎，加生姜亦佳。合豆豉、阿胶，治胎动、霍乱转筋、奔豚、脚气。捣罨伤寒结胸，专攻喉痹，亦解诸毒。按：葱味辛，肺之药也，故解散之用居多。但多食神昏发落，虚气上冲，其走利之故欤。

［批］发表和里通阳活血。

大蒜三三四

味辛温有毒，入脾、肾二经。忌蜜。

开胃健脾，消谷化食。辟瘟疫，消痈肿捣烂，麻油调敷，化肉食用蒜醋则不闷。治中暑不醒捣和地浆温服、鼻衄不止捣贴足心，引热下行、关格不通捣纳肛中，能通幽门。捣贴脐，能达下焦，消水肿，利二便。切片烁艾，解一切痈疽恶疮肿核凡痈疽大毒，觅独头蒜切片贴毒上，以陈艾揉软，安蒜上灸之。痛则易之，不须烧至泡起伤肉，三壮易蒜，以百壮为率。来日又如是灸之。初灸坏肉不痛，到好肉方痛，则毒外出。初起即散，已成者易愈，否则内逼五脏而危矣。驱寒气寒痰，疗肠风同黄连丸、噫气同平胃散，除蛊毒，敷蛇虫沙虱溪毒甚良。按：性热气臭，凡虚热之人勿用，即宜用者亦勿过用。若久食，动火伤肺，损目耗血，谨之！

［批］辟邪解毒。

韭菜三三五

味辛气温，微酸，入肝经。

辛能散结，温能通行，兼有微酸，故入肝而主血，凡血之凝滞者，皆能行之，是血中行气药也。固精气，暖腰膝，止遗浊，除泻痢，进饮食皆温中兼补之力也，散一切瘀血，治吐衄血病捣汁童便和服、噎膈反胃凡瘀血停痰在胃脘，致反胃刺痛，宜韭汁、桔梗入药，开提气血。有肾气上攻致心痛者，宜韭汁和五苓散为丸，茴香汤下，和脏腑，除胃热，助肾补阳。但多食昏神昏目，慎之！

［批］补阳散瘀。

韭子三三六

味辛甘而温，入肝、肾、命门三经。

补精血，助相火，暖腰膝，治筋痿、遗尿、泄精、溺血、白带、白淫《经》曰：足厥阴病则遗尿。思想无穷，入房太甚，发为筋痿及为白淫。韭子同龙骨、桑螵蛸能治诸病，以其入厥阴补肝肾命门。命门者，藏精之腑也。蒸、暴、炒，研用。

［批］补肝肾命门。

薤三三七

味辛气温，入肺、大肠二经。

调中助阳，散血生肌。泄大肠气滞，治泄痢后重此气滞也，四逆散加薤以泄之。但后重亦有气虚、血虚、火热、风燥之不同、肺气喘急，安胎利产。叶似韭而中空，根如蒜，取白用。忌牛肉其叶光滑，露亦难伫①，故云薤露。

［批］调中理气。

莱菔三三八

即萝卜。味辛甘，入脾、肺经。

辛甘属土。生者升气，止消渴，制面毒，化豆腐积，治肺热咳嗽、下痢，止偏头风痛捣莱菔汁，仰卧注鼻。冬月以菜叶摊屋瓦上，任霜雪打压，春收煎汤，治痢最效。熟者降气，宽中化痰，散瘀消食，利大小便，肥健人温中补不足。但性下气耗血，多食则须发早白服地黄、何首乌者忌之，生姜能制其毒。

［批］行气化痰。

莱菔子三三九

味辛甘，入肺、脾二经。

辛入肺，甘走脾，长于利气。生能升，研末调服，善吐风痰，散风寒，宽胸膈。炒熟能降，定痰喘、咳嗽，调下痢、后重，止内痛皆利气之功，消宿食，解肿毒研醋调服。其性辛甚，治痰猛烈，虚弱人勿多用。

［批］生上吐熟下降。

白芥子三四十

味辛温，入肺经。

温中开胃，利气疏痰痰在胁下及皮里膜外者，非此不能行。治胸胁冷滞胀痛、喘急、咳嗽肺病、反胃酒调服，发汗解肌辛温利肺，治痈肿痛痰行则肿消，气行则痛止。醋调末，散痈肿。按：久

---

① 伫（zhù 注）：指停留。

嗽肺虚，阴虚火亢者禁用。煎汤不可过熟，熟则力减。茎叶动风，有疮疡便血者忌用。

芥菜子　豁痰利气，主治略同，而功不及耳。

［批］利气疏痰。

甜瓜蒂三四一

味苦寒，有小毒，入胃经。

阳明经药。能吐上焦实邪，如膈上之风热痰涎，宿食停饮，头目眩晕、湿气水肿，头痛、懊憹、癫痫、喉痹、黄疸、痞硬、胀满以上诸症，如系湿热实邪，一吐自愈。**按：瓜蒂苦寒，损胃伤血，上部无实邪者勿投。**

［批］涌吐上部实邪。

芸苔三四二

即油菜，味辛温。

散血消肿，捣敷乳痈丹毒其效如神。多食发疮。子与叶同功，治产难。

［批］散血消肿。

马齿苋三四三

味酸寒。

散血解毒，疮科尤善。拔疔，治痢捣汁合鸡子白服、丹毒、恶疮多年恶毒频敷即瘥，利肠，滑胎。忌与鳖同食。

［批］泻热散血。

冬瓜三四四

味甘寒，入脾经。

寒泻热，甘益脾。利二便，消水肿任吃最效，散热毒痈肿切片敷之。子补肝明目。

［批］泻热补脾。

西瓜三四五

味甘性寒，入脾、胃经。

熟者性温瓜性寒，曝之更寒。油性热，煎之则冷，物性之异也，**解夏中暑热毒**号天生白虎汤，**疗喉痹，利水，除烦，醒酒。但多食伤脾助湿**，秋成疟痢桃亦如是。

［批］解暑热。

丝瓜三四六

味甘冷，入诸经。

凉血解毒，除风化痰。治肠风、崩漏凉血、**诸疮、脑漏**用近根藤三尺，焙研，酒调服妙，**解痘毒**出不快者，烧存性，少入朱砂，蜜水调服，**滑肠，下乳。但胃寒者不相宜**。

［批］泻热凉血。

茄根三四七

散血消肿。治冻疮煮汁渍之，取牙齿以马尿浸三日，晒炒，为末，点之即落。茄子甘寒，**散血宽肠。多食动风、发病**。

［批］散血消肿。

胡荽三四八

味辛气温，入肺、胃二经。

内通心脾，外行腠理，辟一切不正之气芳香。**散风寒发热头痛，消谷食停滞**辛走表，温行脾，顺二便，**去目翳**用以塞鼻，**善发痘疹**凡痘疹出之不快，用胡荽一二两，切碎酒煎，除头面从项以下，遍身喷之，立出，却当避风。又可喷衣服床帐，悬挂房中，辟邪去秽。**但辛香发散，多食损神，发痼疾，气虚人忌之。反白术、丹皮**。子亦同功。

［批］发痘疹辟恶邪。

苦菜三四九

味苦气寒，入心、脾、肾三经。

苦寒，能退诸热，则阴自生，故肠澼热渴、恶疮、五脏邪热悉痊。久服安心益气，轻身不老。

［批］退诸热。

卷十八

金石水土部下卷

金箔三五十

味辛平，入心经。

能制木平肝，镇心辟邪。治癫狂惊悸，安魂魄，定风痫风属肝而畏金，与心为子母，故病同源一治，坠痰涎，降邪火。凡邪盛于上，宜清宜降者，皆所当用。若阳虚气陷，滑泄清寒者，俱当避之。生金有毒，磨屑服二三钱，即毙。即箔亦不可多服。畏锡、水银，遇铅则碎。银箔功用略同。

［批］镇心肝定惊悸。

铜绿三五一

味辛酸，入肝、胆二经。

色青入肝，专主东方之病。治风眼烂眩、疳疮、金伤。吐风痰，理血气妇人心痛，止血，杀虫皆肝胆之病、亦金胜木之义，去肤赤瘜肉、喉痹口疮、走马牙疳方在牙门。脚指缝中，流水痒痛，敷之即愈。用醋制铜，刮用。

［批］去风祛痰。

自然铜三五二

味辛平。

辛能散瘀滞之血，破积聚之气。治跌打折伤，接骨续筋，称为神药同当归、没药酒调服。宜细研水飞用，或以酒磨服。然性燥烈，火煅醋淬七次，或用甘草水研。不可多用专任。

［批］续筋骨。

铅三五三

味甘寒，入肾经。

体重性阴，为金丹之母丹灶家必用**。坠痰解毒，镇心安神，杀虫明目。**若脾胃虚寒、阳火不足者忌之。

［批］坠痰解毒。

黄丹三五四

以黑铅加硝黄、盐、矾炼成。味咸寒。

镇心安神，坠痰降火。内用治**惊痫癫狂，消积杀虫，止痢除疟。**外用**解热拔毒，去瘀长肉。**熬膏必用之药。**收阴汗，消狐臭。**

［批］镇心解毒。

铅粉三五五

一名官粉。黑铅煅炼，变为白者也。味辛，气寒。

性善杀虫，故去伏尸三虫、鳖瘕、疥癣、诸虫，疗恶疮、毒螫，更治小儿久痢成疳和鸡子白服，以粪黑为度。皆寒胜热之功也。

［批］杀虫。

雄黄三五六

味苦辛温，有毒，入肝经。

禀纯阳之气，能杀鬼邪，而除湿热之毒阳明虚，则邪易侵**。治恶疮、疽痔、疥虫诸症**湿热生虫**。此药燥湿杀虫，疮家要药、惊痫、暑伤、疟痢**雄黄为末，蒸饼为丸，甘草汤下七丸，日三服**、鼻中瘜肉**吹末。**孕佩转男**有孕一月者，用明雄黄三两，作香袋佩左边，日夜勿解，**化瘀血，辟蛇伤，散百节大风。**然石药与气血无情，凡荣卫亏损而成疳劳者勿服。赤似鸡冠，明彻不臭，重三两者良。生山阴者名雌黄，功用不及。劣者名熏黄，烧之则臭，只可熏疮疥、杀虫虱。

［批］杀虫解毒。

朱砂三五七

味甘寒，入心经。生者无毒，火煅者有大毒，杀人。畏咸水，忌一切血。水飞用。

色赤应离，为心经主药。治癫狂既补心血，又泻心经邪热，镇心治怔忡，定惊心血足，辟邪明目点眼药用之，解毒痘毒、胎毒，安胎解热。独用多用，令人呆闷。辰产、明如箭镞者良。

［批］镇心。

水银三五八

辛寒有大毒。

阴毒之性专杀诸虫。治疥癣癫疮同大枫子用。头疮不用，恐入经络，除虱堕胎死胎可下，永绝胎孕佐黄芩丸服。止可外用，不可内服。枣肉、人唾、麻油同研则碎。

［批］外用杀虫。

轻粉三五九

辛燥，有毒。

惟入外科。去风杀虫，追毒生肌。敷疳痹瘰疬，治疮癣疥癫，又消涎积、鼓胀、梅疮。直达病所，可以劫毒。然邪郁暂解，但恐毒气透于筋骨，追后毒发关窍，重者丧生，轻者废败，可不慎诸轻粉乃水银加盐矾升炼而成，其性燥烈，勿轻用！

［批］外用杀虫生肌。

银朱三六十

辛温有毒。

能疗疮癣恶毒，杀诸虫蚤虱。惟烧烟熏之，或以枣肉拌烟擦之，其效尤捷用银朱铺于草纸上，转筒燃之，上以湿碗覆之，空三分，烟垂于碗，可扫而收之。

［批］疗疮杀虫。

铁三六一

味辛平，入心、肝二经。

镇心平肝，定惊疗狂，诸药多忌之补肾药尤忌之。治打伤血凝骨节酒煎服，开耳聋外塞磁石，内以酒煎服。煅时砧上打落者，名铁落治癫，疗胸膈以及皮肤湿热。诸疮为患器物生衣者，名铁绣①，散疗疮神效疗由肝经风热，此能平肝，疥癣能痊油调涂之。

针砂　散瘿瘤醋调敷。乌须发。畏磁石、皂荚皂荚木作薪，则釜易裂。其能治诸症，大抵借金气以平肝，坠下解毒而已。

［批］镇心定惊。

古钱三六二

味辛气凉。

金毒火毒悉去。辛凉能散风热，走下焦阴分，破凝滞之气血，开壅塞之道路。治目赤翳障盐水浸用、妇人横生逆产道路不开，火煅醋淬、月经不来胞脉闭也、五淋作痛冲任热壅、跌扑损伤气血凝滞、心腹滞痛气血结聚。最古者良，多用则效。

［批］理气破血。

生赤铜三六三

味苦平，微毒。

---

① 绣：疑为"锈"之误。

平肝散风。治贼风反折用赤铜五斤烧红，淬酒数十遍服之，善接折骨凡六畜损骨，细研末，酒调灌，直入损处。六畜死后，取骨视之，犹有铜痕。昔崔务坠马折足，以铜末和酒服之，遂瘥。及亡后十年，改葬，视其胫骨折处，犹有铜束也。但打熟铜不堪用。

[批] 散风接骨。

蜜陀僧三六四

味咸辛，气平，有小毒。

以辛散咸软之性，为去湿热积滞之需。镇惊消痰，治痢疗痔，除汗瘢同硫黄、水粉、花椒、海螵蛸共研末，用生姜蘸擦，先以连翘四钱煎酒服，断根，愈肿毒，杀诸虫，鼻齇面黚，收阴汗，神治多骨疮疽此疽时出细骨，桐油调涂即愈。出银坑中，真者难得髓。今用者乃倾银炉底，多有硝铜之气，能烂诸物，不可服饵，只可外敷。

[批] 散肿毒。

硫黄三六五

味酸大热，有毒，入心、肾二经。

纯阳之精，大补命门真火，能救阳气暴绝，阴毒惟甚。久患寒泻，脾胃虚冷，命欲垂尽者用之，可以起死回生。治寒痹冷癖、小儿慢惊，暖精壮阳，杀虫疗疮，脚膝冷疼，鬼魅作祟，老人虚秘，妇人阴蚀。伤寒厥逆烦燥、腹痛脉伏者阴证似阳，以硫黄为末，艾汤调服二三钱，即可得睡，汗出而愈。按：硫黄性虽热，而疏利大肠，与燥涩者不同热药多秘，惟硫黄暖而能通。寒药多泻惟黄连肥肠而止泻。番舶者良难得。取色黄而坚者，以莱菔剜空，入硫合定，糠火煨熟，去其臭气，以紫背浮萍同煮，皂荚汤淘净用。又法：烧溶入冷水内，如是者三次。又法：入猪大肠，煮三时用。畏细辛、朴硝、血与铁与醋。适病而止，不可过服。

[批] 补阳杀虫。

白矾三六六

味酸涩，性寒，入肺、脾二经。

酸能收，寒胜热。善用，有大功效于人。其用有四：能吐风热痰涎，治癫痫痰迷心窍、黄疸其味酸苦，可以通泄。疗崩带、脱肛、肠风、阴挺阴肉挺出，肝经之火、牙缝出血，止狐腋臭气、脚汗、阴汗四者烧枯用。其性收涩、可固滑脱。除泻痢，敛浮肿、烂弦风眼其性燥，可治湿邪。散痈疽疔肿、鼻瘜喉痹、瘰疬恶疮疥癣及蛇虫蛊毒其性能解毒、定痛。或丸或散，或生或枯，皆效。多服损心伤骨。甘草为使。恶牡蛎、麻黄。生用解毒，煅用生肌。

[批] 燥湿收脱。

朴硝三六七

味辛咸酸寒，有毒，入胃、大肠二经。

辛能润燥，咸能软坚，苦能下泄，大寒能除热。荡涤三焦肠胃积聚，却天行瘟疫热痢、伤寒阳狂，下燥粪、留血停痰，消疮肿宿食悉实热之药，推陈致新，能除邪以复正也。善能下胎，孕妇忌之然妊娠伤寒，有当下者，兼用大黄而母子相安，《经》曰：有故无殒，自①无殒也。药自病当，又何患焉。朴硝即皮硝生于卤地，刮取煎炼，攻逐最烈，若无实热者勿服。

芒硝　因再煎炼，倾于盆内，在上结芒，其质稍轻。功用与朴硝同，但稍轻耳。能消五金八石，何虑积热诸坚，不为推荡消散也。化痰癖，通月经，下死胎，洗赤目，涤肠胃，止疼。

---

① 自：《素问·六元正纪大论》作"亦"。

若虚寒者误服，伤生如反掌。

[批] 泻热润燥软坚。

元明粉三六八

味辛微甘，性冷，入胃经。

降心火，祛胃热。平伤寒实邪狂燥，去胸膈脏腑宿滞。通大便秘结，消痈肿，去目障，止泻痢血热去则肿消而目明。泻痢用大黄、元明粉，盖宿垢不净，疾终不除，《经》所谓通因通用是也。老弱人用之，以代芒硝，诚微驱虚热之妙剂也。朴硝煎化，同莱菔煮，再以甘草煎后入罐火煅，以去其咸寒之性。阴中有阳，性稍和缓，可去热而不伤胃。若胃虚而无实热者禁用。俱忌苦参。芒硝之有牙者，为马牙硝。置风日中，消尽水气，轻白如粉，为风化硝大黄为使。

[批] 泻热润燥软坚。

石膏三六九

味辛甘寒，入肺、胃二经，兼入三焦。

辛能发汗，甘能缓脾益气，寒能清热，为去胃经实热之主药。治伤寒寒热无汗、头痛牙疼、大渴舌焦、便赤、日晡潮热、肌肉壮热阳明主肌肉、目痛脉交頞中、鼻干脉起于鼻、不得卧胃不和也，病传胃，宜用白虎汤。疗发斑色赤如锦、发疹隐见红点，皆胃热也。逐温暑热证，痰喘太阴火盛、阳狂热结，大呕吐血胃火、大便秘结肺胃热燥，不思食邪火、多食胃火。二者皆治。然能寒胃，若胃弱血虚，及病邪未入阳明者禁用热重生用，热轻煅用。味淡难出，若入煎剂，分量宜重。生煎数十沸，鸡子为使，忌巴豆与铁。

[批] 泻胃火。

滑石三七十

味甘淡，气寒，入肺、胃、大肠、膀胱四经。

利六腑之积滞，宣九窍之秘结，为荡热除湿之要剂。上开腠理而发表肺主皮毛，能除上中湿热，下走膀胱而利水能除中下湿热，热去则三焦宁而表里和，湿去则小肠之下口名阑门者，自清浊分而流通矣。治烦渴渗去湿热，则脾胃和而津液生、中暑、呕吐，泄泻、水肿，黄疸、脚气皆湿热也、淋闭普通石淋，热痢六一散，加红曲，治赤痢，加干姜治白痢，通乳、坠胎性滑，一切湿烂疮痛。无故多服，滑精败脾，戒之！

［批］利水渗湿泻热解肌。

赤石脂三七一

味酸辛甘温，入心、肾、大肠三经。煅，醋淬。

味涩能去脱，色赤能入血，甘温能补中。治崩漏、脱肛、泄痢、遗精，收疮长肉无故虚脱者可服，收湿收小儿脐中汁出赤肿，止血吐衄者血不归经，固下凡下后虚脱，赤石脂体重，直入下焦阴分，故为泄痢虚滑要药，催生下胞取体质之重，兼辛温而使恶血化也，下胎衣而不伤母。石脂固涩，初痢者忌用白入气分，畏大黄。

［批］涩收虚脱。

紫石英三七二

味辛甘温，入心、肝二经。畏扁豆、附子，恶黄连。火煅、醋淬、水飞用。

重以去怯，湿以润枯，补心以定惊悸，达下以安魂魄。女子血海虚寒，不孕者宜之冲为血海，任主胞胎。虚则风寒乘之，故不孕。紫石英辛温走二经，散风寒，镇下焦，为暖子宫要药。色淡紫，莹彻五稜者真。但系石类，只可暂用。

白石英　入肺与大肠气分。治咳逆上气、大肠泄泻、肺痈肺痿、吐脓吐血。制法同紫石英。

［批］镇心补肝。

炉甘石三七三

味甘辛温，入胃经。

辛温能散风热。消肿，止血，生肌，除目翳翳障、赤肿烂弦，一切目疾要药。产金银坑中，金银之苗也，轻松者良能点赤铜为黄，今之黄铜皆是。煅红，童便淬七次用。

［批］治目疾。

浮石三七四

一名海石。味咸气寒，入肺经。

咸润下，寒降火。色白体轻入肺，清水之上源肺金生水。止渴，止嗽，通淋肺火清也，化积块老痰，消瘿瘤结核咸能软坚。水沫日久结成，海中者味咸，更良。

［批］泻火化痰。

蓬砂三七五

味甘微咸微辛，入肺经。

色白入肺。除上焦热痰，治喉痹口齿诸病初觉喉中肿痛，含化咽津，则不成痹，退目翳努肉研末加片点之，疗噎膈、结核、骨哽皆辛散咸软之效。出西番，色白似矾此味甘，矾味酸。性能柔五金，则削克可知。虽生津止嗽，虚劳证勿用。

［批］治喉病目疾。

硇砂三七六

音铙。味咸苦辛热，有大毒。

化坚性烈，消金石，腐肠胃本草称其能化心为血，亦甚言不可多服耳。凡煮硬肉，投少许，即易烂，用之适宜，可消宿冷癥瘕，逐顽痰，烂死胎，去腐肉，生新肌，散目翳胬肉，除痣黶疣赘，故外科用为要药。肿毒可破口去血，溃痈可排脓收功。但宜外治，不宜服食。若中毒，多饮生绿豆汁二升可解出西戎，乃卤液结成。状如盐块，置冷湿处即化，白净者良。水飞过，醋煮，畏酸，忌羊血。

［批］去腐生新。

磁石三七七

味辛咸，入肾经。柴胡为使，恶丹皮，畏石脂。火煅、醋淬，水飞。

性禀中和诸石药皆有毒，无猛悍之气。补肾益精色黑味咸，镇心，除惊痫重镇怯，明耳目耳为肾窍，肾足则瞳人不散大，骨节劲，腰膝健俱主肾。误吞铁物服末。生于有铁之处，得金水之气，色黑能吸铁者真。其体重。若渍酒，优于丸散。

［批］补肾。

青礞石三七八

味辛咸，入肝经。火煅细研。

色青入肝，体重降下，为平肝镇惊、消散热痰之神药。治食癥腹痛、痰壅喘急痰见礞石即化为水。然实痰坚积，用礞石滚痰丸，乃其所宜，若久病痰多，必因脾虚，而亦服此，百无一生矣！坚黑中有白星点，用硝石与礞石等分打碎拌匀，入砂锅，煅至硝尽，石色如金为度。如无金星者，不入药。研末水飞用。

［批］泻实痰。

花蕊石三七九

味酸涩，气平，入肝经。

其功专于止血，化血为水酸以收之。治金伤出血，刮末敷之立止。疗妇人恶血血晕，下死胎，落胞衣恶血去，胞胎自落。并疗五内崩损，喷血出升斗者男以童便加酒，女以童便加醋，调末三五钱服。体坚色黄，中有淡白点外敷生用，内服煅研。

［批］止血。

代赭石三八十

味苦甘气寒，入肝、心包二经。

下气降火，专治二经血分之病，疗吐衄崩带、肠风痔漏悉血有邪热、月经不止、胎动产难凉血活血、小儿慢惊用末五分，东冬仁汤调服。煅红醋淬，水飞用。干姜为使，恶雄附。以上诸症，俱可为散或水、或酒、或童便酌量调服。

［批］养血凉血。

阳起石三八一

味咸气温，入右肾命门。

以咸温之性，补相火而壮元阳。治阴痿精乏、子宫虚冷、腰膝无力、血积癥瘕、崩中漏下多属火亏。出齐州阳起山，冬不积雪，其气之温暖可知。以云头雨脚、鹭鹚毛、色白滋润者良，真者难得。火煅、醋淬七次，研末，水飞用。桑螵蛸为使，恶泽泻、桂、雷丸，畏菟丝子，忌羊血。命火旺者忌用。

［批］补命门。

禹余粮三八二

甘味平性涩，入胃、大肠二经。

二经血分重剂。治血闭癥瘕、崩中带漏涩能固下，又能催生。石中黄粉，生于池泽无砂者良。

［批］固下。

皂矾 三八三

一名青矾。味酸性涩。

酸涌涩收，燥湿化痰。解毒、收涩、杀虫之功，亦与白矾相似，而力差缓。散喉痹醋调咽汁，酸涌化痰，治疮癣燥湿解毒、肠风湿热既散后宜收涩，消肿胀方载肿门、食积同健脾消食药为丸。煅赤用名绛矾，入血分。伐肝、燥湿、消肿胀，须醋淬。胃弱者不宜多用。忌荞麦。

［批］燥湿化痰。

胆矾 三八四

味酸涩辛寒，入胆经。

性敛上行，涌吐风热痰涎，发散风木相火。治喉痹醋调、噙咽吐痰立效、牙虫、疮毒、阴蚀虫生风湿。产铜坑中，乃铜之精液。磨铁作铜色者真人以醋揉青矾伪之。

［批］吐痰杀虫。

砒霜 三八五

系砒黄所炼而成者，大毒杀人，能毒鼠犬。

止可外用。蚀败肉、枯痔、杀虫，切毋内服。出信州，故名信石，锡之苗也故锡器亦有毒。生者名砒黄醋磨涂一切肿毒，炼者名砒霜炼时，所近草木皆死。中毒者服绿豆汁、冷水或者可解，十救一二。

［批］攻毒杀虫。

石灰 三八六

味辛气温，有毒。

性能坚物干掺，又能软物同水用。散血，止血腊月纳黄牛胆中，阴干用，止泻痢虚滑、白带、白淫石灰二两、茯苓四两为丸，收阴挺阴肉挺出或产后玉门不闭，熬黄，水泡温洗、脱肛。治恶疮癞疮、死肌。杀痔虫，去瘜肉，消结核、瘿瘤或为末掺，或醋调敷，解酒酸投少许，堕胎孕，落眉毛，点疣痣黑子同糯米煮透，挑破点之。风化者良。古墓中石灰名地龙骨，得土气既深，解诸毒更捷。治顽疮脓水淋漓，疮口易敛。艌船①油灰名水龙骨，得油性之润，复得水气之阴，治金疮跌伤及诸疮瘘血风臁疮。

[批] 燥湿杀虫化坚收脱。

食盐三八七

味咸性寒，入肾经及脾、肺诸经。

通大小便咸润下，除目赤茶调洗凉血，治心腹卒痛炒熟熨之，吐上焦痰饮，开小便秘塞二症用盐三钱，炒红，水淬服则呕，童便淬服则上呕下泄，自痰饮吐而小便通。法详小便秘门，疗多笑《经》曰：神有余则笑不休。神，心火也，用盐煅红，煎服自瘳，水制火也，坚筋骨骨消筋缓，皆因湿热，盐渗湿除热，除齿痛清火固齿，解霍乱亦用吐法，方载本门。少用，引药入肾，过多，黑肤多渴渗胃中津液也。水肿、咳嗽最忌。西北人不耐咸，少病多寿。东南人嗜咸，少寿多病。修养家故少用耳。

[批] 润燥引吐。

青盐三八九

味咸微甘寒，入肾经。

甘咸而寒。助水脏，平血热，消痰降火。除目痛、吐血、尿血、齿血、舌血咸寒，坚骨固齿补肾。固齿方在齿门，明目乌须肾足。此盐出于西羌涯浃之阴，不假煎炼而成，功用略同食盐，而滋益胜之。方棱、色青者良。

---

① 艌（niàn 念）船：用桐油和石灰填补船缝之船。

［批］补肾清血热。

石蟹三九十

点目中生翳肿痛，天行热疾，解一切金石药毒，散痈肿醋磨敷。细研，水飞用。

石燕　水煮汁服之，治淋有功。妇人产难，两手各握一枚，立验。

石蚕　破石淋血结，主金疮生肌。

［批］明目消肿。

矾石三九一

味辛性温，有大毒，不炼服，杀人。

性辛热，善治积冷瘤疾、寒湿风痹。有苍白数种，火煅但解散，而质仍坚，基性与砒石相近，不必内服。此石生于山，无雪，今置水而不冻者真。

［批］祛寒积。

诸水三九二

长流水取来远流长之意　手足之疾，非此莫攻。

顺流水取性速趋下之意　通二便，催生产，下胞衣但要顺取。

逆流水即回澜倒流也　堪吐上焦痰饮但要逆取。

井华水将旦时汲　补阴虚，且清头目。盖缘天一真气浮结水面也。

新汲水系新汲，未经缸瓮者　养心神，解热闷、烦渴热病用浸青布，互熨胸口。心闷汗出，用之和蜜饮，妙。

甘澜水用流水，以瓢扬万遍。亦曰劳水　水性咸，而重劳之，则甘而轻。用之煎药，治霍乱、伤寒、劳伤，及中州之病。能益脾胃，且不直下。

春雨水　立春雨水日，或下雨，以器空中迎接。年壮未嗣人，夫妻煎服，入房主孕。

腊雪水瓮贮埋地　性寒。治时行热疫。

冰　大寒。伤寒阳毒，热甚昏迷者，置膻中两乳中间良。解烧酒毒盛夏饮冰，暂时爽快，但与气候相反，冷热相激，却致诸疾。饮凉水、食西瓜者亦如之。宋徽宗食冰致病，用冰煎大理中丸服之，果愈，是治受病之源也。凡病因某物而致者，仍取原物为引。

阴阳水沸汤、井水等分合服，取阴阳相合，无有偏胜　治干霍乱，不吐不泄。此际脉证难审，难于用药有用姜立毙者，惟服阴阳水一二杯，自吐自泄而愈，最为稳协。

地浆水掘出老土，以水沃之，搅令浊，澄清服之。以诸毒遇土则化也　治中暑卒死者有法载暑病门，泄痢、冷热赤白、腹内热毒绞痛，或不呕不泄。解一切鱼肉菜果药物诸菌毒菌音郡，生朽木湿地上，亦名蕈及虫蚑①入腹如误食马蟥蚑，入腹生子为患，地浆下之。

梅雨水四月雨　洗癣疥，灭瘢痕。沾衣易腐，浣垢易洁。

洗碗水　治恶疮久不瘥者，煎沸，以盐投中，洗之立效。

露水　宜煎润肺药。治劳虫、传尸，止消渴，截疟疟必由暑，故治疟药露一宿服。

花上露　令人好颜色。

［批］各有所长。

诸土三九三

凡用，去上恶物，取下老土。

黄土　入药取其助脾胃也。其功用与上地浆同。

---

①　蚑（qí旗）：虫名，指水蛭。

东壁陈土　年久者得太阳真火之气，生土更有力。治虚寒滑泻、中暑霍乱，敛下部湿疮。

鞋底土自己穿者　至他方不服水土者，研水服立效。

鼠壤土　治中风筋骨挛疼，日曝干，研服。

燕窝土　味甘寒，降火解毒。治一切痛痒疮疡水调湿敷。朝北燕窝土名回燕膏，贴瘰疬最效。

井底泥　至阴大寒，解汤火伤。治孕妇热病，取敷心下肚脐丹田二三次，可护胎无失。

蚯蚓土　味甘气寒。治赤白久热下痢用一升，炒烟至尽，沃水半升，滤净，饮之即愈。外涂小儿阴囊肿痛，及敷热毒疮肿、蛇犬咬伤土能化毒。韭地上者更佳。

粪坑底泥　纯阴大寒。治发背诸恶疮。为末，水调敷。若疔肿，加蝉脱、全蝎，捣末，麻油调敷四围。

烟胶即熏焇①牛皮灶上黑土　治头疮、白秃、疥癣、烂疮流水。取为末，加轻粉少许，麻油调涂，即瘥。

［批］各可取用。

伏龙肝三九四

味甘辛兼咸，气温。

调中止血，去湿消肿。治咳逆辛以散肺，反胃甘以补土，止吐衄崩带、遗精肠风以亏损既多，中气必虚，甘能补中，温能和气血也。散痈肿毒气辛散咸软。醋调或捣蒜和涂、脐疮研敷、丹毒鸡子白调，催生下胎子死腹中，水调三钱服之。其土当儿头上戴出，以灶土神明而下镇也，辟邪时疫，以灶神灵可祛幽暗，止儿夜啼

---

① 焇（xiāo 肖）：干燥。

能镇重也。系灶中对釜底心之土，取年久褐①色者良，研细，水飞用。

[批] 止血消肿。

百草霜三九五

味辛气温。

能治一切血病：吐血、衄血、血晕、血痢、便血、崩漏、金伤出血以黑胜红，水克火也。细研内服，或药调、童便调。面疮勿掺，入肉如印凡皮破出血者、掺之即止。系铛②底黑垢，刀削下，细研用，烧杂草者更良。

[批] 止血。

墨三九六

味辛气温。

止一切血热妄行、鼻衄和茶服、产后血晕、崩中暴来。淡醋磨服，或加韭汁。飞丝入目，浓磨点之，少顷丝黑成团，以灯心取出。下死胎，逐胞衣酒磨多服，散痈肿醋磨或猪胆汁磨，厚涂之，天行热毒吐血韭汁磨吞。不凉不热，用之稳协。

[批] 止血。

---

① 褐：疑为"褐"之误。
② 铛（chēng 称）：古代的锅。

禽 兽 部

鸡三九七

味咸平，入肺、肾二经。

补阳起阴，兼有风火之义属巽木，木动风。其肉甘温，补虚温中，固胎利产妊妇用牡鸡①汤汁，煮米粥常食，胎前能固，产时快利。

鸡血　疗痿痹、中恶腹痛，解毒、下乳、小儿惊风、便结皆宜热服。

鸡冠血　治白癜风、中恶客忤，及风中血脉、口角㖞斜涂颊即止、缢死欲绝鸡血及冠血，热灌即活。和酒服，发痘最佳老雄鸡冠血。涂蜈蚣、蜘蛛、马咬等毒、百虫入耳热血滴之、对口毒疮冠血频涂，取毒以攻毒也。

雄鸡头　大能发痘，或头面陷伏，食之最妙。当灌浆时，不拘鸡头，即鸡肉亦佳。

鸡肫皮—名鸡内金　消宿食，化积聚，止便数遗溺。

鸡子　正心止惊，益气补血，清咽开音。止久嗽滑痢醋煮，安胎，利产衣不下，吞黄二三枚，解发刺喉，令吐即下，疗火疮卵黄和发煎出油，涂之，免痘疹用新鸡卵，童便浸透，每日煮食一枚，有验。多食令人滞闷。

哺雏蛋壳　细研，麻油调，搽痘毒神效。磨障翳或点或同药煎服，敷下疳用末。

卵中白皮　入肺，破结气，治久咳立止同紫菀、麻黄和服。

鸡窝草　暗置席下，禁小儿夜啼勿令母知。

鸡性热，凡初病者忌之。惟乌骨鸡别是一种鸡属木，黑属

---

① 牡鸡：指公鸡。

水，得水木之精气，主阴虚发热、蓐劳崩中，凡肝肾不足之病俱能补益。惟舌黑者骨肉俱黑男用雌，女用雄，更妙。

［批］平补。

鸭三九八

味甘咸冷，入肺、肾二经。

滋阴除蒸。止嗽化痰，消水肿利水，治热痢虚而热者可用。

鸭血　善解诸毒凡中金银、丹石、砒霜、野葛毒者，热饮。溺水死者灌之即活。

卵　甘咸，能滋阴，盐藏者亦能滞膈。食多软脚，小儿尤忌。

野鸭　补虚益力。退水肿，去虚热，消食积，疗疮疖。

忌与胡桃、豆豉、木耳同食。

［批］补阴。

雁肪三九九

小曰雁，大曰鸿。补虚劳，逐风挛。多服长须发，久食壮筋骨。

［批］补虚祛风。

鸽四百

味咸气平，入肾、肺二经。

调精益气。治白癜疮疥，解诸般药毒。其卵能预解痘毒从二便而出。其屎名左盘龙，醋调，敷白秃效。

［批］益气解毒。

燕屎四百一

治久疟最灵，临发日搅酒熏鼻即止。窠作汤浴小儿，逐惊痫，除疮疥。

［批］截疟。

雀卵四百二

吐酸气温，入肾、命门二经。

温主通行，性善走下。补阳滋阴，主广嗣续同天雄、菟丝子为丸，空心酒下五丸，治男子阴痿，妇人带下，温补命门之功也。

肉　大温热。益气补阳，暖腰膝，而功用不及于卵。孕妇忌食。

雄雀屎一头尖者是雄，两头团者是雌　名白丁香。能破软疖以雄雀屎涂顶，**去弩肉**以妇人首生男子之乳，研雀屎成泥，点目中弩肉、赤脉贯瞳子者，立消。

［批］补阳。

苍鹅四百三

肉有毒。因多食虫，发诸疮疥。

白鹅　不食虫，性寒，解五脏热，止消渴。其卵性同，但多食发痼疾。

［批］解内热。

雉四百四

益少损多。九、十两月宜食，补五脏，止消渴，治气逆喘息，小便频数，并肠胃气虚，下痢口噤。余月食之，发疮毒。

［批］微补脏腑。

猪四百五

味甘咸寒。

水畜。其肉气味最佳，能引人多食饭食，长气力，倍精神前人多言损人，可不必信。

心血　作补心丸散向导。养心安神，镇惊悸，禁邪梦猪杀时，惊气入心，绝气归肝，皆不可多食。

血　能败血损阳。多食寒胃发泄。

尾血　少加冰片，治痘疮倒黡取其活动能发。亦有用心血者。

肝　入肝，明目将胆汁渍肝，湿纸包煨熟食，最清目热，同夜明砂作丸，治夜不能睹，名雀目者。

肺　补肺。治肺虚咳嗽肺痈、吐脓血，蘸苡仁末食。

肚　入胃，健脾脾胃旺，则精血生而虚劳自愈，此乃猪身中有益无害之物也。

肾　入肾。治腰痛耳聋猪肾一对，酒一分，童便二分，瓦罐煮熟，五更食之，劳病一月愈。古今补腰肾药多用之，而方书谓人久食肾虚无子，不可信也。

肠　入大肠。治肠风血痢同黄连丸服。

胆汁　苦寒。泻肝胆之火，明目杀疳，能通大便阳明症，内无热者，便虽秘勿攻，用胆汁和醋，少加猪牙皂末，灌谷道，为不伤胃。浴初生小儿，永无疮疥。

尿胞　治遗溺疝气，用作引经。

猪脂　甘寒。凉血，润燥，杀虫疮药用之。利肠能通大便，滑产，治疮用之熬膏。

猪蹄　煮汤，通乳汁加通草佳。洗败疮凉血止痛。

悬蹄甲　治痘疮入目煎水频洗、五痔、肠痈左甲后甲不拘。

胰俗名胰子　治肺痿咳嗽、气胀喘急。润五脏和枣肉浸酒服，主痃癖瘦羸。多食损阳，去垢腻能浣垢衣。

脑髓　治脑鸣、头眩多食滑精。

乳　使人润泽。治天吊猪痫、脐风撮口。

脊骨髓　入补阴丸中，助真阴，退骨蒸，除脊痛。

猪窝草　密置席下勿令人知，止小儿客忤夜啼。

猪卵即劫出双睾丸　治小儿惊悸癫痫、大人鬼疰蛊毒、五癃挛缩、寒热㿉豚。

头肉　鼻唇　多食动风。

舌　多食损心凡病初起，忌之者，以其补肌固表，难于发散也。又按：猪肉生痰，惟风痰、湿痰、寒痰忌之，如老人燥痰干咳，更须肥浓以润之，不可执泥生痰之说也。

［批］脏腑引经。

犬肉四百六

味咸，入脾、肾二经。反商陆，畏杏仁，恶蒜。

酸而咸，温暖脾胃，而腰肾亦受其荫矣。补虚寒，长阳气内外两肾尤胜。阳旺者勿食。妊妇食之，令子无声。热病后食之，杀人。道家以为地厌①，不食。

狗宝结成胸腹中者　专治翻胃，善理疔疽。噎由痰及虚寒者相宜，若血枯胃弱者切忌。

［批］补虚寒。

羊肉四百七

味甘性温，入脾、肾二经。反半夏、菖蒲，忌蒜。

补中益气，安心止惊十剂曰补可去弱，人参、羊肉之属是也。人参补气，羊肉补形。

肝　补肝而清目。

胆汁　点目去赤肿翳障目者肝之外侯，胆之精华也，胆汁减，则目暗，故诸胆皆治目病。方载眼目门。

肺　补肺虚咳嗽、小便频数。

---

① 地厌：古代术数家谓狗为地厌。道教认为雁、犬、鱼知情达理，不应食用，称为三厌，即天厌雁、地厌犬、水厌鱼。

肚　健脾，敛虚汗。

须　烧灰，麻油调，敷小儿疳疮、羊须疮。

骨髓　煮酒，滋阴虚，利血脉。

肾　补肾。精枯阳败者，同人乳粉五钱，空心食之，极效。

心　补心。治忧恚气疼有孔者勿食。

血　主女人血虚中风、产后血晕闷绝者，生饮一升即活。并解丹石药毒如神。

胫骨　入肾而补骨。烧灰擦牙良胫骨灰一两、升麻、黄连各三钱，青盐八分，和匀日用。误吞铜铁者用羊胫骨灰三钱，米汤下，次早从大便出。盖羊胫骨灰可以磨镜，羊头骨灰可以消铁。

乳　甘温，润胃脘大肠之燥。治噎塞、蜘蛛咬伤浑身生丝者是，饮之即瘥。发痘疮必用之。羊食毒草，凡疮家及痼疾者忌之。反半夏、菖蒲，忌铜器牡羊曰羖、曰羝，去肾曰羯，子曰羔，羔五月曰羜。纯黑者良，入肝肾。

　　[批] 补虚劳。

羊角四百八

味苦咸，性寒。

苦寒，能去诸热。治目清盲肝热，平惊悸心热，杀疥虫湿热，除头风火热上升，疗百节中结气、妇人产后余痛血热气壅。取之时勿中湿，湿即有毒。

　　[批] 泻热。

牛肉四百九

味甘气温，入脾经。

安中补脾，养胃益气。

角尖　治一切血瘀、血崩、带漏。

乳　养血润燥。治反胃噎膈日饮牛乳，加姜汁。详载本门。

酥酪、醍醐① 皆牛羊乳所作。滋润滑泽，宜于血热枯燥之人。但病死者、独肝者、黑身白头者勿食。中其毒者，用甘草或绿豆汤代茶服，若口渴，饮茶及水者死。

［批］平补脾胃。

黄明胶四百十

即牛皮胶。味甘平，入肝经血分。

治吐血、下血、血淋、妊妇胎动下血血虚有热，此能凉血生血、风湿走注疼痛、跌扑伤、汤火疮、痈疽肿痛活血。其功用与阿胶略同。但非阿井水及骡皮同造，故不能疏利下行耳。一名水胶，为外科活血止痛要药。明亮、六月不软、无牛皮气者良蛤粉炒成珠，或酒蒸化用。

［批］凉血活血。

牛黄四一一

味苦甘平，入心、肝二经。人参为使，恶龙骨、胆草、地黄、常山，畏牛膝、干漆。

牛食百草，其精华凝结而成。清心退热，化痰平惊急惊当用，通窍辟邪，治中风入脏、口噤癫痫心热则火生焰，肝热则木生风，风火相搏，胶痰上壅，遂致中风不语。中脏者多滞九窍，宜用。中腑者多着四肢，中经络者外无六经形症，内无便溺阻膈，若误用之，反引风入骨，不能出也。初宜顺气开痰，继宜养血活血，不宜专用风药以燥其血也。治详中风门。疗小儿百病，如急惊热痰壅塞、麻疹余毒、丹毒、牙疳、喉肿一切实症垂危者，可仗之夺命。平痘疮火盛色紫，发狂发斑，堕胎孕妇勿用。牛有黄，夜

① 醍醐（tíhú 提壶）：从酥酪中提制出的油。

视其身有光，毛润，皮红而泽，欲吐时，必多吼唤，以盆水承之，如鸡子黄大，名生黄，难得。杀死，有得于角者、心者、肝胆上者，成块成粒，总不及生黄。黄透甲者真骆驼黄易得，人以此伪之。

[批] 泻热疗惊。

阿胶四一二

味甘辛平，微温，入肺、肝、肾三经。蛤粉炒成珠，或酒蒸化用。山药为使，恶大黄。

养肝补肾，清肺益气肺主气，肾纳气。治吐衄崩带、血淋、血痔、肠风、尿血、经脉不调、血枯血燥，伤暑热痢和血补血。疗虚劳、肺痿，止嗽、定喘润燥化痰，胎前产后养血，及除一切风病血足养肝，则木平风息。久服轻身益气，温和之品也阿井乃济水之眼，《内经》以济水为天地之肝，骡皮又合北方水色，气味俱阴，功力自大，故入血，治血症及风证如神。取其益阴滋水、补血清热之功也。光明微绿，体坚而脆，折之易断，夏天不软者真。

[批] 补血和血。

虎胫骨四一三

味辛性热，酥炙研末。

虎者西方之兽，本金气而能制木，故啸则风生。搜风健骨，定痛辟邪，治脚膝软弱酸痛用前胫骨。虎虽死而不仆，其气力皆在前足，疗历节拘挛风痹头风用头骨，足风用胫骨，腰脊风用脊骨，各从其类也，除鬼祟恶梦、伤寒瘟疟用头骨，或佩或作枕，或置户下。

虎肚　治反胃取生者，存滓秽勿洗，新瓦固煅存性，入平胃散一两，每服三钱，效。但宜于食膈，若气膈、血膈、痰膈恐难见功。

虎睛　为散，竹沥下，治小儿惊痫夜啼。

虎爪　小儿佩之，辟邪镇神。中药箭死者，必有微黑色，毒能损人，不可不辨。

[批] 搜风健骨。

犀角 四一四

味苦酸咸，入心、肝、胃三经。升麻为使，忌盐。

凉心泻肝，善清胃中大热。治瘟疫狂妄、发黄湿热郁也、发斑伤寒下早，热乘虚入胃则发斑，下迟，热留胃中亦发斑，疗伤寒热毒闭表、烦热昏闷，而汗不得出者，磨尖入药，汗如响应仲景云：如无犀角，以升麻代之，则知升麻之升散，亦能如犀角之升散阳明也。吐血、衄血、下血，及蓄血发狂磨汁服、痘疮稠密、内热黑陷凉血解毒。痘症初起，原借热以升发，若大寒，则伏而不出矣。不得早服，消痈化脓，定惊止悸去心烦热。犀角能凉血清热，散邪解毒，但非大热，不敢轻服。妊妇忌之犀，神兽也，故角之精者名通天，夜视有光，能开水辟邪，禽兽见之皆辟易。乌而光润者胜，角尖更胜。入汤剂，磨汁用，入丸散，锉细，纸包纳怀中，待热捣之，立碎，以阴寒之质，得阳和而冰解也。

[批] 泻心胃实热。

羚羊角 四一五

味咸寒，入心、肝、肺三经。

羊属火，而羚羊属木，直入肝经，凡肝经之病，皆能治之。明目去障目为肝窍，祛风舒筋，散惊痫拘挛肝木生风，疗狂越邪梦肝藏魂，能泻心肝邪热，化瘀滞恶血、血痢、肿毒肝主血，此能散血。羚之性灵，而精在角，故又辟邪而解诸毒。痘症血热干燥能清，较之犀角凉心镇心者，更无冰伏之患，故功力尤稳耳出西地，似羊而大，角有节，最坚劲，能碎金石，夜宿防患，以角挂树而栖，角有挂纹者真。一边有节而疏，乃山驴、山羊，非羚也。锉研，或磨用。

［批］泻心肝火。

熊胆四一六

味苦性寒，入心、肝二经。

凉心平肝，明目去障肝平。治惊痫心凉，杀虫味苦，疗痔瘘疳积，止痢、去疳苦泻湿热，及小儿热痰惊痫、烦热瘛疭等实症以竹沥化两豆粒许，服之甚良。亦治鼻疮、热疮、肿痛以水化加片涂之效。胆不附于肝，春在头，夏在腹，秋在左足，冬在右足，依时搜取，悬风处阴干。恶地黄、防己欲辨其真，取灰尘先封水面，将胆投尘上，尘即两开，再以墨磨碗中，胆入墨中，墨即飞碗边者真。

［批］泻热。

望月砂四一七

即兔屎也，入肝经。

明目，去痘后翳障兔得太阴之精，望月而生，复食明目之谷精草，故功能明目。沙糖汤调服。

兔血　丸稀痘疮腊月人①日取兔血，和荞麦面，少加丹砂、雄黄各五分，候干，丸绿豆大，小儿以乳汁化服二三丸，遍身发出红点，是其验也，最效。

兔脑髓　性温而滑润，催生利胎之圣药也有方在生产门。

兔肝　泻肝热，能明目肝开窍于目，兔目不瞬，以肝气之有余，补人肝气之不足。

兔头骨　治头眩痛兔属金，而头骨在上，尤得金气之全，故能平木邪，疗头风并癫疾也。

---

① 人：疑为"八"之误。

兔肉　补中益气性寒损阳，八月至十月可食，余月不宜食。孕妇食之，生子唇缺。

皮毛　烧灰，细研，酒服，理产后胞衣不下、血晕将危，饮下即安。

［批］明目。

鹿茸四一八

味咸性温，入肝、肾、命门三经。酒炙用。

禀纯阳之质，含生发之气，填精血，补真阳。治虚劳，健腰膝肾水可以制火，腰膝，肾之腑，四肢酸痛、头眩眼黑、崩带精泄皆肝肾不足。坚齿牙，治耳聋肾足。又有麋茸，皆能补肾鹿，阳兽，喜居山，故鹿角夏至解，阴生阳退之象，补右肾阳气不足。麋，阴兽，喜泽居，故麋角冬至解，阳生阴退之象，补左肾血液不足，物异而性亦殊也。

鹿角　咸温。生用则散热行血，消肿解毒醋磨涂肿毒，为末酒服，治折伤，辟邪，治梦与鬼交酒服二钱，鬼精自下。能逐阴中邪气恶血。

鹿肉　甘温。通血脉，补中气，益脾胃，强五脏。服之有益无损。

［批］大补阳虚。

鹿角胶四一九

味甘咸，入肺、肝、肾三经。

善助阴中之阳，为补阴要药。益气血，填精髓，壮筋骨，延年寿。疗吐血、下血、尿精、尿血、妇人崩淋、赤白带浊、血虚无子皆肝肾不足之病，此能养肝补肾，诸症自痊。更能安胎、敛汗，治折伤，舒气喘。凡劳伤羸瘦之人，最宜久服多服。用蛤粉炒成珠即研末，入药末拌匀，否则潮润成胶或酒蒸用。造胶法，取新角寸截，水浸七日，洗净，焙燥，酒淬七次，捣碎，桑火煮三日，候淬浮起，滤干为霜，入丸以为佐使，其汁入醋少许，再加酒熬成膏，或合酒服，或配药，俱妙。畏大黄。

［批］补阴阳。

麝香 四二十

味辛温，忌大蒜。

其香芬烈，为通关利窍之上品。辟恶气精鬼、蛊毒瘟疟、中恶心腹暴痛、惊痫。一切膏药掺药用之，皆取其开经络、透肌骨之功用。疗鼻塞耳聋、积聚癥瘕、眼目翳障皆气滞病，香能散之。然以走窜为功，消阴耗阳，坏果败酒。劳怯人及孕妇切忌佩带下胎。用当门子良欲辨真假，置些须于火炭上，有油滚出而成焦烬炭者真，若火燃而化白灰者假，市人或挽荔枝核伪之。

［批］通关窍。

獭肝 四二一

味甘辛，有毒，入肝、肾二经。

益阴补虚，治传尸劳虫，有圣神之功尸疰、鬼疰在身，沉沉默默，积月累年，痷瘝①至死，死时复传亲人，乃至灭门，惟用獭肝阴干为末，每日三服，水下二钱，以瘥为度。诸肝皆有叶数，惟獭肝一月一叶，须于獭身取下为真，此为难办。另有方在诸虫门。

［批］杀传尸劳虫。

象皮 四二二

味咸温。

善合金疮，立长肌肉凡疮无毒而不敛口者可用，熬膏为散

---

① 痷瘝（yèdié 叶碟）：指小病。

俱效。

[批] 敛金疮。

白马溺四二三

味辛气寒。

杀虫，化癥积鳖瘕腹痛属鳖病，饮马溺，化为水，落齿马溺浸茄树根三日，炒为末、点之即落。

[批] 杀癥鳖。

驴溺四二四

味辛气寒。

治反胃热饮二三次便愈，杀诸虫。

[批] 治反胃。

鼠矢①四二五

味甘微寒。

治伤寒劳复发热、男子阴易腹痛妇人伤寒初愈，即与交合，毒中男子名阴易，若女人与伤寒男子交者名阳易。《活人》有鼠矢汤。两头尖者为雄鼠矢。

鼠胆汁　滴耳中，治三十年老聋鼠胆随死随消，不易得也。

鼠肉　治儿疳疮瘘鼠性善穿，而治疮瘘，因其性也。

[批] 治阴阳易。

夜明砂四二六

一名天鼠矢。味辛寒，入肝经。

肝经血分药，活血消积。专治目盲障翳虽有他用，明目之外，

① 矢：通"屎"。《左传·文公十八年》曰："（惠伯）弗听，乃入，杀而埋之马矢之中。"

余皆可略。按：此即蝙蝠矢也，食蚊，砂皆蚊眼，故治目疾。淘净焙用。恶白薇、白蔹。

[批] 散血明目。

鳞介鱼虫部

龙骨四二七

味甘涩微寒，入心、肝、肾、大肠四经。忌鱼与铁，畏石膏。火炼、水飞、酒煮。

性主收敛，凡滑脱之病，俱为可治，如吐衄崩带、遗精脱肛、大小肠利、虚汗气喘气不归元则喘、溃疮滑痢惟久病虚脱，无夹杂者可用。白地锦纹，舐之粘舌者真人或以古圹灰伪之。

[批] 止虚脱滑精。

龙齿四二八

味涩，性凉。

镇心安魂龙属木，主肝，肝藏魂。虎属金，主肺，肺藏魄。治大人痉癫狂热、小儿一切惊痫。其余敛涩固脱与龙骨同。

[批] 镇惊固脱。

龟板四二九

味咸寒，入肝经。恶矾，酒浸炙黄。

性至阴。治血虚劳伤骨蒸、腰背酸痛，破癥瘕咸软坚，止崩漏咸润下、久咳虚火、痰疟老疟也，中有痞块，名疟母。至阴能除虚热，无虑阴火之亢烈也。熬膏用大者洗净捶碎，水浸三日，以桑柴火熬膏。性味浓厚，尤属纯阴，能退孤阳。凡阴虚劳热，阴火上炎，为吐血衄血、肺热咳喘、消渴烦扰、蒸汗狂妄之要药滋阴以除邪火。然性寒，善消阳气，若阳虚假热，及脾胃命门虚寒者忌之。

［批］补阴益血。

鳖甲 四三十

味咸平，入肝经。

色绿属阴。治劳瘦骨蒸、往来寒热、瘟疟疟母 元气虚，邪陷中焦，则结为疟母。鳖甲能益阴除热而散结，故为治疟要药。**凡癥痔、经阻、产难、厥阴血分之病皆治** 鳖色青应木，故走肝益肾而除热。龟色黑应水，故通心入肾以滋阴。阴性虽同，所用略别。**色青而绿，九肋者良。醋炙。若治劳，童便炙。亦可熬膏。**

鳖肉　凉血补阴，亦治疟痢。恶矾石，忌苋菜、鸡子。

鳖胆　味辣，可代椒解腥。

孕妇食之，生子项短。

［批］补阴退热。

穿山甲 四三一

又名鲮鲤甲，味咸平，微寒，入肝、肾二经。土炒，或人乳炒。

性善窜 喜穿山，可走周身，通经络，顷刻直达病所 某处病的取某处之甲为引，最效。**行经滞，下乳汁** 用甲，炮研末，酒服，外以热梳疏乳，或同王不留行煎服，**消痈肿** 未成即消，已成即溃，溃后少用，**治痛痹** 在上则升，在下则降，**截疟** 能破暑气所结，**发痘陷伏者可佐补药以起发之，并疗蚁蝼** 饭食中误食蚁中毒，或块破则出水，用甲炒研敷之。**但性猛烈，不可过用，虚弱者更当审慎。**

［批］通经络达病所。

牡蛎 四三二

辛咸寒，性涩，入肾经。贝母为使，恶麻黄、辛夷、吴茱萸。火煅，童便淬，研粉用。

专入肾经，亦随药以走诸经。化老痰、结血、瘰疬有方在瘰疬门、**结核**颈核用茶调服，上焦瘿瘤同天花粉、茶叶用。凡属结积，同贝母用，去胁下积块同柴胡用，消痈肿同大黄用，皆咸能软坚也。治遗精、崩带性涩，止嗽肺虚可用，敛汗用麻黄根、黄芪等分末服，止虚汗，禁遗尿同熟地用，皆涩以收脱也。疗虚劳烦热，利湿同白术用。水病囊肿，牡蛎粉二两，干姜炮五钱，为末，水调，或葱汁白面调敷，干则频上，囊大热，小便消即愈，截疟化疟痞，止渴，皆微寒清热以补水也。按：虚而热者宜用，有寒者忌之海气化成，纯雄无雌。

［批］软坚涩脱。

石决明四三三

味咸平，入肝、肾二经。盐水煮，细研。

咸寒入血，除肝经风热。内服治目青盲内障，细研水飞点目，消外障目者肝之窍，肝火清则目病悉平、痘后目翳同谷精草等分研细，猪肝蘸食即退。亦疗劳热，并泄精同龙骨服，解酒酸为末投热酒中即解。得水中之阴气以生，如蚌而扁，惟一片无对，七孔、九孔者佳。

［批］泻热明目。

蛤粉四三四

蛤蜊壳煅为灰，味咸冷。

止咳嗽凡咳者诸药不效，用蛤粉少加青黛，麻油数滴，水调服。若劳咳，未必大效。

肉　止渴，解酒牡蛎、蛤蜊、海蛤、文蛤并出海中，功用略同。出江湖者，但能清热利湿，无咸水浸渍，不能软坚。凡一切炒阿胶、鹿胶等俱用之。

［批］止外证咳嗽。

田螺四三五

味甘，大寒。

清热利湿止渴。利二便前后不通，腹胀如鼓，以盐和壳捣碎，帛系脐下即通，引热下行，凡一切邪热俱可外用，**治脚气**捣数螺，系两股，自冷气趋下而安，**疗噤口毒痢**用螺加麝少许，捣饼烘热贴脐下，自热下思食、**目热赤肿**入盐花，取汁点之，**解黄疸，搽痔疮**湿热为病。

［批］清热。

真珠①四三六

味咸寒，入肝经。乳浸三日，或用绢包入豆腐中，煮用。

感月而胎若中秋无月，则蚌无胎，**水精所孕。安魂定悸**宝物多能镇心，如琥珀、金银之类，**坠痰镇惊，止渴除蒸，拔毒生肌**咸寒之效，**点目退翳。**按：珠体最坚，研如飞面方用，否则伤人。病不由热者忌之。

［批］泻热镇惊。

海螵蛸四三七

味咸温，入肝、肾二经。恶白及、白蔹、附子。炙黄用。

咸走血。善治妇人经枯血闭，并吐衄崩淋能生血和血。**补肾固精，令人有子。小儿下痢脓血**性涩能收，**去目翳**和蜜点之。**疗下疳痘疮、臭烂脓湿、汤火诸疮**为末敷之、**小儿重舌鹅口**同鸡子黄调涂、**舌肿出血**同蒲黄末敷、**停耳**同麝吹之、**男子茎中肿痛、妇人阴痛**烧灰存性酒服。一名乌贼骨，一名墨鱼。腹中有墨，书字，

---

① 真珠：即珍珠。

逾年乃灭，防奸人作弊。常吐黑水，自罩其身。

［批］和血涩脱。

蜂蜜四三八

味甘平，入脾经。忌生葱、鲊①。蜜一斤入水四两，磁器中炼，滴水不散用。

采百花之精英，朝夕嘘以阳气，酿成华液，气清味甘，凡寒热虚实之证，无不相宜。调荣卫甘缓和中，**解诸毒**甘为土化，毒遇土则解，安五脏，和百药甘温而补。**止咳润肺**，**止痢**姜汁和服，通大便秘炼熟纳谷道中，**除汤火伤**同薤白捣涂，**止心腹肌肉疮疡诸痛**甘缓可以去急。**调脾胃**甘能补中，**润肠燥**柔滑。然能滑肠，泄泻者、中满者甜能满中忌用。性重下坠入水下沉，欲上升药，勿用调炒。

黄蜡味淡。无味者谓之嚼蜡 **止泻痢**性涩，**续绝伤**，**生肌定痛及金疮**也甘能调血，温能行络。凡荡涤下焦之药，以此裹之，免伤上部。

［批］解毒润燥。

露蜂房四三九

味苦咸辛，有毒。恶干姜、丹参、黄芩、芍药、牡蛎。炙用。

苦泄热，辛散结，咸软坚。得火气之甚，有毒而能攻毒。**拔疔疮附骨疽之根**、毒在脏腑骨疽，附骨成脓，痛处发热而无汗，四体乍寒乍热，大便秘，小便赤。泻热发散，治之早则消。用蜂房、蛇蜕、乱发烧灰，酒调服，妙。**涂瘰疬成漏**炙研，猪脂调服，**止风虫牙痛**煎水含漱，**起阴痿**煎水洗，**解乳痈**用末，醋调服。取悬于树受风露者佳。

---

① 鲊（zhà乍）：海蜇。

［批］解毒杀虫。

蝉脱四四十

味咸寒，入肺、肝、脾三经。洗净，去足翅，晒干用。

此物吸风饮露，气极清虚，故能疗风热之证。治小儿惊痫夜啼用三个，去前半截不用，留后，研细末，敷乳头上，令儿咂之，是夜不哭、目昏翳障、疔肿疮毒、皮肤风疹痒痛水煎服，以咸寒可祛风热，善发痘疹其体轻而善脱，凡痘不起，在头用头，在身用身，在足用足，黑陷者，酒洗研末，汤调服，兼参芪则虚痒自愈。但多服恐泄元气，致表虚也，催生下胞取蜕脱也，发声音，治暗哑因鸣清响。按：虚寒证禁服。

［批］散风热。

僵蚕四四一

味辛咸微温，入肺、肝、胃三经。

僵而不腐，得清化之气，故能治风化痰，散结行经蚕病风则僵，故因以治风，能散相火逆结之痰。治中风失音、头风、喉痹炒为末，姜汤调下一钱，当吐出顽痰、崩中带下风热乘肝、丹毒瘙痒风热，风痰结滞、惊痫夜啼肝虚。疗疔毒瘰疬，灭瘢痕。除阴痒风湿之病，及小儿惊疳、肤如鳞甲由气血不足。亦名胎垢，煎汤浴之。若诸症由于血虚，而无风寒客邪者勿服。以头蚕色白条直者良。糯米泔浸一日，焙干，去嘴甲，捣用。亦可解毒，发痘贯浆定痒极效。恶茯苓、桔梗、萆薢。

蚕茧　使痈疽透孔烧灰，酒调服，一茧一孔，功同茅针。

缫丝①汤　瓮埋土中。解消渴，引清气上升，使相火下降。

蚕退纸　烧灰，水调服，甚益妇人。止带漏崩中、肠风吐

---

① 缫（sāo 臊）丝：煮茧抽丝。

衄诸血症。治走马牙疳用灰，加麝与白矾，擦龈上。邪祟癫狂酒调灰下，立愈。

雄蚕蛾 补肾益精，敏于生息用二蚕未交之雄者，微火炒黄，任合丸散，阴痿者服之甚效。

［批］祛风化痰。

晚蚕砂四四二

味辛甘，气温。

蚕食而不饮，属火性燥，燥则去风胜湿。治支节不随、皮肤顽痹、腰脚冷痛、冷血瘀血炒黄浸酒，史国公用之、手足筋骨患处炒热铺席上，以患处就卧，厚覆取汗，忌风，疗肠鸣水火相激也，甘以和之，止消渴中气燥热也，辛以润之，除烂弦风眼目上下胞属脾。脾有湿，则虫生，麻油调敷，解食蛇肉毒中毒者身黑生鳞，日服蚕砂五钱，尽一二斗愈。

［批］燥湿去风。

玳瑁四四三

得水中至阴之气，性寒，解一切热毒。治心风惊痫，利大小肠。又解痘毒，神效。凡遇时行痘症，用生玳瑁、生犀角各磨浓汁一合，和匀服半合，日三服。未发内消，已发稀少。若痘黑陷者，乃心热血凝也，照此，加入猪心血少许，紫草汁五匙，温服，可以起死回生。

［批］泻热解痘毒。

斑蝥四四四

味辛寒有毒，入肺、脾二经。畏巴豆、丹参、甘草、豆花。惟黄连、黑豆、葱、茶能解其毒。

辛寒能走散下泄，以毒攻毒，势不少停。善用之有再造之功。外用之，蚀死肌，敷恶疮。内用之，破石淋，拔瘰疬、疗肿，堕胎元，下猘犬①癫犬毒有方在诸毒门。豆叶上虫，黄黑斑文，去翅足，同糯米炒用，亦有用米取气不取质者，或以醋煮用，皆可斑蝥，豆叶上虫。蚖青，食芫花者，青绿色，尤毒。亭长，春生，食葛花者，黑身赤头。地胆，秋生，冬入地，黑头赤尾，四虫不同，功略相近。皆有极毒，须当慎用。按：斑蝥内服下败物，痛甚，以木通导之。

［批］大泻以毒攻毒。

蝎四四五

味辛甘有毒，入肝经。全用者去足，焙，或用尾，尾力尤紧。形紧小者良。

色青属木。以辛温走散之性，故专入肝。祛筋骨风邪诸风掉眩皆属肝木、大人真中风、小儿急惊风、身体搐掣、口眼㖞斜白附、僵蚕、全蝎等分为末，酒服二钱，甚效。疗带下疝痛二症属风，俱宜加用、破伤风宜以防风、全蝎为末，酒下、小儿脐风初生断脐后伤风，肚青、口撮、吐白沫，此时垂危，用蝎可救。方在小儿门。按：似中风、小儿慢脾惊风属虚者忌用。

［批］去风。

蜈蚣四四六

味辛温，有毒，入肝经。

辛散结，温能行。治小儿惊痫风搐、脐风瘰疬、便毒痔漏等症以毒攻毒。疗诸蛇虫鱼恶毒见蛇，便缘上啖其脑，杀鬼物蛊疰邪精，去瘀血，堕胎元。取赤足黑头者，火炙或酒炙，或荷叶包煨用，去头足尾甲。畏蜘蛛、蜒蚰不敢过所行之路、鸡屎、

---

① 猘（zhì 制）犬：疯狗。

桑皮、盐中其毒者用桑汁、盐、蒜涂之，被咬者，以蜘蛛置咬处吸之。

[批] 去风。

白颈蚯蚓四四七

老者颈白，味咸，性寒。

得土中阴水之气。治伤寒狂热同荆芥穗捣汁饮之，得臭汗而解，寒能清热也、小水不通、腹肿黄疸咸主下走。救跌打损伤垂危者用酒煎服，真神方也，疗痘疮紫黑捣汁服、耳卒聋秘蚯蚓安葱管内，入盐化水，点之立效。捣汁，井水调下入药，或晒干为末，或盐化为水，或炙或烧灰，各随所宜中其毒者，似游遍身，盐水频浴解之。

粪　名六一泥。可涂汤火疮、疰腮热毒，止消渴，解瘟疫烦热狂躁，利小水，通淋闭疼痛，敷小儿阴囊热肿。

[批] 泻热利水。

五谷虫四四八

味寒。

善化积聚小儿食积，肚硬胀痛。漂净，晒干为末用。

[批] 化食积。

白蜡四四九

味甘寒，入肝经。

属金。生肌止血血凉则止，故入油为烛，定痛补虚，续筋接骨，为外科要药。

[批] 外用生肌。

五灵脂四五十

味甘气温，入肝经。

血中之气药也，大能行血行气，逐瘀止痛。凡男妇血中气逆，如肠风血痢行肠胃瘀滞、心腹胁肋冷气、恶气诸痛悉治行血顺气。妇人经闭不通，经行滞痛不利，及产后心腹小腹血气刺痛同蒲黄等分研末，以酒调末，熬成膏，入水再煎，并服其滓，或加童便，卒暴心痛五灵脂炒钱半，干姜炒三分为末，热酒调服，立愈。疗血溃怪病或眼中白珠浑黑，毛发坚直如铁，能饮食而不语，名曰血溃，以五灵脂为末，汤服二钱，即愈。五灵脂乃北方寒号禽之粪也。黑色气臊，有溏心者真。酒飞去砂石用。生用行血，炒熟和血，炒黑止血。恶人参此即曷旦鸟，夏月毛采五色，鸣曰：凤凰不如我。冬月毛落，忍寒而号曰：得过且过。

［批］调血止痛。

白花蛇四五一

味甘咸，性温，有毒。

透骨搜风，内达脏腑，外逐皮肤，无处不到。能引祛风之药至于病所。治手足瘫痪、肢节软疼、口眼㖞斜、筋脉挛急、厉风疥癞、急惊慢惊诸症皆属于风，必须佐以补血养肝之药为主，及白癜风、鹤膝风、髭眉脱落、鼻柱塌坏，凡诸药力莫及，但服蛇药酒，切忌见风宜于密室静坐。凡似中风、虚弱人禁用。出蕲州龙头虎口，胁有二十四方胜纹，腹有念珠斑，口有四长牙，尾有爪甲，其长二三分，肠如连珠，眼光如生，他产则否。头尾有毒，各去三寸，亦有单用头尾者。春秋酒浸三夜，夏一宿，冬五宿，火炙，去尽皮骨，取肉焙干，久藏不坏，宜煮酒服。

乌稍蛇　色黑，尾细有剑脊者是。功用略同，炮制不异。但性善无毒头尾有毒，而力亦小耳。

［批］去风。

蝰蛇胆四五二

味苦带甘，入肝、脾二经。

禀己土之气，胆属甲乙风木，气寒有小毒。疗痔杀虫湿热生虫，苦寒能燥湿杀虫，故内外用之皆效，除目肿痛苦能清热，护心止痛人若受杖，用此嚼化，可得不死。取胆粟许置水上，旋行极速者真胆上旬近头，中旬近心，下旬近尾，按时取之。

［批］明目杀虫。

蛇脱四五三

味甘咸有毒。

治惊痫、风疟、重舌烧末敷、喉风性窜能去风。疗疥癣、恶疮、疔肿、痔漏性毒能杀虫。除目翳、产难、皮肤疮疡皮性善脱。用雪白者皂荚水洗净，或酒或醋或蜜浸，炙黄，或烧灰，在人裁妥。

［批］去风毒。

螃蟹四五四

味咸气寒，入胃、肝二经。

胸中热结疼痛性寒，散血通经咸走肾，善续筋骨筋绝者，取黄捣烂，微炒，纳伤中，筋即连也。骨断者，生捣热酒调服，渣敷外用，扎好，半日，骨内谷谷有声，即好，涂漆疮漆得蟹化为水，下死胎多用蟹爪，甘草煎就，入阿胶服，合小儿之囟用壳，白及末捣涂，去面肿胃热，正㖞僻肝经风热。孕妇食，令子横生。风疾人食，其病复发。蟹性冷，若血因寒凝、胃寒滑泻而痛，忌食蟹有独螯、独目、六足、四足、腹下有毛、腹中有骨、头背有星点、足斑目赤者，有毒勿食。中毒者冬瓜、紫苏可解。

［批］能续筋骨。

虾四五六

味甘温。

托痘疮，下乳汁。多食发疮动气。小儿勿食。

［批］发疮。

蜗牛四五七

味咸，性寒，有小毒。

清火解热。治脱肛大肠热也，用蜗牛烧灰，猪脂和敷，立缩、**痔疮肿痛**用蜗牛入麝香，化为水涂之，或浸油涂之，或烧灰敷之、**疔肿发背**火毒结热也，用蜗牛捣，加片敷之。**解蜈蚣毒**不敢过蜗牛所过之路，触其身即死。负壳而行者名蜗牛，无壳者名蜒蚰，又名蛞蝓。古分为二，而其气味主疗无异，今并为一。

［批］解热毒。

水蛭四五八

俗名马蟥。味咸苦平有毒，入肝经。畏石灰，盐炒枯用。

咸走血，苦胜血，为攻血要药。去积瘀坚癥治妇人因血癥经闭而无子者、**血蓄膀胱、发狂燥暴**蓄血症，小便必利。仲景有抵当汤。用须细切，炒枯黄为末，不然，入腹则活，生子害人。若受其害者，以黄泥水饮数碗自下。然破血之药甚多，何必用此凶险之物也。

［批］攻血积。

虻虫四五九

味苦寒有毒，入肝经。去足翅。恶麻黄。

色青入肝。专唼牛马之血。仲景用以逐血，因性而取用也。**破血积癥瘕，遍行经络，疗虚劳羸瘦、内有死血干结**以肌肤甲错，两目黯黑也。虻虫、䗪虫，皆入于补血活血药中，散宿血结积，大有神效。但堕胎甚速。收取阴干，炒用。非气壮之人，实有蓄血者，水蛭、虻虫，不敢轻投。

［批］化蓄血。

蟾蜍四六十

俗名癞虾蟆。味辛温有毒，入胃经。酒浸一宿，去皮肠炙用。

属土之精，上应月魄。治疮疽发背势重者，剖蟾蜍合疮上，不久必臭，如此二三易，其毒自解、**小儿劳瘦疳**虫杀虫，**疗破伤风**同花椒、酒煮服，即愈、**瘟疫发斑危剧者**烧灰存性，酒送、**一切有虫诸恶顽疮**油调灰敷。

蟾酥即蟾蜍眉间白汗　辛温有大毒，助阳解毒。治疔肿恶毒合他药服一二厘，解毒如神，**疗阴蚀、厉风、猘犬恶伤**外用无虑，不得内服。外科有夺命之功。然轻用烂人肌肉若疮已溃，当生肌长肉之际用之，作痛异常，不可不知。**一种虾蟆，腹大身小，举动极急，吞接百虫，剖贴痈肿热结。**

蝌蚪子　系虾蟆子，合桑椹染须，永不皓白。捣烂为火疮敷药，绝无瘢痕。

蟾蜍肪即脂　涂玉，刻之如蜡。

［批］拔毒杀虫。

蜈　四六一

一名推车客。味咸气寒，有毒，入肺、肝、脾、胃四经。

以咸寒软坚润下之性，治小儿惊痫、大人癫狂内服非虚人所宜，外用易臻厥功、**肠漏出水**加冰片少许，为末，纳入孔内，即愈，**拔疔毒**用蜈蜋心，在腹下度取之，其肉稍白是也，贴半日再易，立瘥，**凡铁入骨**同巴豆微炒，捣涂，极痒时拔之，**除痔虫**捣为丸，纳之，虫尽出。炙黄用。畏羊肉。

［批］解毒。

桑螵蛸四六二

味咸平，入肾经。畏旋覆花。蒸透再焙。

人以肾为本，味咸能补，故能起阴痿，止梦遗，益精填髓。治腰痛崩漏肝肾不足，通五淋，缩小便肾与膀胱相表里，肾足则气化，故能通。肾气既固，则水道安常，故又能止。即螳螂卵也，桑树生者良如他树生者，以桑皮佐之，桑皮行水能达肾经。一月二月采，蒸熟炙用，否则令人泻。其房寸许，一枚九十九子，用之即伤百命，仁人君子，不忍用焉。

［批］补肾。

蜘蛛四六三

有毒。

治狐疝偏痛、睾丸或上或下炙黄为末，同茴香丸服。蛇虺①咬，捣汁涂。蜈蚣咬，用活吸。取身圆无花者用。

［批］治狐疝解毒。

䗪虫四六四

味咸寒，有毒，畏皂荚、菖蒲。

肝经药也。血为真阴凝滞，则经络不通，诸病生焉。治瘀血停留、经闭癥瘕，令妇人生子病由血枯而无瘀者不宜，疗跌扑伤损如神方载跌伤。即土鳖虫也生于下湿之地，以刀断之，中有白汁，接之即活，故续筋接骨有奇效。阴干或焙干，研末，酒调服。

［批］去瘀接骨。

蝼蛄四六五

一名土狗。味咸无毒。去翅足，炒。

通二便，消水肿自腰以前消上肿，自腰以后消下肿，左右亦如之，全用消通身肿，贴瘰疬，化骨哽。但性急，虚人戒之。

---

① 蛇虺（huǐ 毁）：泛指蛇类。

［批］利水消肿。

瓦垄子四六六

即蚶子。味甘咸气温，无毒。

消血块，散痰癖咸能软坚，故消血积，温能补中，故散痰积。用壳，煅红醋淬三次，为末，醋膏糊丸。治一切气血癥瘕。肉益中气，健脾胃，有益无损。

［批］消血块散痰积。

鲤鱼四六七

味甘平。

禀阴极之气，故鳞三十有六，然阴极阳生，能利小便。治脚气黄疸水肿同赤小豆煮服，当下利而瘥，疗妊娠内外水胀、水肿如神有千金鲤鱼汤，载妇科胎前门，除咳逆上气，止消渴甘可以缓。鳞烧灰，治产后血迷、血晕、败血不止、淋沥崩中能入血散滞，或调酒，或调童便，或调药服。凡风热病，下痢有宿癥者，俱忌食。忌犬肉、葵菜同食。炙鲤鱼，烟入目，损失目光。

［批］泻水。

鲫鱼四六八

味甘性温。

诸鱼属火，鲫鱼属土，土能制水。治膈气吐食用鲫鱼去肠留鳞，以大蒜填满腹，纸包煨熟取肉，合平胃散末为丸，米汤下二十丸，疗肠风下血用五倍子末，填满鱼腹，煅存性，为末，酒服一钱，实肠补脾，利水土能去湿。忌芥菜、猪肝、沙糖同食。

［批］补土和胃。

鳗鲡四六九

甘平微寒。

去风杀虫。治骨蒸劳瘵、湿痹风瘙，阴户蚀痒皆有虫也。其骨烧烟，蚊化为水，置衣箱，辟诸蠹，脾胃虚寒者、有孕者勿食。

[批] 补虚杀虫。

鳝鱼四七十

味甘温。

补中益气，除风湿。尾血疗口眼㖞歪和麝，左㖞涂右，右㖞涂左，正即洗去，治耳聋滴耳、痘后目翳点目。鳝善穿穴，故能走经络、诸窍之病。风中血脉，用血主之，从其类也。但性热，凡病虚热，及病后勿食。若过食动风，生霍乱。

[批] 去风补气。

蠡鱼四七一

又名七星鱼。味甘寒，入脾、肾二经。

色黑象水，吐甘属土，为益脾除水之妙品。治水肿神效有二方载肿胀门。解喉痹用胆汁点之，稀痘疮有法在痘疹门，此鱼首有七星，夜朝北斗，食之无损。

[批] 泻水稀痘。

青鱼胆四七二

味苦寒，入肝经。

色青入肝，肝窍通于目。治目赤肿障翳点之。若系实热，加黄连熬膏，冰片少许，疗乳蛾喉痹用胆矾入青鱼胆，冬月阴干研末，吹喉吐痰而愈，涂汤火疮，化鱼骨哽。腊月收以备用。

[批] 治目疾喉痹。

石首鱼四七三

味甘气平，入胃经。

开胃增食。治暴痢腹胀宽中消食，且无油腻。干则为鲞①。其性疏利，能理肠胃。首中有石，可治石淋磨服或烧为末。得海中水土之气，故甘能补胃，而五脏皆得所养，则中气自益矣。

　　［批］调补胃气。

人　部

发灰四七四

名血余。味微苦微寒，入肝、肾二经。

补阴和血自阴而生，自下而长，得阴阳之生气。凡补药中，自人参、熟地而外，当以此为亚，壮肾色黑，补肺气雄。治吐衄、崩漏、舌血茅根汤调服、血晕、血痢、血淋、肠风、转胞不通。利二便，去瘀长肉以上诸症，属血寒者酒调服，属血热者童便调服。在阴，可以培形体，壮筋骨，托痈疽。在阳，可以益神志，辟寒邪，温气海以阴中有阳，静中有动也。合药熬膏，能治溃疮凉血。皂荚水洗净，入罐固煅，存性用。

　　胎发　老景得之，大补衰涸。

　　头垢名百齿霜，即篦发之垢腻　为丸服，治淋闭不通、伤寒劳复，出竹木刺入肉津和涂之。

　　乱发灰　煅制同前，血症亦用。若误吞发绕喉，入腹成瘕，取自己发烧灰，水调下即外人发灰亦可用。治破伤风入脑，加何首乌末酒调灌苏。疗火灼肿毒同鸡子黄熬油涂之，止金疮血以灰傅之、鼻衄以灰吹之，解小儿惊痫同鸡子黄煎服。鸡子能去风痰，发灰能去心窍之血。

　　［批］大补阴血。

---

　　① 鲞（xiǎng 响）：干鱼。

人牙四七五

味咸温，有毒，火煅研，调酒服。

齿牙，肾之标，骨之余也。治劳肾亏，除疟，托痘疮倒靥欲其入肾攻毒，盖劫剂也。若气虚色白，毒伏在心，痒塌无脓，及紫泡热痱之症，只宜补虚解毒，不得误用。凡痘疮黑陷，咬牙，止用一二厘或少加麝，盖性烈，恐发表太过，不得已而投之可也。

人津沫　精气所化。于五更时涂肿即消。拭目去障。咽于丹田，制火固精，轻身延年仙家以千口水成"活"字，诚不死之方。

［批］发痘。

人乳四七六

味甘气平，入心、肾、脾、肺四经。

乃气血之液也，大补荣卫，培益元阳。安神魂，润肠胃，退虚热，滋干膈、一切亏损劳症。此以人补人，却病延年之圣药也。但功专补阴，若阳虚胃寒作泻者禁之。取年少无病人之乳晒干，用茯苓粉收，或用锡瓢盛乳，浮滚水上一刻，再浮冷水上，立干，刮取粉用尤良。

［批］补虚润燥。

紫河车四七七

即人胞衣也，味咸性温，入肝、肾二经。

本人之气血所生，补一切虚损劳伤。凡骨蒸盗汗、腰痛膝软、体瘦精枯，俱能补益。又益妇人，俾育胎孕。长流水洗净，酒蒸焙干以银器插入焙煮，器不黑则无胎毒，庶可用，或煮烂捣化入药按：崔行功①云，宜藏吉方，若为虫兽所食，令儿不育。此亦铜山西崩，洛钟东应②之理。若煮食不顾损人，长厚者勿忍为也。

［批］大补气血。

脐带四七八

小儿脱下脐带，为真气聚会之物，烧灰存性，与小儿服，可解胎毒，稀痘疮，培元气，免惊风返本还元之义也。

［批］解毒稀痘。

童便四七九

味咸寒，入肺、胃、膀胱三经。

降火滋阴，善清一切血热妄行咸走血分。治吐衄损伤凡跌打损伤，血闷欲死者，以热童便灌之，疗热狂烦躁、肺痿失音。退阴火，定喘促引肺火下行从膀胱出，利大小便肺与大肠相表里，又系水之高源，肺清，故二便自利，除劳瘵骨蒸火不上炎，疗难产，下胞衣散瘀之功，及产后败血攻心凡产后用童便合酒服，最妙。法当乘热饮之，热则真气尚存，降火甚速，降血甚神取八九岁之便，去头尾，用中间一节，须清彻者为妙。入姜汁行痰、韭汁散瘀。冬月用汤温之。

轮回酒自己之溺 治火上炎、阴热劳嗽晋氏云，饮溲溺百无一死，服凉药百无一生，疗目赤肿痛用己尿乘热抹洗，大退邪热。按：小便性寒，若阳虚无火、食不消、肠不实者忌之。

---

① 崔行功：唐代官吏。恒州井陉（今属河北）人。自幼好学，才华出众。曾任吏部郎中、通事舍人、司文郎中、秘书少监。知医。著《千金秘要备急方》一卷，已佚。

② 铜山西崩，洛钟东应：比喻重大事件彼此相互影响。南朝宋刘义庆《世说新语·文学》曰："殷荆州曾问远公：'《易》以何为体？'答曰：'《易》以感为体。'殷曰：'铜山西崩，灵钟东应，便是《易》耶？'"

［批］补阴散瘀泻火。

秋石四八十

味咸气温。

滋肾水，润三焦，退骨蒸水足，软坚块味咸。治虚劳咳嗽、白浊遗精补肾之功。若煎炼失道，多服反生燥渴之患咸能走血，且经煅炼，中寓暖气，使虚阳妄作，真水愈亏，不如童便，未失真元之气矣。

［批］滋阴降火。

人中白四八一

即溺器中之白垢，入肝、肾、三焦、膀胱四经。

味咸性凉，能泻四经有余之火。内服可除骨蒸劳热、肺痿吐血。外治汤火灼疮、口舌疳烂除热降火之功、痘疮倒陷。煅研，为散为丸用。

［批］泻火。

人中黄四八二

味甘性寒，入胃经。

解五脏实热，治天行瘟疫热狂如神，痘疮血热，黑陷不起。用竹去青皮，通空一头，入甘草末，将竹一头实者，立冬插厕，立春取来，置于有风无日处，阴干半月，取甘草用。

人粪极苦大寒　解诸毒，治疔肿用新粪敷一日，根烂。

干粪烧烟尽，研细服　治痘疮黑陷，并时行大热狂走。

粪蛆　捞起漂净，治小儿疳胀神方。

粪清一名黄龙汤，一名金汁　截竹去青，入粪坑中，积年得汁，甚黑而苦，埋地年深，如泉清而无秽气者。治天行热狂、痘疮热陷，解恶疮、瘟病、疔肿百毒。垂死皆疗又法：取汁，用棕上加棉纸，再铺黄土，淋粪滤汁，入瓮以碗覆之，埋土中一年用。

按：伤寒非阳明实热、痘疮非紫黑干枯者均禁。

［批］泻热。

裤裆灰四八三

治阴阳易人于时病后，交合阴阳，便即相着，甚于本病。其候，小便赤涩、寒热头痛、耳鸣眼花。女患阳易，须男子裤，若男患阴易，须妇人裤。取对阴处，烧末服之，以阴阳既易之病，即以阴阳之物治之。

月经布　解极毒之药箭味咸为水化，毒得水则解。治女劳复病热病后交合，其症热躁，或卵缩腹痛，盖前病余热未除，阴精复损，故有是症。月布乃阴中有阳之物，能补阴以除热也，**疗男子阴疮**因不忌月事，用月布烧存性，麻油调敷。

红铅童女首行经血，用法得之，即《楞严经》① 所载精仙是也**回垂绝之阳，有夺命之权**服之而热极者惟童便可解。

［批］治阴阳易。

　　① 《楞严经》：大乘佛教经典，全名《大佛顶如来密因修证了义诸菩萨万行首楞严经》，又名《中印度那烂陀大道场经》，简称《楞严经》《首楞严经》《大佛顶经》《大佛顶首楞严经》。

卷十九

儿　科

全书继出，先录紧要病证方论，以便取用。

小儿生下不啼，或因产难，或因冒寒，急以绵絮裹抱怀中，频以热水浸胞衣，要用油纸作条点燃，于脐带往来燎之，热气由脐入腹便啼，然后洗浴，方可断带。

［批］治生下不啼。

小儿生下，先断脐，后洗浴，湿从脐入，或变脐风，且多死不治。即啼者，亦宜洗后断脐。留四五寸，于脐带近肚处，紧紧扎住，勿引风进肚为妙。断后，用艾叶揉软如棉，绸包护脐，永不肚痛。

［批］断脐妙法。

小儿生下，以益母草煎汤洗之，一世无疮疥。

又方：用桃、李、梅叶煎汤浴之，亦妙。无叶时用根。浴讫，以轻粉少许摩身，不畏风，又解诸毒。

［批］生下浴法。

小儿洗三周，用猪胆汁三个，入水七八碗，煎至五六碗，待水温和，勿下生水，洗之时，切莫湿脐，恐湿邪入肚，变生脐风。不如洗九周，待脐带落，洗之更稳。

［批］三周洗法。

小儿脐湿，用发灰、绵灰、毡帽灰，皆可敷之。但防外风袭入，不可久露。

［批］治脐湿方。

小儿夜啼，有向光而止者，有起坐而止者，可知抱儿者，平常宜背光。或初啼，勿轻起坐，否则惯而难止。治法不一，录之以备取用。

黑牵牛末一钱，水调敷脐上。

五倍子末二钱，津涎也调敷脐上。

又甑带悬户上。

又蝉脱用后半截三个研末，敷乳上令吮之。或用钩藤汤调服，或用薄荷汤调服。

又抱鸡窠草，或猪窠草密安席下，勿令妇知。

又用朱笔于儿脐下出一田字。

又灯花三四颗，涂乳头上，令儿吮之。即灯草烧灰，加辰砂少许，亦妙。

又用本儿初穿衣衫放瓶内。

又木香磨水，调乳香、没药末少许，煎数沸服。

又柴头一个长四五寸，削平一面，朱砂水写云：拨火杖，拨火杖，差来作神将，捉着夜啼鬼，打死不要放。急急如律令勒敬以书之，竖安房内席上。

[批] 夜啼治法。

凡初生小儿，不乳而哭，速看儿口中上牙藏等处，必有白泡或黄泡，俗名姜牙，急用银挖耳刮破之，随用絮抹干，勿使咽之，一刻即愈。或于刮破处以好墨涂之，或以桑树白汁涂之更妙。

[批] 不乳而哭。

凡小儿脐风，可以预免，于断脐时，勿使入风入水，详上断脐法内。至于有病，撮口不乳，治法不一，录之以便取用：

白僵蚕二枚炒研，蜜调服。

又钩藤钩、甘草煎服。

又将死危证，捣蒜安脐，以熟艾灸蒜上，要至口中有蒜气方止。仍以蒜汁滴鼻中。

又用全蝎，酒炙为末，少加麝，以金银煎水，调半字服之。

又艾烧灰，厚敷脐上，以绸绢裹之。

又附子、肉桂等分为末，以生姜自然汁调作饼，二分厚，安脐上，纸盖之，用熨斗以微火久熨。母服五苓散加当归、吴茱萸、木香、乳香、没药、钩藤各一钱。或儿同服更妙。

若脐旁青肿，手拳口噤，啼不吮乳者凶。或用全蝎一二枚，酒炙为末，加麝少许，以金银煎汤调服之。

［批］小儿脐风。

小儿脐带，或有所犯而落，故根未敛，溃肿而成疮者，宜白龙骨、黄柏、枯矾为末敷之。

又虾蟆烧末敷之。

脐肿，荆芥煎汤洗后，煨葱贴之。但须常看抱裙，勿有尿湿也。

脐突，其状如吹起者，以脐下为气海，儿多哭，则气动于中，自脐突于外。须设法使之不哭，方可养也。方用赤小豆、淡豆豉、天南星、白蔹各一钱为末，捣芭蕉自然汁调敷脐四旁，小便下即愈。

［批］小儿脐病。

凡口噤不开，用天南星为末，加冰片少许，以姜汁和之，擦牙龈，立开。

又猪乳汁与儿吞之，善开口噤。

又不乳，或喉中有痰如豆，葛藤烧灰和乳汁服。

不乳属脐风者，必唇青口撮。若无此证，或不乳，或吐乳，有属胎寒腹痛者，用木香、木瓜、乳香、没药各少许为细末，以当归、苏叶煎汤调喂。如无上证，必母之乳汁多而伤也，宜少节之，自愈。

[批] 口噤不乳。

急惊者，阳证也。盖小儿之真阴未足，故肝邪易动。木生火，火生风，风热相合，则血虚而筋急，而为眩掉反张。由是木邪侮土则脾病，而为痰壅吐泻。木盛金衰则肺病，而为喘促短气。木火上炎则心病，而为烦热惊叫。木火伤阴则肾病，而为血燥干渴、汗闭、搐搦等证。此非外来之风可以散也，惟以清热豁痰为急，但当分微甚而治之。

[批] 小儿急惊风。

清热平肝汤新 治急惊一切实证。

龙胆草 胆南星用牛胆套九次者佳 海石 法半夏 钩藤钩拣尽钩用，此味后入，过煎无力，各一钱 白芥子炒研 淮木通各八分

[批] 治急惊风。

水煎就，用僵蚕五分，全蝎去足微炒五枚，片、麝各二厘，共研末，调药服。如火之甚者，加黄连、黄柏、大黄之属。如火之微者，加元参、知母、黄芩、栀子之属。痰之甚者，倍胆南星，加天竺黄、牛黄之属。痰之微者，加前胡、陈皮去白、贝母、花粉之属。此外加朱砂能入心镇惊，雄黄能破结开滞，琥珀、青黛亦清利之佐助，冰片、麝香乃开窍之要药。至于僵蚕，佐痰药善能开痰，去肝脾之邪，则肝平而风自息也。全蝎色青入肝，善走厥阴，味咸降痰，故能治风。较之僵蚕，此其次矣。蝉脱，不过取其轻脱之义，不足恃也。凡惊风之实邪，以痰火为重，而风则次之，不得徒用剪风之药也。

[批] 因证加法。

或惊风有兼外感者，必脉息浮紧、寒热头痛、无汗等证。如防风、羌活、荆芥、干葛、紫苏、独活、细辛之类，可以暂用。无外邪者，皆所切忌。又不可过用片、麝，恐阳亏阴盛，而成慢惊。彼防风辛热，误用杀人，更宜慎用。

［批］急惊兼外感治法。

如月内惊风，用丹砂末涂五心，以色赤入心，安神除热也。若客忤卒死，用蜜调服。如惊忤无声，血入心窍，猪心血调服。如发搐之甚，同南星、全蝎调服。

［批］治急惊单方。

备拣古来治急惊诸方，以便取用。

导赤散　治心火上炎，舌黄尿赤，口渴身热，急惊实证。

生地　木通　甘草　麦冬各二钱　淡竹叶十皮

水煎，热服。

［批］治心热急惊。

泻青丸　治小儿肝胆火，急惊发搐，眼赤上视等证。

羌活　防风　当归　川芎　山栀仁　胆草　大黄酒浸，纸包煨透，等分

共研细末，蜜丸。每用竹叶煎汤，少加沙糖化下。

急惊风者，肝风甚，而心火从之，为实邪也。实则泻之，宜用泻青丸以泻肝之风，导赤散以泻心之火。如大便秘，用蜜导法：蜂蜜三两，入铁器内，以火熬干，捻成挺子，寸半长，从谷道插入。若用下药，恐脾胃受伤。

［批］治肝热急惊。

吐痰方　治儿壮实，痰在喉间壅塞，药食不得入者，则宜吐。

僵蚕　牙皂炙焦，等分

研末，以土牛膝根少加水捣汁，调少许灌之，即吐。吐后服下痰药。

[批] 治痰塞上焦。

辰砂膏 治小儿痰壅气滞，服之痰自化下。

辰砂飞过，三钱 硼砂 马牙硝各钱半 元明粉二钱 全蝎去毒 珍珠各一钱 麝一分

共研末，每用一二分。治诸惊，薄荷汤下。治胎惊，乳汁合枣汤下。或用礞石滚痰丸亦妙。

[批] 治痰滞惊风。

至圣保命丹 治一切小儿急惊、胎惊，势迫时用之。风平，须照证调治。此应忙之劫方也，不得过服。

胆星牛胆九套者佳 僵蚕糯米泔浸，焙干，去嘴甲 白附子各一钱 全蝎去足焙，十四枚 天麻 防风各一钱 辰砂水飞，钱半 珍珠五分，另细研 麝一分 琥珀三分 金箔二十片

共研末，粟米煮糊为丸，分为二十五粒，金箔为衣，每一粒用薄荷煎汤磨服。或只用白附子、僵蚕、全蝎等分为末，酒调一钱，甚效。

又方：白牵牛半生半炒，黑牵牛半生半炒，大黄煨熟、槟榔各一钱共研末，用五分，蜜汤调下。痰甚，加轻粉一分，得微利一二次，痰热自退，不必过下。痰热退则惊风自除。切不可用辛燥驱风等药，反动心火而为害也。当其搐搦大作时，但可扶持，不可把捉。恐风痰流入经络，或至手足拘挛也。又不可辄用艾火灯火，此阳证不宜火攻。又不可峻用攻击，如巴豆之类以取速效。只服清凉之剂，自可平安。谚云：急惊风，慢

慢治。此迩言①之切当者也。

[批] 治一切急惊。

慢惊者，虚证也。有因吐泻后脾胃虚弱而致者。有因急惊过服寒凉，及伤寒过下而致者。有因脾胃素弱，或受风寒而致者。其证：昏睡露睛，痰鸣气促，惊跳搐搦，或乍发乍静，或身热身冷，或肢厥、唇青、面白、口鼻气冷、昏迷不食、自汗泄泻、其脉迟缓细数等证，为脾虚生风，无阳证也。此际宜速培元气，大补脾土。即有风痰之类，皆非实邪，不得妄用剪风化痰之药，再为消散，以伤阳气，乃为善治。

[批] 论小儿慢惊。

六君子汤　治脾胃虚寒，以致痰凝气滞、自汗泄泻、慢惊等证。

人参少者以山药四钱炒黄代之　白术三钱　茯苓钱半　炙草一钱陈皮去白，一钱　半夏钱半

姜枣水煎，频服。如中寒泄泻，身冷痰滞，加附子二钱附子温中回阳，为慢惊之圣药也，如元气将脱，急炮用之。若肝邪旺，侮脾土者，加肉桂一二钱，平肝以息风也。泻甚者，加肉豆蔻一二钱，面包煨，去油用。或补骨脂亦可。滑脱不禁者，加乌梅二个，或北五味子二十粒。如气虚下陷，昏倦无神，加黄芪蜜炙二钱，即身热亦服，所谓甘温能退大热也。若膈热拒之，冰冷与服。或血虚不能养肝，加当归、白芍，以血足风自灭也。

[批] 治脾虚慢惊。

理阴煎　治脾肾阴阳俱虚、慢脾等证。

熟地五七钱　当归二三钱　干姜炒，二钱　甘草炙，钱半

---

① 迩言：常人之语。

水煎服。如肾亏水泛为痰，或呕或胀者，加茯苓钱半，或加白芥子五分。如阴寒厥逆，加附子二钱。或泄泻不止，去当归，加山药、扁豆、补骨脂、肉豆蔻、附子之属。如腹胀滞疼痛，加木香、陈皮、砂仁之属。或肝邪旺，木动风摇，加肉桂二钱。如兼外感，头痛寒热咳嗽，脉浮紧者，加麻黄五七分。

[批] 治脾肾两虚慢惊。

加味异功散　治脾胃虚弱，肝木所胜，外虚热而内真寒，慢惊风证。

人参　白术二钱　茯苓钱半　甘草炙，一钱　当归二钱　陈皮去白，一钱　钩藤钩钱半，此味后入，过煎无力

如不应，加半夏钱半，炮姜一钱，白蔻八分，木香四分，或再加附子钱半。要知木虚则搐而无力，火虚则身寒口中气冷，土虚则吐泻，睡而露睛。此际宜补脾胃为急。

[批] 治脾虚木旺慢惊。

秘旨安神丸　治小儿乍受惊吓，神气失散，以致溃乱不堪，睡中惊悸，宜以收复神气为主，若作惊风治，误矣。

人参　枣仁　茯神　半夏各一钱　当归　白芍酒炒　橘红各七分　五味子五粒　甘草炙，三分

共研末，姜汁糊丸。每用生姜汤磨服二丸。如朱砂、琥珀之类，不过取其镇重之意，惟此方乃为救本之法。此证必惊哭多泪，忽啼忽止者是也。若啼叫无泪，声长不扬者，是腹痛，当细辨之。

[批] 治惊吓。

搐，抽搐也，是即惊风之属。但暴而甚者，谓之惊风。微而缓者，谓之发搐。发搐不治，则渐成惊矣。宜察形证之寒热、脏腑之虚实治之。其治法详具急惊、慢惊二证，可参阅用之。

有所谓慢脾风者，即慢惊失治而甚者耳。其实难大分别，亦不必别立治法。急惊属实热，宜用清凉，慢惊属虚寒，宜用温补。二病不同，治法宜异。而诸书多用一药以治二病，何其谬也！钱氏戒之，而诸家著书立方，又明犯之，其被夭枉者多矣！

［批］论发搐。

小儿之虚证，观外可知。如心虚则惊惕不安。若啼声不出者，心绝也。肺虚，则气促多汗。若喘满痰响者，肺绝也。脾虚，则吐泻不食，痞满倦卧，牙紧流涎，手足牵动。若昏迷不乳者，脾绝也。肝虚，则筋急斜视，抽搐劲强。若目不开者，肝绝也。肾虚，为肢厥津枯，火不归元。若二便不禁者，肾绝也。凡言实者，乃邪气之实，非元气之实也，治者亦不可伤元气。若病久已虚，尤当专顾脾肾，则根本固而无虞矣。

［批］论小儿虚证绝证。

小儿热证不一，有表里虚实之异。而人动谓小儿纯阳，概用寒凉，其说亦误。盖男子二八、女子二七而天癸至。天癸者，阴气也。阴气未至，故曰纯阳，原非谓阳气之有余也，特稚阳耳。稚阳之阳，其阳几何？阳本非实而误用寒凉，则阴既不足，又伐其阳，多致阴阳两败，脾肾俱伤，又将何所倚赖而望其生长耶！故贵审禀赋阴阳偏盛，及外感风寒，内伤饮食等证，因人调治，斯无弊矣。

［批］论小儿诸热。

败毒散　治四时感冒风寒，身热无汗，喜人怀抱，口不渴，便自调者，此热在表也。

人参　茯苓　枳壳　甘草　川芎　羌活　独活　前胡　柴

胡　桔梗　生姜各①五分

水煎，热服。温取微汗，而热自退。

[批] 治表热。

黄芩汤　治脏腑积热，喜露头面，揭去衣被，口热舌黄，小便赤，大便秘，日晡更热，此里热也。

黄芩　栀仁　麦冬　生地　泽泻　木通　甘草等分

或加黄连，入生姜三分，水煎，温服。

[批] 治里热。

竹叶汤　治病后温热，或兼潮热，或渴不多饮，大小便如常，此虚热也。

竹叶十皮　石膏烧研，二钱　半夏　人参　麦冬　炙草各一钱
粳米即硬米也，下一撮

先煎药，后入米，再煎服。或体弱泄泻，不食昏倦，其热不止，须用下方甘温，以补脾胃而热自除。寒凉药最为忌用。

[批] 治虚热之轻者。

加味四君子汤

人参　白术二钱　茯苓钱半　炙草一钱　干姜炮　白芍酒炒，
各钱半　当归二钱，泄者不用

姜枣水煎。如气倦，加蜜芪钱半。如气胀，加木香三分。如中寒腹痛滑泻，加吴茱萸、肉豆蔻、白豆蔻、补骨脂之属。如胃寒呕逆，加半夏、生姜，或加附子。如虚热甚生风者，加肉桂、钩藤钩拣尽钩钱半，宜后入，过煎无力。或少人参，用山药四钱炒黄代之。

[批] 治虚热之甚者。

---

① 各：原无，疑脱。

清凉汤　治小儿面赤舌燥，鼻干饮冷，大小便秘，一切热证。

黄芩二钱　黄连一钱　滑石二钱　薄荷叶八分　大黄酒浸，煨熟，钱半

姜引，热服。如口渴，加花粉、干葛。如大便秘结，用猪胆汁，少加皂角末，从谷道灌入，不得用芒硝、枳实以伤脾胃也。

［批］治实热。

小儿疳病，因病后脾胃亏损，或用药过伤，不能传化乳食，内亡津液，虚火妄动，或乳母六淫七情，饮食起居失宜，致儿为患。其证目肿腹胀，泻痢清白，肢体瘦弱，鼻烂身疮，虚热往来。又有走马疳者，牙齿蚀烂，口臭齿黑，甚则龈败牙宣。前人治法，多用清凉，不知此证，真热者固多，而元气既败，假热者尤多也。当阴虚脾亏之际，非温补不可，宜临证酌宜，仍以虚损治劳之法参用，庶得尽善。

［批］论小儿疳证。

芦荟丸　治小儿肝脾疳积，发热口渴体瘦，大便不调，或瘰疬、耳疮、腮烂、目翳等证。

胡黄连　黄连　芦荟　白芜荑　白雷丸破开，赤者不用　木香　胆草　鹤虱草微炒，各一两

上为末，蒸饼糊丸。每白汤下一钱。或腹胀，加枳实、青皮、山楂肉、麦芽。如有虫，加史君子肉。如血虚，加当归。如脾亏有痰，加茯苓。此方再加干虾蟆一二只酒浸一宿，去肠炙用更效。服此丸者，但须间服异功散，以扶脾胃为妙。

如有虫，用黄连一两、猪肚三两，蒸熟捣为丸服。

食土，用黄连、猪肚煮汁，拌土晒干，食之。如骨蒸泻痢，

用胡黄连。潮热，同柴胡煎服。肚胀，同五灵脂丸服。壮热，同黄连、朱砂细研水飞以猪胆汁拌湿蒸热，入芦荟、麝香丸服。如吃泥肚大，沙糖、轻粉丸服。

凡肚大有积，将成疳者，用参苓白术散一料，加谷虫五钱为末，米汤调服即愈，最稳最效。

［批］治小儿一切疳证。

兰香散　治小儿鼻疳赤烂。

兰香叶烧灰，一钱　铜青　轻粉各三分

上为末，干掺。

［批］治疳鼻疮。

白粉散　治小儿诸般疳疮。

海螵蛸三分　白及　轻粉各一分

上为末，先用温水洗拭，干敷。

［批］治疳诸疮。

雄黄散　治牙龈生疳蚀烂。

雄黄一钱　铜绿二钱

研末，干掺之。

［批］治外疳龈臭烂。

蟾蜍丸　治牙龈生疳臭烂，并治小儿颈项结核，面色痿黄，饮食不甘，腹大发热，名曰无辜疳证。一服虚热退，二服烦渴止，三服泻痢愈，真妙方也。

用蟾蜍一二个，夏月沟渠中取腹大不跳不鸣者是。身多偏者佳。跌死，投于桶中，浸之以尿，下粪蛆二杓食之，二昼夜，用布袋盛蛆，置流水中一宿，取出，瓦上焙干为末，入麝香二厘，米饭捣糊为丸，麻子大。每服二三十丸，米汤下，其效如神。

［批］内治疳龈牙宣。

马鸣散　治走马疳牙床溃烂，甚而齿脱凶证。

人中白即尿缸底白垢也，以物刮取，新瓦盛之，火煅如白盐，乃佳，五钱　五倍子生者一钱，另用一钱同白矾煅之　马鸣退即蚕退纸也，火烧过，二钱半　枯白矾三钱，即用五倍子同煅者在内

上为极细末，先以浓米泔浸洗，后以此敷之，真良方也。其吐泻、腹痛、咳嗽等证，大小可以同治。参阅本门用之，不必复赘。

［批］治走马疳。

备采古来治小儿杂证简易单方于后，以便取用。

小儿口疮，细辛研末，醋调敷脐上。

初生时，以甘草煎汁滴口中，日后无毒，且稀麻痘。

发黄，用花粉捣汁，蜜引，温服。

骨蒸减食，因睡湿床伤也，用秦艽、甘草炙等分煎服。

蛔多腹痛：使君子肉为末，每月初旬五更时米汤调服一钱。

丹瘤：木鳖子仁研末，醋调敷之。

遗尿：补骨脂盐炒研末，每夜开水调服四分。

狂燥、身热、昏迷：栀仁、豆豉各四钱煎服，或吐或下，立效。

行迟：五加皮五钱，川牛膝、木瓜各二钱五分为末，每服五分，酒引。

头面痒疮，常流血水：蛇床子一钱，轻粉三分，为末，麻油调搽。

寸白虫：雷丸肉白者可水浸去皮，每月初旬五更时食炙肉少许，以稀粥调服一钱。

疳积腹大黄瘦，用立秋后大虾蟆若身有偏，腹大不跳不鸣者

佳，去首足肠肚，以麻油涂之，阴阳瓦焙熟食之，虫积自下。连服五六枚，一月全愈。

初生数日，大小便血，乃心肺胎热，不可服凉药，只用生地加水，捣汁五六匙，加酒蜜各一匙服之，自愈。

不下尿，不吃乳：大葱白切碎，以乳半盏，蒸片时服。

疟疾：用麝香磨墨，写"去邪辟魔"四字于额上以截之。

痫证：用鸡子黄和乳汁服三枚，愈。

癫痫：芦荟煎服。风痫善惊，用天麻煎服，或用青黛水调服。

胃寒吐乳：白豆蔻仁、砂仁、甘草煎服。

月内目不开，或肿涩，或出血，名慢肝风，用甘草猪胆汁炙研末，水调服。

阴缩：吴茱萸、大蒜、硫黄捣涂腹，仍用蛇床子烧烟熏之。

病后天柱骨倒：蓖麻子、木鳖子仁捣贴足心。

口疮：陀僧研末，醋调涂足心，疮愈即去之。

疳泻：赤石脂末，米汤调服五钱，立瘥。

睡中自汗：故蒲扇烧灰为末，酒下二钱。

诸风口噤不语：南星略炮五分，紫苏、生姜引，煎就，入雄猪胆汁少许服。

撮口：甘草水煎服，令出痰涎，以猪乳滴入口中，自瘥。

调护小儿诸法

凡儿生初睡时，最难安置。欲安枕上，枕高不便，安于枕下，恐寒时被厚掩伤世亦有掩死者。只得安于手肘上。不知鼻风多射儿头，异日或有头风脑痛之患，亦有枕偏儿颈者。况母手常在被外，多受风寒，日后多有手臂痛者。其法：将母平日之枕一概不用，母用衣服制一枕，约四五寸长，周围以线扎之，恰便母睡。其儿，用绿豆一二碗，略捣碎，装入布袋内，睡时仰松打平，止要寸许高，儿吃乳后，推于豆枕上，与母一样齐睡。母子俱安，岂不妙哉绿豆能明目、去风、稀痘，并解一切疮疖。

[批] 小儿睡法。

凡浴时，探水冷热得所，庶无水惊。冬久浴则伤风，夏久浴则伤热。其浴时，当护儿背，以风寒自此而入，易成病患。且忌数数洗浴。

凡小儿平常无病，忌服药饵，否则遇病无效。

凡抱持，忌生客，恐客忤发热等证。忌入庙，恐心惊怖起风。

凡浣衣，不可露于星月之下，易惹邪祟。即至十岁亦忌。

凡在春天，勿护顶裹足，使阳气舒长。即稍长，下体勿令过暖。得寒凉，则阴易长，过温暖，则阴暗消。下体主阴，以童子阴常不足也。

凡初生十日内，宜煎淡豆豉汁喂之，下胎毒，助脾气，化乳食。以猪乳哺儿，解痘毒，除惊痫，且无撮口脐风之患。

凡养儿要出见风日，要着地气。若常怀抱，则筋骨缓弱，数岁难行。

凡儿勿摸刀剑，勿见猿猴，勿令久坐，勿令久行，勿过饮食，勿衣重裘，勿哺美味肉食、酸冷姜蒜，夜莫停灯，日莫说鬼，睡莫当风，坐莫近水近火，勿使过笑，勿使过哭，笑哭之后，莫即与乳，乳后勿即与食，食后勿即与乳，食乳交进，便成积聚。雷鸣击鼓，不必掩耳。乳儿不得过饱，饱则溢，溢则导虚胃气。凡宿乳须令捏去，当沃壁上，勿令虫蚁食之。乳儿之时，先以手指按住，勿使乳来太急，急则难咽，噎成哮病。

儿肚宜暖，以熟艾铺一抱肚，冷天围之，热天用夹布为①之，日夜勿解，以寒脾胃。以上护法，须当留神。

凡儿剃头，宜避风处。丑寅日吉，丁未日凶，五月七月不宜剃头。

凡小儿诸病，肝脾二经居多。肝只有余，有余者，病气也，似重而易治。脾只不足，不足者，元气也，似轻而难治。故薛氏以补脾立论，诚格言也。

凡小儿虚、实、寒、热，似乎难辨，观外证可知：如足胫冷，腹虚胀，粪色青，吐乳食，眼珠青，面青白，脉沉微者，此内必虚寒，忌投凉药。若足胫热，两腮红，大便闭，小便赤，舌粗黄，眼珠赤，渴不止，上气急，脉洪滑者，此内必实热，忌投热药。

疮　科

全书继出，先备紧要方论，以便取用。

疮疡一证，有出于腑而为痈，此为阳证，属内病之稍次者，治之犹易。有出于脏而为疽，此为阴证，属内病之最重者，治之为难。外有在皮肤者，有在筋骨者，其深浅有辨，盖寒滞之毒，其来徐，其入深，多犯在筋骨之间。风热之毒，其来暴，其入浅，多犯在皮肉之间。能知阴阳浅深，则治疗不差。然其最重者，以元气为主。元气强，则正胜邪，自易发而易收。若元气弱，则邪胜正，必难发而难收。又有元气本亏，而邪盛不能容补者，此为败证。其有邪盛而脉证俱实者，但当直攻其毒，则不得误补助邪，所宜详辨也。

---

① 为：疑为"围"之误。

凡脉浮数而反恶寒者，疮疽之证也。

虚实治法

如肿起坚硬，脓稠痛甚，二便秘赤，腹胀胸痞，口苦咽干，烦燥身热，目赤脉洪，心神慌惚者，实也。此其毒在脏腑，非用硝黄峻猛之剂荡而逐之，则毒不解，故不得不下。然非有真实者，不可轻用下也。

如肿下软慢，脓稀身冷，泻利呕吐，食少自汗，肢肿音嘶，或肿而不溃，或溃而不敛，脉微昏沉者，虚也。此宜全用温补，固无疑也。然不独此也，即凡脉无洪数，又无烦热壅滞，而毒有可虑者，此虽非大虚之证，然察其但无实邪，便当托里养荣，预顾元气，何也？盖恐困久脓溃，不待损而目①虚矣。及其危败临期，即多方挽回，安有益哉！故丹溪云：痈疽因积毒在脏腑，宜先助胃壮气，以固其本。夫然，则易于成功，而平复不难矣。若独攻其疮，则脾胃一虚，七恶②蜂起，安有能生者乎！

齐氏曰：邪气胜则实，真气夺则虚。又曰：诸痛为实，诸痒为虚。又曰：诊其脉，洪大而数者实也，细微而软者虚也。虚者补之，和其气以托里也。实则泻之，疏利而导其滞也。

论灸法

凡疮疡，有毒之甚者，如背疽、脑疽、脱疽、疔疮、天蛇头在手指尖、地蛇头在脚指尖、一切无名肿毒，或肿处无头用湿纸贴于患处，但一点先干处乃是疮头，或周围高而中一点青黑而陷者，或数肿处不知痛痒，或发如粟米之类，此皆大毒。非药所能有功，惟用大颗独蒜切片三分厚，贴疮顶，以艾于手掌中久

---

① 目：疑为"自"之误。
② 七恶：指疮疡病中的七种不良征象。

揉，自软如绵，以豆大一壮，安于蒜片灸之，每三壮易蒜。[批]多灸为妙。万一灸得痛不可忍，将蒜略揭起，易艾再灸。或数十壮，或来日又灸，总以多灸为妙。约一二百壮，则毒自散。未成者即消，已溃者即敛，诚治痈疽恶毒之仙方也。盖用大蒜，取其辛而能散。用艾灸，取其火力能透深远，所以胜于药力百倍者矣。若略灸几壮而即止，反为有伤。《经》曰：陷者灸之，灸而不痛，痛而后止其灸。灸而不痛者，先及其溃，所以不痛，而后及良肉，所以痛也。灸而痛，不痛而后止其灸。灸而痛者，先及其未溃，所以痛，而次及将溃，所以不痛也。人之头为诸阳所聚，艾壮宜小而少。

[批]治毒疮仙方。

又有用附子炮去皮脐研末，以唾津和为饼，安疮口上，将艾壮于饼上灸之。每日灸十壮，但令热，勿令过痛，治溃疡气血俱虚，或风寒袭之，不能收敛，用之神效。

[批]用附子饼灸疮溃易敛。

景岳曰：凡痈疽阴盛阳衰，体弱脉虚，苦寒之剂非惟溃后不可用，即肿疡亦不可用也。若阴邪凝结之毒，非用温热，何以运行？陈氏谓：肿疡不可用热药，恐不可以概言也。

[批]论疮毒用凉用热之法。

又曰：疮肿之属外邪者，惟时毒、丹毒、斑疹及头面颈项上焦之证多有之。察其果有外邪，而脉见紧数，证有寒热者，方宜表散。然散之之法，又必辨其阴阳盛衰，故或宜温散、凉散、平散、兼补散，解毒而散，此中自有权宜也。

又如里证用下之法，毒盛势剧者，大下之。滞毒稍轻者，微下之。荣虚便结，而毒不解者，养血滋阴而下之。中气不足，而便结壅滞者，润导而出之。凡此皆通下之法，但宜酌缓急轻重而用之。若不得法，后来将有难结之患，不但目前之害已也。是以表证不真者不可汗，汗之则亡阳，里证不实者不可下，下之则亡阴。亡阴亦死，亡阳亦死。医固可孟浪乎！

［批］论表散之法。

凡肿软而不痛者，血瘤也。肿而渐长，不大热而时时牵痛者，气瘤也。微肿不消，后亦成脓，此是寒热所为也。留积日久，寒化为热，以此溃者，必成漏也。

［批］论肿证不一。

凡察痈疽，以手掩其上，大热而软者，脓成也，宜急针破之。若皮薄者，脓浅也。不甚热者，脓未成也。

结核不消，寒热发渴，面色黄者，已成脓也。

［批］论脓已成未成。

至于脏腑内疽，深藏不见，惟诊脉可知。胃脉，人迎也。沉数，热聚胃口，胃脘痈也。若洪数者，脓已成也。脉沉紧，虽脓未就，已有瘀血也。宜急治之，不尔，则邪内攻而危矣。

［批］论内证宜诊脉。

疮毒已结者，宜补气血，使脓速成。脓成当验其生熟，针而去之。不可用内消之法，以寒凉而成坏证。

［批］论毒结之治法。

小按便痛者，脓浅也。大按方痛者，脓深也。按之不易起者，脓未成也。按之而即起者，脓已成也。［批］论脓深浅成否。脓生而用针，气血既泄，脓反不成。脓熟而不针，则腐溃益深，疮口难敛。若疮深而针浅，内脓不出，外血反泄。若疮浅而针深，内脓虽出，良肉受伤。若元气虚弱，必先补而后针。［批］论针法要恰当。若脓出而反痛，或烦燥呕逆，由胃气亏损也，宜急补之。

仙方活命饮　治疮肿色赤，壮热焮痛，此阳毒也。服此，未成脓者即消，已成脓者即溃，此止痛消毒之圣药也。

穿山甲蛤粉炒黄　白芷　防风　花粉　赤芍　归尾　乳香　没药　贝母　皂刺　甘草各钱半　金银花三钱　陈皮二钱

酒煎服。服数剂，未成者自消。若已成而脓溃者，必体虚，难得收敛，当速服下方。

[批]治疮毒初起。

托里消毒散　治疮溃体弱，易于收敛，此标本同治也。

人参随证增减　黄芪盐水炒　当归　川芎　白芍炒　白术　茯苓各一钱　金银花　白芷　甘草　连翘各六分

水煎服。若溃后而新肉不生，属气虚者，四君子汤为主。属血虚者，四物汤为主。气血俱虚者，十全大补汤为主。并忌寒凉消毒之剂。

[批]治疮毒溃后不敛。

益气养荣汤　治气血亏损，身发肿毒，不论软硬赤白，或不时发热，或溃而不敛。内服数剂，外用隔蒜艾灸二三十壮。溃者贴神异膏。

人参　黄芪盐水炒　当归　川芎　熟地　白芍炒　贝母　香附　茯苓　陈皮各一钱　白术二钱　柴胡六分　甘草　桔梗各五分

姜水煎服。如口干，加五味子、麦冬。往来寒热，柴胡用一钱，加地骨皮。脓清，倍用人参、黄芪。脓多不止，倍用黄芪、当归。肌肉迟生，加白蔹、肉桂。

[批]治气血两虚肿毒。

秘方托里散　治一切疮毒。始终常服，不致内陷。

瓜蒌大者一个，捣　当归　黄芪　白芍　甘草各两半　熟地　花粉　金银花　皂刺炒，各一两上每味用一半，以酒五茶盅入磁器内，以纸密封，置锅内久煮，取出待冷，陆续温服。

立斋曰：此方药品平易，消毒之功甚大，且不动脏腑，不伤血气，不问阴阳肿溃，屡用屡效，真仙方也。凡有肿毒，先用隔蒜艾灸。若脉沉实，大小便秘者，失用疏通，而后用此，其功甚捷。若大毒已退，不作脓，或不溃者，更宜此方托里。溃而不敛，及脓清者，方用峻补。

［批］治疮毒始终仙方。

托里养荣汤　治瘰疬流注及一切痈疽不足之证，不作脓，或不溃，或溃后发热，或口渴，或恶寒，饥瘦盗汗，倦卧，不思饮食等证。

人参　黄芪蜜灸　当归　白芍酒炒　川芎各一钱　白术钱半　熟地二钱　五味炒研　麦冬　甘草各五分

姜五分，枣二枚，水煎服。

［批］治疮毒一切虚证。

参芪托里散　治疮毒平塌，色暗神倦，其痛不甚，或不知痛痒，此阴毒也。能急补托，可免其毒内攻而危。或腐溃不能收敛，恶寒发热，一切不足之证。

人参　黄芪蜜炒　白术　当归　熟地　白芍酒炒　茯苓　陈皮各钱半　金银花三钱

水煎多服。

［批］治疮毒亏弱险证。

如不效，加干姜炒一钱，肉桂钱半。

［批］以后论因证调治。

若脓出而反痛者，气血虚也，八珍汤。如不作脓，不腐溃者，阳气虚也，四君加归、芪、肉桂。如不生肌，不收敛，脾气虚也，四君加地黄、木香。如恶寒憎寒，阳气虚也，十全大补加姜附。如晡热内热，阴血虚也，四物加参术。如欲呕作呕，胃气虚也，六君加炮姜。如自汗盗汗，五脏虚也，六味丸料加五味子。如食少体倦，脾气虚也，补中益气加茯苓、半夏。如喘促咳嗽，脾肺虚也，前汤加麦冬、五味。如欲呕少食，脾胃虚也，人参理中汤。如腹痛泄泻，脾胃虚寒也，附子理中汤。如小腹痛，足膝冷，脾肾虚也，十全大补汤加枣皮、山药、肉桂。如泄泻足冷，脾肾虚寒也，前药加桂附。如热渴淋秘，肾虚阴火也，加减八味丸即六味丸加肉桂、五味。观此，即知百病用药之法。

济阴汤　治疮毒初起，肿毒热渴，脉滑数有力，证属纯阳者。

连翘二钱　山栀炒　黄芩炒　黄连炒　甘草各一钱　白芍钱半丹皮二钱　金银花三钱

水煎服。如大便秘，加大黄。

［批］治疮毒纯阳。

抑阳散　外治前证属纯阳者。

花粉三两　姜黄　白芷　赤芍各一两

共为末，茶调，厚敷患处。内外调治，则热毒自解，瘀滞自散。

［批］外敷疮毒纯阳。

冲和汤　治疮毒似肿非肿，似痛非痛，似溃非溃，脉洪数而无力，属半阴阳者。此因元气虚弱，失于补托所致。

人参少者，用蜜炙黄芪三钱代之　陈皮　生黄芪　白术　当归白芷各钱半　茯苓　川芎　皂角刺　乳香　没药　金银花　甘草节各一钱半水半酒煎服。

［批］治疮毒半阴半阳。

阴阳散　外治前证属半阴半阳者。

紫荆皮炒，五两　独活炒，一两　赤芍炒　白芷　石菖蒲各二两

共为末，葱汁好酒调敷。内外夹治，则气血自和，瘀滞自消。

［批］外敷疮毒半阴半阳。

回阳汤　治疮毒微肿微痛，或色暗不痛，或坚硬不溃，脉虽洪大，按之微细软弱，属纯阴者。此属脾肾虚寒，或因药亏损元气所致。

人参　白术　黄芪各三钱　干姜炮　附子制　甘草炙　陈皮当归各二钱　柴胡　升麻各五分

半酒半水煎服。如不应，倍加姜附。

［批］治疮毒纯阴。

抑阴散　外治前证属纯阴者。

草乌二两　南星煨　赤芍炒　白芷各一两　肉桂五钱

共为末，葱汤调敷，热酒亦可。内外共扶，则脾胃自健，阳气自回也。

［批］外敷疮毒纯阴。

丹溪曰：敷贴之剂，应酬轻小热证耳。若不辨其阴证、阳证而妄敷寒凉之药，则迷塞腠理，凝滞气血，毒反内攻，而肉反死矣。况元气得寒则不健，瘀血得寒则不散，败肉得寒则不溃，新肉得寒则不生，治者审焉。

［批］论外敷凉药之害。

凡疮疽之痛不一，止之亦异。有因热邪痛者，以凉药止之。

有因寒邪痛者，以热剂止之。因风者除其风，因湿者导其湿。燥者润之，塞者通之，虚者补之，实者泻之之类，临机应变，方为上医。有谓乳、没可以止痛，究何益哉！

[批] 论止痛在对证用药。

降痈散　治阳毒痈疽，焮肿切痛之甚者。煎剂功缓，用此外敷，散毒止痛立效。

薄荷叶　野菊花连根叶，各一握　土贝母半之　茅根一握

干者为末，鲜者同贝母捣烂，外将茅根煎浓汤，乘热调敷患处，仍留前汤顿热，不时润于药上，但不用冷，约半日即换之。

[批] 外敷阳毒痈疽。

又方　治疽毒坚顽深固，及结核痰滞等证。

脑荷倍用　生南星　土贝母　朴硝等分　石灰风化者，倍用

共为末，用盐水调敷患处。脓成留头，经宿，干即易之，或炒热摊绢上，隔绢贴之。或用麻油调，或用茅根汤调亦可。若欲止痛速效，加麝香，或冰片少许更妙。[批] 外敷坚顽痈疽。

槐花酒　治肿毒属湿热者，退之神速。惟胃寒之人不可过用。

槐花四五两炒微黄，乘热入酒二三盅，煎十余滚，去渣热服。未成者二三服，已成者一二服，即消。大抵肿毒，先用蒜灸，次服槐花酒以去其毒，胜于托里诸药多多矣。

[批] 治湿热痈疡。

忍冬酒　治一切痈疽、肿毒、发背、疔疮、喉痹等证。

忍冬藤一名金银藤，鲜者四五两，干者止用二两，捣碎　甘草节一两

水煎就，入酒一盅，再煎数沸，每日二服。外用藤捣烂，

入酒少许，敷患处。或用花、用叶，生者捣汁半盅，和热酒半盅温服，更佳。甚者三五服即愈。

[批] 治一切肿毒。

凡痈疽之毒有浅深，故敛之有迟速，不可早用龙骨、血竭收口之药、恐毒气未尽，后必复发，为患非轻。若久不合口，其肉白而脓少者，此气血俱虚，不能潮运，而疮口冷涩也。每日用艾叶煎汤，避风热洗，及烧松香烟熏之，或用猪蹄汤洗之，更以神异膏贴之。必须守禁忌，服补药乃愈。

[批] 论收敛药不可早用。

神异膏　治一切痈疽疮毒，及收口甚效。此疮疡中第一方也。

麻油一斤　黄丹三两　黄芪　杏仁　元参各五钱　蛇脱三钱
男发用半鸡子大一团　蜂房子多者佳，五钱

先以黄芪、杏仁、元参入油煎至将黑，乃入蛇脱、蜂房、乱发煎至焦黑，去渣，徐下黄丹，慢火再煎，滴水成珠为度。

[批] 治疮毒，又用收疮口。

凡气血闻香则行，闻臭则逆。况疮本腥臭，又闻臭触则愈甚，宜间用香散之药为妙。

[批] 论疮宜用香药。

万金散　治疮疽已溃未溃者，有消毒破瘀之功。

栝蒌一个，打碎　甘草节二钱　没药一钱，另研
用酒煎前二味，后入没药服。

[批] 治疮始末皆宜。

丹溪曰：肿疡内外皆壅，宜以托里表散为主。如欲用大黄，宁无孟浪之非。溃疡内外皆虚，宜以补接为主。如欲用香散，未免虚虚之失。

[批] 论治宜因证。

凡痈疽脓溃之后，脉微涩迟缓者，邪气去，而真气将复也，为易愈。若沉细而直者，里虚而欲变证也。若脓血既去，则当脉静身凉，肿消痛息，如伤寒表证之得汗也。若反发热作渴，脉洪数者，此真气虚，而邪气实也，死无疑矣。

[批] 论疽溃后脉证吉凶。

立斋曰：疮疡食肉，乃自弃也。疮疡之毒，发于荣气，今反助之，与自弃何异。虽用药施治，亦不能愈。景岳曰：惟热证及疔毒阳痈则不可犯。至若荣卫大虚，而毒不能化，肉不能长，凡宜滋、宜补等证，可少食之。若牛肉、鸡、鹅、醇酒，及伤脾助湿等物，所宜忌也。

[批] 论疮疡勿早食肉。

太乙膏　一切疮疡并宜贴之。先用隔蒜艾灸，更服活命饮方载前，以收全功。

当归　生地　白芍　元参　大黄各二两　甘草四两

用麻油二斤，入砂锅煎药至枯黑，去渣，加黄丹三两再煎，至滴水成珠为度。忌铁。

[批] 治一切疮毒。

神效当归膏　治一切疮疡溃烂，及汤火疼痛等证。

当归　生地各二两　白蜡一两　麻油六两

先将当归、地黄各一两入油煎黑去渣，又将二味入油煎黑去渣，乃入蜡溶化，候冷搅匀，即成膏矣。用涂患处，以纸盖之。如有死肉，须用利刀修去，去腐生新，其效如神。凡洗拭换膏，须预备即贴之，以新肉畏风故也。此药生肌止痛，补血续筋，故与新肉相宜。

煎膏忌铁，宜用砂锅之类。

［批］治疮溃烂及汤火伤败。

乌金膏　治一切痈疽溃烂。中央肉死，涂之即腐。未死，涂之即生。若初起肿痛，用点数处，则解毒肿消。若瘀肉腐黑，涂之即溃。若毒气散漫，中黯外赤，不腐不溃，内服大补之剂，中涂三四寸许，至五六日间，中央渐溃、渐脱，内用纯阳之药以接元气，自能收敛。若涂凉药，则毒气不解，无益而有害也。

巴豆不拘多少，去壳，炒黑研为膏，点肿处或涂瘀肉上，则自消化。或加乳香少许更妙。恶疮顽疮，中有毒根，久不收敛，以少许纴其内，即化而愈。或加香油少许，调稀可用。此方简而效，为功不小。

［批］外治一切疮毒始末俱效神方也。

加味羌活汤　治疮疡肿痛，寒热头痛，身痛脊强，脉浮紧者。初宜疏通表散。

羌活　防风　苍术各一钱　白芷　川芎　生地　黄芩　甘草各钱半　北细辛三分　连翘钱二　金银花二钱

姜枣引，热服取汗。如有汗，去苍术，加白术。渴者，加葛根、石膏。

［批］治疮毒初起先为疏通。

瓜蒌托里散　治疮疡毒盛者。未成者消，已成者溃，即溃者敛。

瓜蒌一个，杵碎　忍冬藤　乳香各一两　苏木五钱　没药三钱甘草二钱

酒煎，日三服。

［批］治疮疡始末神效。

蜡矾丸　治一切痈疽，托里止痛。护脏腑，勿使毒气内攻。老少皆宜。

黄蜡一两，溶开，离火，入生白矾末一两为丸。用熟水日进三服，各四五十丸，至三四两之上，其效自见。或止用白矾末为丸，以葱汤送三钱。三五服后，再服仙方活命饮二剂，诸恶毒自愈。若服金石毒药发疽者，尤效。

[批] 治毒护脏。

夺命丹　治疔疮发背等大毒，或麻木昏愦，或呕吐、寒热等证。服此者，不起者起，不痛者痛。痛者止，昏者苏。未成者消，已成者溃。乃恶证中之至宝也。

蟾酥酒化　轻粉　麝香各五分　枯矾　寒水石　铜绿　乳香没药各一钱　朱砂三钱　蜗牛无亦可

上为细末，酒糊丸，绿豆大。每服二三丸，温酒葱汤下。或用葱白三四寸，病者自嚼烂，吐于手心，包药在内，热酒送下。如人行五里，汗出为效。重者，再服一二丸。或外用一丸入疮孔内，以膏药贴之。

[批] 治一切大毒神方。

宣毒散　治痈毒在脏，脉实便秘。若脉虚便调者，不可用。

大黄煨　白芷各五钱

水煎服。此乃宣通攻毒之剂，其功最大。

[批] 治疮毒实证。

[批] 以下三方次第以洗溃疡。

雄黄解毒汤　治一切疮毒溃烂。先用此洗三次，以后用猪蹄汤。

雄黄一两　白矾三两　寒水石煅，两半

共为末，用滚水二碗乘热入药末一两，洗患处，冷则温热再洗，以神异膏贴之。洗时避风。

猪蹄汤　亦治前证。

白芷　白矾　当归　赤芍　独活　甘草　露蜂房_{连子者佳,}各五钱

用猪蹄一只，水四碗煮之，去油渣，取清汤，入前药一分，作四分分开，前①十数沸，去渣温洗。恶肉随洗而下，即用前膏贴之。

集香散　亦治前证。

白芷　藿香　茅香　香附　防风　甘草各三钱　木香一钱

用水三碗，煎就去渣，洗患处。

凡血气闻香则行，闻臭则逆。彼疮将尽未尽宜用之。洗后速用膏药贴之，直至收敛为度。忌用生肌之药。

乳香定痛散　治疮疡溃烂切痛，诸药不效者。

乳香　没药各二钱　寒水石煅　滑石各四钱　冰片一分

为细末，敷患处，痛即止。此方乳没性温，佐以寒剂制之，故寒热之痛皆宜。

［批］止溃疮疼痛。

替针丸　治脓成不溃者。

白丁香即麻雀屎　硇砂　没药　乳香各一钱

糯米四十粒，先以矿灰拳大一块，置碗内，量入水，热气出，以米排入灰中，良久，候米如水晶状，取出用之。如未就，再用灰制。各研末，后和匀收贮。用时，以饭丸麦粒大，用一粒，水湿安疮头上，其脓自出。若附骨疽及紧要之地，当及时针砭，出之为善下有单方。

［批］治脓成自溃。

生肌散　治疮口不合。

---

① 前：疑为"煎"之误。

木香　轻粉各二钱　黄丹四钱　枯矾三钱

共为细末，用猪胆汁拌匀，晒干，再研细，掺患处。

立斋曰：此方乃解毒去腐搜脓之剂，非竟是生肌药也，盖毒尽则肉自生。尝见患者，每用龙骨、血竭之类以求生肌，殊不知余毒未尽，反生腐烂耳。若此方诚有见也。

［批］解毒以生肌肉。

又方　治脓止。若生肌时，用鲫鱼去肠，实以羖羊粪，烘焙为末掺之，疮口自敛。

［批］收口掺药。

桔梗杏仁煎　治肺痈，吐脓腥臭，或痰中带血，或胸膈隐痛等证。

桔梗　杏仁　甘草各一钱　阿胶　金银花　麦冬　百合　夏枯草　连翘各二钱　贝母三钱　枳壳钱半　红藤三钱

水煎服。如火盛兼渴者，加花粉二钱。此证因汗后伤风入于肺，变成疮疽，其脉右寸数而虚者，肺痿也。数而实者，肺痈也。微紧而数者，未有脓也。紧甚而数者，已有脓也。脉短而涩者易治，浮洪而大者难治，面色当白而反赤者，火克金，皆不可治。

［批］治肺痈。

小青龙汤　治肺轻受寒，咳嗽喘急，将成肺痈。先服二剂。

麻黄去节，五分　桂枝　白芍　甘草各八分　干姜炮，五分
半夏一钱　五味十一粒

水煎，热服。

［批］先治肺痈。

葶苈大枣泻肺汤　治咳嗽胸胀，气喘面浮，已成肺痈，继用此方。

甜葶苈炒研，三钱　大枣十枚，去核

水煎，先入大枣煎就，去枣，后入葶苈，煎十余沸，食后服。

［批］继治肺痈。

八味排脓汤　治肠痈，小腹胀痛，时下脓血，脉滑而数，身肤甲错等证。

黄芪炒　当归酒拌　金银花　穿山甲蛤粉炒　白芷　防风　连翘　瓜蒌各二钱

水煎服。或为末，每服三钱，蜜汤调下。如脓将尽，去穿山甲、连翘，倍当归，加川芎。

［批］治肠痈。

神效瓜蒌散　治乳痈及一切大毒。初起肿痛即消，脓成即溃，脓出即愈。治痈之方甚多，独此方神效。治瘰疬尤效。凡属痈毒，皆宜用之。

瓜蒌一个，烂研　当归酒洗　甘草各五钱　乳香　没药各一钱

酒煎服。如不能饮酒，加水煎。数剂后，宜服补气血之药。

［批］治乳痈及一切大毒。

槐花散　治肠风脏毒下血。

槐花炒　熟地　青皮　白术　荆芥穗　当归身　升麻各一钱　川芎四分

水煎服。或为末，每用三钱，米汤调下。

又方：棕同柏叶烧灰存性，捣饭糊为丸服。

［批］治肠风下血。

痔漏肠红方　其效无比。

黄连一两，酒浸阴干　百草霜一两，用茅柴烧者佳　乌梅肉一两，酒蒸

共捣为丸。如干，加前浸连之酒，每以酒下四五十丸。三日见效，十日全愈。

［批］治痔漏下血。

隔纸膏 治臁疮神效。

黄芪研末，五钱 轻粉 乳香 没药 银朱各一钱 血竭五分 铜绿二分

共为细末，真麻油调成膏，摊油纸上，再用油纸一层以针密刺孔，掩膏药上贴之，一日一易其膏。

［批］治臁疮。

猪脏丸 治大便痔漏下血。

猪大脏一条，洗净 槐花炒，为末，二两，或用黄连二两为末

入脏内，两头扎定，瓦器内米醋煮烂，共捣，加糕糊为丸。每服五十丸，米饮下，或当归酒下治法详本门。

又方 用鲫鱼去肠，以五倍子末填满，煅，研末，酒服一钱。

［批］治痔下血。

用牡蛎粉，茶调服。或用贝母为末服。

［批］颈核。

备拣古来治诸疮毒至简至稳神方于后，以便取用。

雄黄钱半 杏仁三十粒，去皮 轻粉一钱 冰片少许，共为末，以雄猪胆汁调涂，仙方也。

又方：凡大毒十日内，宜服护心散，使毒气出外。若内攻，则呕逆不食而危矣。真绿豆粉二两，乳香一两，灯心末三钱，先浆之，焙干研末后，以水洗去浆，布滤用，以甘草煎浓汁调一钱服。至一两，则香彻疮口而愈。

又方：毒初起及收敛时，用远志肉，米泔浸，为末，酒调

三钱服，以滓敷患处。

又时行斑疮，一身忽如火伤，决之复起，此恶毒也。以多蜜炒升麻，水煎多服，并以升麻煎水洗之。

疮肿焮热大痛：大黄末，醋调敷之。燥即易，数次即退。

痈肿无头：蚕茧烧灰，酒服一枚，即出一头而自破。

大毒湿疮，痛而不痒，粘不得衣被，以菖蒲研末一斗，布席上卧之，覆以被，三五日自愈。

恶疮初起，捣蒜加麻油厚敷，干即易之，救人危急。

诸疮久不瘥者，用鲫鱼烧研，和酱汁涂之。

痈疽不起发，头陷黑黯，不热不痛，服补药不效，用人牙煅、穿山甲炙各二钱为末，以当归、麻黄煎酒，作二次调服，外以姜汁调面敷之。

大毒，用雄鸡冠血涂之。

［批］痈疽恶疮。

疔肿垂死：菊花一握捣汁，入口即活。冬月采根用，其效如神。

又方：以艾烧灰淋汁，加石灰少许为糊，先将针挑破，至血出，乃点药三遍，其根自拔。

又方：蜜与葱捣烂，先刺破疮头，涂之，一时毒出，以热醋洗之。

又方：刺破疮上，以人粪热封之，干即易，一日除根。

又方：内服十全大补汤，加生黄芪五钱，外用蒜切片安疮上，以熟艾灸之，三壮易蒜。或毒重肉木，灸至肉痛方住。少顷再灸，明日又灸，总以数十壮、几百壮为妙。若头上生毒，艾壮宜小。此法最效，百不误一。凡一切恶毒，具宜用此法，即疮溃时亦当用此条已详前灸法门。

［批］疔疮。

用初生丝茅针酒煮服之，一针一孔，大奇。

又方：白鸡翅下两边第一毛，烧灰酒服，即破。

又方：以麻雀屎，拣两头尖者是雄屎，加脂麻数粒捣敷，即穿。

［批］破痈方。

陀僧为末，桐油调贴即愈。

［批］多骨疽。

贝母、南辛①等分研末，生姜擦之。

又方：以生姜擦动，醋磨贝母搽涂之。

若白癜风，用白蒺藜六两研为末，每汤水调服二钱。半月白处变红，一月断根神效。

又方：用附子、硫黄为末，姜汁调匀，茄蒂擦之。

又方：水银、轻粉用姜汁擦之。

［批］紫白癜风。

用土茯苓一两，苡仁、银花、防风、木瓜、木通、白鲜皮各二钱，皂荚子四分，一日二服，忌茶、牛、羊一切发物。即前误服劫药，变成痼疾，多服自愈。气虚加沙参、淮药。血虚加当归。有热加芩连。此外不得再加。此方最稳而效，或止用土茯苓四两，皂荚子七个，水煎代茶饮。

外用轻粉、大枫子肉等分为末涂之。

又方：用轻粉一钱，雄黄、朱砂各二钱半，槐花炒、龟板炙各一两为末，糊丸，每服一钱，日二服，冷茶下，七日愈。

又方：用轻粉、胡桃肉、槐花炒、红枣肉各二钱，捣为丸，

---

① 辛：疑为"星"之误。

分作三服。一日鸡汤下，二日酒下，三日茶下，五日疮干，七日落痂。

又方：大枫子烧和麻油、轻粉研涂，以枫子壳煎汤洗之，效。

［批］梅疮。

用醋或猪胆汁磨墨厚涂之。

又方：用灶心土捣蒜和敷之。

又方：鹿角醋磨涂之。

又方：捣大蒜加麻油，厚敷之，干则频易，神效。

又方：用芥菜子、柏叶捣敷。

又方：用木鳖子醋磨涂之。

又方：大黄为末，醋调涂之，干即易。

又方：五倍子醋煮敷之。

又方：马齿苋捣敷。

又方：葛藤烧灰，水调涂之。

又方：芙蓉花或叶或皮捣敷。

又方：肥皂捣烂，加醋敷之。

又方：用藤黄，醋磨频涂。但毒人，用当小心。

又方：用水调牡蛎粉敷之，拔毒而消。

［批］肿毒初起。

用羖羊角烧存性，研末，以鸡子清调涂之。

［批］赤斑痒痛。

用松香末一两，白矾三钱为末，麻油调搽有治法详本门。

［批］瘰疬不敛。

用母猪粪，黄泥包，煅存性，为末。先以米泔洗净，搽之立效。

［批］男女下疳。

炉甘石煅，醋淬七次五钱，儿茶钱半研末，麻油调敷。

又方：轻粉掺之，即痂落而愈。

阴头生疮，以蜜煎甘草涂之。

又方：五倍子、花椒皮炒各一钱，细辛三分为末，先以葱汤洗净，掺之，下疳亦用。

内服槐花蕊一二升，毒从小便出愈时身发红斑一二日，无害永不再发。

［批］下疳疮。

未成脓，五倍子炒、百草霜等分，共为末，以醋调涂之，立消。

［批］鱼口疮。

用艾灸七八壮，灸时一痛甚，即易之再灸。

又方：于瘤赘未甚大时，取蜘蛛丝捻成粗线，缠扎其根，数日其丝渐紧诸丝日松，蛛丝日紧，瘤根渐细，屡易之自落，诚奇法也。

［批］瘤赘。

用炉甘石三钱研细末，以麻油半杯炼熟下之，再炼，将黄色，再下黄丹研细末二钱再炼，滴水成珠便止，倾于碗内收贮。用时，以油单纸摊铁器上，下以火烧热，挑膏药于纸上，乘热易开，贴患处。先须以盐茶洗净，中安灯心一根，引脓水下流，然后以膏药贴之。年久顽疮立愈。予用悉效。

［批］脚疮。

用大黄一两煨，皂角刺一两共为末，酒下，即下毒物如鱼脑。再服再下，如乱发之虫。后服雄黄花蛇丸，名通天再造散。

［批］大风癞疮。

用松脂，少入轻粉细研，先以麻油涂之，次掺药，一日即愈。

［批］湿疮疥癣。

五倍末，醋调涂之。

又方：用丝瓜藤、根煎水涂之。

又方：用鲫鱼烧灰，和酱涂之。

又方：用石膏烧研二两，黄丹五钱掺之，生肉而愈。

［批］疮口不敛。

此疮生面上耳边，浸淫流水，用羖羊须、荆芥、枣肉各二钱烧灰，入轻粉四分再研，麻油调涂，二三次愈。口吻疮同治。

又方：用鳖甲烧灰掺之，妙。

［批］香瓣疮。

用螃蟹捣烂涂之。

又方：用杉木煎汤洗之，俱效。

［批］漆疮。

用穿山甲五钱，猪苓二钱，并以醋炒，研末，酒服二钱，愈。

［批］便毒便痈。

用硫黄三钱，花椒钱半，水粉、大枫子肉、木鳖子肉各钱二分，共研末，新猪脂捣擦三四次痊。内服下消风汤二剂。

［批］干疥。

消风汤　用治干疥极痒，及一切疮肿热疖。

赤芍钱半　生地二钱　荆芥　白芷　银花　羌活　独活　连翘　甘草　防风各一钱

水煎服。如热燥，加黄柏①、苦参。如面上头疮，加川芎、白附各一钱，北细辛三分。

［批］消风汤。

立效汤新　凡遍身疮痛，悉脓汁盈满，服之即脓干，立效。

生黄芪三钱　白术钱半　当归身二钱　小川芎五分　白芷　苍术各钱二分　净银花钱半　茯苓　甘草各一钱　车前子去壳，八分

痛甚，加生地二钱。称足分量，水煎服。大疮悉愈。或小者复出，多服断根。

［批］脓疮。

凡小儿至热天，遍身砂核，痒燥不安，甚则三粒五粒，变成热疖。用赤芍、大黄、黄柏、苦参各二钱、连翘、荆芥、银花、甘草各一钱、苍术钱半、羌活、独活、黄芩各钱二分，共研末，每用二钱，蒸浓水半杯，乘热遍涂三四次即愈。甚则加黄连钱半更效。此予屡试之方也，用之最妙，亦慈幼之一端也。

［批］砂核外治。

用青矾为末掺之，即化为水。

［批］疮中有蛆。

用酸石榴皮蘸明矾末擦之。若用醋，虫即沉下。

［批］牛皮癣。

凡痈疽大毒，速用真绿豆粉一两、乳香五钱、灯心用浆焙干，研末，水法去浆，二钱，以生甘草煎浓汁，调一钱服，至一两，香彻疮口而愈。否则毒内攻，或不食而呕，则危矣。

［批］护心散。

用陈石灰研末搽之，即愈。

---

① 柏：原作"白"，疑误。

［批］血风湿疮。

用蚕豆壳烧灰，水调涂之。

［批］天泡疮。

用蓬砂、炉甘石、银珠、白蜡各四分为末，忌铁。以麻油半小杯入药熬化，待冷涂之，即愈。然后于囊下逢中，烧桐油灯火，一路三壮，断根。

又方：用柴胡、当归、车前子、木通、胆草、黄芩、甘草、泽泻、栀仁各钱半，水煎服。后以本渣加黄连、黄柏各一钱，牡蛎粉二钱，煎水洗，随用凤凰壳即抱鸡出雏蛋壳一钱，冰片一分，大古勇①、青黛各二分，轻粉八厘共研末，擦三次立愈。屡试屡验。

又方：蛇床子五钱，生白矾三钱，煎水洗后，用黄丹、枯矾、生牡蛎共为末擦之。

又方：胡椒煎汤洗之。

阴湿诸疮，用蛇床子二两，朴硝一两煎水洗。

［批］肾囊风。

陀僧三钱，水粉、花椒各钱半，海螵蛸一钱，硫黄三钱，共为末，以生姜蘸药擦患处，三次愈。但先用连翘去间四钱，酒煎服，断根。

［批］汗斑。

栀子仁研末，蜜调涂之。

又方：大黄研末，蜜调涂之。

又方：杉树皮烧灰，鸡子白调涂之。

又方：丝瓜叶捣敷。无生叶，用干叶研末，蜜调涂之。

---

① 大古勇：产于云南古勇山之黄连，又称为古勇连。

又方：绿豆擂浓浆涂之。

又方：井底泥敷之。

又方：石膏末敷之。

又方：生桐油调人中白敷之。

［批］汤火伤疮。

用刘寄奴草捣敷止血，立愈。

又方：不拘柴烧枯炭，研末，乘热深擦之，血止不痛。忌水浸洗。但面上勿用，恐有黑印。

又方：嚼三漆①敷之。再嚼一钱，米汤下，有瘀血即化。

跌打瘀血积痛，大黄一两，酒蒸、杏仁七粒去皮，鸡鸣时服之，血下即痊。外红紫肿痛，大黄末，姜汁调涂妙。

打扑瘀痕，水调半夏末敷之。

跌闪出骨，蚕砂四两，绿豆粉四两，俱炒，枯矾二钱，为末，醋调敷之，包定，日换一次。忌孕妇见之，三次愈。

又方：骨碎、生蟹捣，冲酒服。外以滓敷之，扎定，少倾细听，骨接有声，神妙。

金伤肠出，以干人屎末抹入，取桑根皮分线缝合，以热鸡血涂之。

止血合口，用五月五日取金樱子、桑叶、苎叶捣饼阴干，用时研末敷之，名军中一捻箭。

凡跌打痛肿，用葱和蜜捣敷，立效，饮童便妙。

跌打损伤垂危者，用蚯蚓煎酒服，神效。

［批］金伤跌疮。

遍身瘙痒，或生瘾疹，此血热，或血虚以生风也。用上消

---

① 三漆：疑为"三七"之误。

风汤，或加黄连。如老人妇人，加当归、白芍。如身热，加青蒿。

又方：用苦参为末，皂荚煎浓汁，丸服。

又方：以石灰醋和涂之，随手即消。

［批］丹毒。

人乳、桐油等分，和匀，以鹅翎扫涂，神效。

［批］臁胫疮。

用生姜、陈酒糟各一斤同捣烂，罨伤处。

［批］罨夹棍伤。

小儿头面患疮，脓汁作痒，痂厚不落。用松香、枯矾、官粉、黄丹等分为末，麻油调敷。若作痒出水，水到即溃者，用绿豆、松香为末，麻油调敷。

又方：以益元散加枯矾少半，以麻油调敷大妙。内服荆黄败毒散二服。

［批］肥疮。

用铜绿末敷。

又方：用枯矾、黄丹掺之。

［批］脚指缝痒烂。

久病睡法

人有久苦床笫者，身上骨高处，或磨去皮，或磨去肉，实在有不安于睡者，只得厚铺絮褥，亦觉无益。余有一法，床上之草要四五寸厚，将于睡患之处排开二寸阔，上面仍旧安席安褥，将患处恰安空阔席草坑上，自觉相宜。即无病瘦人，有骨高处，亦如此睡法最妙。

卷二十

痘　科

全书继出，先录紧要病证方论，以便取用。

夫痘疮者，天疮也。其胎毒内藏，一因时气触动其毒，传染相似，故谓之天疮。调治得法，百无一失矣。此证关系甚重，不可不明晰也。古来治法，有各执一见，不如因人之虚实，随证施治为妙。

［批］论治痘宜分虚实。

《经》曰疮疡属心火，宜以寒凉治也。若痘疮则不然。毒伏五脏，全赖气血送毒外出。气血足，运化而成脓，收结而成痂，始终无虞。若气血不足，当随时调补，不得少疏少缓，若稍失治，则不及矣。

［批］论治痘重在气血。

古用犀角地黄汤，泻心火以解毒。不知痘疮正借火以运用阴血而成功耳。若无火，则血凝滞不行，何以成脓而结痂乎？［批］论治痘勿轻用寒凉。倘血气与毒气俱盛者，脉必洪数，痘初出，即带紫黑，或既出，而稠密红紫。内证则烦闷燥渴，小便赤，大便秘，此属实热，宜用清凉以解毒，量入酒炒大黄微利之可也。若毒气盛而血气衰者，于解毒药中加归、芪、参、术，以活血养气，乃为顾本良工。［批］论痘实热亦宜微解。

痘疹发热，大抵初时与伤寒相似，然伤寒之邪，由表而入，治宜发散。痘疹之毒，由里而出，治宜宣托。疑似之间，观心窝有红色，耳后有红筋，目中含泪，或身热，手指皆热，惟中指独冷，男左女右，知是痘也。

［批］辨痘证。

凡初看痘，以油纸捻照其颗粒，次以手摸其面颊，如红色随手转白，随白轻红，更看耳后筋红，而无紫色者，谓之血活，其痘必顺。复察脉息，握小儿之手，而单以拇指诊之，发热之脉必滑数，但微见滑数有神，而不失和缓之气者，其痘必轻而少。若滑数加倍，而不弦不燥者，其痘必多而重，尚亦无害。若滑数之甚，又兼弦燥无神，而全无和缓之气者，其痘必甚而危。此可以预知吉凶之真谛也。再看形色，其证更明。形属气之充，色属血之华，故形贵尖圆起发。若痘皮厚硬而平塌者凶。色贵光明润泽，根窠红活，而惨黯昏黑者凶。然形有起发，而或致变者，由血不红活故耳。然血以红活为贵，而犹有圈红、噀①红、铺红之别。圈红者，一线淡红，紧附于根下，而无散漫之势，吉之兆也。噀红者，血虽以附，而色不聚，险之兆也。铺红者，痘色与肉不分界限，平铺散漫，凶之兆也。盖根窠者血之基，脓者血之成，故六日以前，专看根窠，若无根窠，必不成脓。六日以后，专看脓色，若脓少色枯，必不结痂，其变幻有不可测者矣。医者宜详察之，庶无遗患。

［批］看痘吉凶。

以后治痘初热数日内方论：

加味升葛汤　治小儿体热壮旺者，用此升发，即外感亦效。

干葛一钱　升麻八分　赤芍六分　甘草　桔梗　防风各四分

苏叶　小川芎各五分　山楂肉八分　牛蒡子炒研，四分　生姜五分

水煎，热服，覆取微汗，汗后切忌风寒、盐荤。

---

①　噀（xùn 讯）：含在口中而喷出曰噀。

［批］治痘体实初热。

加味参苏引① 治小儿体热怯弱者，用此升托，即外感无妨。

人参三分，少者或以山药三钱炒黄代之 川芎 桔梗 前胡 陈皮 甘草 茯苓各五分 干葛八分 半夏四分 牛蒡子炒研，四分 山楂肉六分 生姜五分

水煎，热服，覆取微汗，汗后切忌风寒、盐荤。如汗后热不退，姑少待之，切不可用黄芩、柴胡等清解之剂。此时若误用一服，解虚其表，后即补助，浆亦不行，凶患莫测。若既见红点，再用升葛，则痘必枯焦而痒塌矣。盖痘疮以里为根，以表为基，根基稳固，庶中后无虞。

［批］治痘体弱初热。

败毒和中散 治小儿痘疮，服前方微汗后，热甚烦燥、口渴、妄语等证。

连翘 牛蒡子 黄连酒炒，各七分 枳壳八分 防风 前胡 木通各五分 荆芥 紫草茸酒浸 蝉退去头足 升麻 小川芎 甘草各四分 麦冬八分

水煎服。人大加倍。如大便秘涩者，加大黄酒炒一钱微利之，不秘者勿用。如腹痛、腰痛者，此毒气诚重。痘毒出外，其痛自止，切不可用纯凉，以阻遏其毒出之势，而使之内攻也。亦用此汤治之自愈。

［批］治痘汗后燥热。

腹痛

升消平胃散 治痘发热之时，有偶感风寒，饮食停滞，以

----

① 引：疑为"饮"之误。

致腹痛吐泻。

川芎　香附炒　苍术　紫苏　厚朴姜炒，各七分　藿香梗连叶而香者真，研　砂仁　白芷　陈皮去白，各五分　麦芽六分　山楂八分　甘草三分

水煎，热服。

［批］治感寒停食腹痛吐泻。

要知停食腹痛与毒气腹痛不同。停食痛者多急，疾在脐上，面白唇淡，手足冷。毒气痛者，稍延缓，有作有止，在脐下，或连腰痛，面红唇紫，手足不冷。须辨明，方可用药。

［批］论腹痛有停食毒气不同。

吐泻

参砂和胃散　治胃虚寒不食，或食即吐，面白唇淡，精神倦怠等证。

人参　砂仁　半夏各六分　白术　茯苓各一钱　藿香　陈皮　甘草炙，各五分

煨姜去皮一钱，同煎。

［批］治虚寒呕吐。

术苓调脾散　治脾气虚弱，饮食不化而泄泻者。

白术　茯苓各一钱三分　白扁豆姜汁浸，去皮炒，八分　白芍酒炒，八分　甘草炙　神曲炒，各五分　砂仁　香附　厚朴姜炒，各四分

煨姜、红枣引。［批］治胃虚泄泻。有毒气从吐泻而发泄者，吐则有声，泄则色黄甚臭，胸腹不痛，神气不倦，或四五次即止者，此为顺候，不必治。若虚寒者则异是。［批］论此种吐泻不须治。

惊搐

清解散 治痘发热二三日，毒气壅盛于内，不得骤发于外，面赤唇紫，口气粗，手足热，脉浮数，而惊搐狂燥者。

防风 荆芥 蝉退 桔梗 小川芎各六分 前胡 干葛 升麻各七分 黄芩 黄连俱酒炒，各八分 紫草 牛蒡子 木通各六分 连翘 山楂肉各八分 甘草四分

生姜五分同煎，温服。

[批] 治毒盛惊搐。

苏解散 治痘毒本盛，外为风寒所束，鼻塞声重，脉浮数而惊搐狂燥者。

即前方去芩连，加紫苏、白芷、羌活各五分。

生姜六分引。然此证多在寒冷之月，或不谨避风寒者，然后有之。

[批] 治感风寒惊搐。

温中益气汤 治痘前虚弱三四日，内送毒气不出，惊搐狂燥，或痘影淡白者，用此托之。

人参 白术各五分 生黄芪一钱 当归身 茯苓各八分 甘草炙 川芎 白芷 防风各五分 南木香 肉桂各三分 山楂肉七分

生姜五分，大枣二枚去核同煎。一服中病即止。

[批] 治痘前体虚惊搐。

凡痘发热二三日内，全无痘影而发惊搐，此毒盛未曾宣发所致，勿作惊治。若用寒凉，阻遏毒气不得外出，逼之内攻，须臾告变。宜用前照证宣发，痘出而惊自止矣。

[批] 论毒内蓄似惊。

凡发热三四日和缓，神爽食常，出痘必少。若已见痘，尖圆红活，渐渐长大，此为毒轻，痘少无疑矣。若热轻而嗜卧，

不思饮食，或痘影淡白，点粒不明，勿谓痘轻，亦是血气虚弱，送毒不出也，急用温中益气汤托之。甚者速服二三剂，痘始出齐而自多。若因安静而不急托，延至五六日，毒气内攻而不可救矣温中益气汤方在上。

［批］论痘始轻不可忽视。

凡治痘于五六日之内，急于逐毒，不可解毒。实热者，宣发其毒以出外。虚寒者，补助气血，以逐毒出外。

［批］论逐毒之法。

调元化毒汤　治痘出稠密，或干枯而紫黑者，或成片而不分颗粒者，属气血凝滞。急宜活血养气，以送毒出外也。

生黄芪八分　人参　白芍酒炒　紫草茸　当归各六分　牛蒡子　连翘各七分　黄芩　黄连酒炒，各八分　防风　桔梗　荆芥　前胡　木通各五分　红花酒炒，三分　生地酒浸　甘草各四分　蝉退四分　山楂肉八分

生姜三分，水煎，温服。如腹痛，去参芪，加枳壳炒八分。如大便久秘，加大黄一钱五分酒炒微利之，去参芪。如血气与毒气俱旺，而脉洪数者，归芍减一分，去参芪。如身热，大便燥，而出不快者，去参芪，加小川芎一钱。

［批］治痘厚而枯黑者。

平和汤　治邪秽所触，伏陷而出不快者，其痘必痒。

人参　当归　桔梗　白芍　紫苏　黄芪各六分　防风　白芷　甘草各五分　肉桂　沉香　檀香　乳香　藿香各三分

生姜一片，水煎服。外以苍术、红枣、沉檀等烧烟以辟其秽。

［批］治秽触痘陷而痒。

姜附汤　治痘正出时，为风邪所袭，忽然传风，眼目直视，

牙关紧者，勿用驱风峻药。

　　白附子　老生姜捣碎，各二钱

　　浓煎汤，灌下一二酒杯，出微汗即愈。

　　［批］治外感起风。

　　凡脚心有痘，则知出齐。若稀少者，不必拘此，以身不热为出齐。

　　［批］察出齐法。

　　凡痘出齐而身不热，方可食猪肉。若热未退而食肉以助邪火，必成大患。怯弱者，当起胀时，可食鸡，以助行浆。壮旺者忌之。至于诸鱼、牛、羊，痘家最忌。

　　［批］论猪肉不得早食。

以后治痘成脓数日内方论

　　凡痘见三日后，身和神爽，颗粒圆润，根脚红活，胸背稀疏，饮食如常，二便不涩，此顺候也。不必服药，但节饮食，避风寒，防秽气而已。

　　［批］论痘齐顺候。

　　凡痘出齐后，总要脓浆满顶，方保无虞。盖痘之生死，判于脓之有无。有脓则毒从外散而生，无脓则毒留内攻而死，此际稍忽，后不及矣。

　　［批］论人生死系脓之有无。

　　凡人之气血流畅，则毒化为脓。脓之不成，其病有二：毒气炽盛，则血燥而凝，故不能运化而成脓。元气虚弱，则血寒而缩，亦不能运化而成脓。二者当分别治之，毫不可混。

　　［批］论脓之所以不成。

　　清毒活血汤　治毒盛血燥，不能成脓，及数日不大便，或紫黑焦枯而顶陷等证。

紫草茸　当归　前胡　牛蒡子　木通各六分　黄芩酒炒　生
地　白芍　连翘　桔梗　黄连酒炒，各七分　甘草　人参各四分
山楂肉　生芪各八分

生姜三分引。如烦燥者，去参芪，加麦冬、花粉酒炒各八
分。如稠密红紫，而顶陷者，服之立起。[批] 治毒盛枯焦无脓。
若甚而黑陷，受毒最深，虽用之无益。[批] 论黑陷更险。

参归鹿茸汤　治气血两虚，脓不充满，白陷、灰陷等证。

鹿茸酒涂炙，三钱　蜜芪钱半　当归　人参各一钱三分　炙草六
分　生姜五分　龙眼肉三枚

煎浓，入好酒合服。如手足冷，加木香三分，丁香、肉桂
各五分。如寒战咬牙者，肉桂加倍，附子八分。如泄泻者，加
白术、白芍酒炒各一钱，木香煨、丁香各三分。

[批] 治虚弱无脓。

参归补益汤新　治证同上。

人参无者，或以山药三钱炒黄代之　蜜芪二三钱　当归身二钱　白
芍酒炒，钱半　大川芎八分　肉桂七分　山楂肉六分　熟地二三钱

或加糯米、人乳泄者不用，好酒合服。如气虚痒塌不起，如
穿山甲土炒六分，或加白芷。如血热红紫不起，加紫草钱半。
如胃气虚寒多呕者，加干姜炒用一钱，或加丁香四分。如元气
大虚，寒战咬牙，去白芍，加附子钱半，干姜炒用一钱。如泄
泻，加白术钱半，肉豆蔻一钱。

但凡浆不足不脓者，宜如此补之。若不补足，后难收结。
黄芪宜生用，不必加减。

[批] 治证同上。

有痘密色白，根无红晕，而顶陷者，名白陷，甚则转而为
灰陷。此气血虚寒，亦宜用此二汤。

[批] 论白陷灰陷。

参芪汤　治痘气虚不能统血，故血泛溢而上借气位，变成血疱而不成脓。若失治，则气愈虚，而为血陷，皆宜用此。

人参　蜜芪钱半　炙草　肉桂各八分　生姜五分

温服。

[批] 治痘成血疱。

血陷与紫陷相类，但血陷虽红而不紫。紫陷属热，气粗身热，宜作实治。血陷属虚，气少身凉，宜用温补。

参麦清补汤　治痘密毒重。又气血虚弱，津液枯竭，不能制火，以致烦渴、咽痛、鼻血、难用大补者。

人参　麦冬酒炒，一钱二分　花粉酒蒸　生芪各一钱　前胡牛蒡子炒，各五分　生甘草　炙甘草　红花酒洗　桔梗各三分　白芍酒炒　白芍生用　生地各四分　当归一钱　大川芎　山楂肉各五分　生姜一片　龙眼肉三枚

温服。遇此证，此药频服。

[批] 治虚火上炎。

此证原因气血不能胜毒气而然。若见其多热之候，率用犀角地黄汤之类凉血清火，愈损气血，决无生理。

[批] 论此证禁用寒凉。

吐泻各有二端**兼大便秘塞、身凉出汗**

栀连二陈汤　治吐酸苦而有声，吐后反快者，此毒火上腾也。

黄连姜汁炒　栀子姜汁炮，各五分　茯苓　半夏姜水炒，各五分陈皮　甘草炙，各三分　生姜四分

同煎，缓服。吐止即勿服。

[批] 治毒火上腾而吐。

参砂和胃散方见上　治吐有物无声，不酸不苦，吐讫困倦，不思饮食，此胃气虚也。宜用温补，以痘色淡白而不红者。

［批］治胃虚寒而吐。

加味四苓散　治痘色红紫，大便热泄而燥黄，小便赤涩，此毒气奔越也。

猪苓　木通各八分　泽泻　赤苓各七分　黄连　黄芩炒　车前子去壳，略炒　牛蒡子各五分　灯心八分

同煎，食前服。

［批］治热泄。

参术散　治痘色淡白，脾胃虚寒，大便泄，而青白滑利不止者。

白术一两　人参少者，用山药炒黄五钱代之　茯苓　砂仁炒　甘草去皮，炙　薏苡仁炒　白莲子去心，炒　神曲炒　山楂肉各五钱　肉豆蔻面包煨，槌去油　诃子煨，取肉　广陈皮各四钱　南木香三钱

共研末，每用二钱，米汤调服。儿有不肯服者，入稀粥内和服亦可。

［批］治虚泄。

七味豆蔻丸　治痘虚泄不止，服参术散，并兼服此丸为妙。

白豆蔻去壳，微炒　诃子煨，取肉　砂仁　南木香　白龙骨煅，各五钱　赤石脂煅，七钱　枯白矾四钱

共研细末，面糊为丸，绿豆大，每用米汤下三十丸。儿有不肯服者，将丸研碎，入粥内服之亦可。

［批］治虚泄之甚者。

加减清毒活血汤　治痘起胀灌脓时，或六七日不大便而塞闷作乱者，此毒盛而秘也。

紫草　当归各二钱　前胡　牛蒡子各六分　生地　白芍　连

翘　桔梗各五分　黄芩　黄连各酒炒，七分　甘草四分　山楂肉八分
怀牛膝二钱

　　煎就，入生蜜半酒杯服之。如不通，加酒炒大黄三钱微利
之。如仍不通，用猪胆汁灌入谷道中，即通。终不可用芒硝、
生大黄大下之，恐下后生变也。

　　［批］治大便热秘。

　　归芪汤　治身凉自汗，属气虚也。

当归身五钱　黄芪蜜炒，三钱　枣仁炒研，二钱

水煎服。

　　［批］治虚汗。

　　甘桔化毒汤　治痘灌脓之时，喉肿生疮。

甘草　桔梗　射干　黄连酒炒　牛蒡子炒，各钱半

水煎，入竹沥服。

　　［批］治痘喉疮。

　　益元散　治痘溃烂。

滑石二两　甘草五钱

共为末，蜜水调敷。

　　［批］治痘脓时溃烂。

　　四圣化毒汤　治痘脓成而忽然痒者，此热则生风，其人必
气血俱实。

木通　归尾　赤芍　防风各二钱　肉桂五分

水煎服。

　　［批］治痘实而痒。

　　参芪实表汤　治元气素弱而痘痒者，此危证也，宜补剂加
去风药。

黄芪蜜炒，一钱五分　人参　甘草　肉桂　防风　白芷各八分

当归一二钱　川芎　桔梗　厚朴各六分　南木香三分

或加荆芥、僵蚕各五分，生姜四分，同煎服。如有触犯秽气而痒者，悉用红枣，或苍术，或茶叶烧烟熏之。外用绢袋裹小儿之手，免至搔破。或先有破者，若复脓成结痂，可保无虞。

外以荆芥扎一大指大，点燃，于痒处点之。患者自以为妙。

［批］治痘虚而痒。

宁神汤新　治痘成浆之时，气血外出，自心舍空虚，神无所依，或昏睡不醒，口中喃喃，狂言如祟等证。此亦常病，勿作慢惊施治。

人参　当归　熟地各二钱　茯神　石菖蒲各一钱　枣仁炒研，八分　远志六分　炙草五分

共为末，猪心血和为丸，辰砂水飞为衣，灯心汤下。

［批］治痘成脓时昏迷。

以后治痘收靥①数日内方论

凡痘出八九日，脓浆充满，颜色苍蜡者，上也。若无他证，不必服药。

养胃开痰汤　治痘脓少，至收结时，或身倦食少，痰液壅塞等证。

人参或以山药炒黄三钱代之　白术钱半　甘草炙，一钱　茯苓　半夏各钱三分　白莲肉去心，炒　山楂肉各八分　陈皮去白　桔梗各五分　生姜七分

同煎，温服。如口渴，去半夏，加麦冬八分，北五味研九粒。吐逆者，加藿香、砂仁各四分。

灌脓时，忌用术、苓、半夏，恐其燥也，至此际可用。

---

① 靥（yè液）：面颊上的微窝。

［批］治食少痰甚。

建中汤　治痘收时，寒战咬牙者，此真气外发而内虚寒也。

人参　黄芪蜜炙，三钱　白术钱半　当归身八钱　大川芎八分
附子　干姜炒微黑　肉桂　炙草各一钱　丁香五分　生姜七分

温服。有谓此证属热者，必有实证实脉，方可用凉。此不
轻见，不得误用。

［批］治寒战咬牙。

温表调中汤　治痘当收结时，身凉肢冷，不能蒸热回浆，
当靥不靥，此虚寒也，宜补气血，而助之收结。

即前方加茯苓一钱，白芷、防风各八分。

［批］治痘虚不靥。

清表解毒汤　治痘发热熏蒸，而当靥不靥者，毒未解也。

地骨皮　麦冬　花粉酒炒，各八分　牛蒡子　连翘　当归各六
分　猪苓　泽泻　黄芩酒炒　木通　甘草各五分

水煎，温服。有用砂糖半酒杯，开水调服，能令热退痘收，
亦好。但毒盛者不效。

［批］治痘有毒不靥。

消毒散血汤　治靥时腹痛，着在中脘，此热毒凝滞瘀血作
痛也。

牛蒡　白芍生用　桃仁炒，去尖，研烂　大黄酒炒，各一钱　红
花三分，酒洗　乳香　没药研末，各五分

药煎就，将此二味投入，温服。若宿食腹痛，须用消导。

［批］治痘收时热毒腹痛。

大连翘饮　治痘结痂后，遍身大热，二便秘赤，余毒盛也。
或身上有一处更热甚者，即发痈也。速服多服，待热退身凉方
为内消。

连翘　牛蒡子　柴胡　当归　赤芍　防风各八分　木通　车前子　荆芥　黄芩　山栀俱酒炒　滑石　甘草　蝉退各六分

生姜五分引。如大便秘者，加大黄酒炒钱半。如此时忽头项痛者，是余毒上攻也，必注于目。亦用前方，去木通、车前、滑石，加升麻、桔梗、川芎、薄荷各五分。服数剂以解上攻之毒，庶免目患。

［批］治痘后热甚将发痈疽。

补中益气汤　治痘后头热，五心热，精神困倦，不思饮食，瘢白便利，津液少而烦渴等证。皆属亏虚，不可稍用一毫寒凉。

人参　黄芪蜜炒　白术　当归各一钱　升麻盐水炒　柴胡酒炒，各三分　川芎　陈皮　甘草各四分

姜枣引。如渴者，加麦冬一钱，北五味九粒。

［批］治痘后虚热。

以后统治痘证方论

凡痘疮有重出者，于原无痘处复出一层，如初出之状，亦渐起发灌脓，此余毒未尽。赖里气充实，毒不得入，故犹出于表，得其人能食，而大便坚，亦不足虑。如虚弱者，宜用十全大补汤之类温补之，不得再解毒也。

十全大补汤即四君、四物加蜜芪、肉桂。

［批］论治痘重出。

凡痘颗粒不明，彼此相串，皮肿肉浮，或于本痘四旁旋出小痘，攒聚长大，渐成一块，此候最险。宜用快斑汤合六味消毒饮以解其毒。

［批］论治小痘攒出成块。

快斑汤　治痘起发迟缓。

人参五分　当归　防风　木通各一钱　甘草三分　木香　紫

草　蝉退各二分

六味消毒饮　解痘毒。

牛蒡子　连翘　甘草　升麻　紫草　山豆根各一钱

［批］二方合治上证。

凡贼痘于齐出之后，其中有独红、独大，摸之皮软而不碍手者，此贼痘也。过三日之外，必变水泡。或甚而变紫黑泡，危证也。急用六气煎，加紫草、红花、蝉退解之。或用灯草、木通煎汤，调益元散，利去心经之热，而红自退。

如已成水泡，用保元汤，倍加四苓散利之，此秘法也。不然，则遍身擦破，臭烂而死。

［批］论治贼痘。

六气煎　治痘疮气虚，倒陷痒塌，合下方治贼痘。

黄芪蜜炙　肉桂　人参　白术　当归　炙草各钱半

加紫草、红花、蝉退。

益元散　利小水。

滑石六两　甘草一两

共研细末，上药调服三钱。

［批］二方合治贼痘。

保元汤　治痘前后一切虚证。

人参　黄芪蜜炙，一二三钱　炙草一钱

四苓散　治一切湿证，从小便出。

猪苓　茯苓　泽泻　木通

［批］二方合治贼痘变水泡。

元参升麻汤　治痘疮游火变斑疹红点而无头粒者，或变红赤成片，如云头突起而为丹者。

元参　升麻各二钱　甘草八分　防风　荆芥　牛蒡子各六分

水煎服。

［批］治痘夹斑丹。

凡痘有夹麻疹而出者，用前方加桔梗、黄芩酒炒各六分，令麻疹先退，而痘自起发。

［批］治痘夹麻疹。

复元大补汤　治痘疮二三日细小，四五日渐大，六七日脚阔顶陷，色白如豆壳者，名曰倒陷。此气血大虚，而浆不行也。

人参　黄芪蜜炙，钱半　当归一钱三分　炙草八分　肉桂　白术　川芎各八分　南木香四分

大便溏泄者，兼用参术散方见前，频服可疗。

［批］治痘倒陷。

［批］治痘痛。

凡痘有痛者，其证属实，此为吉兆。用生白芍为细末，酒调下一钱五分，立止。甚者，不过二服。

参归大补汤　治痘出齐后，头面肿胀，而痘不胀者。此气血虚弱，不能收摄毒气以成脓，故其毒散漫，妄行肉分也。

人参　当归　黄芪蜜炙，各一钱二分　川芎　桔梗　山楂肉炙草各八分　防风　白芷　厚朴姜炒　紫草茸各六分　南木香三分

姜引。

［批］治痘齐后头面肿胀。

四圣膏　治痘出齐后，其间有紫黑胀硬，独大而无根晕者，痘疔也。

珍珠　豌豆　乱发三者各烧灰存性，等分　冰片少许

用油胭脂调成膏，先将银簪拨开疔口，将药填于疮内，即转红活。或用雄黄研细末，以胭脂浓浸水，调点疔上，亦化而为痘。

［批］治痘疗。

败毒生肌散 治痘收结后，仍作热，臭烂出脓水者。

地骨皮 黄连炒 黄柏炒 五倍子 生甘草

等分为末，干掺之。其不愈者，因毒未净，仍服大连翘饮方见上，解之。或有毒水流处而随烂者，用出蚕蛾绵茧，以生明矾末填在内，烧令汁尽，为末掺之。

［批］治痘臭烂。

清肺汤 治鼻出血，乃毒气上冲于肺以外泄也，清之自止。

花粉酒炒 麦冬 天冬俱酒炒 甘草 桔梗 当归各八分 白芍浸炒 又生白芍酒浸 丹皮酒浸 知母蜜炒，各六分 生姜一片

煎就，调发灰一钱服。或用发灰二钱，童便七分，酒三分，调服立止。轻者，只用发灰吹鼻亦止。

此证及咽喉口舌等病，切不可峻用寒凉，如犀角、生地、生三黄之类，冰伏其血，为害不小。

［批］治鼻血。

凡痘有水泡无脓者，此属气血两虚，宜用十全大补汤或用参归补益汤方俱见上。如脓泡与水泡相半①者，即十分中有三分脓泡者，犹有生意。若遍身水泡，全无脓浆，则危矣。倘胃气好，饮食如常，亦可望生。但恐毒气未散，须防发痈。

［批］论治水泡。

凡痘有失音者，或痘稠密，气喉有痘，碍道而音哑也。外痘靥，内痘亦收，自声亮而不必治也。若痘色虚陷，灰白而音哑者，乃气血不足，送毒不出，毒留于肺，肺气受伤，以致失音。宜参麦清补汤方见上，兼服下方，方可救全。

---

① 相半：各半。

［批］论治失声。

千金内托散　治一切气血不足，以致毒留于中，变证不一。

人参　归身　黄芪蜜炙，各钱半　白芍酒炒　大川芎各六分
肉桂　炙草　山楂肉各五分　南木香　防风　白芷　厚朴姜炒，
各三分

生姜引，龙眼肉三个同煎，入好酒和服。

［批］治气血虚弱。

清毒拨翳汤　治痘后目赤肿痛不能开者，或翳膜遮蔽不能
视者，此宜从容调治，不可用寒凉以伤元气也。

当归　花粉酒蒸　牛蒡子　草决明　桔梗　甘草　刺蒺藜各
五分　菊花　密蒙花　谷精草　川木贼　干葛　川芎　羌活　柴
胡　防风　薄荷　生地　山栀酒炒，各三分

生姜一片引。如目赤甚者，加黄连酒炒四分。如大便秘燥，
加大黄酒炒钱半。得大便通，仍①去之。此治毒轻者，不得十剂
而愈。毒重者，必须多剂，乃获全效。若峻攻其里而疏利其下，
势求速效，自必丧明。并忌凉药点洗。

［批］治痘后目病。

十神解毒汤　治痘二三日间，已出未出，烦燥不安，口渴
尿赤等证。

归尾　生地　红花俱酒浸　丹皮　桔梗　赤芍　伏毛洗净，
姜汁拌晒　木通　连翘去心　小川芎各七分

水煎服。此方以凉血、行血为主，初服稳协。

［批］治痘初热烦燥。

荆防解毒汤　治痘夹班、夹麻、夹丹者，俱可通用。

---

① 仍：疑为"乃"之误。

防风　荆芥穗　升麻各四分　黄芩酒炒　黄柏酒炒　元参

牛蒡子炒研，各六分

水煎服。

［批］治痘一切夹证。

牛蒡子汤　治痘密身热，连日不退。

牛蒡子炒研　归身　炙草　柴胡　连翘　黄芩酒炒　黄芪生

用　地骨皮各八分

水煎服。

［批］治痘密身热。

凡孕妇出痘，总以安胎为主。其初发热，则用参苏饮以发之。痘既出后，则多服安胎之药，详载妇科胎孕门，可以参阅。泄者，用黄芩汤合四君子汤，内加诃子。血虚者，用四物汤加托药。色灰白而起发迟者，用十全大补汤去肉桂。凡条芩、白术、艾叶、砂仁之类，与候相宜者，采而用之，切不可用丁桂燥热之品。更有出痘时而正产者，势必气血两虚，亦以十全大补汤为主。虚寒者，少加附子。若寒战咬牙，腹胀不渴，而身热足冷者，此乃脾胃内虚，外作假热也，宜参、芪、归、附、木香之类，禁用寒凉。亦有口渴饮水，大便燥，小便赤而短，脉息洪滑者，此内热也，宜用五苓散加黄芩、白芍之类。至于崩漏、血气痛、血晕等证，俱载妇科生产门，可以参用，不必复赘。

［批］论治孕妇及生产出痘。

痘疮脉论

凡痘以观形察色为主。然不诊脉，何以决脏腑虚实寒热之真情，而治疗之无误也。盖以左手脉之大小，以分血之盛衰。右手脉之大小，以分气之盛衰。七岁以上，五至为平，七岁以下，六至为平。过则为数，邪气实也，不及为迟，正气虚也。人迎紧，外感也，气口数，内伤也。浮而数，表热也，浮而迟，阳气衰也。沉而紧，里热也，沉而细，元气脱也。然痘疹为阳病，故脉浮沉俱宜略带洪实。若弱而无力，则为阳病而见阴脉，必凶之兆。至于浮而无根，细而欲散，迟而欲绝，沉而时一至者，皆死脉也。夫痘疮自发热以至起胀，毒从内出，阳之候也，其脉尤宜浮大而数，不宜沉细而迟。既靥之后，毒从外解，阴之候也，脉宜和缓，不宜洪数。但要和平有神，切忌虚大无力。六日以前宜动，六日以后宜静也。脉静身凉而神宁者生，脉躁身热而心烦者死，所必然也。然六部之外，又有冲阳脉者，胃脉也脉在足大指、次指之间，陷上三寸，动脉者是也，太溪脉者，肾脉也脉在足内踝下，动脉者是也。胃为主，肾为根，此二脉关系最重。倘至六部无脉，生死难辨，宜于此诊之。若悠悠条理，不断不急，元气尚在，犹有生意，可救而活也。若此二脉先绝，纵六脉犹存，亦为凶候。复以二脉较之，则太溪尤重于冲阳耳。其中脉理，所当熟晰。

［批］论脉。

备拣古来治痘杂证至简至稳单方于后，以便取用

朱砂一钱，研细，真麝香五厘，萆麻子三十六粒，去壳，纸裹压去油，共研成糊，于端午日午时，涂儿顶囟、前后心、手足心、两手弯、两腿弯如钱大，任其自落，不可洗去此方涂一年者，止出二分。涂二年者，止出一分。涂三年者，不复出矣。传方之家，已十六世不出痘矣。

又方：用梅花蕊七朵研，朱砂细研，水飞一钱，于除夕砂糖调服，出痘必稀。再用一服者，痘可不出。

又方：用蚯蚓一条细小白颈者佳，乌鸡卵一个，于卵开一小

孔，入蚯蚓在内，纸封其孔，饭上蒸熟。每岁立春日或春分日与儿食一枚，永不出痘。凡值痘证时行，即食二三枚亦妙。

又方：用蝉退、凤凰壳即抱出鸡子壳，神仙脱即父母爪甲等分研末，于除夕用蜜汤调服一钱，三年后永不出痘。

又方：用七星乌鱼头上有七星，夜朝北斗大者一尾，小者不拘此鱼用水可以久蓄，于除夕煮汤，将儿遍洗。耳鼻等处，俱要水到。若天寒，于火边涂之，不可因鱼腥而用清水洗去。不信，或留一手一足不洗，日后出痘，此处独多。

又方：用本儿脱下脐带烧灰存性为末，敷于乳头，令儿吮之。稀麻痘，并解疮毒。

又方：于痘未见点时，用丝瓜近蒂三寸，连皮子烧灰存性为末，沙糖水调下，或用灯心汤调服，多者少，少者无。

［批］稀痘神方。

又方：用鸡卵七个，以童便次第浸七日，每日换童便，先浸者先取，水煮，令儿食一个，痘出最稀，亦有不出者。

［批］日食一个不可间断。

［批］以下治痘杂证。

防痘入目，于发热时，常以胭脂浸水点之，或以白芥子研末，水调敷足心，热归下，可免。

咽喉痘疮，用牛蒡子二钱，桔梗一钱，甘草节七分，煎服。外以屋上老瓦细研末吹之。

痘出不快，热甚便秘，用牛蒡子炒一钱二分，荆芥穗二分，甘草四分，煎服。即已出者亦可服。大便利者忌用。

痘疮烦渴，甘草炙、花粉等分煎服。

痘毒入心，始有白泡，忽搐入腹，紫黑无脓，用大郁金一枚，甘草二钱半，水一碗，煮干，去甘草，焙研为末，入冰片一分，每用一钱，以生猪血五七滴，开水调下，不过二服。甚者，毒气从手足心出如痹状，乃瘥。

痘疹失表发热时腹痛，此毒气相传，欲出不得出也，用商陆根和葱白捣敷脐上，痘出无患。

痘已出，外受风寒，窍闭血凝，痘不长，或变黑色，用霜后贴水紫背荷叶炙、僵蚕炒等分为末，酒调五分服，奇效。

痘疮口禁，用吴茱萸二粒，细嚼咽之，即开。取辛以散之也。

痘疮变黑，用穿山甲蛤粉炒为末，加麝少许，温酒调服五分，即红活，如神。

痘疮黑陷，用猪心血，即尾血亦可，加冰片少许，研匀，酒调服，一刻红活。

痘甚，血热变紫赤而二便闭者，用紫草、红花、蝉退等分煎服，即解。

痘不起发，用雄鸡冠血和酒服。

痘初发托之，用穿山甲取头上及前足者，土拌炒黄一两，红曲一钱略焙共研末，以雄鸡冠血和酒调服，大人一钱，小儿六七分，较前方更佳。

痘疮黑陷欲死者，用小儿粪将砂罐贮之，盐泥固封，火煅通红，取出为末，蜜水调服一钱。

痘收时，有咳逆者，取真黄土研细，将童便调软，贴鼻下两边，闻气立止。

痘浆满时，或感寒，一时变黑紫色，用好肉桂煎服，立见如前。

痘烂不干，用多年屋上茅焙研，掺之。或用末铺床上，加一层布于上，睡之即愈。

痘痒及痂不落，以蜜时刷之，痂易落，且无瘢痕。

痘烂，用枇杷叶煎汤洗之，次用海螵蛸末或绿豆末敷之。

又方：用干黄牛粪烧过，取中间白者研末敷之。

痘疮瘢痕，用陀僧末，人乳调涂，夜上旦洗。

痘痈，用黑大豆、赤小豆、绿豆研末，醋调涂之，立消。

痘灰白，吐泻肢冷，用丁香九粒，干姜炒一钱，水煎，热服。

痘焦狂妄，用滑石、朱砂水飞各一钱，冰片三厘共研末，冷水调服一二分，得睡自安，神方也。

凡出痘疹时，有当避者，有当禁者。谨之，则重可变轻，不谨，则轻必变重。避：腋下狐臭气，行远劳汗气，沟粪浊恶气，妇人经候气，房中淫液气，诸疮腥臭气，砒硫蚊烟气，误烧头发气，吹灭灯烛气，柴烟牛羊气，葱蒜韭薤气，煎炒油烟气，醉酒荤腥气，麝香燥烈气。

［批］出痘时当避。

禁：生人往来，詈骂呼怒，对梳头，对瘙痒，勿扫地，勿对谎言，勿使僧道孝服人入房，勿对饮食歌乐。

［批］当禁。

论麻与痘不同治法亦异

麻者即疹也，与痘不同。痘属少阳，三焦火也。阳道常饶，故大而肿。麻属少阴，心火也。阴道常乏，故小而密。痘毒出于脏，脏属阴，阴主血，故痘有形而有汁。麻毒出于腑，腑属阳，阳主气，故麻有形而无浆。痘有寒有热，麻则有热而无寒。痘宜充实，可用补剂，麻忌内实，只宜解散。虽皆胎毒，而发既殊，治亦不同。其初出之际，痘防表虚，不可过表，麻贵尽出，过表无妨。既出之后，麻宜补阴以制阳，痘则补气以生血。

盖麻热甚，则阴分煎熬，自阴虚火动，故宜滋阴清火，最忌酸敛温补燥悍之品。初发热时，如桂枝、羌活、苍术、丁香、肉桂、砂仁之类，其性辛热，能使毒壅蔽而不得出。又忌骤用寒凉，使毒冰伏而不得宣，俱致内攻之患。治宜升麻葛根汤。虽寒勿用桂枝，虽虚勿用参术，虽呕而有痰，勿用半夏、南星。并忌误作伤寒，而用汗下之法，乃为稳协。

论麻证重轻

麻出六腑，其毒浅而易散。然其热毒上蒸于肺，故肺家见证独多，咳嗽、流涕、眼肿含泪、面肿腮赤者是也。然有轻重之分：如身体微汗，上下潮润，神清食常，不燥不迷，一日现几阵爪数鲜红者，轻也。不必服药，但禁风寒荤腥而已。若气喘鼻干，惊狂作呕，热甚昏迷者，重也。或初见如芥而色红，倏而变紫色者险，变黑色者逆。此际不可用药失序，不可过为攻表以伤胃气，反令停毒攻肺。务宜辨寒热虚实而治之。其法惟宣其毒以尽出之于外，虽红肿殊甚，亦不足虑。以其既发于外，可免内攻，不若痘家之必顾其收靥也。

夫痘属阴，故头面先见而稀少者为佳。麻属阳，故头面宜多见成粒而色红者为吉。痘疮贵三四次陆续出者为妙。麻疹贵一齐涌出而便解者为上。凡以火照之，遍身如涂朱者，将出之兆也。痘色最厌繁红，麻色偏喜通红。盖麻发于心，红者火之正色也。若色淡白者，是心血不足也，宜养血托毒汤主之。如色太红焰，或微紫者，是血热也，宜大青汤主之_{方见下}。若色黑者，是血热而枯，乃凶兆也。善于凉血生血，或者可救。

昔人谓天气暄热，宜用辛凉发之，如黄连解毒汤之类。又谓天气严寒，宜用辛热发之，如桂枝汤之类。不知天时炎热，岂寒凉之药所能解。今用寒凉，恐不能以解外热，而适足以阻内热，使不得出而内攻也。天气大寒，只宜置之燠室①，谨避风寒可也。且天气虽寒，而人身之热毒未必减也。若再辛热以助毒，其变幻有不可测者矣。至于麻疹初起，有四肢逆冷者，乃火极似水之故，不可妄投热药，待麻现，自然平和也。若在大病后、吐泻后、体亏而适出麻，有是证者，须当别论。又有麻发而自利者，其毒亦因利而散，此殊无妨。忌用参、术、诃、蔻补涩之药，以图速止，致生喘满胀滞等证，不可推测。或大泄不止，以及粪黄而色红者，须当调治，不可忽也。

升麻葛根汤　治阳明火毒，表实邪盛。用此解散，麻疹易现。

升麻　葛根　甘草各一钱　白芍酒浸，钱半

水煎，热服。

［批］治表实麻疹未现。

柴归饮　治麻疹无实邪者。用此托之散之，不助邪不损气，易于出现。

当归二钱　白芍钱半　柴胡一钱　干葛钱二　甘草八分

［批］治体虚麻疹未现。

荆防败毒散　治麻疹发热，二三日间发散通用。

柴胡　荆芥穗　防风　羌活　独活　前胡　川芎　枳壳人参　甘草　桔梗　茯苓等分　薄荷叶减半

水煎服。或加牛蒡子、连翘以解毒，淡竹叶以清热，更妙。如天气大热，加黄芩炒八分。大寒，加麻黄蜜炒八分，水煎，热服。

［批］通治麻疹未现。

---

① 燠（yù育）室：暖室。

解毒快斑汤　治麻已现形，一二日之间解毒通用。

连翘　牛蒡子研　荆芥　防风各七分　蝉退五个　山楂肉
生地各钱半　归尾　桔梗　黄芩各八分　川芎五分　干葛　紫草

水煎服。

［批］通治麻疹已现。

化毒清表汤　治麻疹已出，而红肿壮热，大便秘，小便赤，
舌黄气粗等证。

牛蒡子　连翘　花粉　地骨皮　山栀炒　黄连　黄芩　干
葛　元参各八分　桔梗　前胡　木通　甘草　薄荷　防风各五分

如口渴，加花粉一钱，石膏煅，研三钱。大便涩，加大黄酒
炒钱半。

［批］治麻出一切热证。

养血托毒汤　治麻现色白，心血不足，体虚神倦者。

当归二钱　白芍酒炒，钱半　熟地二钱　茯神一钱　淮山药炒，
钱半　沙参一钱二分　甘草　生地酒浸　丹参各一钱　柏子仁炒去
油，八分　牛蒡子炒研，六分　白莲肉去心，炒研，一钱

水煎，频服，以转红为吉。

［批］治麻色淡白。

大青汤　治麻色红而紫，属血热大毒，用此解之。

生地二钱　石膏生，研，三钱　元参　地骨皮　知母各钱半
木通　甘草　青黛　荆芥穗各一钱

淡竹叶十二片，水煎服。若紫色退，止服，恐寒凉伤胃也。

［批］治麻色紫黑。

麦门冬汤　治表邪内热咳嗽甚者。

麦门冬　葛根各钱半　升麻六分　赤芍酒炒　茯苓八分　甘草
炙，六分　石膏煅、研，二钱

水煎服。如肺火甚，加贝母、知母各七分。

［批］治热邪咳嗽。

门冬清肺汤　治麻后咳嗽不止。

天门冬去心　麦冬去心　款冬花　知母　贝母　桔梗　牛蒡子　地骨皮　杏仁去皮尖，各钱半　马兜铃　甘草各七分

水煎，温服。

［批］治麻后咳嗽。

清肺饮　治麻证五六日之间尚有余毒留于肺胃，咳嗽气粗，身热不退。

石膏三钱　生地　麦冬　元参各一钱　桔梗　黄芩　归尾各八分　僵蚕五条　甘草　陈皮各六分　知母七分　柴胡六分　竹叶四片

水煎，热服。

［批］治麻后咳嗽余热。

清热活血汤　治麻色焦黑凶证。多服速服，黑色退，乃吉。

生地　丹皮各二钱　黄柏　黄连　黄芩各酒炒，钱半　侧柏叶　赤芍　牛蒡子炒研，各一钱　连翘去心　甘草各一钱二分　薄荷叶八分

水煎，热服。如口渴，加花粉一钱，生石膏二钱，淡竹叶十片，童便半杯。如大便秘燥，加大黄酒炒三钱。如小便赤短，加滑石末二钱，药调服，中病即止。

［批］治麻色焦黑。

加味四苓散　治麻泄利过甚，粪色黄，或红而臭，属实证大毒。

猪苓　木通　泽泻　赤茯苓各一钱　车前子去壳，略炒　黄连　黄芩　牛蒡子各七分

灯心五分，水煎，热服。凡参、术、诃、蔻止泄之品，切忌勿加。若只泄而无实热等证，减黄连、黄芩，加白扁豆三钱，萆薢四钱，煨木香二分，白术钱半。

［批］治麻热泄。

和中汤　治麻疹大吐大泄而后现者，宜和中安胃为主。

白术一钱　白芍酒炒　茯苓　干葛　当归身土炒，各八分　陈皮　甘草炙　防风　丹皮　桔梗各六分　柴胡五分　半夏七分

生姜六分，红枣二枚引。

［批］治麻前吐泄。

柴胡四物汤　治麻后余热，宜补血凉血以退之。

柴胡五分　当归身　大生地各二钱　川芎七分　白芍酒炒，钱半　麦冬　地骨皮　黄芩各一钱　知母酒浸　人参或以山药三钱代之　淡竹叶八片

水煎服。如不嗜饮食，去知母，加白术钱半。中病即止。

［批］治麻后余热。

羚羊角散　治麻疹后余毒不解，上攻眼目，羞明云翳，眵泪俱多，红赤肿闭。

羚羊角镑　黄芪　黄芩　草决明　升麻　车前子　防风　大黄等分

水煎，热服。如大便燥秘，加芒硝二钱下之。

［批］治麻后余毒上攻眼目。

全真一气汤　治麻疹头面不起，壮热不食，喘促昏沉，上热下寒之候。由久热以伤阴也，勿作实热施治。

熟地三五钱　白术二钱　麦冬钱半　淮牛膝一钱　北五味十五粒　附子五七分

水煎，凉服。

［批］治麻阴阳两亏。

昔人谓：疹要清凉痘要温，执为定论。寒凉并进，以致阳虚不能升发，头面不起，阴虚不能退阳，所以余热日盛。阴气未全之弱质，何堪久热之伤阴！故昏沉不食，喘促烦燥，中气日虚。如以疏表透托药，则愈耗其阴，如以清肺解毒凉药，则徒伤其胃。泄泻一来，上热下寒，喘促益甚。复谓疹毒归肺，肆进苦寒，危亡立至。殊不知气血不和，偏阴偏阳之谓毒，能使气血和，阴阳平，而毒化矣。今此方滋阴降火，一气相生，于气血两虚之辈，有起死回生之功，人勿谓其峻猛而致疑也。

［批］论用寒凉之害。

加味地黄汤　治热盛阴亏，麻疹隐伏，其脉寸强尺弱，不宜表者。

熟地三五钱　枣皮　山药各钱半　茯苓　丹皮各一钱　泽泻七分　肉桂钱半　北五味三分

水煎，温服。

［批］治麻虚亏阳盛阴伏。

凡麻疹须按脉用药，总以救阴救阳为主。此为法外之治，故不必以疹多实热为定论，而因时因人以权衡也。

清热导滞汤　治毒热留伏成痢。

黄连　黄芩　白芍　枳壳炒　山楂肉各一钱　厚朴姜炒　青皮　槟榔　当归　甘草　牛蒡子　连翘各六分

如红多者，加红花三分，地榆五分。滞涩者，加酒炒大黄一钱二分。

［批］治麻毒成痢。

香连丸　治里急后重。

黄连一两　广香三钱

共研末，蜜丸，开水下三钱。如病久体虚者，用补中益气汤送丸三五钱。

［批］治后重。

清胃败毒汤　治麻后余毒，口疮牙疳等证。

僵蚕　丹皮　甘草　连翘心　生地　桑根皮　沙参　茯苓　金银花　黄柏蜜水炒，各等分

如体虚，加白术，水煎服。

［批］治口疮牙疳。

救苦散　麻后口疮牙疳搽药。

人中白火煅，五分　青黛水飞，五分　冰片一分　僵蚕钱半　寒水石水飞，三钱

共为细末，先以浓茶漱净，随搽患处。如加牛黄二分更效。

［批］治疮牙疳搽药。

加味甘桔汤　治麻后余毒喉病。

连翘　甘草　桔梗　射干　牛蒡子　黄连酒炒　黄芩酒炒，各一钱

水煎服。

外用苦参三钱、僵蚕二钱为末吹之。

［批］治麻毒喉病。

健脾丸　治麻后失调，体瘦气虚，或成疳疾，或生泄泻等证。

人参少者，以山药二两炒黄代之　黄芪蜜炒　白术　当归　茯苓各一两　神曲炒　山楂肉　白芍酒炒　地骨皮各五钱　白扁豆炒去皮，一两　橘红　陈皮各五钱　川黄连炒，四钱　百合八钱

如肚硬有积，加谷虫三钱，共为细末，每用二钱，少加白糖，开水调服。

［批］治麻后体瘦气虚。

犀角解毒化痰汤　治麻证咳嗽气喘，唇红便燥，内热烦渴，或口鼻出血，不拘前后皆可服。

生犀角一两　归尾八钱　连翘心　丹皮　紫草　甘草稍　川贝母　花粉　薄荷各一两　赤芍六钱　牛蒡子　黄连各三钱　生地二两

共为细末，炼蜜为丸，如弹子大，每服一丸，淡竹叶汤下。或十分用一，煎服亦可。但犀角须磨汁合服。

［批］治麻一切热证。

凡孕妇出麻，古人徒知清热以安胎，不思麻未见，而止以清热为事，则麻因冰伏难出，而内热愈甚，是欲保胎，反足以伤胎也。宜用轻扬之剂，照前法表托，则麻出而热自清，继以滋阴清解，则于麻于胎，两得无碍，不安胎而胎自安。又有用艾叶、砂仁燥热之药以安胎者，而不知适足以损胎也。

［批］论孕妇出麻。

托毒清热安胎汤　治孕妇麻痘初热，表托安胎。

当归　川芎　白芍　桔梗　甘草　柴胡　前胡　防风　荆芥　白芷　干葛　紫草　白术　条黄芩各一钱

水煎服。

［批］治孕妇麻疹初热。

麻疹禁忌，与痘证同，详载痘科后条，参阅谨用。

治麻疹杂证单方

麻后嗽甚，用贝母去心，童便浸知母各一两，老生姜一钱，共研末，每用五七分，开水调服。

麻毒口疮：黄连一两，干姜炒黑三钱为末掺之。

又方：用黄柏蜜炒、青黛等分为末，频掺口疮，咽津妙。

麻疹黑紫将死，用小儿大粪煅用方见痘杂证内，可以通用。

麻痘解秽，用茵陈研末，取枣肉捣为丸，焙干，常常烧烟熏房、熏被、熏衣，即凶者可转而吉。

凡古来治麻痘药书至多，但觉有泛处，令初学人不便取用。惟明聂久可所著方论，简而确，不误后人。今多采用。内有缺者补之，偏者正之，集为全书，于二科不无小补云。

校注后记

一、《罗氏会约医镜》编撰者考及版本源流

罗国纲，清代医家，字振占，号整斋，湖南湘乡人，约生于康熙五十四年（1715）。据《罗氏会约医镜》序云："自轩岐而下，《灵枢》《素问》之书，传于奕世，后医如仲景、河间、东垣、丹溪辈，皆能深究其理，出所心得，成一家言。凡外感内伤，业医者循而用之，每著功效。然其得力处固多，而各持己见偏误者，亦间有之。越人张景岳起而辨论，有以见此道中纯粹以精者之难其人也。纲何人斯，敢著书立说以误人哉？然有不容己于心者。"可见，罗氏对仲景、河间、东垣、丹溪辈等医学理论十分尊崇，但亦有不同的观点，故著书立说以飨后者。罗氏年少时习举子业，因为长子而帮助处理家里的事务，监督教育各位弟兄，使他们均进入学校读书，后因四弟国俊捷南宫，获敕封三代，罗氏因此得晋赠为承德郎。罗氏自幼即好读医书，朝夕研求，奋志芸窗，辨证精细，论治灵活，治验颇丰，至七十余岁，勤竞于斯，以终其生。晚年将其平生所得会约成集辑成《罗氏会约医镜》，正如序云："纲今者七旬有余，优游杖履，披览医书，随境施方，其治痼疾以登寿域者，难以数记。恐后失传，将平日所考脉法、治法，得诸心而应之手者，会约为一集。"罗氏在序中又云："在深于医者，不得视为陈言；即初学者，开卷亦可朗然。其于医道，不无小补。纲是以付之梓，不数月而告成。"可见罗氏强调对于医学较为精通的人，不得认为其价值不大，对于初学者，开卷亦可受益，对于医学理论有

较大裨益。于是付诸出版，几个月完成。罗国纲有兄弟多人，据何时希著《中国历代医家传录》记载：其中四弟为罗国俊，清代内科医家，字宾初，湖南人；罗国兴，清代内科医家，字盛世，湖南人，罗国纲之弟；罗定泰，罗国纲之子，清代内科医家；罗定鸿，罗国纲之子，清代内科医家。罗国俊与罗国兴校定《会约医镜》，罗定泰与罗定鸿编次《会约医镜》。据王瑞祥主编《中国古医籍书目提要》引同治十三年《湘乡县志》：罗国纲，字振占，号整斋。少颖慧，工诗文，以童试第一入泮，乡试屡荐未售。尝偕弟国俊读书九峰山寺，及国俊入词垣（乾隆三十四年己丑进士），貤封承德郎。纲兼岐黄术，著有诗文集及医书。可见罗氏不但精通医学，亦对文学有一定研究。

　　本书首次刊刻于乾隆五十四年（1789），查阅《全国中医图书联合目录》，此书有一个版本，即大成堂刻本，分别收藏于中国医学科学院图书馆、中国中医科学院图书馆、首都医科大学图书馆、山东省图书馆、中华医学会上海分会图书馆、南京图书馆、镇江市图书馆、湖北省图书馆、湖南省图书馆等。经考查，在湖南省图书馆又发现翰林第藏板，此二者内容、版式、字体均一致，不同之处在于封面，后者在封面第一列下部有"定沅福增率侄昌龄刷印发兑"双行小字，在最后一列上部有"翻刻必究"一印章。可见，此为福增和其侄昌龄兑换印刷而发行。此后，在1965年，由人民卫生出版社根据乾隆五十四年大成堂版本进行了排印，对于一些不正确的观点和提法，凡于学术上无参考价值的，概予删节，有些提法虽有不妥，但须作进一步研究用的暂予保留。1999年6月，刘炳凡、周绍明主编《湖湘名医典籍精华》综合卷，以《罗氏会约医镜》揭篇首。

二、《罗氏会约医镜》学术思想

《罗氏会约医镜》共20卷。全书卷一论脉法，卷二论治法，卷三、卷四论伤寒，卷五论温疫，卷六至卷十三为杂症，卷十四、卷十五为妇科，卷十六至卷十八为本草，卷十九为儿科、疮科，卷二十为痘科。本书从理论到临床各科理法方药一应俱全，其论先别病变类型、病证性质，博采前人论治，间评得失。次括证列方，详述加减变通，并于各证之后广收实用单方以备急需。本草论及五百余常用药，要言不繁，并多有比较，切于实用。全书资料丰富，内容精炼，理法严谨，选方切用，于临床具有重要参考价值。

（一）罗氏重视脉法

脉诊作为中医四诊之一，在中医诊病中具有重要的作用，《难经》云：切脉而知之谓之巧。罗氏认为古今脉论有隐晦而难于理解者、有论述繁多者、有论述简略者、有属于臆撰者，使人读之，不但不能清晰明了，反而用之而会造成不良后果。故其将《内经》及历代名贤最彰显最简约、最重要脉诀，集中编录，以方便人取用之，这也是由浅入深之道也。罗氏自生平诊脉以来，断人生死，皆有应验。其尤重视尺脉，于尺脉按之，至于将止之间，指下犹有一线之滑而欲过者，病情虽危但预后尚可。若尺脉两头虽动，按之即伏，指下又不见滑而欲过者，预后较差。但生存日期长短，在人意会，全凭其临证经验也。另外，其依据代脉的特点可判断人生死日期。代脉之止有常数，依数而止，良久方来，死脉也。两动一止三四日，三四动止应六七，五六一止七八朝，次弟推之自无失。再结合之前论两尺脉的特点，更加容易判断预后。

（二）论人元气宜早培补

元气又名原气、真气，是人体最基本最重要的气，是维持生命活动的基本物质和原动力，由肾中精气所化生，又赖于后天水谷精气的培育。元气为诸气之首，全身各脏腑的生理活动都是在元气推动作用下完成的。其功能有促进人体生长发育与生殖，温煦和激发脏腑、经络等组织器官的生理功能，为人体防御、向愈之基等。罗氏认为六淫七情劳倦导致人体元气受损，壮者日衰，少者易老，牙落发秃，腰膝疼痛等。《素问·金匮真言论》曰："夫精者，生之本也。"即是说禀受于父母的生殖之精与生俱来，是构成胚胎发发育的原始物质，所以称"肾为先天之本"，故罗氏重视培补元气，凡一切损身者戒之，益身者遵之，早为培补后天以养先天而延年益寿。

（三）论治疾病宜辨表里、寒热、虚实

罗氏认为人的疾病不外乎表里、寒热，然在四者中，其尤为重视虚实，正如其所言："盖以四证，无不皆有虚实，能以二字决之，则千病可以一贯矣。"且治病的大法，不外乎攻补，但用攻还是补法，依据证之虚实，而虚实的辨证需要根据脉象之虚实，能明虚实，则治病有法可依也。如罗氏认为伤寒是由人体感受风寒之邪由表而入，首先侵犯皮毛，发热憎寒，邪闭皮毛，病在卫也。由浅而深，寒闭经络，气血壅滞，遍身疼痛，病在荣也。然后由经入腑，出现呕吐不食、胀满等证，病情深入。其认为应以脉辨表里虚实，如尺脉沉而有力，主阳邪在里，为实，宜下；无力，主阴邪在里，为虚，宜温。同时亦以证分表里，如邪在表则腹不满，邪在里则腹胀满；邪在表则呻吟不安，不烦不呕，邪在里则烦躁闷乱，并作呕逆。在论治杂病亦分能明表里虚实，如论治头痛有久暂表里之异。暂病者，必因外感，此风寒外袭于经也，治宜发表，最忌清凉。久病者，必看元气，此三阳之火，炽于内也，治宜清降，最忌升散。此治邪之法也。虚者，痛处必冷而喜热；实者，痛处必热而不寒。能明表里虚实，则宜表宜里，宜攻宜补，而立方用药，始为显明。

（四）创制许多功效卓著的新方

罗氏在临证中，继承了前人的理论，同时，也结合自己数十年的临床实践经验，既采用了前人的效方，亦依据脉证，创制了很多功效卓著的新方，多次使用具有效验者。其创制新方皆在方名后加一"新"字，冠有方名者有202首，散见于各科疾病治疗中，其遣方用药，配伍精当，制方严谨，切于实用。如：卷二治法精要中培补保元丸为新制方，其组成为六味地黄丸加当归、白芍、杜仲、枸杞、菟丝子、五味子，在人年少时，每年制服一料，可免内伤阴虚之病。

（五）详述本草，要言不繁

罗氏认为古今本草著作，多数著作内容繁杂，少数著作内容简练，而能恰中药性与病情者，使学者一目了然则不多。比如痰症分为燥痰与湿痰，而诸书皆以除痰来概括之，而罗氏则对治湿痰与燥痰进行了区分，如贝母润，治肺经燥痰，而半夏燥，治脾经湿痰，误用有害。罗氏从医五十余年，博览医书，有所心得，对某味药物治疗某病加以详细阐述，以及药物治疗疾病的机理运用中医基本理论进行解释，使人能明确机理，易于掌握，使用准确无误，切中病情，如黄芪具有"长肌肉"之功，注释为"气生血，故肉长"，当归具有"排脓止痛"之用，注释为"血和则痛止"。对相似的药物进行比较，具有鉴别性指导价值，杜仲"功专补肾肝，直走二经气分，牛膝直走二经血分，熟地补二经精髓之内，续断补二经曲节之间，故数味相须，为筋、骨、气、血佐使以成功也"。强调了药物的治疗禁忌，如石菖蒲加按语为"菖蒲香燥，阴血不足者忌之"。对于一些来源于人体的药物如紫河车，用之损精耗神的药物如蛤蚧，用之不当反生遗害的药物如水蛭等，罗氏认为在临床中可不用或说明不必用之理，而应用功效卓著的药物。另外，罗氏对于药物的来源、药物的真伪、药物的存贮、用药部位、药物的炮制、药物的毒性、药物的剂量都十分重视，认为药物的效与不效与这些因素亦有较大的关系。

总 书 目

医　经

内经博议

内经提要

内经精要

医经津渡

素灵微蕴

难经直解

内经评文灵枢

内经评文素问

内经素问校证

灵素节要浅注

素问灵枢类纂约注

清儒《内经》校记五种

勿听子俗解八十一难经

黄帝内经素问详注直讲全集

基础理论

运气商

运气易览

医学寻源

医学阶梯

医学辨正

病机纂要

脏腑性鉴

校注病机赋

内经运气病释

松菊堂医学溯源

脏腑证治图说人镜经

脏腑图说症治合璧

伤寒金匮

伤寒考

伤寒大白

伤寒分经

伤寒正宗

伤寒寻源

伤寒折衷

伤寒经注

伤寒指归

伤寒指掌

伤寒选录

伤寒绪论

伤寒源流

伤寒撮要

伤寒缵论

医宗承启

桑韩笔语

伤寒正医录

伤寒全生集

伤寒论证辨

伤寒论纲目

伤寒论直解

I

伤寒论类方

伤寒论特解

伤寒论集注（徐赤）

伤寒论集注（熊寿试）

伤寒微旨论

伤寒溯源集

订正医圣全集

伤寒启蒙集稿

伤寒尚论辨似

伤寒兼证析义

张卿子伤寒论

金匮要略正义

金匮要略直解

高注金匮要略

伤寒论大方图解

伤寒论辨证广注

伤寒活人指掌图

张仲景金匮要略

伤寒六书纂要辨疑

伤寒六经辨证治法

伤寒类书活人总括

张仲景伤寒原文点精

伤寒活人指掌补注辨疑

诊　　法

脉微

玉函经

外诊法

舌鉴辨正

医学辑要

脉义简摩

脉诀汇辨

脉学辑要

脉经直指

脉理正义

脉理存真

脉理宗经

脉镜须知

察病指南

崔真人脉诀

四诊脉鉴大全

删注脉诀规正

图注脉诀辨真

脉诀刊误集解

重订诊家直诀

人元脉影归指图说

脉诀指掌病式图说

脉学注释汇参证治

针灸推拿

针灸节要

针灸全生

针灸逢源

备急灸法

神灸经纶

传悟灵济录

小儿推拿广意

小儿推拿秘诀

太乙神针心法

杨敬斋针灸全书

本　草

药征
药鉴
药镜
本草汇
本草便
法古录
食品集
上医本草
山居本草
长沙药解
本经经释
本经疏证
本草分经
本草正义
本草汇笺
本草汇纂
本草发明
本草发挥
本草约言
本草求原
本草明览
本草详节
本草洞诠
本草真诠
本草通玄
本草集要
本草辑要
本草纂要

药性提要
药征续编
药性纂要
药品化义
药理近考
食物本草
食鉴本草
炮炙全书
分类草药性
本经序疏要
本经续疏
本草经解要
青囊药性赋
分部本草妙用
本草二十四品
本草经疏辑要
本草乘雅半偈
生草药性备要
芷园臆草题药
类经证治本草
神农本草经赞
神农本经会通
神农本经校注
药性分类主治
艺林汇考饮食篇
本草纲目易知录
汤液本草经雅正
新刊药性要略大全
淑景堂改订注释寒热温平药性赋
用药珍珠囊　珍珠囊补遗药性赋

方　　书

医便

卫生编

袖珍方

仁术便览

古方汇精

圣济总录

众妙仙方

李氏医鉴

医方丛话

医方约说

医方便览

乾坤生意

悬袖便方

救急易方

程氏释方

集古良方

摄生总论

摄生秘剖

辨症良方

活人心法（朱权）

卫生家宝方

见心斋药录

寿世简便集

医方大成论

医方考绳愆

鸡峰普济方

饲鹤亭集方

临症经验方

思济堂方书

济世碎金方

揣摩有得集

亟斋急应奇方

乾坤生意秘韫

简易普济良方

内外验方秘传

名方类证医书大全

新编南北经验医方大成

临证综合

医级

医悟

丹台玉案

玉机辨症

古今医诗

本草权度

弄丸心法

医林绳墨

医学碎金

医学粹精

医宗备要

医宗宝镜

医宗撮精

医经小学

医垒元戎

证治要义

松厓医径

扁鹊心书

素仙简要

慎斋遗书

折肱漫录

济众新编

丹溪心法附余

方氏脉症正宗

世医通变要法

医林绳墨大全

医林纂要探源

普济内外全书

医方一盘珠全集

医林口谱六治秘书

识病捷法

温　病

伤暑论

温证指归

瘟疫发源

医寄伏阴论

温热论笺正

温热病指南集

寒瘟条辨摘要

内　科

医镜

内科摘录

证因通考

解围元薮

燥气总论

医法征验录

医略十三篇

琅嬛青囊要

医林类证集要

林氏活人录汇编

罗太无口授三法

芷园素社痎疟论疏

女　科

广生编

仁寿镜

树蕙编

女科指掌

女科撮要

广嗣全诀

广嗣要语

广嗣须知

孕育玄机

妇科玉尺

妇科百辨

妇科良方

妇科备考

妇科宝案

妇科指归

求嗣指源

坤元是保

坤中之要

祈嗣真诠

种子心法

济阴近编

济阴宝筏

秘传女科

秘珍济阴　　　　　　　　外科真诠

黄氏女科　　　　　　　　枕藏外科

女科万金方　　　　　　　外科明隐集

彤园妇人科　　　　　　　外科集验方

女科百效全书　　　　　　外证医案汇编

叶氏女科证治　　　　　　外科百效全书

妇科秘兰全书　　　　　　外科活人定本

宋氏女科撮要　　　　　　外科秘授著要

茅氏女科秘方　　　　　　疮疡经验全书

节斋公胎产医案　　　　　外科心法真验指掌

秘传内府经验女科　　　　片石居疡科治法辑要

儿　科　　　　　　　　## 伤　科

婴儿论　　　　　　　　　正骨范

幼科折衷　　　　　　　　接骨全书

幼科指归　　　　　　　　跌打大全

全幼心鉴　　　　　　　　全身骨图考正

保婴全方　　　　　　　　伤科方书六种

保婴撮要　　　　　　　　## 眼　科

活幼口议　　　　　　　　目经大成

活幼心书　　　　　　　　目科捷径

小儿病源方论　　　　　　眼科启明

幼科医学指南　　　　　　眼科要旨

痘疹活幼心法　　　　　　眼科阐微

新刻幼科百效全书　　　　眼科集成

补要袖珍小儿方论　　　　眼科纂要

儿科推拿摘要辨症指南　　银海指南

外　科　　　　　　　　明目神验方

大河外科　　　　　　　　银海精微补

医理折衷目科

证治准绳眼科

鸿飞集论眼科

眼科开光易简秘本

眼科正宗原机启微

咽喉口齿

咽喉论

咽喉秘集

喉科心法

喉科杓指

喉科枕秘

喉科秘钥

咽喉经验秘传

养　生

易筋经

山居四要

寿世新编

厚生训纂

修龄要指

香奁润色

养生四要

养生类纂

神仙服饵

尊生要旨

黄庭内景五脏六腑补泻图

医案医话医论

纪恩录

胃气论

北行日记

李翁医记

两都医案

医案梦记

医源经旨

沈氏医案

易氏医按

高氏医案

温氏医案

鲁峰医案

赖氏脉案

瞻山医案

旧德堂医案

医论三十篇

医学穷源集

吴门治验录

沈芊绿医案

诊余举隅录

得心集医案

程原仲医案

心太平轩医案

东皋草堂医案

冰壑老人医案

芷园臆草存案

陆氏三世医验

罗谦甫治验案

临证医案笔记

丁授堂先生医案

张梦庐先生医案

养性轩临证医案　　　　　　医学辩害

养新堂医论读本　　　　　　医经允中

祝茹穹先生医印　　　　　　医钞类编

谦益斋外科医案　　　　　　证治合参

太医局诸科程文格　　　　　宝命真诠

古今医家经论汇编　　　　　活人心法（刘以仁）

莲斋医意立斋案疏　　　　　家藏蒙筌

医　史

医学读书志　　　　　　　　心印绀珠经

医学读书附志　　　　　　　雪潭居医约

综　合

　　　　　　　　　　　　　嵩厓尊生书

元汇医镜　　　　　　　　　医书汇参辑成

平法寓言　　　　　　　　　罗氏会约医镜

寿芝医略　　　　　　　　　罗浩医书二种

杏苑生春　　　　　　　　　景岳全书发挥

医林正印　　　　　　　　　新刊医学集成

医法青篇　　　　　　　　　寿身小补家藏

医学五则　　　　　　　　　胡文焕医书三种

医学汇函　　　　　　　　　铁如意轩医书四种

医学集成　　　　　　　　　脉药联珠药性食物考

　　　　　　　　　　　　　汉阳叶氏丛刻医集二种